循证护理思维与实践

XUNZHENG HULI SIWEI YU SHIJIAN

主编 凌 艳 王雪琳 于 芳 柯爱红

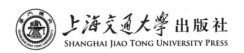

上海交通大学出版社

SHANGHAI JIAO TONG UNIVERSITY PRESS

内容提要

本书以临床问题为出发点,以知识转化为宗旨,以实施性研究为方法学指导,吸收并借鉴了国内外循证医学领域成熟的护理证据。主要围绕护理管理、消化科护理、呼吸科护理、妇产科护理、助产护理、儿科护理、胸外科护理、肛肠科护理、麻醉室护理、手术室护理展开讨论,可作为临床护理、护理教育、护理管理相关工作者的参考用书。

图书在版编目(CIP)数据

循证护理思维与实践 / 凌艳等主编. --上海 : 上海交通大学出版社,2023.6

ISBN 978-7-313-27805-0

Ⅰ. ①循… Ⅱ. ①凌… Ⅲ. ①护理学 Ⅳ. ①R47

中国版本图书馆CIP数据核字(2022)第239849号

循证护理思维与实践
XUNZHENG HULI SIWEI YU SHIJIAN

主　　编:凌　艳　王雪琳　于　芳　柯爱红

出版发行:上海交通大学出版社

邮政编码:200030

印　　制:广东虎彩云印刷有限公司

开　　本:787mm×1092mm　1/16

字　　数:498千字

版　　次:2023年6月第1版

书　　号:ISBN 978-7-313-27805-0

定　　价:158.00元

地　　址:上海市番禺路951号

电　　话:021-64071208

经　　销:全国新华书店

印　　张:20.5

插　　页:2

印　　次:2023年6月第1次印刷

编委会

主　编

凌　艳（山东省日照市岚山区人民医院）

王雪琳（山东省青岛市城阳区人民医院）

于　芳（山东省新泰市人民医院）

柯爱红（新疆医科大学第一附属医院）

副主编

户亚兰（山东省青岛市第八人民医院）

韩剑童（河北省邯郸市中心医院）

刘　照（河北省胸科医院）

张　莲（山东省济南市章丘区人民医院）

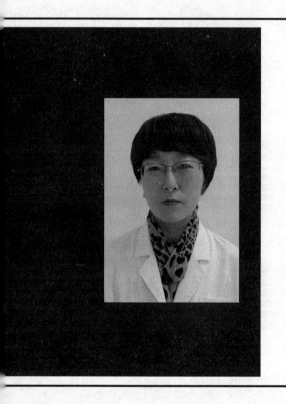

凌 艳

　　毕业于九江学院护理专业，现就职于山东省日照市岚山区人民医院妇产科，现任日照市营养学会委员。在危重孕产妇救治、新生儿抢救、无保护接生、自由体位分娩、无痛分娩和各种难产接生等方面积累了丰富的临床经验，尤其擅长孕产期保健、营养指导。发表论文6篇。

在信息爆炸时代,如何从浩如烟海、质量参差不齐的信息中快速收集到真实有用的资料,如何系统客观地评价现有资料,如何将科研证据与临床经验完美结合,如何促进临床护理决策的科学性、有效性,是众多护理工作者面临的主要问题。"循证护理"的提出为解决这些问题提供了一条有效途径。循证护理要求护理工作者必须以统计学研究得出的最新证据为依据,采取相应的干预措施,有效地解决临床护理工作中的难题。循证护理对提高护理工作的价值感、促进护理决策的科学性、保证护理措施的有效性、提高患者的安全性、降低危险结局的发生、提高护理服务质量及节约医疗卫生资源等具有重要意义。

本书以前沿性和实用性为特点。开篇为循证护理概述,完整地介绍了循证护理的相关概念、研究现状及管理策略等内容。随后的章节为循证护理在临床实践中的应用,吸纳了国内外循证医学领域成熟的护理证据,主要围绕护理管理、消化科护理、呼吸科护理、妇产科护理、助产护理、儿科护理、胸外科护理、肛肠科护理、麻醉室护理、手术室护理展开,详细论述了临床情境、护理问题、相关证据、总结与建议等内容。本书不但具有较强的先进性、学术性,而且具有很强的实用性,既可作为护理学专业研究生的辅助教材,又可作为临床护理、护理研究和护理教育相关工作者的参考工具书。

参与编写本书的各位专家老师均来自临床一线,具有丰富的临床经验和扎实的专业知识。他们在参考大量国内外文献的基础上,秉持科学、严谨、认真的学术理念,确保本书的科学性和严谨性。在此向他们表示诚挚的感谢。

　　由于循证护理事业发展很快，模式较多，护理程序、流程不断更新，书中内容难免有不妥之处，望广大读者提出宝贵意见。

《循证护理思维与实践》编委会

2022 年 2 月

Contents 目 录

第一章

循证护理概述

第一节　循证护理的相关概念与背景

一、循证护理的定义

循证护理（evidence-based nursing，EBN）是护理人员在计划护理活动过程中，审慎地、明确地、明智地将科研结论与临床经验、患者愿望相结合，获取证据，作为临床护理决策依据的过程。它包含了3个要素（图1-1）：①获得最佳、最新的护理研究证据；②护理人员的个人技能和临床经验；③患者的实际情况、价值观和愿望。

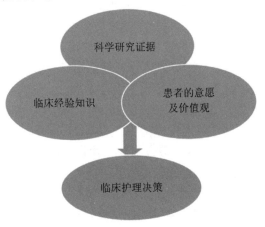

图 1-1　循证护理的基本概念

这3个要素有机结合，才可以形成科学、有效、实用、可行的临床干预手段，并通过有计划地组织变革将证据应用到临床实践，以促进理论与实践的有机结合，弥补了理论实践的断层，对提高护理学科的地位具有重要意义。

二、循证护理的起源和背景

在传统的经验医学时代,临床工作主要以个人经验为依据,同时结合高年资医师的指导、教科书的内容与医学刊物上的研究报告来处理患者,由于教科书的出版周期较长、知识更新较缓慢,加上临床医师工作繁忙缺乏大量时间收集临床试验证据,使得他们忽视最新的科学研究成果,忽视知识的更新,导致大量研究成果不能及时应用于临床实践。面对此问题,1984 年,加拿大 Mcmaster 大学的临床流行病及生物统计学部 1984 年提出了一套医学文献的评价原则,指导临床医师如何正确地分析和评价医学文献,如何正确运用文献研究结果指导临床实践,如何为临床决策寻找最佳证据,并将其命名为循证医学。随着循证的不断发展,1992 年"循证"一词首次出现在《美国医学协会杂志》刊登的一篇有关基于证据的医学论文中。该论文作者认为在制订临床决策时不能只是依照传统的临床经验,更要结合临床研究的结果。1996 年,世界著名流行病学家 David Sackett 教授正式提出"循证医学"的基本概念并得到了大家的认可。同时,美国空想主义的护理领导者逐渐意识到临床护理研究中更新知识的重要性,他们认为知识的更新能够预测护理手段的有效与否,并基于此做了相关的研究,如外科手术前的教学,疗养中心患者的便秘,泌尿系统尿失禁的管理和防止压疮,以及有关这些研究的评价,包括如何制订和发展研究策略,以及如何促进这些研究在临床实践中的应用。然而,临床护士不了解这些研究,使得只有很少的研究能够应用到临床实践中。但总体说来这些研究引起了全美范围内对于"如何将循证护理结局应用于临床实践"的关注。与此同时,其他各国的护理人员也意识到利用许多不同设计的研究方法,并开始关注循证在护理实践中的应用,他们不断反思传统护理操作的有效性及临床意义。例如,术前只能采用剃毛的方式备皮么?保留导尿管更换的间隔时间必须是 2 周么?使用机械通气的患者吸痰次数有限制么?外科手术的患者在术前禁食、禁水的时间能否缩短等等。面对这一系列的问题,有些护理人员开始阅读大量文献,包括发表在护理期刊及非护理期刊上的生物医学文献,甚至管理学、教育学、社会学等其他非生物医学类文献。在阅读大量文献的基础上,再经过严格的文献评价,确定其具有真实性、临床重要性和适用性后将证据应用于临床。经过此阶段的发展,循证护理作为一种新的理念及工作方式得到了应用及发展。总之,循证实践的方法帮助护理人员科学地发现信息,提取信息,分析信息,利用信息,指导临床护理问题的解决,从而不断提高护理服务质量。

三、循证护理的步骤

循证护理实践是一个系统的过程,主要包括 3 个阶段:证据综合、证据传播以及证据应用。美国高级护理实践中心将其归纳为 4 个连续过程,具体内容如下。

(一)循证问题

即提出临床护理问题,注意要针对患者的实际情况,将收集到的有用信息转换为确切的特定化、结构化的可回答的护理问题,这样才有助于循证实践的进一步展开。

(二)循证支持

即文献查阅、检索,系统全面地查找最佳科研证据。文献检索是最佳证据的主要来源,是开展循证护理的关键步骤和基础。要选准主题词及关键词,构建好检索方案,进行系统的文献检索,注意检全率及检准率,尽量不漏检或误检,尽可能多的查找出与临床问题密切相关的资料,确认好相关研究证据。

（三）循证观察

即严格评价文献或证据的真实性、临床价值、实用性。其中系统评价是循证医学中一种严格的评价文献的方法，是对现有的所有相关研究结果通过合成、二次分析后产生的综合性结论，它为医护人员循证地进行临床实践提供了最简捷有效的途径。

（四）循证运用

将所获得的科研证据与临床专门知识和经验、患者需求相结合，即将科研证据转化为临床证据，并根据临床证据作出符合患者需求的护理计划，展开实施以循证为基础的护理实践，通过动态评审进行效果反馈，评价护理干预的效果。

循证护理模式针对在护理实践过程中发现的实践和理论问题，通过权威的资料来源收集实证资料，寻找最佳的护理行为，再用批判性的眼光来评价它能否取得最佳成效，或者是否需要进一步开展研究。如此循环，不断地上升，达到持续改进护理质量，提升服务品质的目的。

（王雪琳）

第二节 循证护理的研究现状及管理策略

一、循证护理在国外的研究现状

（一）英国约克大学循证护理中心推动循证发展

近10年来，随着循证护理在国际护理领域的快速发展，在全球已形成了多个国际性的循证护理协作网络。1996年，英国约克大学的研究机构成立了全球最早的循证护理中心，并最早提出循证护理的概念。该中心主要进行循证护理的研究，教育和培训，并在Cochrane协作网负责证据收集、证据总结、系统评价以及指南的制定，不断促进护理实践及健康结局的发展。该中心1998年与加拿大麦克马斯特大学共同创办了《循证护理杂志》（Evidence Based Nursing），该杂志刊载的文章均是经过全球知名的专家、学者严格评鉴后整理而成的系统评价、证据总结以及循证实践论文等。目前该中心已开发了循证护理系列应用软件JBI SUMA RI系统，包括用于系统综述管理的软件CReMS（Comprehensive Review Management System），用于Meta分析的MAStARI（Meta Analysis of Statistics Assessment and Review Instrument），用于质性研究资料评价的QARI（Qualitative Assessment and Review Instrument），用于专家报告评价的NOTARI（Narrative，Opinion and Text Assessment and Review Instrument），以及用于疗效和成本分析的ACTUARI（A-nalysis of Cost，Technology and Utilization Assessment and Review Instrument）。同时还开发了文献快速评价方案网络数据库RAPID（Rapid Appraisal Protocol Internet Database）。

（二）JBI循证护理协作网推动循证实践发展

澳大利亚乔安娜布里格斯（Joanna Briggs）循证卫生保健中心是目前全球最大的循证护理协作网，该合作中心成立于1996年，并先后在澳大利亚、英国、加拿大、美国、西班牙、新西兰、南非、新加坡、泰国、比利时成立分中心，在中国香港地区（1997）、上海（2004）、台湾地区（2005）以及北京（2012）设立分中心，目前建立了国际性的JBI循证护理全球协作网，进行护理及相关科学领域的证据汇总、传播及应用,大力推动了循证知识的普及、推广及应用。在循证理论研究的基础上构建了 JBI 卫生保健模式,每年举办循证卫生保健国际论坛,定期在全球各分中心举办循证护理的培训班,推动了循证护理在全球的发展。

（三）各国期刊及著作推动循证实践发展

2004 年,由美国西格玛国际护理荣誉协会主办的《循证护理世界观》(World Views on Evidence Based Nursing)创刊,该期刊源于 1994 年的《护理知识综合杂志》(Journal of Knowledge Synthesis for Nursing)。该刊收录系统评价、证据临床应用以及证据总结等循证领域的论文,2009 年以 1.944 的影响因子成为 72 本 SCI 收录护理期刊中影响因子最高的期刊,说明了全球护理领域对循证实践的关注,同时体现了循证护理实践的快速发展。

2005 年,由澳大利亚乔安娜布里格斯研究所循证卫生保健中心主办的《国际循证医疗杂志》(International Journal of Evidence Based Healthcare)创刊,来源于 2003 年创刊的 JBI 报告。主要收录循证卫生保健领域的系统评价、循证护理研究、证据应用类论文等,成为全球第三本影响力较高的循证护理领域的专业期刊。

2006 年,《循证护理与保健实践导论》(Introduction to Evidence-based Practice in Nursing and Health Care)出版,该书主要介绍了 21 世纪新的护理实践模式、循证护理实践的临床路径、循证护理教学的基本特点、构建循证实践的基础设施以及信息管理的基础设施等。

其他著名的循证护理中心包括美国明尼苏达大学循证护理中心、美国 Texas 圣安东尼循证实践学术中心、德国循证护理中心以及加拿大循证护理中心等。这些循证护理中心通过开展系统评价、循证护理教育及培训、寻求最佳循证实践证据或制定临床实践指南等推动全球循证实践的发展。

目前,国外循证护理实践已处于较成熟的阶段,循证护理的理念已不断被临床护理人员接受和认可,已有学者探讨研究适合注册护士及高级实践护士提高循证护理实践能力的标准及测评工具。另外,国外循证护理在临床护理、社区护理、护理教育、护理科研以及护理管理等方面均取得较大的进展,得到了卫生保健人员、临床医护人员以及患者及家属的一致好评,在一定程度上大力带动了全球循证护理的发展。

二、循证护理在国内的研究现状

（一）国内循证分中心的建立

自 1999 年开始,JBI 循证护理全球协作网在中国已设立了 4 个分中心:1999 年在香港地区中文大学护理学院设立了香港 JBI 循证护理分中心,2004 年 11 月在上海复旦大学护理学院设立了复旦大学 JBI 循证护理分中心,2005 年在中国台湾阳明大学护理学院设立了台湾地区阳明大学 JBI 循证护理中心,2012 年 4 月在北京大学护理学院设立了北京大学 JBI 循证护理分中心。这些分中心的工作任务主要是培养循证护理专门人才、开展证据临床应用、系统评价、引进国外循证护理资源等。宗旨都是在临床护理和社区卫生健康服务中,运用循证实践的观念开展临床护理、护理研究以及护理教育,促进护理研究的成果在护理实践中的应用,提高护理服务质量。

（二）内地最早循证中心的建立

中国内地最早的循证护理中心是成立于 2004 年 11 月复旦大学 JBI 循证护理合作中心,是 JBI 循证卫生保健中心在全球的第 20 个合作中心,旨在在中国内地推广循证护理实践,进行证据合成、传播和证据应用,翻译并传播国外循证护理系统评价最佳证据的报道,以推动中国循证护理实践的发展,其主要任务包括有:①开展系统评价及与循证护理有关的方法学研究,为临床护理人员、护理研究和教学、政府的护理决策提供可靠的依据;②收集、翻译并传播国内护理领域系统评价的摘要、最佳护理实践证据的汇编以及循证护理实践证据指南;③翻译循证护理相关理论和知识,传播循证护理的思想;④进行循证护理知识和方法的教育,提供培训、咨询、指导以及服务;⑤组织开展证据的应用项目,通过循证护理促进临床护理实践质量的持续改进和提高。

（三）国内循证护理文献的发展

近10年来,循证护理成为中国护理领域关注的焦点。循证护理的文献及其著作不断涌现。至2013年12月,在CBM中可检索到4 787篇以循证护理为标题的论文,而这个数字在2005年只有379篇,可见循证已成为护理领域的重要关注。国内循证护理文献主要集中于应用循证护理开展专科护理实践,包括临床实践报道、个案护理报告等,但护理领域的系统评价、临床护理实践指南的构建及应用性论文较少,尚存在对循证护理的实质及规范应用缺乏深刻理解的现象。

（四）国内循证护理期刊的发展

2007年之前国内尚未有中文版的循证护理学专著出版,伴随着循证的不断深入发展,近几年已有几本书籍正式出版,包括有胡雁主编的《循证护理学》;蔡文智主编的《循证护理研究与实践》;刘建平主编的《循证护理学方法与实践》;胡雁,李晓玲主编的《循证护理的理论与实践》。这些书籍主要从循证护理的研究方法、研究技能及临床循证实践等方面展开全面系统地讲述,使得高校老师及临床护理人员对循证护理有了更加全面系统的认识。另外,现今已有较多高校将循证护理纳入课程教学,引入了循证护理学习的基本理论及方法,但取得的效果并不显著。可能与国内课程的设置、教学内容、教学方式等有关,尚未深入培养学生的循证思维能力及相关技能,如计算机及网络的使用,统计学方法的应用,英语水平的提高,文献检索的能力及证据评鉴能力等。

三、国内循证护理实践的优势及挑战

循证护理实践可以使护理从传统经验式的实践转化为科学决策和专业化实践,缩小研究证据与临床实践间的差距,促进护理决策的科学性、有效性,大大提高了临床护理质量。实践证明,循证护理的实施能提高患者的安全性,降低危险结局的发生,降低患者及医院的成本,提高服务质量,因此得到临床医务工作者及患者的普遍认可。然而,作为一种新的理念及工作方式,循证护理的推行却面临重重障碍。

（一）医院循证文化建设水平不高

组织文化是指一个组织共有的价值体系,包括组织共有的价值观念、行为方式、道德规范、习惯、精神及作风等。医院文化是在医院这个特殊的社会组织中,在一定的民族文化传统中逐步形成的具有医院特色的基本信念、价值观念、道德规范、规章制度、生活方式、人文环境,以及与此相适应的思维方式和行为方式的总和。它贯穿于医院发展的全过程,对于改善医患关系,提高医疗服务质量,完善员工自身素养等有着非常重要的意义。有调查显示医院组织文化建设水平与医院循证实践水平成正相关关系。由此可见,医院循证文化氛围的建设对循证实践的发展具有重要意义。在国内尚未发现有关医院循证文化建设的报道,可见循证组织文化的建设尚未引起大家的关注。

（二）循证相关的知识及技能缺乏

循证知识包括对循证护理概念及实施步骤内涵的理解掌握,以及在实施循证护理中需要具备的相关知识,如流行病学、统计学、英语、计算机、科研知识等。循证技能包括批判性思维能力、文献检索能力、文献评价能力、临床沟通能力及临床决策能力等。在近几年,国内护理学者对北京、上海、广东、重庆、湖北等地区护理人员展开调查,结果发现,不同地区、不同护理人员的循证知识和技能水平各异。但总体来说,由于国内高等护理教育在 20 世纪 80 年代中期才恢复,目前护士学历构成以中专和大专为主,护理人员循证基础知识普遍比较薄弱、循证护理实践技能普遍较为低下,缺乏英语及统计学、流行病学等方面的循证知识,缺乏信息获取能力等,导致护理人员寻找解决问题的主动性不足,从而阻碍循证护理的开展。

(三)高质量的护理研究成果较少

尽管高等护理教育的不断发展和完善,国内外学术交流频繁,护理科研有了较大发展,但国内的护理人才多重于实干,在护理科研方面的成果却并不显著,与发达国家比较,临床护理研究仍较薄弱,具体表现为:经验总结性报道文章居多,设计严密的实验性研究论文较少;研究内容较零散、规模小、研究广度和深度不够,没有对护理现象进行深入的临床观察和研究;护理科研成果与临床应用脱节;缺乏对科研成果的适用性和有效性评价等。能够用于临床的科研成果和有特色的专科护理文献太少,研究成果缺乏学术权威性。循证护理的基础是查找科学研究实证,而实证来源于高质量的研究成果,目前尚缺乏高质量的研究成果和科学证据,导致循证护理难以开展。

(四)循证护理支持环境缺乏

在中国,大部分医院一直是以医疗为主体,护理只处于辅助或从属的地位;部分医院对护士只重使用不重培养;且大部分医院护理人员编制缺乏,护理人员没有时间从事护理科研或循证;护理研究资金设备不足;再加上应用最佳的科研证据有时需要承担相当的法律风险和惯性工作抵抗等等原因,护理科研成果的临床试验和临床应用困难重重。不仅如此,在循证中,患者的愿望也是影响临床决策的因素之一,国外已有学者从循证医学的角度探讨患者的价值观及意愿,而国内该领域尚属空白。

面对循证实践过程的诸多困难及挑战,广大护理人员不能因此恐惧而裹足不前,而是应该针对护理人员的循证认知不足、循证能力较低、人力资源分配不均、开展循证护理的环境缺乏、国内护理人员广泛科研水平不高、护理研究质量偏低和缺乏循证组织文化等阻碍因素,不断地探索找出解决问题的方法及途径,推动中国的护理工作向科学化、标准化和规范化的方向发展,真正做到护理工作有理可循、有证可依,实现科学护理,广大护理人员任重而道远。

四、循证护理实践的管理策略

(一)循证实践管理模式的介绍

由于循证护理在中国的发展尚处于起步阶段,因此借鉴国外较成熟的理论框架或实践模式,有助于完善国内循证护理的实施过程,从而提高成效。例如:美国杜克大学护理学院开展的老年护理创新性循证继续教育项目,以创新发散思维理论等为基本理论框架,综合运用多种教学方法,使参加课程的学员掌握尿失禁管理、跌倒预防、疼痛控制等最佳护理实践方式,并在临床实践中推广应用。现如今国外流行的一些循证实践模式,包括研究与实践合作促进模式(Advancing Research&Clinical Practice Through Close Collaboration Model,ARCC)、健康服务领域研究成果应用的行动促进框架(Promoting Action on Research Implementation in Health Services Framework,PARIHSF)、星级模式(The Academic Center for Evidence-Based Practice star model,the ACE star)、爱荷华模式(the Iowa model)、约翰·霍普金斯护理模式(the Johns Hopkins nursing EBP model)、斯泰特勒模式(the Stetler model)。现具体介绍如下。

1.研究与实践合作促进模式

该模式最早于1999年提出,它基于控制理论和认知行为理论,其核心是强调已具有循证思维模式和擅长沟通交流、传递信息的指导者在循证实践中的作用。指导者一方面协助护理人员和其他临床工作者学习循证理念知识,培养循证实践技能,并实施开展循证项目以提高临床服务质量;另一方面,指导者还需要具备敏锐的洞察力,及时发现阻碍组织环境中开展循证实践的因素,并积极采取策略以克服这些不利因素,从而建立起循证实践的组织文化氛围。此外,该研究与实践合作促进模式还包括对最佳实证的传播推广应用,对循证实践项目的效果评价等内容。美国纽约州立大学等高校和医疗机构已尝试探索应用ARCC模式,为该模式的发展提供了实证来源。Levin等在社区保健机构开展的促进循证实践的小规模试验中也显示,在临床工作中应用该模式时,护士的循证实践信念、循证行为水平、团体凝聚力、工作满意度等均高于对照组,而人员流失率则较低。这也启示我们为了促进循证实践在医疗机构中的发展,可以成立医院循证支持小组,选择部分管理者或临床骨干人员首先参加培训,系统、深入的学习并掌握循证实践知识和技能,发挥"培训指导者(training the trainers,TTT)"的作用。在之后的临床活动中,这部分人员将发挥所长,负责起整个组织的循证实践推广活动,并为其他护理人员提供指导帮助。

2.健康服务领域研究成果应用的行动促进框架

为了促进研究成果在临床实践中的应用,Kitson等提出了该行动促进框架。它改变了以往仅从单一角度促进实证应用的方式,综合指出循证实践行动的成功与否取决于决策中的证据,证据应用的组织环境以及证据转化为实践的促进措施三大因素。其具体内涵包括:①其证据的含义与循证护理的基本理念相一致,指临床决策的制定应依据相关科研证据、临床医务工作者的实践经验和病患个人的主观体验;②组织环境因素的核心是指其是否有利于改革创新,包含该组织文化是否支持对研究证据的积极应用,是否具备促进团队合作、组织革新的领导文化,以及组织对于日常的服务工作监督管理和评价的方法;③保障促进措施包括促进者自身特点(是否具有丰富的引导促进他人行为改善的经验、是否为相关革新领域的专家等),促进者角色定位(促进者的工作中心是否为协助他人发现工作领域需要改变的部分和如何改变以达到期望目标等)和促进的方式(是否足以引起组织内各个工作小组的认同和响应,能否做好协调工作,加强各学科间的互助合作等)。同时,英国皇家护理学院研究所通过心血管疾病康复治疗、术后疼痛管理等4个相关护理研究案例在这3个因素水平与最终干预有效性关系的比较后,得出只有这三大维度水平共同提高,才能达到促进循证实践过程的最好效果。

3.ACE知识转化星级模式

循证实践学术中心(ACE)创立了ACE星级模式,将之作为跨学科策略,便于把知识应用到护理和医疗保健实践来达到改善质量的目标。该模式阐述了EBP过程的转化和实践两个方面。此模式的5个步骤:①发现临床新问题;②严格审查、总结证据;③将证据应用于临床实践;④评价证据使用效果并将改革建议用于实践;⑤根据实践变革对改善医疗保健质量的贡献大小评估其影响。这个模式强调将证据应用到临床护理实践并考虑在实践中采用相似证据的因素。Ace星级模式已经用于教育和临床。例如,在教学上,Wisconsin-Eau Claire大学使用该模式设计一种循证方法提高学生NCLEX-RN考试通过率。使用ACE星级模式的其他教育项目包括鉴定临床护理专家的EBP能力和将该模式作为组织框架对大学生EBP概念进行教育。在临床工作中,执业者用该模式指导建立呼吸机相关肺炎的临床实践准则以及应用于从事社区和学校的青少年工作的社会支持和积极医疗实践的相关知识。ACE星级模式能被个体从业者和机构用来指导不同情况下的实践变革。而且,此模式被用来指导EBP和护理课程的整合,加上此模式的实施过程与护理过程相似,也易于临床护士理解。此模式主要重视知识转化,将有助于证实护理干预措施在改善质量方面具有更大的贡献。但是这个模式没有提及转化阶段应涉及的临床专家的知识或技能以及与患者讨论的相关知识。另外,对于成功实施实践变革的策略,例如影响采纳实践改革的机构文化和背景,该模式也没有详细说明。

4.爱荷华模式

爱荷华模式,由爱荷华医院和诊所大学创立,最初只是一种研究利用模式,后来被改为关注EBP在机构层面上实施的模式。该模式被描述为一种具有明确的决策点和反馈环的算法。第一个决策点是某问题或知识激活物是否值得机构优先考虑。经确定后进一步组建一个检索、评鉴和整合文献的团队。第二个需要做决定的地方是考虑变革实践的证据是否充分。若证据不充分,工作者需选择是进行研究还是利用其他类型的证据(例如,事件报告和专家观点)。找到充分的证据后,就可以指导变革的方向。评估指导方向后到达第三个决策点——是否采取实践变革。持续评估变革和传播其变革后的效果是爱荷华模式的后续组成部分。爱荷华模式应用于机构实践变革的例子不胜枚举。一家纽约医院将爱荷华模式用于一种急性疼痛观察工具,在重症监护室对不能说话的患者进行疼痛评估。护士发现问题起因是缺乏一种评估不能说话的患者急性疼痛程度的工具。于是,外科重症监护室的管理人员与临床护理专家合作,确立问题并查找证据。在对文献进行彻底回顾后,大家最终确定了具体的指导疼痛评估实施的工具。在利用此工具后,他们得出结论:使用该方法能改善治疗效果。后来,该疼痛评估工具获准使用,表明了爱荷华模式的广泛应用。这个模式考虑了整个组织体系在每一步的投入程度,包括临床医师,护士,患者,机构的基础设施。该模式的另一优势是在作出实施的决定前需进行实践改革实验,但此模式没有具体说明如何使工作人员了解实践变革的过程。

5.约翰·霍普金斯的循证护理实践模式

约翰·霍普金斯的循证护理实践模式由约翰·霍普金斯医院和同名护理学校的护理教育和实践领导者合作创立。该模式的核心是转化最佳证据以便临床护士用于护理决策。该模式包括3个主要步骤:①团队协作确定临床实践问题;②收集证据,包括搜索、评鉴、总结、确定证据强度和提出建议;③转化证据用于实践,包括确定采取变革和制定实施行动计划的可行性。该模式包括以下辅助工具:问题确立工具,证据评估量表和划分研究及非研究证据的公认标准。在教学上,国外有一所大学的本科学生运用约翰·霍普金斯模式检索和评价文献。此大学教授和医院护理研究者描述了该大学和两家医院研究会关于EBP项目的合作。在合作中,临床护理管理者确定护士提出的"迫切"需要解决的临床实践问题,大学的护理硕士生围绕该问题对文献进行批判性评价并提出使用该模式的实践建议。在临床上,实践变革的例子包括同日术后患者静脉血栓预防,注册护士实施干预预防与识字有关的成人失读症,和针对药物依赖的成年患者撤销镇静剂制订EBP协议。约翰·霍普金斯模式全面说明了EBP过程中的所有重要组分,提供了确认实践问题和领导责任、评估证据、提出建议和将证据转化为实践变革的具体步骤。该模式包括评估证据力度量表和研究与非研究证据质量的评估量表。评估表涉及从业者的专业技能和患者体验。这个严格的评价工具有助于指导教育者教授证据评价过程。然而,该模式缺乏在多种临床场所应用的实例,亦不重视机构文化及变革。

6.斯泰特勒模式

斯泰特勒模式,在其最初的发展过程中注重研究利用,现已被更新和改进为 EBP 模式。该模式强调批判性思维,最初是以从业者为导向,后来也被团体使用以实施正式的机构变革。Stetler 模式包括 5 期:Ⅰ期——准备阶段,包括明确目的,评估环境和搜索证据。Ⅱ期——确认证据。Ⅲ期——整合、比对、利用证据,在该期批判整合证据,在考虑内外因素后决定使用何种证据。Ⅳ期——改进,为实践变革提供实施/转化指导。Ⅴ期——评估效果的完成情况和实践变革的执行力度。Romp 和 Kiehl 使用斯泰特勒模式来指导一个教师项目的重新设计,旨在改善新护士的满意度和降低流动率。在运用斯泰特勒模式的指导下,回顾了与教师教育有关的文献,设计者通过召开委员会会议、个人会议或直接发邮件的方式向管理者、经营者和教育者分布建议。最终的设计使得新护士对教育者的满意度显著提升,人员流动率明显下降。其他的应用实例包括分析与癌症患者沟通时幽默的使用,评估与帕金森病患者有关的焦虑筛查工具,和改进产后抑郁筛查工具。该模式的实施考虑了 EBP 个体的特征,注重了证据评估的批判性思维和逻辑过程。在该模式中,证据包括质量改进数据、运转和评估数据以及专家的一致意见,然而,大家可能会对此模式的一些细节问题和模式本身的复杂性感到困惑。

总之,这些模式主要应用于国外循证实践,国内较为少见,由此提示护理专家及学者应尽快将循证实践模式引入护理管理的决策体系中来,结合医院的发展状况及临床人员的自身特点,针对性有层次地建立多方面循证实践体系,促进国内循证护理实践的发展。

(二)循证实践模式对中国护理管理工作的启示

现阶段国内医院管理者已开始从观念上接受认可循证思想,认识到其有利于促进管理效果与效益相统一的重要价值,且实现了以人为本的管理理念。只有积极更新管理模式,引入循证医学思维,才能满足医疗市场的需求,促进医院可持续发展。已有部分护理管理者开始在护理安全管理、围术期管理等方面尝试引入循证思维,促进了科学、规范、专业化的临床决策制定,但仍缺乏促进行动的具体而清晰的规划策略,今后可借鉴国外先进的管理策略和循证实践模式,从"评估-计划-实施-评价"的管理程序出发,形成医疗机构创新特色的循证实践管理促进模式。

1.全面评估,合理计划

组织环境是促进循证实践发展的重要因素。因此,要促进循证护理实践的开展,管理者首先必须对现有的条件下该组织循证实践准备度进行全面评估,才能根据具体情况创造环境、实施策略。首先是评估人力资源的准备度。可以采用一些公开的较成熟的量表或根据本单位的特点自行设计问卷进行调查,了解护理人员的基本教育背景,对循证护理的了解程度及态度,是否具备文献检索评价等基本循证技巧等。其次是评估物质或信息资源的准备度,了解开展循证实践过程中可能遇到的障碍等。例如,高等医学院校的附属医院往往信息资源较丰富,也不乏可提供指导的循证医学专家,但他们可能因为任务承担太多而缺乏时间精力。同时,前期的评估结果也是计划制定的基础。管理者只有对开展循证护理实践的组织准备度有一个全面和客观的了解,才能制定一个切实可行的计划,进行科学合理的经费预算和经费申请。只有根据护理人员自身的基本素质和能力制订出的方案决策才能提高他们的参与度,而且计划中还应包括针对评估中预期的障碍给出解决方案。

2.促进实施,及时反馈

一旦进入实践阶段,管理者就要通过不同的方式和途径向各级护理人员广泛宣传推广循证实践的目的、意义及与日常护理工作的关系等,让他们都清楚地意识到管理者对循证实践活动的重视和实施的决心,营造积极的组织氛围。同时加强行政支持,充分重视护理人力资源的合理配置,做到人尽其才,才尽其能;创造继续教育学习的机会,给予方法技能的支持,鼓励临床实践以"证据"为基础,应用科学的技术和方法等。在此过程中,应把握时机,借鉴国外成功的循证实践模式,可以引进或培训循证实践的指导者,发挥其引导协助作用,建立循证实践的保障促进措施,也可以与高等院校建立合作关系等,综合运用多种方法,以促进循证思维观念的建立,知识技能的学习和实践活动的开展。此外,还应重视循证实践过程中的反馈评价。既要与临床实践人员时刻保持互动,鼓励他们根据具体实施情况给予反馈,提出问题,以便于及时优化调整方案;又要在每一个循证实践的具体项目完成后,及时汇报总结,并通过记录调查患者的客观指征和主观满意度来确定循证实践活动是否达到了预期效果,实现了提高护理服务质量的最终目标。

3.院校合作,共同提高

除了经典的实践模式外,现阶段为促进循证护理教育和循证实践共同发展,多采取医疗机构与高等护理院校合作的方法。通常现阶段的多数人员又缺乏检索评价证据或开展应用等 EBP 相关的基本知识、技能、自信心或时间精力。许多临床一线的护理人员具备了发现、形成问题的洞察力和经验,更了解病患的主观需求和偏好,但通常现阶段的多数人员又缺乏检索评价证据或开展循证实践的基本知识、技能、自信心或时间精力。而高等护理院校的在校学生往往更加熟悉搜索引擎的应用,能够花费最少的时间获得更多的研究证据,并且他们更易于相互咨询合作,以及求助于教师和图书馆员,在其指导帮助下对证据评价,获取更加精简的高等级证据资源。因此,在循证实践活动开始的早期,建立与高等护理院校的合作关系,能够实现优势互补,克服循证实践过程中的常见障碍。医疗机构和高校合作的形式主要有两种:一种是临床护理工作者帮助学校师生确定循证讨论的主题。学生通常负责全面、准确的检索相关研究证据,并在教师的指导下完成证据的评鉴工作。之后,在讨论专题会上,临床工作者提供照护的实际情境、病患的主观需求,再结合临床工作者的个人经验,双方一起讨论如何将研究证据应用到临床实践当中,促进实际工作的进步等。另一种是更高学历的护理专业学生(包括硕士、博士)进入医疗机构,以讲授的方式向临床护理人员讲解有关循证护理的基础知识,如何检索数据库资源,如何评价研究证据,如何结合临床实际情况和患者的主观愿望应用证据等。有报道显示,由临床护理工作者和护理专业学生、护理专业教师一起组成的新知讨论小组可以有效地促进循证护理实践在急症、社区等多学科的开展。

(三)ARCC 模式指导下开展循证护理实践案例

研究与实践合作促进模式(ARCC)旨在分析循证实践中的优势及劣势因素,并针对此因素采取相应的策略方法,以促进循证实践的发展。该模式目前在国外已应用于大型医院及社区健康促进等循证实践领域,并得到医护人员的广泛认可。Block 等指出,在导师的指导下,护理人员能够更好地将理论研究与实践结合起来,促进循证护理在临床环境的实施,促进护理服务质量的提高。ARCC 模式指导循证护理实施的具体步骤如下:①评估医疗保健系统中实施的组织文化以及实施准备情况;②诊断鉴别 EBP 在组织实施过程中的优点及障碍;③鉴定 EBP 的导师人员;④将获得的证据整合实施于临床实践中;⑤评价改变实践方式后的结局。此模式的主要特点是利用导师制模式指导护理人员临床实践,以提高其在实施循证护理过程中的知识与技巧。在循证实践发展的过程中,可以运用系统的思想进行管理策略,促进护理质量的全面提升。在此过程中,关键环节在于:在循证护理实践之前要评估出 EBP 实施的优势、劣势及实施准备情况,完成评估后则对循证导师进行相关培训,在导师掌握了循证理论与实践技能后,分配导师在相应的科室展开循证护理实践,最终将获得的证据应用于临床实践。具体的实施框架见图1-2。

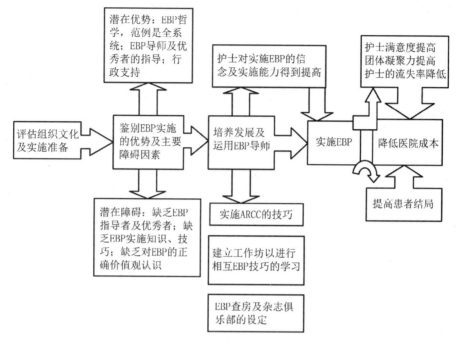

图1-2 ARCC模式具体的实施框架

在ARCC模式指导下,为了推进循证护理实践,某三级甲等医院开展了以下的工作可以作为参考。

1.成立护理部循证护理小组

护理部成立循证护理小组,成员包括护理部副主任1名,担任组长;核心成员4名;普通成员12名。均为护理本科及硕士学历,护师及以上职称,具备较强的科研及协调能力。循证小组成员随时掌握本学科和本专业的相关文献和科研动态,敏锐发现临床相关问题,积极带头开展各项循证实践和科研活动;循证小组成员通过workshop讨论和自我导向学习成为循证实践的导师。另外,小组成员在ARCC模式的指导下,评估医院在建立循证实践组织文化和实施准备情况的水平,及时把握了解护理系统、医疗和社会环境等动态,以及鉴别医院在循证实践中的优点及障碍。

2.编制循证自学资料

循证小组的各成员在组长及核心成员的指导下,学习并编制有关循证的自我导向学习资料包,资料包主要是针对护理人员的循证基础理论知识及实践技能的学习,共分为4个版块,包括循证护理基础知识篇、循证护理实践技能篇、循证护理案例分析篇以及循证护理学习拓展篇。与此同时,护理部还创建了循证护理研究培训网络平台,在资源平台上上传自我导向学习的资料包以及可获取的最新的临床实践指南资源库,医院的护理人员可以根据自己工号及密码进入此网络平台进行自我的导向学习及应用。

3.建立问题信箱

循证小组设立问题信箱,将护理人员在临床中遇到的问题进行搜集综合整理,然后循证小组成员在一起讨论、学习,并组织相关专家开展专题研讨会,从中找出在临床实践中具有一定价值、意义的专业问题,按 PICO 模式,并将其特定化、结构化,以形成循证护理问题,再分配到相关科室,组成新知讨论小组,在循证实践导师的指导帮助下,共同寻找解决问题的策略。

4.举办学习培训班

举办"高级临床实践能力学习班",培训内容涉及面广,比如,循证护理实践的理论概述,科研中常见的统计学问题及如何正确运用统计学方法,如何善于发现提出临床护理问题,如何查询有关循证的数据库等相关资源,如何提高科研文献质量评价以及如何能够发现循证护理实践的科研项目等。通过这些学习班的培训,以提高护理人员的护理研究和循证护理实践能力,促进护理研究和临床实践步入一个新的台阶。

5.成立循证护理杂志俱乐部

在护理部的领导下,各科室的管理者组织各临床科室的护理人员成立循证护理杂志俱乐部(EBN Journal Clubs),对科室相关疾病和护理组织大家广泛查阅文献,并定期组织俱乐部成员聚会,学习和讨论与临床护理相关的最新文献,针对文献的类型,进行文献质量评价,从而提高护理人员的科研文献阅读及评鉴能力,提高其批判性思维能力,以及循证护理知识、态度及实践水平。此俱乐部的成立摆脱了枯燥的理论说教,创新了学习模式,增加护理人员学习、查阅文献的积极性、主动性,而且可以提供令人愉快的对话场景,鼓励大家畅所欲言,从而促进知识、技能更好地传播。

6.构建新知讨论小组

护理部以临床护理问题为中心,构建新知讨论小组(New Knowledge Discussion Groups,NKDG)。该小组由循证实践导师、临床护理工作者、护理专业学生、护理专业教师、患者或家属等组成,针对临床护理相关问题,共同开展科学研究或寻找解决问题的策略。在循证实践中,导师引导 NKDG 的成员寻找最新证据,结合自身的工作经验以及患者的意愿,开展循证护理实践,带动临床护士循证护理能力的提高,形成护理部—循证实践导师—临床科室护士三级循证护理实践框架,逐步开展跨专业、跨学科的循证护理实践,从而促进临床护理质量的不断提高,护理操作技术的不断改进以及患者的护理服务不断提升。

7.举办论文宣讲比赛

护理部组织全院展开护理研究论文宣讲比赛,激发全院护士的科研热情及信心,提高大家文献阅读、检索及评鉴的能力,从整体上提高其循证护理的科研知识水平,并让护士获得如何传播或分享研究成果的技巧和方法,促使循证护理实践在全院推广。

ARCC 模式的开展,增加了护理人员循证实践的自信心,增加了各学科团队的凝聚力,提高工作满意度指数,提高护理人员的再生产力以及降低护理人员的流失率。EBP 导师与全院的临床护士、护生、护理专业教师、患者或家属等组织在一起,共同探索解决临床问题的方法、策略,开展循证护理实践的各项工作,从而带动临床护士循证护理能力的提高,推动医院循证护理实践的发展。

(四)循证护理在临床护理策略中的应用

循证护理要求护理人员在获得科学研究证据的基础之上结合自身的临床经验以及患者的意愿制订临床护理决策。作为一种新理念、新方法,循证护理在指导临床护理人员制订决策中起到了重要的指导作用。下面是某三级甲等医院手术室为预防气性坏疽院内交叉传播,在循证实践的指导下,制定消毒隔离程序的过程。

1.临床问题的提出

特异性感染手术比一般外伤清创手术需要更严格的消毒隔离程序,急诊外伤患者众多,及时、准确地判断患者是否感染气性坏疽,不仅可以保证患者得到合适的外科处理,同时也是为了合理利用手术室资源,避免人力、物力的浪费。气性坏疽感染的肢体临床表现具有特异性,如伤口有棕色渗液、按压时有捻发音和气体溢出、恶臭等,但是在受伤初期常不表现出其典型症状,鉴别诊断难度很大。气性坏疽传染性强,因此术中管理和术后消毒处理非常重要。研究者提出以下临床问题:①如何鉴别诊断气性坏疽;②气性坏疽手术的消毒隔离程序是什么;③术后应如何进行手术用物及手术间的处理。

2.证据的检索

电子检索途径包括中国期刊全文数据库(CNKI)、Cochrane 图书馆、PubMed、Medline、Baidu 及 Google 搜索等。检索顺序从证据水平最高的指南及系统评价开始,之后再依次检索随机对照试验、队列研究、病例对照研究,最后是病例报告及权威建议。中文检索主题词为气性坏疽,与以下各词分别组合:诊断、手术、管理、消毒、隔离;英文检索主题词为 gas gangrene、myone-crosis、nosocomial infection,分别"AND"以下副主题词:diagnosis、surgery、nursing、therapy、prevention and control、transmission。图书馆手检相关教科书、文献参考目录中与本研究有关的文献等。

3.证据的评价

对纳入的各项研究资料进行严格评鉴。根据选定的量表和标准由两名研究者独立对所纳入证据资料进行评价,结果一致时可予以采纳,当意见出现分歧,则由第三方专家进行评价指导,最终取得一致评价结果。所入选资料中包括有一份外文指南及一篇随机对照试验,其他证据多为权威规范、病例分析和专家指导等。应用 2004 版 oxford CASP 量表进行评价,该指南及随机对照试验为高质量证据,教科书为高质量证据,回顾性分析为中等质量证据,病例报告及专家建议为低质量证据。在循证护理实践中,循证证据的质量评价至关重要,高质量的证据具有更高的科学性和严谨性。但是对证据的应用,除了考虑证据质量的高低外,根据其有效性、对本研究的适用性、可操作性等,需进行推荐级别的考量。证据的质量级别并不一定反映其推荐级别,即使对于一项样本量足够大的随机对照试验,其质量很高,却有可能仍存在争议;而某些仅仅来自多年临床经验的诊治意见却可以获得很高的推荐级别。研究者采用的是牛津循证医学中心指定的证据水平和推荐级别标准。

4.证据分析和应用

(1)如何鉴别诊断气性坏疽:气性坏疽的鉴别诊断从以下几方面:①常有较严重的外伤史,广泛软组织损伤合并骨折,受伤时间长且伤口有封闭的腔隙时感染率增加。当患者有糖尿病时,气性坏疽的发生率增加。②伤口疼痛剧烈,局部肿胀明显,按压伤口周围有捻发音和气泡溢出,皮肤温度不高,闻之有恶臭;伤口分泌物涂片可见大量革兰氏阳性粗大杆菌,且血常规检查示白细胞计数减少。③X-ray 检查示伤口肌群中有气体存在。气性坏疽的病原菌在伤口内生长繁殖速度快,1.5%患者可侵入血液循环引起败血症,患者可表现出发热、低血压、心率增快、呼吸急促、神智淡漠等全身中毒症状。

气性坏疽潜伏期常为 1~4 天,受伤初期可不表现出典型症状,但伤口分泌物涂片可检出大量革兰氏阳性粗大杆菌,因此提高警惕、及早对伤口分泌物和坏死组织进行涂片检查具有非常重要的诊断价值。对有开放性骨折合并大腿、臀部广泛肌肉损伤或挤压伤者,重要血管损伤或继发血管栓塞者，早期清创不彻底进行缝合的伤员，应提高警惕。本研究18例病例中，仅3例有典型的气性坏疽感染表现，其他病例伤口均不具有特异性表现，尤其是该例肘关节骨折的患者，是因受伤时间过长所以进行伤口分泌物涂片，结果提示气性坏疽感染。因此，我们的处理原则是：有明显气性坏疽表现的患者和伤口过深、有封闭腔隙伤口及受伤时间超过 6 小时的疑似气性坏疽患者均进行伤口分泌物涂片检查，同时按气性坏疽感染手术处理。

（2）气性坏疽手术的消毒隔离程序。

术前准备：对已确诊和可疑病例，进行早期隔离和严格的无菌操作技术对于防止伤口感染和交叉感染具有重要意义。研究者认为在伤后 6～8 小时内进行对创口有效地清创几乎可完全避免创伤性气性坏疽的发生，所以一旦确诊或疑似气性坏疽，手术室应尽快做好准备，确保伤口可以得到及时和彻底的清理。①转运：由专门的感染通道转运至手术室，置于专用的隔离手术间。感染通道要求与感染手术间距离短，不经过其他手术间，且通风良好。②手术间准备：手术间内仅放置与本手术有关的物品，如麻醉机、监护仪、手术床、电刀箱、吸引器等，准备手术器械，备适量的一次性用物，使用一次性敷料。准备大量的冲洗伤口用的 0.5％过氧化氢溶液、0.95％活力碘和生理盐水。关闭手术间中央空调设备，形成独立的空间，防止空气交换导致交叉感染。使用红色医疗废物垃圾袋，备锐器盒。③人员管理：在手术间门口悬挂醒目隔离标志，禁止人员随意进出，谢绝参观。所有参与手术的人员不得有伤口，戴双层手套、口罩、帽子，穿隔离衣、高筒鞋套进入手术间。

术中管理：手术间内外各有专门的手术配合人员，手术间内设器械护士 1 名，巡回护士 2 名，手术间外设巡回护士 1 名，相对隔离。手术间内手术人员，应保证无皮肤破损，以确保医护人员自身安全。手术一旦开始，禁止手术间内任何人员外出。当手术间内物品不够或需其他特殊用物时，由手术间外的巡回护士专人负责传递，进入手术间的物品不可再拿出。术中使用过的手套、接触过患者伤口的敷料、被伤口分泌物污染的被服等应置于双层的红色医疗垃圾袋，所用敷料应严格入袋，不可随意丢弃，尽量减少地面的污染，溅有血液或伤口渗液时应及时处理。

术后管理：手术结束，待伤口包扎好，将术中所用一次性用物全部置于双层污物袋中，更换一次性大单为患者遮盖，抬至转运推床上。气性坏疽患者在清创过程中可能有大量身体热能的散失，因此要注意保暖，由感染通道转运回病房隔离间。

（3）术后应如何进行手术用物及手术间的处理。

用物的处理：按《消毒技术规范》，术中使用的手术器械，应用含氯消毒剂 1 000～2 000 mg/L 浸泡消毒，30～45 分钟，再进行酶洗、清洗和晾干，打包后标明为"特异性感染手术器械"，使用预真空高压蒸汽灭菌 2 次，方可再次使用；伤口引流物和冲洗液用含氯 1 000 mg/L 的消毒剂按 1∶50 进行混合，静置 2 小时后在流水下冲入下水道；一次性用物置于双层红色垃圾袋，封闭后注明"特异性感染医疗废物，焚烧处理"，由专人送污物处理厂（1b 级证据，A 级推荐）。

手术间的处理：手术结束患者转出手术间后，进行终末处理，采用 3％过氧化氢或过氧乙酸加热熏蒸，湿度 70％～90％，密闭 24 小时。之后应开窗进行充分的通风处理，用 500 mg/L 含氯消毒剂擦拭物体表面和手术间环境表面，有明显污染时，用 1 000 mg/L 含氯消毒剂擦拭。做空气培养合格后，可投入使用。

手术人员的管理：参加手术人员在手术间门口除去帽子、口罩、隔离衣、手套及鞋套，应用皮肤消毒剂进行手卫生处理后方可离开手术间。

5.证据应用的后效评价

应用以上消毒隔离程序,对 2011 年 6 月至 2012 年 9 月间接诊的 18 例严重外伤致气性坏疽的急诊手术患者进行管理,取得良好效果,无一例死亡。手术室消毒隔离得当,未发生交叉感染及医护人员感染等意外事件。

（凌　艳）

第三节　循证护理的展望

循证护理是用批判性思维寻求最佳护理行为,即以有价值的、可信的科学研究结果为证据,提出问题,寻找实证,用实证对患者实施最佳的护理,其核心是促使以经验为基础的传统护理向以科学为依据的现代护理发展。促进循证护理的运用和发展,需要广大护理同仁从以下几个方面努力。

一、进一步更新观念

中国现今的护理工作是按严格的工作程序进行的,医疗事故处理条例要求护士必须严格按技术操作常规进行。护理人员更倾向于遵照医嘱行事,应用自身临床经验对患者进行治疗护理。因此,将护理服务建立在现有的科学证据基础上的循证护理可以说是对他们思维方式和决策模式的挑战。循证护理实践现状不尽如人意,很重要的因素是观念尚未转变。目前许多护理手段停留在约定俗成的习惯和经验阶段,缺乏科学依据,甚至存在错误的观点和方法。要使循证护理深入人心、改变现有的临床护理现状,必须更新观念,尤其是管理层,只有在更新观念后方能打破传统的思维和决策模式,促使经验护理向科学护理方向发展。

二、加强循证教育和培训

循证护理既来源于临床,又高于临床,要求护理人员展现更多的理性思考,寻求更多的科学证据,同时要求将现有最好的科研结果与个人的临床经验和患者的意愿结合起来进行综合考虑,满足患者对现代医疗、护理的更高标准要求。这一护理工作方法使全球的护理一体化,无论你身处何地,网络使全球护理在循证的纽带下,同步发展。无疑,循证实践需要护理人员具备较高的职业素养和专业水平,因此,有必要在各级护理院校中增设循证护理课程。临床护理人员也必须接受循证继续教育,如开展专题讲座、强化培训等。继续教育的开展帮助护理人员熟悉更多的循证护理知识和实践方法,从而培养一批具有循证能力的临床护理人才,最大限度地应用现有、最可靠的科学证据为患者服务。

三、建立循证护理研究机构

20 世纪 90 年代以来,世界上许多国家如英国、美国、澳大利亚等国家普遍建立了循证护理研究机构。由于国内护士工作的繁重性和护士整体素质不高决定了不可能所有护士都从事循证护理研究,因此有必要在国内组建循证护理研究中心,由硕士以上学历护士组成,为临床实践循证护理提供服务,从而更快地推进循证护理。该中心收集国内外有价值的研究资料,推动国内循证护理资源的建设。通过严格、统一的程序,开展系统评价,构建循证护理实践指南,引进国外的循证护理资源,为广大护理人员的实践与决策提供最佳依据,以研究指导实践,以研究带动实践,促进中国循证护理持续健康发展。

四、开展循证护理研究和实践

由于高等护理起步比较晚,护理科研基础条件差,缺乏必要的设备和环境,没有护理研究实验室,医院投入护理科研经费有限,护理研究水平较低,目前有说服力的护理研究信息资源仍然有限,研究结果的传播与推广不够充分,导致科学证据的应用范围狭小。因此,必须大力开展循证护理研究,为临床实践工作提供科学证据。护理人员在循证研究实践中,运用相关问题的先进理念和科研成果,而这些科研成果又在临床实践中得到验证、推广及修正,又会形成新的证据,再用于指导临床实践,从而推动国内高级护理实践的发展和专科护理水平的提升。

五、成立循证护理支持小组

在国内大部分医院里,有限的护理人员忙于应付常规繁杂的护理工作,缺乏从事科研或循证的时间。另外护理人员开展护理科研结果的临床实验和临床应用也困难重重。因此,挑选一批具有科研能力的临床护理人员成立循证支持小组,参与或支持不同技能、背景的护理人员从事循证实践。小组成员可以通过网络、期刊及书籍帮助繁忙的护理人员从浩瀚的医学信息海洋中获得科学证据,再结合患者的需求和护理人员的个人经验,分析证据的可应用性,制订出高质量的护理方案和护理决策,再提供给临床护理人员运用,从而转变护理人员的护理行为,鼓励其从事更多的循证实践。

循证护理作为一种新的护理理念和工作方法,其先进性和科学性越来越受到护理人员的青睐,已经成为 21 世纪护理实践的标准。尽管,国内循证护理的研究与实践还处于初级阶段,但随着中国高等护理教育的普及,研究生教育的发展以及临床护理人员的继续教育与在职教育越来越受到重视,循证护理必将成为推进经验护理向科学化护理迈进的重要方法和手段。我们不仅要将循证护理的理念和方法不断融入整体护理、专科护理实践中去,推动国内高级护理实践和专科护理的发展,还要将循证护理实践不断融入到护理科研,护理教育及护理管理等各个领域中去,促进中国护理学科的全面发展。

（于　芳）

第二章

护 理 管 理

第一节 门诊护理管理

一、门诊就诊管理

就诊管理是门诊管理的重要环节,护理部针对医疗及护理过程的各个重要环节,给予患者连贯性的优质护理及医疗服务,针对来院就诊的门诊患者进行信息的搜集及处理,确保患者得到及时有效的医疗服务,以保证患者的就诊安全,提高患者就诊满意度;同时规定相同诊断的患者在医疗机构内得到相同质量的优质服务,不因为患者经济、性别、职业的不同,而有区别对待。护理管理者在门诊护理工作中要重视护士资质及培训工作、门诊服务质量、公共设施及其安全性管理、信息管理等多个方面。

（一）门诊预检分诊

门诊是医院对外的一个窗口,也是直接对患者进行诊疗、咨询、预防保健的场所,作为一个医患关系的重要纽带,患者就诊时对医院的第一印象非常重要。由于门诊的患者流动性大,护理工作内容繁多,护理压力大,也是容易发生纠纷的部门,要求分诊的护士对来就诊的患者进行一个快速的资料收集,根据患者的个体化的需求和患者的病情轻重缓急及所属的专科合理安排分科就诊。

1.分科就诊

对于初次就诊的患者,护士在接诊的过程中应该根据所属的病种指引患者分科就诊,帮助患者选择合适的科室,病情急或变化快的患者提供绿色通道以积极争取治疗时机,挽救患者的生命,告知患者就诊地点,辅助检查的作用和注意事项等。

2.预检评估

护士预检分诊增加了几个重要的环节,对安全性评估,对于生命指征的一般测评和对跌倒的评估。门诊的预检人员可根据患者的基本情况(如面色、呼吸是否急促、有无疼痛及疼痛的剧烈程度等)决定患者的就诊科室。对于每一个来院就诊的患者都必须进行生理、心理等全方面评估方可就诊,通过分诊护士的动态分诊,根据患者的个体化病情调整就诊顺序,体现了高效、快捷的分诊模式,减少了患者和家属与医护人员的纠纷,明显提高了患者的满意度。

护理工作从门诊分诊流程上加大改进力度,做到了及时准确分诊,提高了护士的分诊效率,减少了患者的就诊时间,保证了就诊的有序性,确保了急危重症患者的及时有效抢救,增加患者就医安全性。

(二)实施实名制就诊

门诊工作包含了患者在医疗机构内通过预检分诊、预约、挂号、候诊、就诊流程,得到适合的门诊医疗服务的过程。规范门诊就诊流程,使就诊患者获得安全、规范、高效、满意的医疗服务。

1.核对确认注册

为使患者就诊安全,医院采用门诊实名制就诊。完成预约挂号的患者,应于就诊当天,持就诊卡到自助机或窗口进行确认注册。如无就诊卡的患者凭有效身份证明到自助机或窗口办理就诊。就诊前,导诊台护士需核对患者信息,使患者按挂号的序号进行候诊和评估。就诊时,医师再次核对患者信息,核对无误方可就诊。

2.患者隐私保护

整个就诊过程中要对患者的隐私进行保护。保护患者的隐私不会被其他无关的医护人员及患者的家属所知,医院需保证医患之间的诊疗活动在相对独立的环境中进行,使患者的信息受到保护。门诊医护人员真正落实一医一患一诊室,保证患者信息不被其他人"旁听、旁观";科室所有电脑设置为自动屏保状态;病例系统使用医护人员个人用户名、密码登录;对涉及患者隐私的废弃病历文书资料不能当废纸复用,全部使用粉碎机处理,保证患者隐私的资料不外泄;门诊候诊呼叫系统改装为不能显示患者的全名,名字为3个字的患者隐去中间的一字;名字为两个字的患者隐去后面的一字,以保证门诊患者姓名隐私不致公平;患者的化验单等检查资料也只能是患者本人或者是患者授权的人才能查看;在所有自助机前设置1 m等候线,切实保护患者的就医隐私的权利。

(三)门诊患者身份识别

身份识别是指确认某个个体是否符合指定对象身份的过程,以保证指定对象的合法权益及群体系统的安全和秩序。目的是为防止因识别错误而导致患者受到损害的事件发生。患者身份识别制度,在任何医疗措施之前必须同时核对至少两种标识患者个体独有的特征信息,规范患者身份识别方法和程序,并提供更安全的治疗,以确保患者医疗安全。

1.门诊患者身份识别的标识

医院根据本院实际情况选择门诊患者身份识别的两个首要标识符为:患者姓名、门诊患者病案号或患者的姓名和患者的出生年月日。如选择患者姓名和门诊病案号,门诊患者实行唯一的门诊病案号,即无论患者第几次来院就诊,统一使用第一次来院就诊时建立的门诊病案号。患者在第一次就诊需到收费窗口打印带有病案号的条码贴在病历本上。预约的患者通过短信发送病案号到患者手机上。

2.门诊患者身份识别的方法

面对可交流沟通的患者:工作人员以主动问答的方式,与患者或其家属进行患者身份识别的核对,同时用识别工具辅助核对。就诊时医师询问患者:"请问你叫什么名字?",患者报自己的姓名,医师插医保卡或就诊卡查看信息系统,核对患者姓名、病案号等患者身份信息。

3.患者的交流沟通

面对无法交流沟通的患者:有患者代理人在场时,请代理人陈述患者姓名等患者身份信息,并用患者病历卡上的条码核对病案号。无患者代理人在场时,医护人员至少核对两种识别工具中包含患者姓名、病案号的一致性。

(四)门诊患者评估

门诊患者评估是由具有资质的护士通过病史询问、体格检查、辅助检查等途径,对患者的生理、心理-社会状况、健康史、经济因素以及疾病严重程度等情况作出综合评价,以指导诊断和治疗。

1.门诊患者评估目的

门诊患者的评估的目的是规范医护人员采集、分析患者在生理、心理-社会状况、经济因素及其健康史等方面信息和数据的行为,确保及时、准确地全面了解患者的病情基本现状和诊疗服务的需求,为制订适合于患者的诊疗护理方案及后续的医疗和护理提供依据和支持。

2.门诊患者评估内容

患者在医师就诊前需对每一个门诊就诊的患者进行护理评估,护士对门诊患者的评估内容包括生理、心理、社会、经济等。评估患者体温、脉搏、呼吸、血压等生命体征,身高、体重、跌倒风险,营养风险,是否特殊人群(如孕产妇、65岁以上的老人、长期疼痛或疾病、衰弱患者、儿童、青少年、吸毒人员、受虐待者等)有无生理、心理康复需求、有无给予跌倒风险或疾病严重程度等。

3.门诊患者评估方法

接诊护理工作者需要对每一位患者都需要通过医院规定的评估流程,确定其医疗需求并记录在相关记录单上。同时,护士需要提出初步的评估资料,并且伴随整个诊疗过程。医师评估患者自理功能、营养状态,并在整合其基本情况、护理评估、体格检查、辅助检查结果的基础上做出初步诊断,制订诊疗方案。门诊患者每次就诊都要进行评估,一天内多科室就诊可只评估一次。

4.护士的资质

为了正确地对门诊患者进行预检分诊,门诊预检分诊的护士具有一定的资质要求。对门诊护士的资质进行严格筛选,并在考核后上岗,以确保患者的护理安全。要求门诊的护士具有护士执业证书,熟悉医院的工作流程、医院可提供的医疗服务范围并对突发事件具有良好的应变能力。执行患者护理评估的应为在职注册执业护士。每一个护理专业进行的评估应在其执业、执照、法律法规范围内进行。不仅要求门诊的分诊护士具有过硬的临床护理知识,能够快速地识别出患者的疾病严重程度给予及时分诊,而且要求护士也具有良好的心理素质,对于形形色色的患者进行观察,能够正确判断出患者的心理需求。

(五)门诊患者危急值报告程序

规范临床检验危急值的流程,根据上报的危急值采取重要的安全措施,将危急值报告及时传达给临床医师,使其对患者病情做出正确判断,给予适当的医疗处置,是提高医疗质量和确保医疗安全的关键因素之一。因此,建构一个完善、及时的危急值通报机制,将信息系统整合应用,使其成为医护人员沟通的重要途径。危急值是指某项或某类检验/检查结果显著超出正常范围,而当这种异常结果出现时,表明患者可能正处于高风险或存在生命危险,临床医师需要及时得到这种异常结果信息,迅速给予患者有效的干预治疗措施或治疗,否则患者就有可能出现严重后果。

1.确定危急值项目和范围

医院根据规模、专科特色、患者的人群特点、标本量等实际情况,征求专家意见后,制订符合实验室和临床要求的危急值项目和范围,包括各类临床检验危急值项目。

2.制订危急值通报标准程序

构建启用危急值通报和应答信息系统,制订危急值通报标准操作程序。一旦出现危急值,检验者在确认检测系统正常情况下,立即复核,确认结果属于危急值后,诊断检查执行者在确认危急值后10分钟内电话通知申请医师,并在《危急值报告登记本》中做好已通知的记录。报告者在通知时,按《危急值接受登记本》中记录的项目逐一读报。申请医师做好记录并向报告者逐一回读然后确认。申请医师接到通知后30分钟内联系患者并做出对患者处置的诊疗意见。医师及护士在门诊病历中详细记录报告结果、分析处理情况、处理时间。

明确医护人员间危急值传达方式及信息的记录方式,促进临床、医技科室之间的有效沟通与合作,可以更好地为患者提供安全、及时、有效的诊疗服务。

二、门诊的管理制度

（一）门诊护理工作制度

（1）门诊护理人员必须准时上岗,坚守岗位,着装整齐。

（2）门诊护理人员以高度的责任心和同情心对待患者,使用文明语言,做到关心体贴、态度和蔼,耐心解答问题。

（3）门诊护理人员要认真完成本岗位职责,刻苦钻研业务、熟练掌握本科的各种护理技术操作,减少患者痛苦,提高护理质量。

（4）门诊环境要做到整洁、整齐,保持良好的候诊及就诊环境,采取多种形式进行健康宣教。

（5）各科门诊均应设分诊台,尽量简化手续,建立便民措施,方便患者就医。

（6）做好开诊前的准备工作,按时开诊,维持好门诊秩序,科学地组织安排患者就诊。对老弱病残及行动不便的患者,优先照顾就诊。对危重及病情突变的患者配合医师采取积极有效的抢救措施。

（7）认真做好患者的预检分诊工作,对可疑传染病患者应转至感染科,并及时采取必要的隔离措施。

（8）门诊护理人员要负责各种医疗器械、用品的保管、维修和补充,以利于医疗护理工作的顺利进行。

（9）严格执行消毒隔离制度,执行每天通风,桌椅、诊查台每天清洁消毒,医疗器械按照规定消毒灭菌,防止医院感染。

（10）每天做好各室清洁卫生和消毒工作,按要求进行环境卫生学监测,并有检验报告单及完整记录。

（二）门诊预检分诊制度

（1）优先安排临床护理经验丰富、专业能力强的护士担任预检分诊工作,做好分诊、咨询、解释和答疑。

（2）预检分诊护士必须坚守岗位,不得擅自离岗,如有事离开时必须由相应的护士代替。

（3）预检分诊护士应主动热情接待每一位前来就诊的患者,简要询问病情,并进行必要的检查,根据患者的基本情况决定患者去向。

（4）预检分诊应重点询问患者有无发热、呼吸道感染症状、流行病学史等情况,必要时应对疑似患者测量体温。对疑似经空气传播疾病患者发放医用外科口罩,并指导患者正确佩戴，指导患者适时正确实施手卫生。正确引导疑似经空气传播疾病患者到指定的感染疾病科门诊就诊。

（5）对患有传染病的患者或疑似传染病患者分诊到相应科室，以防医院感染及传染病扩散。

（6）严格执行登记制度，做好传染病登记、预检登记。

（7）在预检分诊过程中遇有困难时，应向门诊护士长汇报，或与医师商讨，决定患者去向，以提高预检分诊质量。

（三）注射室管理制度

（1）注射室的工作人员应准时上岗，坚守岗位，态度热情。

（2）各种注射治疗应按处方和医嘱执行。对可能引起过敏的药物，按照规定做好注射前的药物过敏试验。

（3）严格执行查对制度，注射前认真核对药物和处方。

（4）密切观察注射后的情况，若发生注射反应或意外应及时处理并通知医师。

（5）严格执行无菌操作规程。器械定期消毒和更换，保持消毒液的有效浓度，注射器做到"一人一针一管"。

（6）备好抢救物品和药物，要定点放置，做好交接，定期检查，及时补充、更换。

（7）注射时注意遮挡，以保护患者隐私。

（8）随时做好与治疗相关的健康教育和指导。

（9）严格执行消毒隔离制度，防止医院感染。

（10）每天做好室内清洁卫生和消毒工作，按要求进行环境卫生学监测，并有检验报告单及完整记录。

（四）肠道门诊管理制度

（1）医院设立专用肠道门诊诊室、观察室、专用诊桌以及肠道门诊专职医师，负责对门诊腹泻患者的诊断和治疗工作。对腹泻患者做到"逢泻必检、逢疑必报、就地处理、隔离治疗"。

（2）肠道区域划分有明确的标识，医护人员穿戴隔离衣、帽子、口罩、鞋套并符合要求，严禁穿隔离衣外出，并做好交接工作。

（3）有传染病管理制度并贯彻落实。

（4）医护人员坚守岗位，做好准确分诊，密切观察病情变化。

（5）进行护理技术操作时严格执行无菌技术原则。

（6）按要求正确采集大便标本，并做好粪便处理。

（7）做好腹泻患者的就诊专册登记及统计，建立"工作日报"制度，做好向区、市防疫部门的疫情报告工作。法定肠道传染病及疑似病例在传染病法规规定时间内报告。

（8）严格遵守消毒隔离制度，掌握消毒剂的正确使用方法和配制浓度，做好用物消毒处理，防止医院感染。

（9）每天做好室内清洁卫生和消毒工作，按要求进行环境卫生学监测并有完整记录。

（柯爱红）

第二节　病房护理管理

一、普通病房

病房是医院中最基本的组成部分,是住院患者接受诊疗、护理、康复,临床教学实习、科研的场所。病房布局、设备和管理质量,直接影响到患者医疗、护理和康复。病房管理的目标是为患者提供清洁、整齐、舒适、安全的医疗、休养环境,并提供优质的服务。

(一)普通病房的布局、设施

病房一般有两种结构形式,既单向走廊和双向走廊。每个病房一般设病床 30~50 张左右。目前我国医院仍以多床病房设计为主,通常采用两床制、三床制,也有大间病房采用六床制。病房的朝向以日照时间长,光线充足,通风良好为宜。病房走廊应宽阔,便于抢救患者和紧急情况下人员疏散。走廊、楼梯有扶手,设置安全通道和消防设施。病房分设不同类型的病房及附属房间两部分,病房根据患者病情轻重分设抢救室、危重病房和普通病房;附属房间为医师办公室、护士站、治疗室、会议室、值班室、更衣室、配膳室、洗漱室、处置室、储藏室、污物间、卫生间等。

1.病房

双人间或多人间每张病床占用面积 6~7 m²,床位数单排不应超过 3 张病床,双排不超过 6 张病床。床间距≥1 m,床沿距墙壁面≥0.6 m。单排病床病房通道净宽≥1.1 m,双排床(床尾端)通道净宽≥1.4 m。两床之间的间距要能满足患者快速、安全转运,按要求有足够的抢救位置。每床之间设有隔帘,满足对患者私密性保护的要求。每个床单位应配备床旁桌、椅,床头设床头灯、中心供氧及中心吸引装置、呼叫装置。病房内应设有调温装置。室内温度保持在 18~22 ℃,相对湿度保持在 50%~60%为宜。病房地面可采用防滑、耐腐蚀、易清洗材质。室内墙壁宜采用环保型油漆涂料,以便于清洁、消毒。病房色调柔和,给患者以轻快、洁净的感觉。病房应设壁柜,方便患者存放杂物。成人病房照明宜采用一床一灯,避免对卧床患者产生眩光。病房内设有卫生间,有安全扶手和防滑设施。卫生间地面应易于清洗、防滑。

2.护士站

应设在病房的中心位置,设有办公桌、椅、病历车、电话、计算机、打印机、对讲系统、非接触式洗手设施,办公桌上放置患者一览表。

3.治疗室

应靠近护士站,面积不少于 12 m²,内设操作台、药品柜、治疗车、治疗柜、各种护理治疗用物、器械及空气消毒设备、冰箱、非接触式洗手设施等,并设有物品柜。

4.换药室

手术科室的病房均应在治疗室附近设置换药室。室内设诊查床、换药车、器械台、外用药柜、换药用物、各种敷料、医疗废物桶,并设有空气消毒设备和非接触式洗手设施。

5.抢救室

位于护士站附近,内设一张病床,床单位设备与普通病房相同,同时增设抢救车和抢救仪器设备,如心电监护、除颤仪、简易呼吸器、呼吸机等。

6.隔离病房

以单人房间为宜,门外及床尾悬挂隔离标识。配隔离用物,如隔离衣、鞋套、洗手设施、医疗废物桶、专用餐具、便器、空气消毒设备、存放清洁用物的物品柜等。有条件的医院设空气净化装置。

7.库房

依据医院情况设置库房,室内设有壁柜及储藏柜,放置临床所需备用物品,物品应分类放置。

8.配膳室

设有电开水箱、微波炉、配餐桌、洗涤池等,应设有排风扇及排水孔。

9.污物间

内设污物收集桶、污物池、便器消毒器、便器架、清洗池等。

10.医师办公室

应邻近护士站,便于医护联系,内设办公桌椅、计算机、看片灯、书柜、非接触式洗手设施等。

11.会议室/示教室

内设桌椅、多媒体、书柜等,可供示教、开会使用。

12.值班室

供医护人员专用,内设值班床、桌椅、柜子等。

13.更衣室

无集体更衣的医院,病区应设更衣室。

(二)普通病房的管理要求

病房护士长应认真履行护士长职责,从组织管理、财务管理、业务技术管理及质量控制等方面做到有目标、有计划、有具体措施并切实贯彻落实,不断总结经验,提出改进措施,使病房管理达到科学化、制度化、工作程序化、技术操作常规化、病房设施规范化的要求。

(1)在人员编制上,应按照国家卫健委要求落实床护比,普通病房护士与病床之比至少达到0.4∶1。

(2)应在实施责任制整体护理的基础上,根据患者病情、护理难度和技术要求等要素,对责任护士进行合理分工、分层管理,体现能级对应。

(3)加强护理人员业务培训,熟练掌握基础护理和专科护理技术操作,提高护理质量。

(4)建立健全以岗位责任制为中心的各项规章制度并认真落实。按照分级护理要求为患者提供护理服务。

(5)根据科室特点建立风险防范和应急预案程序。

(6)护士长严格检查各项规章制度执行情况,及时发现可能发生不良事件的隐患,采取防范措施,确保患者安全。

(7)认真落实不良事件登记报告制度,定期分析、总结各类缺陷,落实整改措施,达到护理质量持续改进。

(8)病房备用药及麻精、限制药品依据药品管理制度严格管理。

(9)严格执行消毒隔离制度,防止医院感染。做好病房内清洁、消毒,保持病区内环境整洁、干燥,无卫生死角。按照要求进行环境卫生学监测,留存报告并记录。

(10)各类物品做到计划领取,避免积压,并有专人负责、定点存放、定期清点,日常用品做好交接、账物相符。

(11)对住院患者进行满意度调查,定期召开公休座谈会,听取患者意见,不断改进工作。

二、重症监护病房

重症监护病房(ICU)又称重症医学科。重症监护病房是医院集中监护和救治重症患者的专业病房,为因各种原因导致一个或多个器官与系统功能障碍危及生命或具有潜在高危因素的患者,及时提供系统的、高质量的医学监护和救治技术。重症监护病房的建立、规模与管理水平已成为衡量一所医院现代化急救医疗水平的重要标志。

(一)重症监护病房的布局、设施

1.重症监护病房的布局

重症监护病房应设在方便患者转运、检查和治疗的区域,接近检验科、手术室、血液净化中心、医学影像科和输血科,并设有方便快捷通道。专科重症监护病房应与专科病房邻近。

重症监护病房周围环境要安静,病区应有良好的通风和消毒设施,安装具备空气净化消毒装置的集中空调通风系统,室内温度和湿度能独立控制。可配备空气净化负压病房 1~2 间。重症监护病房装饰应遵循不积尘、耐腐蚀、防潮、防霉变、容易清洁的原则和符合防火的要求。天花板、地板、墙间交角应为弧形且可靠密封。

重症监护病房整体布局应以洁污分开为原则,可呈圆形、扇形或双走廊型。工作人员、患者、医疗物品三者进出通道应分开。医疗区域、医疗辅助用房区域、污物处理区域等应相对独立。医疗区域包括病房、护士站(监护台)、治疗室、储藏室、仪器室、配膳室、处置室、卫生间、患者家属接待室等。医疗辅助用房区域包括办公室、更衣室、值班室、会议室/示教室、工作人员卫生间等。

病床设置可分为单间式和开放式,开放式病床之间可用玻璃或活动隔帘分隔。重症监护病房的面积和空间应符合要求,每张床占地面积不少于 15 m²,床间距>1 m,床头距墙 1 m 以方便抢救。每个病房最少配备一个单间病房,其使用面积不少于 18 m²。不应在室内摆放干花、鲜花或盆栽植物。

中心护士站应设在病区中央,设有中央监护报警系统,还可根据重症监护病房面积划分若干分护士站以便观察危重患者。

重症监护病房病床数量应符合医院功能任务和实际收治重症患者的需要,三级综合医院床位数为医院病床总数的 2%~8%,每天至少应保留一张空床以备应急使用。有条件的二级医院可以根据医疗任务的需要设置重症监护病房床位。

2.重症监护病房的设施

重症监护病房内应配备多功能病床(具备自动/手动升、降、体温调节、测量体重、调节温度),配有脚轮和制动装置,方便转运。护栏、床头、床尾栏板可拆卸,方便治疗和抢救,配备防压疮床垫。

每床配备完善的设备带或功能架,提供电源、中心供氧装置和中心吸引装置等功能支持。每张监护病床装配足够的电源插座、氧气接口、压缩空气接口、负压吸引接口。各管道设施有醒目标识,插口设置应有区别,以防误接。医疗用电和生活照明用电线路分开。每个床位的电源应是独立的反馈电路供应,配有不间断电力系统(UPS)和漏电保护装置。

每床配备床旁多功能监护系统,可进行心电、血压、脉搏、血氧饱和度、有创压力监测等基本生命体征监护。为便于安全转运患者,每个重症加强治疗单元至少配备一台便携式监护仪和一台便携式呼吸机。

每床均应配备输液泵和微量注射泵,其中微量注射泵原则上每床 4 台以上。另配备一定数量的肠内营养输注泵。其他必配设备有心电图机、血气分析仪、除颤仪、抢救车、纤维支气管镜、升降温设备等。三级医院必须配置血液净化设备、血流动力学与氧代谢监测、心肺复苏机等设备。

(二)重症监护病房的管理要求

1.一般管理要求

(1)在人员编制上,重症监护病房护士人数与床位数之比不低于 3∶1。重症监护病房护理人员应经过严格的专业理论和技术培训并考核合格,应具有重症监护病房护士资质证书及一定的临床护理工作经验。可以根据需要配备适当数量的护理辅助人员,有条件的医院还可配备相关的设备技术与维修人员。

(2)重症监护病房的护士长应当具有中级以上专业技术职务,在重症监护领域工作 3 年以上,具备一定管理能力。

(3)护理人员应严格执行各项操作规程和无菌操作原则,熟练掌握风险防范应急预案,严防不良事件。

(4)重症监护病房应加强质量控制和管理,指定专(兼)职人员负责护理质量和安全管理。

(5)重症监护病房的仪器和设备应由专人保管、定点存放、定期维修,保证性能良好,处于备用状态。

(6)护理部应加强对重症监护病房的护理质量管理与评价,应履行日常监管功能。

2.医院感染管理要求

(1)重症监护病房应建立由科主任、护士长与兼职感控人员等组成的医院感染管理小组,全面负责本科室医院感染管理工作。

(2)重症监护病房应具备良好的通风、采光条件。医疗区域内温度应维持在 24 ℃±1.5 ℃,相对湿度维持在 30%～60%。环境清洁、整齐、安静、舒适、安全。

(3)定期进行空气消毒,可每天开窗通风 1～2 次,每次 20～30 分钟。不宜开窗通风时,使用动态空气消毒器进行空气消毒。

(4)应配置足量的、方便取用的个人防护用品,如医用口罩、帽子、手套、护目镜、防护面罩、隔离衣等。医护人员应掌握防护用品的正确使用方法。医护人员进入重症监护病房区域要穿专用工作服,换鞋或穿鞋套,戴帽子、口罩,洗手,患有感染性疾病者不得进入。乙肝表面抗体阴性者,上岗前宜注射乙肝疫苗。

(5)区域划分规范,布局合理。具备足够的非接触性洗手设施和速干手消毒剂,单间病房每床一套,开放式病床至少每两床一套。

(6)加强医院感染管理:①重症监护病房地面、物体表面应保持清洁、干燥,每天清洁消毒 1～2 次,消毒时可使用含 1 000～2 000 mg/L 季铵盐消毒液擦拭。②一般性诊疗器械(如听诊器、叩诊锤、手电筒、软尺等)宜专床专用,如交叉使用应一用一消毒。③呼吸机外壳及面板应每天清洁消毒 1～2 次,呼吸机外部管路及配件应一人一用一消毒/灭菌,长期使用者每周更换。呼吸机内部管路消毒按厂家说明书进行。④患者使用的便器及尿壶应专人专用,每天清洗、消毒;腹泻患者便器应一用一消毒;有条件医院宜使用专用便器清洗消毒器处理,一用一消毒。

(7)严格执行手卫生规范。严格执行预防与控制呼吸机相关性肺炎、中心静脉导管相关性血流感染、留置导尿管相关泌尿系统感染的各项措施,加强耐药菌感染管理,对感染的高危因素实行监控。

(8)对感染患者应依据其传染途径实施相应的隔离措施,对经空气感染或特殊感染的患者安置在隔离房间,有条件的医院应安置在负压隔离病房进行隔离治疗,负压隔离病房气体交换每小时不少于 6 次。

(9)严格执行消毒隔离制度,应将感染、疑似感染与非感染患者分区安置,防止医院感染。对于特殊感染或多重耐药菌感染,严格执行消毒隔离措施。

(10)定期关注与感染相关的呼吸机相关性肺炎、中心静脉导管相关性血流感染和留置导尿管相关泌尿系统感染等核心指标,加强对重症监护病房的护理核心指标质量管理与评价,从而持续改进护理质量。

(11)严格执行探视管理制度,限制探视时间和人数。探视人员进入重症监护病房宜穿专用探视服,更换专用鞋或穿鞋套。探视服专床专用,探视结束后清洗消毒。患有呼吸道感染性疾病的探视人员谢绝入内。探视者进入病房前后应洗手或用速干手消毒剂消毒双手。

(柯爱红)

第三节　医院感染护理管理

一、医院环境管理

医院环境卫生管理是医院管理的重要部分,其作用是减少或控制污染源的扩散,保障医院患者、工作人员、社会人群免受有害因素的侵袭和影响,保证医院安全。

(一)医院环境感染危险度分类及管理

医院内部环境感染危险度分区,应依据是否有患者存在以及是否存在潜在的被患者血液、体液、分泌物、排泄物等污染的可能而进行划分,并针对不同环境感染危险度采取相应的环境清洁卫生等级管理。一般按风险等级划分为低度风险区域、中度风险区域和高度风险区域。不同风险区域相应等级的环境清洁与消毒管理具体要求如下。

1.低度风险区域

(1)环境清洁等级分类:清洁级。

(2)定义及范围:基本没有患者或患者只作短暂停留的区域。患者血液、排泄物、分泌物等体液对环境或物表的污染主要以点污染为主。如行政管理部门、图书馆、会议室、病案室等。

(3)方式:湿式卫生。

(4)频率:1～2次/天。

(5)标准:要求达到区域内环境干净、干燥、无尘、无污垢、无碎屑、无异味等。

2.中度风险区域

(1)环境清洁等级分类:卫生级。

(2)定义及范围:有普通患者居住,患者体液、血液、分泌物、排泄物对环境表面存在潜在污染可能性的区域。如普通住院患者、门诊科室、功能检查室等。

(3)方式:湿式卫生,可采用清洁剂辅助清洁。

（4）频率：2次/天。

（5）标准：要求达到区域内环境表面菌落总数≤10 cfu/cm²，或自然菌减少一个对数值以上。

3.高度风险区域

（1）环境清洁等级分类：消毒级。

（2）定义及范围：有感染或定植患者居住的区域以及高度易感患者采取保护性隔离措施的区域，如感染性疾病病房、手术室、产房、重症监护病房、器官移植病房、烧伤科病房、新生儿病房、导管室、腔镜室、血液透析室及普通病房的隔离病房等。

（3）方式：湿式卫生，可采用清洁剂辅助清洁；高频接触的环境表面，实施中、低水平消毒。

（4）频率：≥2次/天。

（5）标准：要求达到区域内环境表面菌落总数I、II类环境≤5 cfu/cm²，III、IV、类环境≤10 cfu/cm²。

（二）医院治疗环境类别及管理

医院治疗环境分为4个类别，对不同类别的治疗环境应制订相应的管理方法及卫生学标准，以达到医院感染控制管理的要求。

1.I类环境管理要求

（1）I类环境：采用空气洁净技术的诊疗场所，分洁净手术部和其他洁净场所。

（2）I类环境卫生标准：空气平均菌落数空气采样器法检测≤150 cfu/m³，平板暴露法检测≤4 cfu/(III·30分钟)，物体表面平均菌落数≤5 cfu/cm²。

（3）I类环境的空气消毒方法：采用空气净化技术，把手术环境空气中的微生物粒子及微粒总量降到允许水平，达到IV级及以上洁净度要求。

2.II类环境管理要求

（1）II类环境：包括非洁净手术室，产房，导管室，血液病病区、烧伤病区等保护性隔离病区，重症监护病区，新生儿室等。

（2）II类环境卫生标准：要求空气平均菌落数≤4 cfu/(III·15分钟)，物体表面平均菌落数≤5 cfu/cm²。

（3）II类环境的空气消毒方法：室内应定时清洁、通风换气，必要时可采用下述空气消毒方法。

循环风紫外线空气消毒器：适用于有人状态下室内空气的消毒。这种消毒器由高强度紫外线灯和过滤系统组成，可有效地杀灭进入消毒器空气中的微生物，并有效地滤除空气中的尘埃粒子。使用方法应遵循产品的使用说明，在规定的空间内正确安装使用。消毒时应关闭门窗，进风口、出风口不应有物品覆盖或遮挡。

静电吸附式空气消毒器：适用于有人状态下室内空气的净化。这类消毒器采用静电吸附和过滤材料，消除空气中的尘埃和微生物。使用方法应遵循产品的使用说明，在规定的空间内正确安装使用。消毒时应关闭门窗，进风口、出风口不应有物品覆盖或遮挡，消毒器的循环风量(m³/h)要大于房间体积的8倍以上。

紫外线空气消毒：适用于无人状态下的室内空气消毒。紫外线灯采用悬吊式或移动式直接照射。安装时紫外线灯（30 W紫外线灯，在1 m处的强调应>70 μW/cm²）应≥1.5 W/m³，照射时间≥30分钟，室内温度<20℃或>40℃时，或相对湿度>60%时，应适当延长照射时间。应保持紫外线灯表面清洁，每周用75%（体积比）的乙醇纱布擦拭一次，发现灯管表面有灰尘、油污应及时清除。

化学消毒方法:①超低容量喷雾法,适用于无人状态下的室内空气消毒。将消毒液雾化成 20 μm 以下的微小粒子,在空气中均匀喷雾,使之与空气中微生物颗粒充分接触,以杀灭空气中微生物。采用 3% 过氧化氢、5 000 mg/L 过氧乙酸、500 mg/L 二氧化氯等消毒液,按照 20～30 mL/m³ 的用量加入电动超低容量喷雾器中,接通电源,即可进行喷雾消毒。消毒前关好门窗,喷雾时按先上后下、先左后右、由里向外,先表面后空间,循序渐进的顺序依次均匀喷雾。作用时间:过氧化氢、二氧化氯为 30～60 分钟,过氧乙酸为 60 分钟。消毒完毕,打开门窗彻底通风。喷雾时消毒人员应做好个人防护,佩戴防护手套、口罩,必要时戴防毒面具,穿防护服。喷雾前应将室内易腐蚀的仪器设备,如监护仪、显示器等物品盖好。②熏蒸法:适用于无人状态下的室内空气消毒。利用化学消毒剂具有的挥发性,在一定空间内通过加热或其他方法使其挥发达到空气消毒。采用 0.5%～1%(5 000～10 000 mg/L)过氧乙酸水溶液(1 g/m³)或二氧化氯(10～20 mg/m³)加热蒸发或加激活剂;或采用臭氧(20 mg/m³)熏蒸消毒。消毒剂用量、消毒时间、操作方法和注意事项等应遵循产品的使用说明。消毒前应关闭门窗,消毒完毕,打开门窗彻底通风。消毒时房间内温度和湿度应适宜,盛放消毒液的容器应耐腐蚀,大小适宜。

3.Ⅲ类环境管理要求

(1)Ⅲ类环境:包括母婴同室,消毒供应中心的检查包装灭菌区和无菌物品存放区,血液透析中心(室),其他普通住院病区等。

(2)Ⅲ类环境卫生标准:要求空气平均菌落数≤4 cfu/(Ⅲ·5 分钟),物体表面平均菌落数≤10 cfu/cm²。

(3)Ⅲ类环境的空气消毒方法:室内应定时清洁、通风换气,必要时可采用上述空气消毒方法。

4.Ⅳ类环境管理要求

(1)Ⅳ类环境:包括普通门(急)诊及其检查、治疗室,感染性疾病科门诊和病区。感染性疾病科的设置要相对独立,内部结构做到布局合理,分区清楚,便于患者就诊,并符合医院感染预防与控制要求。二级综合医院感染性疾病科门诊应设置独立的挂号收费室、呼吸道(发热)和肠道疾病患者的各自候诊区和诊室、治疗室、隔离观察室、检验室、放射检查室、药房(或药柜)、专用卫生间;三级综合医院感染性疾病科门诊还应设置处置室和抢救室等。感染性疾病科门诊应配备必要的医疗、防护设备和设施。设有感染性疾病病房的,其建筑规范、医疗设备和设施应符合国家有关规定。

(2)Ⅳ类环境卫生标准:要求空气平均菌落数≤4 cfu/(Ⅲ·5 分钟),物体表面平均菌落数≤10 cfu/cm²。

(3)Ⅳ类环境的空气消毒方法:加强环境的卫生清洁和通风换气,必要时可采用上述空气消毒方法。呼吸道传染病患者所处场所宜采用负压隔离病房。条件受限制的医院可采用通风包括自然通风和机械通风,宜采用机械排风。或选用安装空气净化消毒装置的集中空调通风系统。

(三)医院环境感染与控制管理要求

医院环境、物体表面污染已成为各种病原体储存的空间。人们可以通过诊疗、生活接触等方式成为感染的传播来源,因此,医院环境、物体表面的清洁与消毒应作为医院感染预防与控制的重要环节。地面和物体表面应保持清洁,当遇到明显污染时,应及时进行消毒处理,所用消毒剂应符合国家相关要求。

1.地面的清洁与消毒

地面无明显污染时,采用湿式清洁。当地面受到患者血液、体液等明显污染时,先用吸湿材料袪除可见的污染物,再清洁和消毒。

2.物体表面的清洁与消毒

室内用品如桌、椅、床旁桌等的表面无明显污染时,采用湿式清洁。当地面受到明显污染时,先用吸湿材料袪除可见的污染物,然后再清洁和消毒。

(1)环境物体表面根据手的接触频率分为手低频率接触表面和手高频率接触表面。对于高频率接触的物体表面如门把手、床栏、床旁桌椅、遥控器、设备开关、调节按钮和卫生间的环境表面等,应更加频繁地进行清洁与消毒。对高频接触、易污染、难清洁与消毒的表面,可采取屏障保护措施,如使用塑料薄膜、铝箔等覆盖物,并实行一用一更换。邻近患者诊疗区域手高频接触的物体表面,建议采用目测法、化学法(荧光标记法、荧光粉剂法、ATP 法)、微生物法等清洁质量监测方法,确保环境控制持续有效。

(2)实施环境表面清洁单元化,指在终末及日常清洁时,以邻近患者区域内所有高频接触的环境物体表面作为独立区域进行清洁,要求湿式打扫避免扬尘,擦拭物体表面的布巾不同患者之间和洁污区域之间应更换,擦拭地面的地巾不同病房及区域之间应更换。用后集中清洗、消毒、干燥保存。清洁剂/消毒剂应按单元使用,现用现配,使用后立即更换。对于接触隔离的患者,宜每一位患者为清洁单元,若接触隔离预防的患者处于同一病区,视该病区为清洁单元。

推荐使用一次性消毒湿巾,避免交叉传播。一次性使用消毒湿巾用后按医疗废物处置。

(3)清洁病房或诊疗区域时,应有序进行,由上而下,由里到外,由轻度污染到重度污染;有多名患者共同居住的病房。应遵循清洁单元化操作。

(4)环境物体表面如有少量血液、体液、分泌物、排泄物等感染性物质小范围污染时,应立即进行清洁和消毒处理,避免污染物因干燥而凝固在物体表面而形成生物膜。如污染量较大时,应使用吸湿材料进行清理后,再行清洁与消毒,以此减少清洁过程被感染的危险,使用后按医疗废物处置。

(5)医疗设备表面清洁与消毒:是指各种医疗仪器、设备,如血液净化机、X 线机、仪器车和牙科治疗椅等的手柄、监护仪、呼吸机、麻醉机、血压计袖带、听诊器等物体表面,这些仪器通常直接或间接地与健康完整的皮肤相接触,因此属于低度危险性物品,使用后立即清洁或低水平消毒。接触隔离患者的低度危险设备宜专人专用。

(6)使用中的新生儿床和保温箱内表面,日常清洁应以清水为主,不应使用任何消毒剂。若需进行终末消毒后应用清水彻底冲净,干燥备用。

(7)患者出院、转出、死亡后,应对环境、物体表面实施终末清洁与消毒,彻底清除传播性病原体,如多重耐药菌。

(8)不要使用高水平消毒剂或灭菌剂对环境进行消毒,不得在患者诊疗区域采用消毒剂进行环境喷雾消毒。

3.感染高风险的部门其地面和物体表面的清洁与消毒

感染高风险的部门如手术部、产房、导管室、洁净病房、骨髓移植病房、器官移植病房、重症监护病房、新生儿室、血液透析病房、烧伤病房、感染疾病科、口腔科、检验科等病房与部门的地面与物体表面,应保持清洁、干燥,每天进行消毒,遇明显污染时去污、清洁与消毒。地面消毒采用含有效氯 500 mg/L 的消毒液擦拭,作用 30 分钟。物体表面消毒方法同地面或采用 1 000～

2 000 mg/L季铵盐消毒液擦拭。

避免在重点区域如烧伤病房、手术部、重症监护室和实验室等使用地垫，以防发生血液、体液等污染，不宜清洁与消毒。

4.清洁工具的消毒

应分区使用，实行颜色标记。擦拭布巾用后清洗干净，在含有效氯 250 mg/L 的消毒液（或其他有效消毒液）中浸泡 30 分钟，冲净消毒液，干燥备用。地巾用后清洗干净，在含有效氯 500 mg/L 的消毒液中浸泡 30 分钟，冲净消毒液，干燥备用。或采用自动清洗与消毒，将使用后的布巾、地巾等物品放入清洗机内，按照清洗器产品的使用说明进行清洗与消毒，一般程序包括水洗、洗涤剂洗、清洗、消毒、烘干，取出备用。

二、医疗用品管理

（一）概念

（1）清洁：祛除物体表面的有机物、无机物和可见污染物的过程。

（2）清洗：祛除诊疗器械、器具和物品上污物的全过程，流程包括冲洗、洗涤、漂洗和终末漂洗。

（3）消毒：清除或杀灭传播媒介上病原微生物，使其达到无害化的处理。

（4）灭菌：杀灭或清除医疗器械、器具和物品上一切微生物的处理。

（二）消毒灭菌作用水平及方法

根据消毒因子的适当剂量（浓度）或强度和作用时间对微生物的杀灭能力，可将其分为 4 个作用水平的消毒方法。

1.灭菌法

可杀灭一切微生物（包括细菌芽胞）达到灭菌保证水平的方法。耐高温、耐湿的物品和器材首选高压蒸汽灭菌法或干热灭菌。怕热、忌湿物品和器材，应选择低温灭菌法消毒灭菌。

2.高水平消毒

杀灭一切细菌繁殖体包括分枝杆菌、病毒、真菌及其孢子和绝大多数细菌芽胞，达到高水平消毒的方法。

（1）物理方法：热力、电离辐射、微波、紫外线等。

（2）化学方法：含氯消毒剂、戊二醛、过氧乙酸、臭氧、过氧化氢等。

3.中水平消毒

杀灭除细菌芽胞以外的各种病原微生物，包括分枝杆菌，达到消毒要求的方法。

（1）物理方法：超声波。

（2）化学方法：碘类、醇类、酚类。

4.低水平消毒

能杀灭细菌繁殖体（分枝杆菌除外）和亲脂病毒，达到消毒要求的方法。

（1）物理方法：通风换气、冲洗。

（2）化学方法：单链季铵盐类（苯扎溴铵等）、双胍类、中草药消毒剂及金属离子消毒剂等。

（三）医疗用品危险度分类及管理

根据物品污染后导致感染的风险高低及在患者使用之前的消毒和灭菌要求而进行医疗物品危险度分类。

1.高度危险性物品

进入人体无菌组织、器官、脉管系统,或有无菌体液从中流过的物品或接触破损皮肤、破损黏膜的物品。如手术器材、穿刺针、腹腔镜、心脏导管、植入物、活检钳、输液(血)器材、注射药物和液体、透析器、血制品、导尿管、膀胱镜等采用灭菌方法,达到灭菌水平。

2.中度危险性物品

与完整黏膜相接触,而不进入人体无菌组织、器官和血流,也不接触破损皮肤、破损黏膜的物品。如呼吸机管道、胃肠道内镜、麻醉机管道、肛门直肠压力测量导管等。可选用中水平消毒法。但消毒要求并不相同,如气管镜、喉镜、口表、肛表、压舌板等必须达到高水平消毒。

3.低度危险性物品

与完整皮肤接触而不与黏膜接触的器材。如毛巾、脸盆、便器、痰盂(杯)、地面;餐具、茶具;墙面、床旁桌、病床及围栏、床面、被褥、听诊器、血压计袖带等。可用低水平消毒法或只作一般清洁处理,仅在特殊情况下,才需做特殊的消毒要求。

(四)无菌物品管理和使用要求

1.无菌物品管理要求

(1)无菌物品存放间应保持环境清洁,有独立的储备空间,温度≤24 ℃,相对湿度≤70%。

(2)无菌物品应分类放置,固定位置,标识清楚。

(3)无菌物品存放柜应距地面高度≥20 cm,距离墙≥5 cm,距离天花板≥50 cm。

(4)接触无菌物品前应洗手或手消毒。

(5)无菌物品存放有效期:储存环境的室温低于24 ℃,且湿度低于70%时,使用纺织品包装的无菌物品有效期宜为14天,未达到此标准时,有效期宜为7天。医用一次性纸袋包装的无菌物品,有效期宜为1个月;使用一次性医用皱纹纸、一次性纸塑袋、医用无纺布、硬质容器包装的无菌物品,有效期宜为6个月。

(6)无菌物品应遵循先进先出的使用原则。

2.无菌物品使用要求

(1)无菌物品按灭菌日期依次放入专柜,过期应重新进入标准清洗、消毒、灭菌程序。

(2)无菌物品必须一人一用一灭菌。

(3)无菌持物钳在干燥的无菌持物钳罐内保存,每4小时更换一次,或采用一次性单包装镊子备用;无菌干燥敷料罐、无菌治疗巾包、器械盒开启后应注明开启时间,并在24小时内更换,进行消毒灭菌。如内置消毒液的无菌敷料罐(乙醇棉球、碘伏棉球)应每周消毒两次。

(4)抽吸的药液(放置在无菌环境下)及配制好的静脉输注用无菌液体,超过两小时后不得使用。启封抽吸的各种溶媒超过24小时不得使用,宜采用小包装。

(5)一次性小包装的皮肤消毒剂应注明开启日期或失效日期,有效期1周,使用后立即加盖,保持密闭;重复使用的盛放消毒剂的容器,应每周清洁、消毒一次,并达到相应的消毒与灭菌水平。对于性能不稳定的消毒剂如含氯消毒剂,配制后使用时间不应超过24小时。

(6)无菌棉签宜使用小包装。打开小包装后注明开启时间,不得超过4小时。

(7)任何种类的无菌物品及化学消毒剂均在有效期内使用。

(8)一次性物品必须一次性使用,不得复用。

(五)重复使用后的诊疗器械、器具及物品处理管理要求

(1)病房使用后的器械、器具及物品不得在病区内清点。无明显污染的器械、器具及物品直

接置于封闭的容器中,对沾染血液、脓液及污染严重的器械,使用者立即进行初步冲洗处理并密闭放置。不能及时回收者应采用多酶或保湿清洗液(按厂家说明书要求配制)喷洒在器械表面并放置密闭容器中,防止干燥,由消毒供应中心集中回收处理。

(2)被朊病毒、气性坏疽、破伤风及突发原因不明的传染病病原体污染的可重复使用的诊疗器械、器具和物品,应使用双层黄色医疗废物包装袋封闭包装并标明感染性疾病的名称,由消毒供应中心单独回收处理。原因不明的传染病病原体污染的手术器械、器具与物品其消毒的原则为:在传播途径不明时,应按照多种传播途径,确定消毒的范围和物品;按病原体所属类别中抵抗力最强的微生物,确定消毒的剂量(可按杀灭芽孢的剂量或浓度确定,如含有效氯 2 000～5 000 mg/L 的消毒液浸泡 30 分钟可杀灭细菌芽孢);医护人员做好职业防护。

(3)氧气吸入装置及湿化瓶处置:①湿化液应采用新制备的冷开水/新制备的蒸馏水,24 小时更换一次,储存容器每周消毒一次。②采用鼻导管持续吸氧患者应每天更换鼻导管一次,鼻塞导管吸氧患者每3 天更换一次。③非一次性湿化瓶清洗干净后,首选湿热消毒或采用含有效氯 500 mg/L 的消毒液浸泡 30 分钟,用新制备的白开水或无菌水冲净晾干备用,每周消毒两次。如停止吸氧时应及时消毒,干燥保存。一次性湿化瓶每 3 天更换一次并注明更换时间。④连续使用面罩吸氧,吸氧面罩每天更换一次。

(4)超声雾化器具处置:面罩与螺纹管一人一用一消毒,用后清洗干净,首选湿热消毒,化学消毒可选用含有效氯 500 mg/L 的消毒液浸泡 30 分钟(感染患者应采用含有效氯 1 000 mg/L 的消毒液),清水洗净晾干,清洁保存备用;或使用 75% 乙醇作用 5 分钟,晾干清洁保存备用。氧气雾化器药杯专人专用,用后清洗干净,干燥保存。

(5)简易呼吸器用后处理:简易呼吸器使用后可放至盒内,送消毒供应中心处理。无条件者可在病房处置室处理,其方法如下:操作者戴一次性手套在流动水下冲净分泌物,松解各部件,并充分浸泡于含有效氯 500～1 000 mg/L 的消毒液中 30 分钟,取出后在流动水下反复冲洗;储氧袋采用含有效氯 500～1 000 mg/L 的消毒液擦拭消毒,然后在流动水下冲净,各部件均干燥后保存于清洁盒内。

(6)吸引器瓶用后处理:用后冲洗干净,浸泡于含有效氯 500～1 000 mg/L 的消毒液中 30 分钟,取出后在流动水下反复冲洗,干燥备用。

(7)体温计消毒及检查方法:体温计应一人一用,用后消毒。凡接触黏膜的口表、肛表应采用高水平消毒,用后浸泡于含有效氯 1 000～1 500 mg/L 的消毒液中 30 分钟,取出后在流动水下反复冲洗,干燥备用;腋下使用的体温计只接触皮肤可采用中水平消毒,用后完全浸泡于 75% 乙醇中 30 分钟,取出后干燥备用。乙醇应每周更换一次,容器每周清洁、消毒一次。

在使用新的体温计前及每周消毒体温计后,应校对其准确性,其方法为:将全部体温计甩至 35 ℃ 以下,于同一时间放入已测好的 35～40 ℃ 以下的水中,3 分钟后取出检视,凡误差在 0.2 ℃ 以上或玻璃管有裂痕者,不能再使用;合格的体温计干燥后放入容器内备用。体温计数量较多时应分批次检查,保证检查的准确性。

(8)止血带应保持洁净,每天用后集中清洁处置,干燥保存。隔离患者必须专用,每次用后采用含有效氯 1 000 mg/L 的消毒液浸泡 30 分钟后用清水冲净晾干,干燥保存。

(9)接触完整皮肤的医疗器械、器具及物品,如听诊器、监护仪导联、血压计袖带等,应保持清洁,被污染时应及时清洁与消毒。隔离患者必须专用,出院或转科后采用含有效氯 1 000 mg/L 的消毒液浸泡30分钟,清水洗后晾干。

(10)治疗车上物品应摆放有序,上层放置清洁与无菌物品,下层放置使用后物品;治疗车应配备速干手消毒剂,每天进行清洁与消毒,遇污染随时进行清洁与消毒。

(11)床单位的消毒要求:①患者住院期间地面及床单位的床体、床旁桌、床旁椅(凳)等表面无明显污染时,每天采用湿式清洁;当受到血液、体液等明显污染时,先用吸湿材料祛除可见污染物,再清洁和消毒。出院时进行终末消毒,消毒方法采用含有效氯 500 mg/L 的消毒液或季铵盐类物体表面消毒剂擦拭,并用床单位消毒器进行消毒。感染高风险的部门,如重症监护病房、新生儿室、血液净化病房、产房、手术部等,地面与物体表面应保持清洁、干燥,每天进行消毒,遇明显污染物时随时去污、清洁与消毒。地面采用含有效氯 500 mg/L 的消毒液擦拭,作用 30 分钟。物体表面消毒方法和地面或采用 1 000~2 000 mg/L 季铵盐类消毒液擦拭。使用清洁或消毒布巾擦拭时,不同患者床单位的物品之间应更换布巾。各种擦拭布巾应分区域使用,用后统一清洗消毒,干燥备用。②患者的床上用品如床单、被套、枕套等,应一人一更换;住院时间超过一周时应每周更换;遇污染时及时更换。更换后的用品应及时清洗与消毒。③床单位使用的被芯、枕芯、床垫、床褥等每年定期清洗与消毒;遇污染及时更换,清洗与消毒。④病床隔帘根据使用频率每 3~6 个月清洗消毒一次,遇污染及时清洗消毒。

(12)患者生活卫生用品清洁与消毒:生活卫生用品如毛巾、面盆、痰盂(杯)、便器、餐饮具等,应保持清洁,个人专用,定期消毒;患者出院、转院或死亡后应对其使用过的生活卫生用品进行终末消毒。有条件的病区污染间可配置便器清洗消毒器。

三、手卫生

洗手作为一种简单而经济的操作方法,在控制医源性感染和耐药性细菌方面起着重要的作用。保持良好卫生习惯,避免经手造成环境、医疗器具、患者用品等污染,防止直接或间接造成患者或医护人员的感染,是提高医疗质量、保障患者和医护人员安全等工作的一项重要内容。

(一)手卫生的定义

手卫生为医护人员洗手、卫生手消毒和外科手消毒的总称。

(1)洗手:医护人员用肥皂(皂液)和流动水洗手,祛除手部皮肤污垢、碎屑和部分致病菌的过程。

(2)卫生手消毒:医护人员用速干手消毒剂揉搓双手,以减少手部暂居菌的过程。

(3)外科手消毒:外科手术前医护人员用肥皂(皂液)和流动水洗手,再用手消毒剂清除或者杀灭手部暂居菌和减少常居菌的过程。使用的手消毒剂可具有持续抗菌活性。

(二)洗手与卫生手消毒设施

(1)设置流动水洗手设施。

(2)手术部、产房、导管室、层流洁净病房、骨髓移植病房、器官移植病房、重症监护病房、新生儿室、母婴室、血液透析病房、烧伤病房、感染疾病科、口腔科、消毒供应中心等重点部门应配备非接触式洗手设施。有条件的医疗机构在诊疗区域均宜配备非接触式洗手设施。

(3)应配备清洁剂,宜为一次性包装。重复使用的容器应每周清洁与消毒。

(4)应配备干手物品或者设施,避免二次污染。

(5)应配备合格的速干手消毒剂,并符合下列要求:①应符合国家有关规定。②宜使用一次性包装。③医护人员对选用的手消毒剂应有良好的接受性,手消毒剂无异味、无刺激性等。④易挥发的醇类产品开瓶后使用有效期不超过 30 天;不易挥发的产品开瓶后使用有效期不超过

60天。

(6)手卫生设施的设置位置应方便医护人员、患者和陪护人员使用,应有醒目、正确的手卫生标识,包括洗手流程图或洗手图示等。

(三)手卫生应遵循的原则

1.基本要求

(1)手部指甲长度不应超过指尖。

(2)手部不应戴戒指等装饰物。

(3)手部不应戴人工指甲、涂抹指甲油等指甲装饰物。

2.洗手、卫生手消毒应遵循的原则

(1)当手部有血液或其他体液等肉眼可见的污染时,应用肥皂(皂液)和流动水洗手。

(2)手部没有肉眼可见污染时,宜使用速干手消毒剂消毒双手代替洗手。

(3)接触患者的血液、体液、分泌物、排泄物以及被传染性致病微生物污染的物品后,或直接为传染病患者进行检查、治疗、护理或处理传染患者污物之后,应先洗手,然后进行卫生手消毒。

(四)洗手指征

(1)直接接触每个患者前后,从同一患者身体的污染部位移动到清洁部位时。

(2)接触患者黏膜、破损皮肤或伤口前后,接触患者的血液、体液、分泌物、排泄物、伤口敷料等之后。

(3)穿脱隔离衣前后,摘手套后。

(4)进行无菌操作、接触清洁、无菌物品之前。

(5)接触患者周围环境及物品后。

(6)处理药物或配餐前。

(五)洗手方法

(1)在流动水下,使双手充分淋湿。

(2)取适量肥皂(皂液),均匀涂抹至整个手掌、手背、手指和指缝。

(3)认真揉搓双手至少15秒,应注意清洗双手所有皮肤,包括指背、指尖和指缝,按六步洗手步骤认真揉搓,具体揉搓步骤如下(图2-1):①掌心相对,手指并拢,相互揉搓。②手心对手背沿指缝相互揉搓,交换进行。③掌心相对,双手交叉指缝相互揉搓。④弯曲手指使关节在另一手掌心旋转揉搓,交换进行。⑤右手握住左手大拇指旋转揉搓,交换进行。⑥将五个手指尖并拢放在另一手掌心旋转揉搓,交换进行。

(4)在流动水下彻底冲净双手,擦干,取适量护手液护肤。

(5)如为手拧式水龙头,则应采用防止手部再污染的方法关闭水龙头。

(六)卫生手消毒方法

医护人员卫生手消毒应遵循以下方法。

(1)取适量的速干手消毒剂于掌心。

(2)严格按照六步洗手法的揉搓步骤进行揉搓,作用时间1分钟。

(3)揉搓时保证手消毒剂完全覆盖手部皮肤,直至手部干燥。

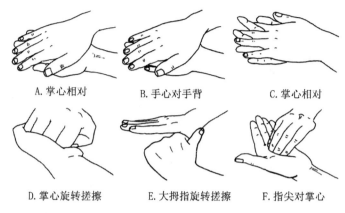

A. 掌心相对　　　B. 手心对手背　　　C. 掌心相对

D. 掌心旋转搓擦　　E. 大拇指旋转搓擦　　F. 指尖对掌心

图 2-1　六步洗手步骤

（七）外科手消毒方法

应遵循先洗手后消毒的原则，不同患者手术之间、手套破损或手被污染时、术中更换手术衣时应重新进行外科手消毒。方法如下。

（1）修剪指甲，挫平甲缘，清除指甲下的污垢。

（2）流动水下冲洗双手、前臂和上臂下 1/3。

（3）取适量的皂液或其他清洗剂按六步洗手法清洗双手、前臂和上臂下 1/3，用无菌巾擦干。

（4）取适量的手消毒剂按六步洗手法揉搓双手、前臂和上臂下 1/3，至消毒剂干燥。

（柯爱红）

第三章

消化科护理

第一节 消化性溃疡

消化性溃疡是一种常见的胃肠道疾病,简称溃疡病,通常指发生在胃或十二指肠球部的溃疡,并分别称之为胃溃疡或十二指肠溃疡。事实上,本病可以发生在与酸性胃液相接触的其他胃肠道部位,包括食管下端、胃肠吻合术后的吻合口及其附近的肠袢,以及含有异位胃黏膜的Meckel憩室。

消化性溃疡是一组常见病、多发病,人群中患病率高达5%～10%,严重危害人们的健康。本病可见于任何年龄,以20～50岁为多,占80%,10岁以下或60岁以上者较少。胃溃疡常见于中年和老年人,男性多于女性,二者之比约为3∶1。十二指肠球部溃疡多于胃溃疡,患病率是胃溃疡的5倍。

一、病因与发病机制

消化性溃疡病因和发病机制尚不十分明确,学说甚多,归纳起来有3个方面:损害因素的作用,即化学性、药物性等因素的直接破坏作用;保护因素的减弱;易感及诱发因素(遗传、性激素、工作负荷等)。目前认为胃溃疡多以保护因素减弱为主,而十二指肠球部溃疡则以损害因素的作用为主。

(一)损害因素作用

1.胃酸及胃蛋白酶分泌异常

31%～46%的十二指肠球部溃疡患者胃酸分泌率高于正常值(正常男性11.6～60.6 mmol/h,女性8.0～40.1 mmol/h)。因胃蛋白酶原随胃酸分泌,故患者中胃蛋白酶原分泌增加的百分比大致与胃酸分泌增加的百分比相同。

多数胃溃疡患者酸分泌率正常或低于正常,仅少数患者(如卓-艾综合征)酸分泌率高于正常。虽然如此,并不能排除胃酸及胃蛋白酶是某些胃溃疡的病因。通常认为在胃酸分泌高的溃疡患者中,胃酸和胃蛋白酶是导致发病的重要因素。

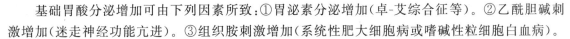

基础胃酸分泌增加可由下列因素所致：①胃泌素分泌增加(卓-艾综合征等)。②乙酰胆碱刺激增加(迷走神经功能亢进)。③组织胺刺激增加(系统性肥大细胞病或嗜碱性粒细胞白血病)。

2.药物性因素

阿司匹林、糖皮质激素、非甾体抗炎药等可直接破坏胃黏膜屏障,被认为与消化性溃疡的发病有关。

3.胆汁及胰液反流

胆酸、溶血卵磷脂及胰酶是引起一些消化性溃疡的致病因素,尤其见于某些胃溃疡。这些胃溃疡患者幽门括约肌功能不全,胆汁和(或)胰酶反流入胃造成胃炎,继发胃溃疡。

胆汁及胰液损伤胃黏膜的机制可能是改变覆盖上皮细胞表面的黏液,损伤胃黏膜屏障,使黏膜更易受胃酸和胃蛋白酶的损害。

(二)保护因素减弱

1.黏膜防护异常

胃黏膜屏障由黏膜上皮细胞顶端的一层脂蛋白膜所组成,使黏膜免受胃内容损伤或在损伤后迅速地修复。黏液的分泌减少或结构异常均能使凝胶层黏液抵抗力减弱。胃黏膜血流减少导致细胞损伤与溃疡。胃黏膜缺血是严重内、外科疾病患者发生急性胃黏膜损伤的直接原因。胃小弯处易发溃疡可能与其侧枝血管较少有关。黏膜碳酸氢盐和前列腺素分泌减少亦可使黏膜防御功能降低。

2.胃肠道激素

胃肠道黏膜与胰腺的内分泌细胞分泌多种肽类和胺类胃肠道激素(胰泌素、胆囊收缩素、血管活性肠肽、高血糖素、肠抑胃肽、生长抑素、前列腺素等)。它们具有一定生理作用,主要参与食物消化过程,调节胃酸/胃蛋白酶分泌,并能营养和保护胃肠黏膜,一旦这些激素分泌和调节失衡,即易产生溃疡。

(三)易感及诱发因素

1.遗传倾向

消化性溃疡有相当高的家族发病率。曾有报告20%～50%的患者有家族史,而一般人群的发病率仅为5%～10%。许多临床调查研究表明,十二指肠球部溃疡患者的血型以"O"型多见,消化性溃疡伴并发症者也以"O"型多见,这与50%十二指肠球部溃疡患者和40%胃溃疡患者不分泌ABH血型物质有关。十二指肠球部溃疡与胃溃疡的遗传易感基因不同,提示胃溃疡与十二指肠球部溃疡是两种不同的疾病。胃溃疡患者的子女患胃溃疡风险为一般人群的3倍,而十二指肠球部溃疡患者的子女的风险则并不比一般人群高。曾有报道62%的儿童十二指肠球部溃疡患者有家族史。消化性溃疡的遗传因素还直接表现为某些少见的遗传综合征。

2.性激素因素

国内报道消化性溃疡的男女性别比为(3.9～8.5)：1,这种差异被认为与性激素作用有关。女性激素对消化道黏膜具有保护作用。生育期妇女罹患消化性溃疡明显少于绝经期后妇女,妊娠期妇女的发病率亦明显低于非妊娠期。现认为女性性激素,特别是孕酮,能阻止溃疡病的发生。

3.心理-社会因素

研究认为,消化性溃疡属于心理、生理疾病的范畴,特别是十二指肠球部溃疡与心理-社会因素的关系尤为密切。与溃疡病的发生有关的心理-社会因素如下。

(1)长期的精神紧张:不良的工作环境和劳动条件,长期的脑力活动造成的精神疲劳,加之睡眠不足,缺乏应有的休息和调节导致精神过度紧张。

(2)强烈的精神刺激:重大的生活事件,生活情景的突然改变,社会环境的变迁,如丧偶、离婚、自然灾害、战争动乱等造成的心理应激。

(3)不良的情绪反应:指不协调的人际关系,工作生活中的挫折,无所依靠而产生的心理上的"失落感"和愤怒、抑郁、忧虑、沮丧等不良情绪。消化系统是情绪反应的敏感器官系统,所以这些心理-社会因素就会在其他一些内外致病因素的综合作用下,促使溃疡病的发生。

4.个性和行为方式

个性特点和行为方式与本病的发生也有一定关系,它既可作为本病的发病基础,又可改变疾病的过程,影响疾病的转归。溃疡病患者的个性和行为方式有以下几个特点。

(1)竞争性强,雄心勃勃。有的人在事业上虽取得了一定成就,但其精神生活往往过于紧张,即使在休息时,也不能取得良好的精神松弛。

(2)独立和依赖之间的矛盾,生活中希望独立,但行动上又不愿吃苦,因循守旧、被动、顺从、缺乏创造性、依赖性强,因而引起心理冲突。

(3)情绪不稳定,遇到刺激,内心情感反应强烈,易产生挫折感。

(4)惯于自我克制。情绪虽易波动,但往往喜怒不形于色,即使在愤怒时,也常常是"怒而不发",情绪反应被阻抑,导致更为强烈的自主神经系统功能紊乱。

(5)其他,性格内向、孤僻、过分关注自己、不好交往、自负、焦虑、易抑郁、事无巨细、苛求井井有条等。

5.吸烟

吸烟与溃疡发病是否有关,尚不明确。但流行病学研究发现溃疡患者中吸烟比例较对照组高;吸烟量与溃疡病流行率呈正相关;吸烟者死于溃疡病者比不吸烟者多;吸烟者的十二指肠球部溃疡较不吸烟者难愈合;吸烟者的十二指肠球部溃疡复发率比不吸烟者高。吸烟与胃溃疡的发病关系则不清楚。

6.酒精及咖啡饮料

两者都能刺激胃酸分泌,但缺乏引起胃十二指肠溃疡的确定依据。

二、症状和体征

(一)疼痛

溃疡疼痛的确切机制尚不明确。较早曾提出胃酸刺激是溃疡疼痛的直接原因。因溃疡疼痛发生于进餐后一段时期,此时胃内胃酸浓度达到最高水平。然而,以酸灌注溃疡病患者却不能诱发疼痛;"酸理论"亦不能解释十二指肠溃疡疼痛。由于溃疡痛与胃内压力的升高同步,故胃壁肌紧张度增高与十二指肠球部痉挛均被认为是溃疡痛的原因。溃疡周围水肿与炎症区域的肌痉挛,或溃疡基底部与胃酸接触可引起持续烧灼样痛。给溃疡病患者服用安慰剂,发现其具有与抗酸剂同样的缓解疼痛疗效,进食在有些患者反而会加重疼痛,因此溃疡疼痛的另一种机制可能与胃、十二指肠运动功能异常有关。

1.疼痛的性质与强度

溃疡痛常为绞痛、针刺样痛、烧灼样痛和钻痛,也可仅为烧灼样感或类似饥饿性胃收缩感以致难与饥饿感相区别。疼痛的程度因人而异,多数呈钝痛,可忍受,无须立即停止工作。老年人感觉迟钝,疼痛往往较轻。少数则剧痛,需使用止痛剂才可缓解。约 10％的患者在病程中不觉疼痛,直至出现并发症时才被诊断,故被称之为无痛性溃疡。

2.疼痛的部位和放射

无并发症的胃溃疡的疼痛部位常在剑突下或上腹中线偏左;十二指肠球部溃疡多在剑突下偏右,范围较局限。疼痛常不放射。一旦发生穿透性溃疡或溃疡穿孔,则疼痛向背部、腹部其他部位,甚至肩部放射。有报道,在一些吸烟的溃疡病患者,疼痛可向左下胸放射,类似心绞痛,称为胃心综合征。患者戒烟和溃疡治愈后,左下胸痛即消失。

3.疼痛的节律性

消化性溃疡病中一项最特别的表现是疼痛的出现与消失呈节律性,这与胃的充盈和排空有关。疼痛常与进食有明显关系。胃溃疡疼痛多在餐后 0.5～2.0 小时出现,至下餐前消失,即有"进食→疼痛→舒适"的规律。十二指肠球部溃疡疼痛多在餐后 3～4 小时出现,进食后可缓解,即有"进食→舒适→疼痛"的规律。疼痛还可出现在晚间睡前或半夜痛醒,称为夜间痛。

4.疼痛的周期性

消化性溃疡的疼痛发作可延续数天或数周后自行缓解,称为溃疡痛小周期。每逢深秋至冬春季节交替时疼痛发作,构成溃疡痛的大周期。溃疡病病程的周期性原因不明,可能与机体全身反应,特别是神经系统兴奋性的改变有关,也与气候变化和饮食失调有关。一般饮食不当,情绪波动,气候突变等可加重疼痛;进食、饮牛奶、休息、局部热敷、服制酸药物可缓解疼痛。

（二）胃肠道症状

1.恶心、呕吐

溃疡病的呕吐为胃性呕吐,属反射性呕吐。呕吐前常有恶心且与进食有关。但恶心与呕吐并非是单纯性胃十二指肠溃疡的症状。消化性溃疡患者发生呕吐很可能伴有胃潴留或与幽门附近溃疡刺激有关。刺激性呕吐于进食后迅速发生,患者在呕吐大量胃内容物后感觉轻松。幽门梗阻胃潴留所致呕吐很可能发生于清晨,呕吐物中含有隔宿的食物,并带有酸馊气味。

2.嗳气与胃灼热

（1）嗳气可见于溃疡病患者,此症状无特殊意义,多见于年轻的十二指肠球部溃疡患者,可伴有幽门痉挛。

（2）胃灼热（亦称烧心）是位于心窝部或剑突后的发热感,见于 60％～80％溃疡病患者,患者多有高酸分泌。可在消化性溃疡发病之前多年发生。胃灼热与溃疡痛相似,有在饥饿时与夜间发生的特点,且同样具有节律性与周期性。胃灼热发病机制仍有争论,目前多认为是由于反流的酸性胃内容物刺激下段食管的黏膜引起。

3.其他消化系统症状

消化性溃疡患者食欲一般无明显改变,少数有食欲亢进。由于疼痛常与进食有关,往往不敢多食。有些患者因长期疼痛或并发慢性胃十二指肠炎,胃分泌与运动功能减退,导致食欲减退,这较多见于慢性胃溃疡。有些十二指肠球部溃疡患者有周期性唾液分泌增多,可能与迷走神经功能亢进有关。

痉挛性便秘是消化性溃疡常见症状之一,但其原因与溃疡病无关,而与迷走神经功能亢进,严重偏食使纤维食物摄取过少以及药物（铝盐、铋盐、钙盐、抗胆碱能药）的不良反应有关。

（三）全身性症状

除胃肠道症状外,患者可有自主神经功能紊乱的症状,如缓脉、多汗等。久病更易出现焦虑、抑郁和失眠等精神症状。疼痛剧烈影响进食者可有消瘦及贫血。

三、并发症

约 1/3 的消化性溃疡患者病程中出现出血、穿孔或梗阻等并发症。

(一)出血

出血是消化性溃疡最常见的并发症,见于 15％～20％的十二指肠球部溃疡和 10％～15％胃溃疡患者。它标志着溃疡病变处于高度活动期。发生出血的危险率与病期长短无关,1/4～1/3患者发生出血时无溃疡病史。出血多见于寒冷季节。

出血是溃疡腐蚀血管所致。急性出血最常见现象为黑便和呕血。仅 50～75 mL 的少量出血即可表现为黑便。胃溃疡者大量出血时有呕血伴黑便。十二指肠球部溃疡则多为黑便,量多时反流入胃亦可表现为呕血。如大量血流快速通过胃肠道,粪色则为暗红或酱色。大量出血导致急性循环血量下降,出现体位性心动过速、血压脉压差减小和直立性低血压,严重者发生休克。

(二)穿孔

溃疡严重,穿破浆膜层可致:十二指肠内容物经过溃疡穿孔进入腹膜腔即游离穿孔;溃疡侵蚀穿透胃、十二指肠壁,但被胰、肝、脾等实质器官所封闭而不形成游离穿孔;溃疡扩展至空腔脏器如胆总管、胰管、胆囊或肠腔形成瘘管。

6％～11％的十二指肠球部溃疡和 2％～5％的胃溃疡患者发生游离穿孔,甚至以游离穿孔为起病方式。老年男性及服用非类固醇抗炎药者较易发生游离穿孔。十二指肠前壁溃疡容易穿孔,偶有十二指肠后壁溃疡穿孔至小网膜囊引起背痛而非弥漫性腹膜炎症。胃溃疡穿孔多位于小弯处。

游离穿孔的特点为突然出现、发展很快,有持续的剧烈疼痛。痛始于上腹部,很快发展为全腹痛,活动可加剧,患者多取仰卧不动的体位。腹部触诊压痛明显,腹肌广泛板样强直。由于体液向腹膜腔内渗出,常有血压降低、心率加快、血液浓缩及白细胞增高,而少有发热。16％患者血清淀粉酶轻度升高。75％患者的胸腹部直立位 X 线检查可见游离气体。经鼻胃管注入 400～500 mL空气或碘造影剂后摄片,更易发现穿孔。

有时,游离穿孔的临床表现可不典型:如穿孔很快闭合,腹腔细菌污染很轻,临床症状可很快自动改善;老年或有神经精神障碍者,腹痛及腹部体征不明显,仅表现为原因不明的休克;体液缓慢渗漏入腹膜腔而集积于右结肠旁沟,临床表现似急性阑尾炎。

溃疡穿孔至胰腺者通常有难治性溃疡疼痛。十二指肠后壁穿透者血清淀粉酶及脂酶水平可升高。偶尔,穿孔可引起瘘管,如十二指肠穿孔至胆总管瘘管,胃溃疡穿通至结肠或十二指肠瘘管。

穿孔死亡率为 5％～15％,而靠近贲门的高位胃溃疡的死亡率更高。

(三)幽门梗阻

约 5％十二指肠球部溃疡和幽门溃疡患者出现幽门梗阻。梗阻由水肿、平滑肌痉挛、纤维化或诸种因素合并所致,梗阻多为溃疡病后期表现。消化性溃疡并发梗阻的死亡率为 7％～26％。

由于梗阻使胃排空延缓,患者常出现恶心、呕吐、上腹部饱满、胀气、食欲减退、早饱、畏食和体重明显下降。上腹痛经呕吐后可暂时缓解。呕吐多在进食后 1 小时或更长时间后出现,吐出量大,为不含胆汁的未消化食物,此种症状可持续数周至数月。体格检查可见血容量不足征象(低血压、心动过速、皮肤黏膜干燥),上腹部蠕动波及胃部振水音。

实验室检查常有血液浓缩、肾前性氮质血症等血容量不足征象及呕吐引起的低钾低氯代谢性碱中毒。若体重丧失明显，可出现低蛋白血症。

（四）癌变

少数胃溃疡发生癌变，发生率不详。凡45岁以上患者，内科积极治疗无效者以及营养状态差、贫血、粪便隐血试验持续阳性者均应做钡餐、纤维胃镜检查及活组织病理检查，以尽早发现癌变。

四、检查

（一）血清胃泌素含量

放免法检测胃泌素可检出卓-艾综合征及其他高胃酸分泌性消化性溃疡。未服过大剂量的抗酸剂、H_2受体拮抗剂或质子泵抑制剂等药者，如空腹血清胃泌素水平＞200 pg/mL，应测定胃酸分泌量，以明确是否由于恶性贫血、萎缩性胃炎、胃癌或迷走神经切除等因素胃泌素反馈性增高。血清胃泌素含量及基础酸排量均增加仅见于少数疾病。测定静脉注射胰泌素后的血清胃泌素浓度，有助于确诊诊断不明的卓-艾综合征。

（二）胃酸分泌试验方法

胃酸分泌试验方法是在透视下将胃管置入胃内，管端位于胃窦，以吸引器吸取胃液，测定每次吸取的胃液量及酸浓度。健康人胃酸分泌量见表3-1。胃溃疡的酸排量与正常人相似，而十二指肠球部溃疡则空腹和夜间均维持较高水平。胃酸分泌幅度在正常人和消化性溃疡患者之间重叠，胃溃疡与十二指肠球部溃疡之间亦有重叠，故胃酸分泌检查对溃疡病的定性诊断意义不大。对缺乏胃酸的溃疡病，应疑有癌变；胃酸很高，基础酸排量和最高酸排量明显增高，则提示胃泌素瘤可能。

表 3-1　健康男女性正常胃酸分泌的高限及低限值

	基础（mmol/h）	最高（mmol/h）	最大（mmol/h）	基础/最大（mmol/h）
男性（N＝172）高限值	10.5	60.6	47.7	0.31
男性（N＝172）低限值	0	11.6	9.3	0
女性（N＝76）高限值	5.6	40.1	31.2	0.29
女性（N＝76）低限值	0	8.0	5.6	0

（三）X线钡餐检查

X线钡餐检查是确定诊断的有效方法，尤其对临床表现不典型者。消化性溃疡在X线征象上出现形态和功能的改变，即直接征象与间接征象。由钡剂充填溃疡形成龛影为直接征象，是最可靠的诊断依据。溃疡病周围组织的炎性病变与局部痉挛产生钡餐检查时的局部压痛或激惹现象及溃疡愈合形成瘢痕收缩使局部变形均属于间接征象。

（四）纤维胃镜检查

胃镜检查对消化性溃疡的诊断和鉴别诊断有很大价值。该检查可以发现X线所难以发现的浅小溃疡，确切地判断溃疡的部位、数目、大小、深浅、形态及病期（活动期、愈合期、瘢痕期），对随访溃疡的过程和判定治疗的效果有价值。胃镜检查还可在直视下做胃黏膜活组织检查等，故对溃疡良性、恶性的鉴别价值较大。

（五）粪便隐血试验

溃疡活动期，溃疡面有微量出血，粪隐血试验大都阳性，治疗 1～2 周后多转为阴性。如持续阳性，则疑有癌变。

（六）幽门螺杆菌感染检查

近来幽门螺杆菌在消化性溃疡发病中的重要作用备受重视。我国人群中幽门螺杆菌感染率为 40%～60%。幽门螺杆菌在胃溃疡和十二指肠球部溃疡中的检出率更是分别高达 70%～80% 和 90%～100%。诊断幽门螺杆菌方法有多种：①直接从活检胃黏膜中细菌培养、组织涂片或切片染色查幽门螺杆菌。②用尿素酶试验、^{14}C-尿素呼吸试验、胃液尿素氮检测等方法测定胃内尿素酶活性。③血清学查抗幽门螺杆菌抗体。④聚合酶链反应技术查幽门螺杆菌。

五、护理

（一）护理观察

1.腹痛

观察腹痛的部位、性质、强度，有无放射痛，与进食、服药的关系，腹痛有无周期性。

2.呕吐

观察呕吐物性质、气味、量、颜色、呕吐次数及与进食关系，注意有无因呕吐而致脱水和低钾、低钠血症以及低氯性碱中毒。

3.呕血和黑便

观察呕血、便血的量、次数和性质。注意出血前有无恶心、呕吐、上腹不适、血中是否混有食物，以便与咯血相区别。半数以上溃疡出血者有 38.5 ℃ 以下的低热，持续时间与出血时间一致，可作为出血活动的一个标志，故应每天多次测体温。

4.穿孔

由于老年人常有其他慢性病，穿孔时腹痛、腹肌紧张不明显，可无显著压痛和反跳痛，常易误诊，死亡率高，应予密切观察生命体征和腹部情况。

5.幽门梗阻观察以下情况可了解胃潴留程度

餐后 4 小时后胃液量（正常<300 mL），禁食 12 小时后胃液量（正常<200 mL），空腹胃注入 750 mL 生理盐水 30 分钟后胃液量（正常<400 mL）。

6.其他

注意观察有无影响溃疡愈合的焦虑和忧郁、饮食不节、熬夜、过度劳累、服药不正规，服用阿司匹林和肾上腺皮质激素、吸烟等。

（二）常规护理

1.休息

消化性溃疡属于典型的心身疾病，心理-社会因素对发病起着重要作用。因此，规律的生活和劳逸结合的工作安排，无论在本病的发作期或缓解期都十分重要。休息是消化性溃疡基本和重要的护理。休息包括精神休息和躯体休息。病情轻者可边工作边治疗，较重者应卧床数天至 2 周，继之休息 1～2 个月。平卧休息时胆汁反流明显减少，对胃溃疡患者有利。另外应保证充足的睡眠，服用适量镇静剂。

2.戒烟、酒及其他嗜好品

吸烟者，消化性溃疡的发病率较不吸烟者多。吸烟可使溃疡恶化或延迟溃疡愈合。吸烟会削弱十二指肠液中和胃酸的能力,还能引起十二指肠液反流入胃。患者戒烟后溃疡症状明显改善。有研究认为就十二指肠球部溃疡患者而言,戒烟比服西咪替丁更重要。

酒精能损坏胃黏膜屏障引起胃炎而加重症状,延迟愈合。此外,还能减弱胰泌素对胰外分泌腺分泌水和碳酸氢根的作用,降低了胰液中和胃酸的能力。临床观察也显示消化性溃疡患者停止饮酒后症状减轻,故应劝患者戒酒。

咖啡等物质能刺激胃酸与胃蛋白酶分泌,还可使胃黏膜充血,加剧溃疡病症状。故应不饮或少饮咖啡、可口可乐、茶、啤酒等。

3.饮食

饮食护理是消化性溃疡病治疗的重要组成部分。饮食护理的目的是减轻机械性和化学性刺激、缓解和减轻疼痛。合理营养有利改善营养状况、纠正贫血,促进溃疡愈合,避免发生并发症。

(三)饮食护理原则

1.宜少量多餐,定时,定量进餐

每天5~7餐,每餐量不宜过饱,约为正常量的2/3。因少量多餐可中和胃酸,减少胃酸对溃疡面的刺激,又可供给足够营养。少量多餐在急性消化性溃疡时更为适宜。

2.宜选食营养价值高、质软而易于消化的食物

如牛奶、鸡蛋、豆浆、鱼、嫩的瘦猪肉等食物,经加工烹调变得细软易消化,对胃肠无刺激。同时注意补充足够的热量及蛋白质和维生素。

3.蛋白质、脂肪、碳水化合物的供给要求

蛋白质按每天每千克体重1.0~1.5 g供给;脂肪按每天70~90 g供给,选择易消化吸收的乳融状脂肪(如奶油、牛奶、蛋黄、黄油、奶酪等),也可用适量的植物油,碳水化合物按每天300~350 g供给。选择易消化的糖类如粥、面条、馄饨等,但蔗糖不宜供给过多,否则可使胃酸增加,且易胀气。

4.避免化学性和机械性刺激的食物

化学刺激性的食物有咖啡、浓茶、可可、巧克力等这些食物可刺激胃酸分泌增加;机械性刺激的食物有油炸猪排、花生米、粗粮、芹菜、韭菜、黄豆芽等,这些食物可刺激胃黏膜表面血管和溃疡面。总之溃疡病患者不宜吃过咸、过甜、过酸、过鲜、过冷、过热及过硬的食物。

5.食物烹调必须切碎制烂

可选用蒸、煮、余、烧、烩、焖等的烹调方法,不宜采用爆炒、滑熘、干炸、油炸、生拌、烟熏、腌腊等烹调方法。

6.必须预防便秘

溃疡病饮食中含粗纤维少,食物细软,易引起便秘,宜经常吃些润肠通便的食物如果子冻、果汁、菜汁等,可预防便秘。

溃疡病急性发作或出血刚停止后,进流质饮食,每天6~7餐。无消化道出血且疼痛较轻者宜进厚流质或少渣半流,每天6餐。病情稳定、自觉症状明显减轻或基本消失者,每天6餐细软半流质。基本愈合者每天3餐普食加2餐点心,不宜进食油煎、炸和粗纤维多的食物。

出现呕血、幽门梗阻严重或急性穿孔均应禁食。

(四)心理护理

在治疗护理过程中应注重教育,应把防病治病的基本知识介绍给患者,如让患者注意避免精神紧张和不良情绪的刺激,注意精神卫生,注意锻炼身体、增强体质、培养良好的生活习惯,生活有规律,注意劳逸结合,节制烟酒,慎用对胃黏膜有损害的药物等,使患者了解本病的规律性,治疗原则和方法,从而坚定战胜疾病的信心,自觉配合治疗和护理。在心理护理过程中,护士应当了解患者在疾病的不同时期所出现的心理反应,如否认、焦虑、抑郁、孤独感、依赖心理等心理反应,护理上重点要给患者以心理支持,特别帮助他们克服紧张、焦虑、抑郁等常见的心理问题,帮助他们进行认识重建,即认识个人、认识社会,调整和处理好人与人、个人与社会之间的关系,重新找到自己新的起点,减少疾病造成的痛苦和不安。心理护理中,护士应当实施针对性、个性化的心理护理。如对那些具有明显心理素质上弱点的患者,有易暴怒、抑郁、孤僻及多疑倾向者应及早通过心理指导加强其个性的培养,对那些有明显行为问题者,如酗酒、吸烟、多食、缺少运动及 A 型行为等,应用心理学技术指导其进行矫正;对那些工作和生活环境里存在明显应激源的人,应及时帮助其进行适当的调整,减少不必要的心理刺激。

(五)药物治疗护理

1.制酸剂

胃酸、胃蛋白酶对消化性溃疡的发病有重要作用。制酸药能中和胃酸从而缓解疼痛并降低胃蛋白酶的活性。常用的制酸药分可溶性和不溶性两种。可溶性抗酸药主要为碳酸氢钠,该药止痛效果快,但自肠道吸收迅速,大量及长期应用可引起钠潴留和代谢性碱中毒,且与胃酸相遇可产生 CO_2,引起腹胀和继发胃酸增高,故不宜单独使用,而应小剂量与其他抗酸药混合服用。不溶性抗酸药有氢氧化铝、碳酸铝、氧化铝、三硅酸镁等,作用缓慢而持久,肠道不吸收,可单独或联合用药。各种抗酸剂均有其特点,临床上常联合应用,以提高疗效,减少不良反应。抗酸药对缓解溃疡疼痛十分有效,是否能促进溃疡愈合,尚无肯定结论。

使用抗酸药应注意:①在饭后 1~2 小时服,可延长中和作用时间,而不可在餐前或就餐时服药。睡前加服 1 次,可中和夜间所分泌的大量酸。②片剂嚼碎后服用效果较好,因药物颗粒越小溶解越快,中和酸的作用越大,因此凝胶或溶液的效果最好,粉剂次之,片剂较差。③抗酸药除可引起便秘、腹泻外,尚可引起一些其他不良反应,特别是当患者有肾功能不全或心力衰竭时,如碳酸氢钠可造成钠潴留和碱中毒;碳酸钙剂量过大时,高血钙可刺激 G 细胞分泌大量胃泌素,引起胃酸分泌反跳而加重上腹痛;长期大量服用氢氧化铝后,因铝结合饮食中的磷,使肠道对磷的吸收减少,严重缺磷可引起食欲缺乏、软弱无力等,甚至导致软骨病或骨质疏松。

2.抗胆碱能药

这类药物可抑制迷走神经功能,因而具有减少胃酸分泌、解除平滑肌和血管痉挛、改善局部营养和延缓胃排空等作用,后者有利于延长抗酸药和食物对胃酸的中和,达到止痛目的。但其延缓胃排空引起胃窦部潴留,可促使胃酸分泌所以认为不宜用于胃溃疡。抗胆碱能药服后 2 小时出现最大药理作用,故常于餐后 6 小时及睡前服用。抗胆碱能药物最大缺点是不但能抑制胃酸分泌,也抑制乙酰胆碱在全身的生理作用,故有口干、视力模糊、心动过速、汗闭、便秘和尿潴留等不良反应,故溃疡出血、幽门梗阻、反流性食管炎、青光眼、前列腺肥大等患者均不宜使用。常用的药物有:溴丙胺太林、甲溴阿托品、贝那替嗪、山莨菪碱、阿托品等。

3.H_2 受体阻滞剂

组织胺通过两种受体而产生效应,其中与胃酸分泌有关的是 H_2 受体。阻滞 H_2 受体能抑制胃酸的分泌。代表药是西咪替丁,它对胃酸的分泌具有强大抑制作用。口服后很快被小肠所吸收,在 1~2 小时内血液浓度达高峰,可完全抑制由饮食或胃泌素所引起的胃酸分泌达 6~7 小时。该药常于进餐时与食物同服。年龄大,伴有肾功能和其他疾病者易发生

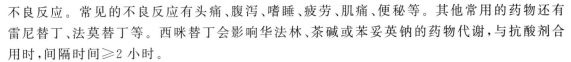

不良反应。常见的不良反应有头痛、腹泻、嗜睡、疲劳、肌痛、便秘等。其他常用的药物还有雷尼替丁、法莫替丁等。西咪替丁会影响华法林、茶碱或苯妥英钠的药物代谢,与抗酸剂合用时,间隔时间≥2小时。

4.丙谷胺及其他减少胃酸分泌药

丙谷胺的分子结构与胃泌素的末端相似,能抑制基础酸排量和最大酸排量,竞争性抑制胃泌素受体,并对胃黏膜有保护和促进愈合作用,其抑酸和缓解症状的作用较西咪替丁弱。该药常于饭前15分钟服,无明显不良反应。哌仑西平,能选择性拮抗乙酰胆碱的促胃分泌效应而不拮抗其他效应,很少有不良反应,宜餐前90分钟服用。甲氧氯普胺为胃运动促进剂,能增强胃窦蠕动加速胃排空,减少食糜等对胃窦部的刺激而使胃酸分泌减少,还可减少胆汁反流,减轻胆汁对胃黏膜的损害。一般用药后60~90分钟可达作用高峰,故宜在餐前30分钟服用,严重的不良反应为锥体外系反应。

5.细胞保护剂

临床常用的细胞保护剂有多种。甘珀酸能加强胃黏液分泌,强固胃黏膜屏障,促进胃黏膜再生。但具有醛固酮样效应,可引起高血压、水肿、水钠潴留、低血钾等不良反应,故高血压、心脏病、肾脏病和肝脏病患者慎用。服药的最佳时间为餐前15~30分钟和睡前服。胶态次枸橼酸铋,在酸性胃液中与溃疡坏死组织螯合,形成保护性铋蛋白凝固物,使溃疡面与胃酸、胃蛋白酶隔离。宜在餐前1小时和睡前服。严重肾功能不全者忌用,少数人服药后便秘、转氨酶升高。硫糖铝可与胃蛋白酶直接络合或结合,使酶失去活性而发挥作用,宜餐前30分钟及睡前服,偶见口干、便秘、恶心等不良反应。前列腺素 E_1 抑制胃酸分泌,保护黏膜屏障,主要用于非类固醇抗炎药合用者,最常见不良反应是腹泻和腹痛,孕妇忌用。

6.质子泵抑制剂

奥美拉唑直接抑制质子泵,有强烈的抑酸能力,疗效明显起效快,不良反应少而轻,无严重不良反应。

(六)急性大量出血的护理

1.急诊处理

首先按医嘱插入鼻胃管,建立静脉通道,输液开始宜快,可选用等渗盐水、林格液、右旋糖酐或其他血浆代用品,一般不用高渗溶液。观察意识、血压、脉搏、体温、面色、鼻胃管引出胃液量和颜色、皮肤(干、湿、温度)、肠鸣、上腹压痛、出入量。

2.重症监护

急诊处理后,患者应予重症监护。除密切观察生命体征和出血情况外,应抽血查血红蛋白、血球压积(出血4~6小时后才开始变化)、血型和交叉反应、凝血酶原时间、部分凝血酶原时间或激活部分凝血酶原时间、血钠(开始代偿性升高,补液后降低)、血钾(大量呕吐后降低。多次输液后可增高)、尿素氮(急性出血后24~48小时内升高,一般丢失1 000 mL血,尿素氮升高为正常值的2~5倍)、肌酐(肾灌注不足致肌酐升高)。向患者介绍为了确诊可能需做的钡餐、纤维胃镜、胃液分析等检查的过程,使患者受检时更好地合作。告知患者检查时体位、术前服镇静药可能会产生昏睡感,喉部喷局麻药会引起不适。及时了解胃镜检查结果,如无严重再出血应拔除鼻胃管以减少机械刺激。在恶心反射出现前,仍予禁食。

3.再出血

首先观察鼻胃管引出血量、颜色、患者生命体征。再次确定鼻胃管位置是否正确、引流瓶处于低位持续吸引、压力为 10.7 kPa(80 mmHg)。如明确再次出血,安慰患者不必紧张,使患者相信医护人员是可以很好地处理再次出血。

4.胃管灌注

为使血管收缩,减少黏膜血流量,达到一过性止血效果,常经胃管灌注冰生理盐水或冷开水。灌注时抬高头位 30°～45°,关闭吸引管。灌注时应加快滴注速度,观察血压、体温、脉搏、寒战。发生寒战可多盖被,给患者解释不必紧张。注意寒战易诱发心律失常。灌注后注意有无输液过多的症状(呼吸困难)和体征(脉搏快、颈静脉曲张、肺部捻发音)。

(七)急性穿孔的护理

任何消化性溃疡均可发生穿孔,穿孔前常无明显诱因,有些可能由服用肾上腺皮质激素、阿司匹林、饮酒和过度劳累诱发。上腹部难以忍受的剧痛及恶心呕吐,常是穿孔引起腹膜炎的症状。患者两腿蜷曲,腹肌强直伴反跳痛,甚至出现面色苍白、出冷汗、脉搏细速、血压下降、休克。一般在穿孔后 6 小时内及时治疗,疗效较佳,若不及时抢救可危及生命。一经确诊,患者就应绝对卧床休息,禁食并留置胃管抽吸胃内容物进行胃肠减压。补液、应用抗生素控制腹腔感染。密切观察生命体征,及时发现和纠正休克,迅速做好各种术前准备。

(八)幽门梗阻的护理

功能性或器质性幽门梗阻的早期处理基本相同,包括:①纠正体液和电解质紊乱,严格正确记录每天出入量,抽血测定血清钾、钠、氯及血气分析,了解电解质及酸碱失衡情况,及时补充液体和电解质。②胃肠减压:幽门梗阻者每天清晨和睡前用 3‰盐水或苏打水洗胃,保留 1 小时后排出。必要时行胃肠减压,连续 72 小时吸引胃内容物,可解除胃扩张和恢复胃张力,抽出胃液也可减轻溃疡周围的炎症和水肿。若对梗阻的性质不明,应做上消化道内镜或钡餐检查,同时也可估计治疗效果。病情好转给流质饮食,每晚餐后4 小时洗胃 1 次,测胃内潴留量,准确记录颜色、气味、性质。临床操作过程中常遇胃管不畅的情况,通常原因是胃管扭曲在口腔或咽部;胃管置入深度不够;胃管置入过深至幽门部或十二指肠内;胃管侧孔紧贴胃壁;食物残渣或凝血块阻塞。有报道胃肠减压过程中发生少见的并发症,如下胃管困难致环杓关节脱位,减压器故障大量气体入胃致腹膜炎,蛔虫堵塞致无效减压,胃管结扎致拔管困难等。③能进流质时,同时服用抗酸剂、西咪替丁等药物治疗。禁用抗胆碱能药物。

对并发症观察经处理后病情是否好转,若未见改善,做好手术准备,考虑外科手术。

(韩剑童)

第二节　反流性食管炎

反流性食管炎(reflux esophagitis,RE)是指胃十二指肠内容物反流入食管所引起的食管黏膜炎症、糜烂、溃疡和纤维化等病变,甚至引起咽喉、气道等食管以外的组织损害。其发病男性多于女性,男女比例为(2～3):1,发病率为1.92%。随着年龄的增长,食管下段括约肌收缩力的下降,胃十二指肠内容物自发性反流,而使老年人反流性食管炎的发病率有所增加。

一、病因与发病机制

(一)抗反流屏障削弱

食管下括约肌是指食管末端 3～4 cm 长的环形肌束。正常人静息时压力为 1.3～4.0 kPa（10～30 mmHg），为一高压带，防止胃内容物反流入食管。由于年龄的增长，机体老化导致食管下括约肌的收缩力下降引起食物反流。一过性食管下括约肌松弛也是反流性食管炎的主要发病机制。

(二)食管清除作用减弱

正常情况下，一旦发生食物的反流，大部分反流物通过 1～2 次食管自发和继发性的蠕动性收缩将食管内容物排入胃内，即容量清除，剩余的部分则由唾液缓慢地中和。老年人食管蠕动缓慢和唾液产生减少，影响了食管的清除作用。

(三)食管黏膜屏障作用下降

反流物进入食管后，可以凭借食管上皮表面黏液、不移动水层和表面 HCO_3^-、复层鳞状上皮等构成上皮屏障，以及黏膜下丰富的血液供应构成的后上皮屏障，发挥其抗反流物对食管黏膜损伤的作用。随着机体老化，食管黏膜逐渐萎缩，黏膜屏障作用下降。

二、护理评估

(一)健康史
询问患者的饮食结构及习惯、有无长期服用药物史。

(二)身体评估
1.反流症状

反酸、反食、反胃(指胃内容物在无恶心和不用力的情况下涌入口腔)、嗳气等，多在餐后明显或加重，平卧或躯体前屈时易出现。

2.反流物引起的刺激症状

胸骨后或剑突下烧灼感、胸痛、吞咽困难等。常由胸骨下段向上伸延，常在餐后 1 小时出现，平卧、弯腰或腹压增高时可加重。反流物刺激食管痉挛导致胸痛，常发生在胸骨后或剑突下。严重时可为剧烈刺痛，可放射到后背、胸部、肩部、颈部、耳后，有的酷似心绞痛的特点。

3.其他症状

咽部不适，有异物感、棉团感或堵塞感，可能与酸反流引起食管上段括约肌压力升高有关。

4.并发症

(1)上消化道出血：因食管黏膜炎症、糜烂及溃疡可以导致上消化道出血。

(2)食管狭窄：食管炎反复发作致使纤维组织增生，最终导致瘢痕性狭窄。

(3)Barrett 食管：在食管黏膜的修复过程中，食管-贲门交界处 2 cm 以上的食管鳞状上皮被特殊的柱状上皮取代，称之为 Barrett 食管。Barrett 食管发生溃疡时，又称 Barrett 溃疡。Barrett食管是食管癌的主要癌前病变，其腺癌的发生率较正常人高 30～50 倍。

(三)辅助检查
1.内镜检查

内镜检查是反流性食管炎最准确、最可靠的诊断方法，能判断其严重程度和有无并发症，结合活检可与其他疾病相鉴别。

2. 24 小时食管 pH 监测

应用便携式 pH 记录仪在生理状态下对患者进行 24 小时食管 pH 连续监测,可提供食管是否存在过度酸反流的客观依据。在进行该项检查前 3 天,应停用抑酸药与促胃肠动力的药物。

3. 食管吞钡 X 线检查

对不愿意接受或不能耐受内镜检查者行该检查。严重患者可发现阳性 X 线征。

(四)心理-社会状况

反流性食管炎长期持续存在,病情反复、病程迁延,因此患者会出现食欲减退,体重下降,导致患者心情烦躁、焦虑;合并消化道出血时会使患者紧张、恐惧。应注意评估患者的情绪状态及对本病的认知程度。

三、常见护理诊断及问题

(一)疼痛

与胃食管黏膜炎性病变有关。

(二)营养失调

与害怕进食、消化吸收不良等有关。

(三)有体液不足的危险

与合并消化道出血引起活动性体液丢失、呕吐及液体摄入量不足有关。

(四)焦虑

与病情反复、病程迁延有关。

(五)知识缺乏

缺乏对反流性食管炎病因和预防知识的了解。

四、诊断要点与治疗原则

(一)诊断要点

临床上有明显的反流症状,内镜下有反流性食管炎的表现,食管过度酸反流的客观依据即可做出诊断。

(二)治疗原则

以药物治疗为主,对药物治疗无效或发生并发症者可做手术治疗。

1. 药物治疗

目前多主张采用递减法,即开始使用质子泵抑制剂加促胃肠动力药,迅速控制症状,待症状控制后再减量维持。

(1)促胃肠动力药:目前主要常用的药物是西沙必利。常用量为每次 5～15 mg,每天 3～4 次,疗程8～12 周。

(2)抑酸药。①H_2 受体拮抗剂:西咪替丁 400 mg、雷尼替丁 150 mg、法莫替丁20 mg,每天 2 次,疗程8～12 周。②质子泵抑制剂:奥美拉唑 20 mg、兰索拉唑 30 mg、泮托拉唑 40 mg、雷贝拉唑 10 mg 和埃索美拉唑 20 mg,每天 1 次,疗程 4～8 周。③抗酸药:仅用于症状轻、间歇发作的患者作为临时缓解症状用。反流性食管炎有并发症或停药后很快复发者,需要长期维持治疗。H_2 受体拮抗剂、西沙必利、质子泵抑制剂均可用于维持治疗,其中以质子泵抑制剂效果最好。维持治疗的剂量因患者而异,以调整至患者无症状的最低剂量为合适剂量。

2.手术治疗

手术为不同术式的胃底折叠术。手术指征为:①严格内科治疗无效。②虽经内科治疗有效,但患者不能忍受长期服药。③经反复扩张治疗后仍反复发作的食管狭窄。④确证由反流性食管炎引起的严重呼吸道疾病。

3.并发症的治疗

(1)食管狭窄:大部分狭窄可行内镜下食管扩张术治疗。扩张后予以长程质子泵抑制剂维持治疗可防止狭窄复发。少数严重瘢痕性狭窄需行手术切除。

(2)Barrett 食管:药物治疗是预防 Barrett 食管发生和发展的重要措施,必须使用质子泵抑制剂治疗及长期维持。

五、护理措施

(一)一般护理

为减少平卧时及夜间反流可将床头抬高 15～20 cm。避免睡前 2 小时内进食,白天进餐后亦不宜立即卧床。应避免食用使食管下括约肌压力降低的食物和药物,如高脂肪、巧克力、咖啡、浓茶及硝酸甘油、钙通道阻滞剂等。应戒烟及禁酒。减少一切影响腹压增高的因素,如肥胖、便秘、紧束腰带等。

(二)用药护理

遵医嘱给予药物治疗,注意观察药物的疗效及不良反应。

1.H_2 受体拮抗剂

药物应在餐中或餐后即刻服用,若需同时服用抗酸药,则两药应间隔 1 小时以上。若静脉给药应注意控制速度,过快可引起低血压和心律失常。西咪替丁对雄性激素受体有亲和力,可导致男性乳腺发育、阳痿以及性功能紊乱,应做好解释工作。该药物主要通过肾排泄,用药期间应监测肾功能。

2.质子泵抑制剂

奥美拉唑可引起头晕,应嘱患者用药期间避免开车或做其他必须高度集中注意力的工作。兰索拉唑的不良反应包括荨麻疹、皮疹、瘙痒、头痛、口苦、肝功能异常等,轻度不良反应不影响继续用药,较严重时应及时停药。泮托拉唑的不良反应较少,偶可引起头痛和腹泻。

3.抗酸药

该药在饭后 1 小时和睡前服用。服用片剂时应嚼服,乳剂给药前应充分摇匀。

抗酸剂应避免与奶制品、酸性饮料及食物同时服用。

(三)饮食护理

(1)指导患者有规律地定时进餐,饮食不宜过饱,选择营养丰富,易消化的食物。避免摄入过咸、过甜、过辣的刺激性食物。

(2)制定饮食计划:与患者共同制订饮食计划,指导患者及家属改进烹饪技巧,增加食物的色、香、味,刺激患者食欲。

(3)观察并记录患者每天进餐次数、量、种类,以了解其摄入营养素的情况。

六、健康指导

（一）疾病知识的指导

向患者及家属介绍本病的有关病因,避免诱发因素。保持良好的心理状态,平时生活要有规律,合理安排工作和休息时间,注意劳逸结合,积极配合治疗。

（二）饮食指导

指导患者加强饮食卫生和饮食营养,养成有规律的饮食习惯;避免过冷、过热、辛辣等刺激性食物及浓茶、咖啡等饮料;嗜酒者应戒酒。

（三）用药指导

根据病因及病情进行指导,嘱患者长期维持治疗,介绍药物的不良反应,如有异常及时复诊。

（韩剑童）

第三节　慢性胃炎

慢性胃炎是由不同原因引起的胃黏膜慢性炎症。病变可局限于胃的一部分(常见于胃窦部),也可累及整个胃部。慢性胃炎一般可分为慢性浅表性胃炎、慢性萎缩性胃炎两大类,前者是慢性胃炎中最常见的一种,占 60%～80%,后者则由于易发生癌变而受到人们的关注。慢性胃炎的发病率随年龄增长而增加。

一、护理要点

合理应用药物,及时对症处理;戒除烟酒嗜好,养成良好的饮食习惯;做好健康指导,保持良好心理状态;重视疾病变化,定期检查随访。

二、护理措施

(1)慢性胃炎的患者应立即解除疲劳的工作状态而加强休息,必要时卧床休息。患者应撇开一切烦恼,保持安详、乐观的人生态度。周围环境应保持清洁、卫生和安静。可以听一点轻音乐,将有助于慢性胃炎的康复。

(2)改变不规律进食、过快进食或暴饮暴食等不良习惯,养成定时、定量规律进食的好习惯。进食宜细嚼慢咽,使食物与唾液充分混合,减少对胃黏膜的刺激。

(3)停止进食过冷、过烫、辛辣、高钠、粗糙的食物。患者最好以细纤维素,易消化的面食为主食。

(4)慢性胃炎的患者必须彻底戒除烟酒,最好也不要饮用浓茶。

(5)停止服用水杨酸类药物。对胃酸减少或缺乏者,可适当喝米醋。

三、用药及注意事项

（一）保护胃黏膜

1.硫糖铝

它能与胃黏膜中的黏蛋白结合,形成一层保护膜,是一种很好的胃黏膜保护药。同时,它还可以促进胃黏膜的新陈代谢。每次 10 g,每天 3 次。

2.甘珀酸

能促使胃黏液分泌增加和胃黏膜上皮细胞寿命延长,从而形成保护黏膜的屏障,增强胃黏膜的抵抗力。每次 50～100 mg,每天 3 次,对高血压患者不宜应用。

3.胃膜素

胃膜素是从为猪胃黏膜中提取的抗胃酸多糖质,遇水变为具有附着力的粘浆,附贴于胃黏膜而起保护作用,并有制酸作用。每次 2～3 g,每天 3 次。

4.麦滋林-S 颗粒

此药具有胃黏膜保护功能,最大的优点是不被肠道吸收入血,故几乎无任何不良反应。每次 0.67 g,每天 3 次。

(二)调整胃运动功能

1.甲氧氯普胺

能抑制延脑的催吐化学感受器,有明显的镇吐作用;同时能调整胃窦功能,增强幽门括约肌的张力,防止和减少碱性反流。每次 5～10 mg,每天 3 次。

2.吗丁啉

作用较甲氧氯普胺强而不良反应少,且不透过血-脑屏障,不会引起锥体外系反应,是目前较理想的促进胃蠕动的药物。每次 10～20 mg,每天 3 次。

3.西沙比利

作用类似吗丁啉,但不良反应更小,疗效更好。每次 5 mg,每天 3 次。

(三)抗酸或中和胃酸

1.甲氰咪胍

它能使基础胃酸分泌减少约 80%,使各种刺激引起的胃酸分泌减少约 70%。每次 200 mg,每天 3 次。

2.西咪替丁

作用比较温和,而且能符合胃的生理功能,是比较理想的治疗胃酸增多的慢性浅表性胃炎的药物。每次 400 mg,每天 3 次。

(四)促胃酸分泌

1.卡尼汀

能促进胃肠功能,使唾液、胃液、胆液、胰液及肠液等的分泌增加,从而加强消化功能,有利于低酸的恢复。

2.多酶片

每片内含淀粉酶 0.12 g、胃蛋白酶 0.04 g、胰酶 0.12 g,作用也是加强消化功能。每次 2 片,每天 3 次。

(五)抗感染

1.庆大霉素

庆大霉素口服每次 4 万 U,每天 3 次;对于治疗诸如上呼吸道炎症、牙龈炎、鼻炎等慢性炎症,有较快较好的疗效。

2.枸橼酸铋钾

其主要成分是胶体次枸橼酸铋,具有杀灭幽门螺杆菌的作用。每次 240 mg,每天 2 次。服药时间最长不得超过 3 个月,因为久服胶体铋,有引起锥体外系中毒的危险。

3.三联疗法

即胶体枸橼酸铋＋甲硝唑＋四环素或阿莫西林,是当前根治幽门螺杆菌的最佳方案,根治率可达 96％。用法为:枸橼酸铋钾每次 240 mg,每天 2 次;甲硝唑每次 0.4 g,每天 3 次;四环素每次 500 mg,每天 4 次;阿莫西林每次 1.0 g,每天 4 次。此方案连服 14 天为 1 个疗程。

四、健康指导

慢性胃炎由于病程较长,治疗进展缓慢,而且可能反复发作,所以患者常有严重焦虑,而焦虑不安、精神紧张,又是慢性胃炎病情加重的重要因素之一。如此恶性循环,必将严重影响慢性胃炎的治疗。因此,对患者进行心理疏导治疗,往往能收到良好的效果。告诫患者生活要有规律,保持乐观情绪;饮食应少食多餐,戒烟酒,以清淡无刺激性易消化为宜;禁用或慎用阿司匹林等可致溃疡的药物;定期复诊,如上腹疼痛节律发生变化或出现呕血、黑便时应立即就医。

(韩剑童)

第四节 肝 硬 化

肝硬化是长期肝细胞坏死继发广泛纤维化伴结节形成的结果。一种或多种致病因子长期或反复损伤肝实质,致使肝细胞弥漫性变性、坏死和再生,进而引起肝脏结缔组织弥漫性增生和肝细胞再生,最后导致肝小叶结构破坏和重建,肝内血液循环发生障碍。肝功能损害和门静脉高压为本病的主要临床表现,晚期常出现严重的并发症。

肝硬化是世界性疾病,所有种族、不论国籍、年龄或性别均可罹患。男性和中年人易罹患。在我国主要为肝炎后肝硬化。血吸虫病性、单纯乙醇性、心源性、胆汁性肝硬化均少见。

一、病因

引起肝硬化的病因很多,以病毒性肝炎最为常见。同一病例可由一种、两种或两种以上病因同时或先后作用引起,有些病例则原因不明。

(一)病毒性肝炎

病毒性肝炎经慢性活动性肝炎阶段逐步演变为肝硬化,称为肝炎后肝硬化。乙型肝炎和丙型肝炎常见,甲型肝炎一般不发展为肝硬化。由急性或亚急性肝坏死演变的肝硬化称为坏死后肝硬化。

(二)寄生虫感染

感染血吸虫病时,大量血吸虫卵进入肝窦前的门脉小血管内,刺激结缔组织增生引起门静脉高压。肝细胞的坏死和增生一般不明显,没有肝细胞的结节再生。但如伴发慢性乙型肝炎,其结果多为混合结节型肝硬化。

(三)酒精中毒

主要由酒精的中间代谢产物(乙醛)对肝脏的直接损害引起。酗酒引起长期营养失调,使肝脏对某些毒性物质的抵抗力降低,在发病机制上也起一定作用。

（四）胆汁淤积

肝外胆管阻塞或肝内胆汁淤积持续存在时,高浓度的胆酸和胆红素对肝细胞有损害作用,久之可发展为肝硬化。由于肝外胆管阻塞引起的肝硬化称为继发性胆汁性肝硬化。由原因未明的肝内胆汁淤积引起的肝硬化称为原发性胆汁性肝硬化。

（五）循环障碍

慢性充血性心力衰竭、缩窄性心包炎和各种病因引起肝小静脉阻塞综合征等,导致肝脏充血、肝细胞缺氧,引起小叶中央区肝细胞坏死及纤维组织增生,最终发展为肝硬化。

（六）药物和化学毒物

长期服用某些药物如双醋酚汀、辛可芬、异烟肼、甲基多巴和利福平等或反复接触化学毒物如四氯化碳、磷、砷、氯仿等均可损伤肝脏,引起中毒性肝炎,最后演变为肝硬化。

（七）遗传和代谢性疾病

血友病、肝豆状核变性、半乳糖血症、糖原贮积等遗传代谢性疾病,亦可发展为肝硬化,称之代谢性肝硬化。

（八）慢性肠道感染和营养不良

慢性菌痢、溃疡性结肠炎等常引起消化和吸收障碍,发生营养不良,同时肠内的细菌毒素及蛋白质腐败的分解产物等经门静脉到达肝内,引起肝细胞损害,演变为肝硬化。

（九）隐匿性肝硬化

病因难以肯定的称为隐匿性肝硬化,其中很大部分病例可能与隐匿性无黄疸型肝炎有关。

二、临床表现

肝硬化的病程一般比较缓慢,可能隐伏数年至数十年之久。由于肝脏具有很强的代偿功能,因此,早期临床表现常不明显或缺乏特征性。肝硬化的临床分期为肝功能代偿期和肝功能失代偿期。

（一）肝功能代偿期

一般症状较轻,缺乏特征性。常有乏力、食欲减退、消化不良、恶心、厌油、腹胀、中上腹隐痛或不适及腹泻,部分有踝部水肿、鼻出血、齿龈出血等。上述症状多呈间歇性,常因过度疲劳而发病,经适当休息及治疗可缓解。体征一般不明显,肝脏可轻度肿大,无或有轻度压痛,部分患者可有脾脏肿大。肝功能检查结果多在正常范围内或有轻度异常。

（二）肝功能失代偿期

随着疾病的进展,症状逐渐明显,肝脏常逐渐缩小,质变硬。临床表现主要是肝功能减退和门静脉高压。

1.肝功能减退

(1)营养障碍:表现为消瘦、贫血、乏力、水肿、皮肤干燥而松弛、面色灰暗、黝黑、口角炎、毛发稀疏无光泽等。

(2)消化道症状:早期出现的食欲缺乏、腹胀、恶心、腹泻等消化道症状逐渐明显,稍进油腻肉食,即引起腹泻。部分患者还可出现轻度黄疸。

(3)出血倾向:轻者有鼻出血、齿龈出血,重者有胃肠道黏膜弥漫性出血及皮肤紫癜。这与肝脏合成凝血因子减少、脾大及脾功能亢进引起血小板计数减少有关。毛细血管脆性增加是出血倾向的附加因素。

(4)发热:部分患者可有低热,多为病变活动及肝细胞坏死时释出的物质影响体温调节中枢所致。此类发热用抗生素治疗无效,只有肝病好转时才能消失。如持续发热或高热,则提示合并有感染、血栓性门静脉炎、原发性肝癌等。

(5)黄疸:表现为巩膜浅黄、尿色黄。如巩膜甚至全身皮肤黏膜呈深度金黄色,应考虑有肝硬化伴肝内胆汁瘀积的可能。

(6)内分泌功能失调的表现:肝对雌激素灭活作用减退导致脸、颈、肩、手背和上胸处的蜘蛛痣和(或)毛细血管扩张。肝掌表现为大、小鱼际和指尖斑点状发红,加压后褪色。可出现男性乳房发育、睾丸萎缩、性功能减退,女性月经不调、闭经、不孕等。皮肤色素沉着,面色污黑、晦暗,可能由继发性肾上腺皮质功能减退所致,也可能与肝脏不能代谢黑色素有关。继发性醛固酮、抗利尿激素增加导致水、钠潴留,尿量减少,对水肿与腹水的形成亦起重要促进作用。

2.门静脉高压症

在肝硬化发展过程中,肝细胞的坏死、再生结节的形成、结缔组织增生和肝细胞结构的改建,使门静脉小分支闭塞、扭曲,门静脉血流障碍,导致门静脉压力增高。

(1)脾大及脾功能亢进:门静脉压力增高时,脾脏淤血、纤维结缔组织及网状内皮细胞增生,使脾脏肿大(多为正常的2~3倍,部分可平脐或达脐下)。脾大时常伴有脾功能亢进,表现为末梢血中白细胞和血小板计数减少,红细胞计数也可减少。胃底静脉破裂出血时脾缩小,输血、补液后渐增大。关于脾功能亢进的原因,可能由于增生的网状内皮细胞对血细胞的吞噬、破坏作用加强;或由于脾脏产生某些体液因素抑制骨髓造血功能或加速血细胞的破坏。

(2)侧支循环的形成:因门静脉回流受阻,门静脉与腔静脉间的吻合支渐次扩张开放,形成侧支循环。胃冠状静脉与食管静脉丛吻合,形成食管下段和胃底静脉曲张。这些静脉位于黏膜下疏松组织中,常由于腹内压突然增高或消化液反流侵蚀及食物的摩擦而破裂出血。脐旁静脉与脐周腹壁静脉沟通,形成脐周腹壁静脉曲张,有时该处可听到连续的静脉杂音。直肠上静脉与直肠中、下静脉吻合扩张形成内痔。门静脉回流受阻时,侧支循环血流方向见图3-1。

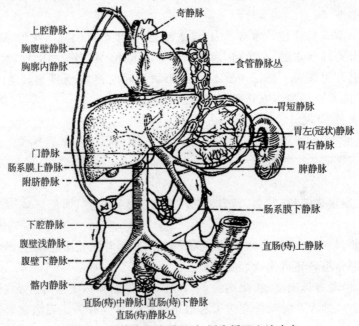

图3-1　门静脉回流受阻时,侧支循环血流方向

(3)腹水:腹水的产生表明肝硬化病情较重。初起时有腹胀感,体检可发现移动性浊音(腹水量>500 mL)。大量腹水可使横膈抬高而致呼吸困难和心悸,腹部膨隆,腹壁皮肤紧张发亮,有移动性浊音和水波感。腹内压力明显增高时,脐可突出而形成脐疝。在腹水出现的同时,常可发生肠胀气。部分腹水患者伴有胸腔积液,其中以右侧多见,两侧者较少。胸腔积液系腹水通过横膈淋巴管进入胸腔所致。腹水为草黄色漏出液。腹水形成的主要因素有:清蛋白合成减少、蛋白质摄入和吸收障碍,当血浆清蛋白<30 g/L时,血浆胶体渗透压降低,促使血浆外渗;门静脉压力增高至2.94~5.88 kPa(正常为0.79~1.18 kPa),腹腔毛细血管的滤过压增高,组织液回吸收减少而漏入腹腔;进入肝静脉血流受阻使肝淋巴液增加与回流障碍,淋巴管内压增高,造成大量淋巴液从肝包膜及肝门淋巴管溢出;肝脏对醛固酮、抗利尿激素灭活作用减退;腹水形成后循环血容量减少,通过肾小球旁器使肾素分泌增加,产生肾素-血管紧张素-醛固酮系统反应,醛固酮分泌增多,导致肾远曲小管水钠潴留作用加强,腹水进一步加重。

(4)食管和胃底曲张静脉破裂出血:是门静脉高压症的主要并发症,死亡率为30%~60%。当门静脉压力超过下腔静脉压力达1.47~1.60 kPa时,曲张静脉就可发生出血。曲张静脉大者比曲张静脉小者更易破裂出血。最常见的表现是呕血。出血可以是大量的,并迅速发生休克;也可自行停止,以后再发。偶尔仅表现为便血或黑便。

3.肝肾综合征

肝肾综合征(功能性肾衰竭)指严重肝病患者出现肾功能不良,并排除其他引起肾功不良的原因。肝肾综合征的发病机制尚未明确。肝肾综合征通常见于严重的肝脏疾病患者。主要表现为少尿、蛋白尿、尿钠低(<10 mmol/L),尿与血浆肌酐比值≥30:1,尿与血浆渗透压比值>1。这些尿的改变与急性肾小管坏死不同。肾功能损害的发展不一,一些患者于数天内肾功能完全丧失,另一些患者血清肌酐随肝脏功能逐渐恶化而缓慢上升达数周之久。

4.肝性脑病

肝性脑病指肝功能衰竭而导致代谢紊乱、中枢神经系统功能失调的综合征。它是晚期肝硬化的最严重表现,也是常见致死原因。临床上以意识障碍和昏迷为主要表现。

肝硬化是肝性脑病的最主要原发病因。常见的诱发因素有上消化道出血,感染,摄入高蛋白饮食、含氮药物、大量利尿或放腹水、大手术、麻醉、安眠药和饮酒等。肝性脑病的发病机制尚未明了。主要有氨和硫醇中毒学说、假性神经介质学说、γ-氨基丁酸能神经传导功能亢进等学说。

临床上按意识障碍、神经系统表现和脑电图改变分为4期(表3-2)。

表 3-2　肝性脑病分期

分 期	精神状况	运动改变
亚临床期	常规检查无变化;完成工作或驾驶能力受损	完成常规精神运动试验或床边实验,如画图或数字连接的能力受损
Ⅰ期(前驱期)	思维紊乱、淡漠、激动、欣快、不安、睡眠紊乱	细震颤、协调动作缓慢,扑翼样震颤
Ⅱ期(昏迷前期)	嗜睡、昏睡、定向障碍、行为失常	扑翼样震颤,发音困难,初级反射出现
Ⅲ期(昏睡期)	思维显著紊乱,言语费解	反射亢进,巴宾斯基征,尿便失禁,肌阵挛,过度换气
Ⅳ期(昏迷期)	昏迷	去大脑体位,短促的眼头反射,疼痛刺激反应早期存在,进展为反应减弱和刺激反应消失

肝性脑病患者呼气中常具有一种类似烂苹果样臭味,这与肝脏不能分解甲硫氨酸中间产物二甲基硫和甲基硫醇有关,肝臭可在昏迷前出现,是一种预后不良的征象。

5.其他

肝硬化患者常因抵抗力降低,并发各种感染,如支气管炎、肺炎、自发性腹膜炎、结核性腹膜炎、尿路感染等。腹膜炎发生的机制可能是细菌通过血液或淋巴液播散入腹腔,并可穿过肠壁而入腹腔。腹水患者易于发生,死亡率高,早期诊断非常重要。自发性腹膜炎起病较急者常为腹痛和腹胀。起病缓者则多为低热或不规则的发热,伴有腹部隐痛、恶心、呕吐及腹泻。体检可发现腹膜刺激征,腹水性质由漏出液转为渗出液。

长期低钠盐饮食,利尿及大量放腹水易发生低钠血症和低钾血症。长期使用高渗葡萄糖溶液与肾上腺糖皮质激素、呕吐及腹泻亦可使钾、氯减少,而产生低钾、低氯血症,并致代谢性碱中毒和肝性脑病。

(三)肝脏体征

肝脏大小不一,早期肝脏肿大,质地中等或中等偏硬,晚期缩小、坚硬、表面呈颗粒状或结节状。一般无压痛,但在肝细胞进行性坏死或并发肝炎或肝周围炎时,则可有触痛与叩击痛。肝边缘锐利提示无炎症活动,边缘圆钝表明有炎症、水肿、脂肪浸润或纤维化。肝硬化时右叶下缘不易触及而左叶增大。

三、检查

(一)血常规

白细胞和血小板计数明显减少。失血、营养障碍、叶酸及维生素 B_{12} 缺乏导致缺铁性或巨幼红细胞性贫血。

(二)肝功能检查

早期蛋白电泳即显示球蛋白增高,而清蛋白到晚期才降低。絮状及浊度试验在肝功能代偿期可正常或轻度异常,而在失代偿期多为异常。失代偿期转氨酶活力可呈轻、中度升高,一般以血清谷丙转氨酶活力升高较显著,肝细胞有严重坏死时,则血清谷草转氨酶活力常高于血清谷丙转氨酶。

静脉注射磺溴酞 5 mg/kg 体重 45 分钟后,正常人血内滞留量应低于 5%,肝硬化时多有不同程度的增加。磺溴酞可有变态反应,检查前应作皮内过敏试验。吲哚靛青绿亦是一种染料,一般静脉注射0.5 mg/kg体重 15 分钟后,正常人血中滞留量<10%,肝硬化尤其是结节性肝硬化患者的潴留值明显增高,在 30% 以上。本试验为诊断肝硬化的最好的方法,比溴磺酞试验更敏感,更安全可靠。

肝功能代偿期,血中胆固醇多正常或偏低;失代偿期,血中胆固醇下降,特别是胆固醇酯部分常低于正常水平。凝血酶原时间测定在代偿期可正常,失代偿期则呈不同程度延长,虽注射维生素 K 亦不能纠正。

(三)影像学检查

B超检查可探查肝、脾大小及有无腹水。可显示脾静脉和门静脉增宽,有助于诊断。食管静脉曲张时,吞钡 X 线检查可见蚯蚓或串珠状充盈缺损,纵行黏膜皱襞增宽。胃底静脉曲张时,可见菊花样充盈缺损。放射性核素肝、脾扫描可见肝摄取减少、分布不规则,脾摄取增加,脾脏增大可明显显影。

（四）纤维食管镜

纤维食管镜检查可见食管钡餐检查阴性的食管静脉曲张。

（五）肝穿刺活组织检查

肝活组织检查常可明确诊断,但此为创伤性检查,仅在临床诊断确有困难时才选用。

（六）腹腔镜检查

可直接观察肝脏表面、色泽、边缘及脾脏等改变,并可在直视下进行有目的穿刺活组织检查,对鉴别肝硬化、慢性肝炎和原发性肝癌以及明确肝硬化的病因很有帮助。

四、基本护理

（一）观察要点

一般症状和体征的观察:观察患者全身情况,有无消瘦、贫血、乏力、面色灰暗黝黑、口角炎、毛发稀疏无光泽等营养障碍表现。观察皮肤黏膜、巩膜有无黄染,尿色有无变化。注意蜘蛛痣、杵状指、色素沉着、肝臭、水肿、男性乳房发育等体征。了解有无肝区疼痛、食欲缺乏、厌油、恶心、呕吐、排便不规则、腹胀等消化道症状。

（二）并发症的观察

1.门静脉高压症

观察腹水、腹胀和其他压迫症状,腹壁静脉曲张、痔出血、贫血以及鼻出血、齿龈出血、瘀点、瘀斑、呕血、黑便。

2.腹水

观察尿量、腹围、体重变化和有无水肿。

3.肝性脑病

注意意识和精神活动,有无嗜睡、昏睡、昏迷、定向障碍、胡言乱语,有无睡眠节律紊乱和扑翼样震颤。

（三）一般护理

1.合理的休息

研究证明卧位与站立时肝脏血流量有明显差异,前者比后者多40％以上。因此合理的休息既可减少体能消耗,又能降低肝脏负荷,增加肝脏血流量,防止肝功能进一步受损和促进肝细胞恢复。肝功能代偿期患者应适当减少活动和工作强度,注意休息,避免劳累。若病情不稳定、肝功能试验异常,则应减少活动,充分休息。有发热、黄疸、腹水等表现的失代偿患者,应以卧床休息为主,并保证充足的睡眠。

2.正确的饮食

饮食营养是改善肝功能的基本措施之一。正确的进食和合理的营养,能促进肝细胞再生,反之则会加重病情,诱发上消化道出血、肝昏迷、腹泻等。肝硬化患者应以高热量、高蛋白、高维生素且易消化的食物为宜。适当限制动物脂肪的摄入。不食增加肝脏解毒负荷的食物和药物。一般要求每天总热量在10.46～12.55 kJ(2.5～3.0 kcal)。蛋白质每天 100～150 g,蛋白食物宜多样化、易消化、含有丰富的必需氨基酸。脂肪每天 40～50 g。要有足量的维生素 B、维生素 C 等。为防便秘,可给含纤维素多的食物。肝功能显著减退的晚期患者或有肝昏迷先兆者给予低蛋白饮食,限制蛋白每天在 30 g 左右。伴有腹水者按病情给予低盐(每天 3～5 g)和无盐饮食。腹水严重时应限制每天的入水量。黄疸患者补充胆盐。禁忌饮酒、咖啡、烟草和高盐食物。避免有刺激性及粗糙坚硬的食物,进食时应细嚼慢咽,以防引起食管或胃底静脉破裂出血。教育患者和家属认识到正确饮食和合理营养的意义,并且理解饮食疗法必须长期持续,要有耐心和毅力,使患者能正确的掌握、家属能予以监督。

（四）心理护理

肝硬化患者病程漫长,久治不愈,尤其进入失代偿期后,患者心身遭受很大痛苦,承受的心理压力大,心理变化也大,因此在常规治疗护理中更应强调心理护理,须做好以下几方面:①保持病房的整洁、安静、舒适,从视、听、嗅、触等方面消除不良刺激,使患者在生活起居感到满意。②对病情稳定者,要主动指导患者和家属掌握治疗性自我护理方法,包括通过多种形式宣教有关医疗知识,消除他们恐惧悲观感,树立信心;帮助分析并发症发生的诱因,增强患者预防能力;对心理状态稳定型患者可客观地介绍病情及检查化验结果,以取得其配合。③对病情反复发作者,要热情帮助其恢复生活自理能力,增加战胜疾病的信心。对忧郁悲观型患者应予极大的同情心,充分理解他们,帮助他们解决困难。对怀疑类型的患者应明确告知诊断无误,客观介绍病情,并使其冷静面对现实。④根据病情需要适当安排娱乐活动。

（五）药物治疗的护理

严重患者特别是老年患者进食少时。可静脉供给能量,以补充机体所需。研究表明,80％～100％的肝硬化患者存在程度不同的蛋白质能量营养不足。因此老年人按每天每千克体重摄入1.0 g蛋白质作为基础要量,附加由疾病相关因素造成的额外丢失。补充蛋白质（氨基酸）时,应提供以必需氨基酸为主的氨基酸溶液。若肝功损害严重,则以含丰富支链氨基酸（45％）的溶液作为氮源为佳。目前冰冻血浆的使用越来越广泛,使用过程中应注意掌握正确的融化方法和输注不良反应的观察。一般融化后不再复冻。

使用利尿剂时,应教会患者正确服用利尿剂物。通常需向患者讲述常用利尿剂的作用及不良反应。指导患者掌握利尿剂观察方法,如体重每天减少 0.5 kg,尿量每天达 2 000～2 500 mL,腹围逐渐缩小。

（韩剑童）

第四章

呼吸科护理

第一节　慢性阻塞性肺疾病

慢性阻塞性肺疾病(chronic obstructive pulmonary disease,COPD)是一组慢性气道阻塞性疾病的统称,是一种具有气流受限,不完全可逆,呈进行性发展的气道堵塞的疾病。COPD是呼吸系统的常见病、多发病,而且患病率和病死率高,据我国的流行病学研究表明40岁以上人群患病率为8.2%。COPD与慢性支气管炎肺气肿密切相关,也包括有慢性支气管阻塞的支气管哮喘及支气管扩张等疾病。

一、护理评估

(一)病因及发病机制

确切的病因不清,可能与下列因素有关。

1.吸烟

吸烟是最危险的因素。国内外的研究均证明吸烟与慢支的发生有密切关系,吸烟者慢性支气管炎的患病率比不吸烟者高2～8倍,吸烟时间愈长,量愈大,COPD患病率愈高。烟草中的多种有害化学成分,可损伤气道上皮细胞使巨噬细胞吞噬功能降低和纤毛运动减退;黏液分泌增加,使气道净化能力减弱;支气管黏膜充血水肿、黏液积聚,而易引起感染。慢性炎症及吸烟刺激黏膜下感受器,引起支气管平滑肌收缩,气流受限。烟草、烟雾还可使氧自由基增多,诱导中性粒细胞释放蛋白酶,抑制抗蛋白酶系统,使肺弹力纤维受到破坏,诱发肺气肿形成。

2.职业性粉尘和化学物质

职业性粉尘及化学物质,如烟雾、变应原、工业废气及室内污染空气等,浓度过大或接触时间过长,均可导致与吸烟无关的COPD。

3.空气污染

大气污染中的有害气体(如二氧化硫、二氧化氮、氯气等)可损伤气道黏膜,并有细胞毒作用,使纤毛清除功能下降,黏液分泌增多,为细菌感染创造条件。

4.感染

感染是 COPD 发生、发展的重要因素之一。长期、反复感染可破坏气道正常的防御功能,损伤细支气管和肺泡。主要病毒为流感病毒、鼻病毒和呼吸道合胞病毒等;细菌感染以肺炎链球菌、流感嗜血杆菌、卡他莫拉菌及葡萄球菌为多见,支原体感染也是重要因素之一。

5.蛋白酶-抗蛋白酶失衡

蛋白酶对组织有损伤和破坏作用;抗蛋白酶对弹性蛋白酶等多种蛋白酶有抑制功能。在正常情况下,弹性蛋白酶与其抑制因子处于平衡状态。其中 α_1-抗胰蛋白酶(α_1-AT)是活性最强的一种。蛋白酶增多和抗蛋白酶不足均可导致组织结构破坏产生肺气肿。

6.其他

机体内在因素如呼吸道防御功能及免疫功能降低、自主神经功能失调、营养、气温的突变等都可能参与 COPD 的发生、发展。

(二)病理生理

COPD 的病理改变主要为慢性支气管炎和肺气肿的病理改变。COPD 对呼吸功能的影响,早期病变仅局限于细小气道,表现为闭合容积增大。病变侵入大气道时,肺通气功能明显障碍;随肺气肿的日益加重,大量肺泡周围的毛细血管受膨胀的肺泡挤压而退化,使毛细血管大量减少,肺泡间的血流量减少,导致通气与血流比例失调,使换气功能障碍。由通气和换气功能障碍引起缺氧和二氧化碳潴留,进而发展为呼吸衰竭。

(三)健康史

询问患者是否存在引起慢支的各种因素如感染、吸烟、大气污染、职业性粉尘和有害气体的长期吸入、过敏等;是否有呼吸道防御功能及免疫功能降低、自主神经功能失调等。

(四)身体状况

1.主要症状

(1)慢性咳嗽:晨间起床时咳嗽明显,白天较轻,睡眠时有阵咳或排痰。随病程发展可终生不愈。

(2)咳痰:一般为白色黏液或浆液性泡沫痰,偶可带血丝,清晨排痰较多。急性发作伴有细菌感染时,痰量增多,可有脓性痰。

(3)气短或呼吸困难:早期仅在体力劳动或上楼等活动时出现,随着病情发展逐渐加重,日常活动甚至休息时也感到气短。气短或呼吸困难是 COPD 的标志性症状。

(4)喘息和胸闷:重度患者或急性加重时出现喘息,甚至静息状态下也感气促。

(5)其他:晚期患者有体重下降,食欲减退等全身症状。

2.护理体检

早期可无异常,随疾病进展慢性支气管炎病例可闻及干啰音或少量湿啰音。有喘息症状者可在小范围内出现轻度哮鸣音。肺气肿早期体征不明显,随疾病进展出现桶状胸,呼吸活动减弱,触觉语颤减弱或消失;叩诊呈过清音,心浊音界缩小或不易叩出,肺下界和肝浊音界下移,听诊心音遥远,两肺呼吸音普遍减弱,呼气延长,并发感染时,可闻及湿啰音。

3.COPD 严重程度分级

根据第一秒用力呼气容积占用力肺活量的百分比(FEV$_1$/FVC%)、第一秒用力呼气容积占预计值百分比(FEV$_1$%预计值)和症状对 COPD 的严重程度做出分级(表 4-1)。

表 4-1　慢性阻塞性肺疾病的严重程度分级

分级	分级标准
0 级:高危	有罹患 COPD 的危险因素 肺功能在正常范围 有慢性咳嗽、咳痰症状
Ⅰ级:轻度	$FEV_1/FVC<70\%$ $FEV_1\geqslant80\%$预计值 有或无慢性咳嗽、咳痰症状
Ⅱ级:中度	$FEV_1/FVC<70\%$ $50\%\leqslant FEV_1<80\%$预计值 有或无慢性咳嗽、咳痰症状
Ⅲ级:重度	$FEV_1/FVC<70\%$ $30\%\leqslant FEV_1<50\%$预计值 有或无慢性咳嗽、咳痰症状
Ⅳ级:极重度	$FEV_1/FVC<70\%$ $FEV_1<30\%$预计值 或 $FEV_1<50\%$预计值,伴慢性呼吸衰竭

4.COPD 病程分期

COPD 按病程可分为急性加重期和稳定期,前者指在短期内咳嗽、咳痰、气短和(或)喘息加重、脓痰量增多,可伴发热等症状;稳定期指咳嗽、咳痰、气短症状稳定或轻微。

5.并发症

COPD 可并发慢性呼吸衰竭、自发性气胸、慢性肺源性心脏病。

(五)实验室及其他检查

1.肺功能检查

肺功能检查是判断气流受限的主要客观指标,对 COPD 诊断、严重程度评价、疾病进展、预后及治疗反应等有重要意义。$FEV_1/FVC\%$是评价气流受限的敏感指标。FEV_1占预计值百分比是评估 COPD 严重程度的良好指标。当 $FEV_1/FVC<70\%$、$FEV_1<80\%$预计值时,可确定为不能完全可逆的气流受限。FEV_1的逐渐减少,大致提示肺部疾病的严重程度和疾病进展的阶段。

肺气肿呼吸功能检查示残气量增加,残气量占肺总量的百分比增大,最大通气量低于预计值的 80%;第一秒时间肺活量常低于 60%;残气量占肺总量的百分比增大,往往超过 40%;对阻塞性肺气肿的诊断有重要意义。

2.胸部 X 线检查

早期胸片可无变化,可逐渐出现肺纹理增粗、紊乱等非特异性改变,肺气肿的典型 X 线表现为胸廓前后径增大,肋间隙增宽,肋骨平行,膈低平。两肺透亮度增加,肺血管纹理减少或有肺大泡征象。X 线检查对 COPD 诊断特异性不高。

3.动脉血气分析

早期无异常,随病情进展可出现低氧血症、高碳酸血症、酸碱平衡失调等,用于判断呼吸衰竭的类型。

4.其他

COPD合并细菌感染时,血白细胞增高,核左移。痰培养可能检出病原菌。

（六）心理-社会评估

COPD由于病程长、反复发作,每况愈下,给患者带来较重的精神和经济负担,表现焦虑、悲观、沮丧等心理反应,甚至对治疗丧失信心。病情一旦发展到影响工作会导致患者心理压力增加,生活方式发生改变,也会影响到工作,甚至因无法工作孤独。

二、主要护理诊断及医护合作性问题

（一）气体交换受损

与气道阻塞、通气不足、呼吸肌疲劳、分泌物过多和肺泡呼吸面积减少有关。

（二）清理呼吸道无效

与分泌物增多而黏稠、气道湿度减低和无效咳嗽有关。

（三）低效性呼吸型态

与气道阻塞、膈肌变平以及能量不足有关。

（四）活动无耐力

与疲劳、呼吸困难、氧供与氧耗失衡有关。

（五）营养失调,低于机体需要量

与食欲降低、摄入减少、腹胀、呼吸困难、痰液增多有关。

（六）焦虑

与健康状况的改变、病情危重、经济状况有关。

三、护理目标

患者痰能咳出,喘息缓解;活动耐力增强;营养得到改善;焦虑减轻。

四、护理措施

（一）一般护理

1.休息和活动

患者采取舒适的体位,晚期患者宜采取身体前倾位,使辅助呼吸肌参与呼吸。发热、咳喘时应卧床休息,视病情安排适当的活动量,活动以不感到疲劳、不加重症状为宜。室内保持合适的温湿度,冬季注意保暖,避免直接吸入冷空气。

2.饮食护理

呼吸功的增加可使热量和蛋白质消耗增多,导致营养不良。应制订出高热量、高蛋白、高维生素的饮食计划。正餐进食量不足时,应安排少量多餐,避免餐前和进餐时过多饮水。餐后避免平卧,有利于消化。为减少呼吸困难,保存能量,患者饭前至少休息30分钟。每天正餐应安排在患者最饥饿、休息最好的时间。指导患者采用缩唇呼吸和腹式呼吸减轻呼吸困难。为促进食欲,提供给患者舒适的就餐环境和喜爱的食物,餐前及咳痰后漱口,保持口腔清洁;腹胀的患者应进软食,细嚼慢咽。避免进食产气的食物,如汽水、啤酒、豆类、马铃薯和胡萝卜等;避免易引起便秘的食物,如油煎食物、干果、坚果等。如果患者通过进食不能吸收足够的营养,可应用管喂饮食或全胃肠外营养。

（二）病情观察

观察咳嗽、咳痰的情况，痰液的颜色、量及性状，咳痰是否顺畅；呼吸困难的程度，能否平卧，与活动的关系，有无进行性加重；患者的营养状况、肺部体征及有无慢性呼吸衰竭、自发性气胸、慢性肺源性心脏病等并发症产生。监测动脉血气分析和水、电解质、酸碱平衡情况。

（三）氧疗的护理

呼吸困难伴低氧血症者，遵医嘱给予氧疗。一般采用鼻导管持续低流量吸氧，氧流量 $1\sim2$ L/min。对 COPD 慢性呼吸衰竭者提倡进行长期家庭氧疗（LTOT）。LTOT 为持续低流量吸氧它能改变疾病的自然病程，改善生活质量。LTOT 是指一昼夜吸入低浓度氧 15 小时以上，并持续较长时间，使 $PaO_2\geqslant8.0$ kPa（60 mmHg），或 SaO_2 升至 90％的一种氧疗方法。LTOT 指征：①$PaO_2\leqslant55$ mmHg 或 $SaO_2\leqslant88$％，有或没有高碳酸血症；②PaO_2 7.3~8.0 kPa（55~60 mmHg）或 $SaO_2<88$％，并有肺动脉高压、心力衰竭所致的水肿或红细胞增多症（血细胞比容＞0.55）。LTOT 对血流动力学、运动耐力、肺生理和精神状态均会产生有益的影响，从而提高 COPD 患者的生活质量和生存率。

COPD 患者因长期 CO_2 潴留，主要靠缺氧刺激呼吸中枢，如果吸入高浓度的氧，反而会导致呼吸频率和幅度降低，引起 CO_2 潴留。而持续低流量吸氧维持 $PaO_2\geqslant8.0$ kPa（60 mmHg），既能改善组织缺氧，也可防止因缺氧状态解除而抑制呼吸中枢。护理人员应密切注意患者吸氧后的变化，如观察患者的意识状态、呼吸的频率及幅度、有无窒息或呼吸停止和动脉血气复查结果。氧疗有效指标：患者呼吸困难减轻、呼吸频率减慢、发绀减轻、心率减慢、活动耐力增加。

（四）用药护理

1.稳定期治疗用药

（1）支气管舒张药：短期应用以缓解症状，长期规律应用预防和减轻症状。常选用 $β_2$ 肾上腺素受体激动剂、抗胆碱药、氨茶碱或其缓（控）释片。

（2）祛痰药：对痰不易咳出者可选用盐酸氨溴索或羧甲司坦。

2.急性加重期的治疗用药

使用支气管舒张药及对低氧血症者进行吸氧外，应根据病原菌类型及药物敏感情况合理选用抗生素治疗。如给予 β 内酰胺类/β 内酰胺酶抑制剂；第二代头孢菌素、大环内酯类或喹诺酮类。如出现持续气道阻塞，可使用糖皮质激素。

3.其他治疗用药

遵医嘱应用抗生素，支气管舒张药，祛痰药物，注意观察疗效及不良反应。

（五）呼吸功能锻炼

COPD 患者需要增加呼吸频率来代偿呼吸困难，这种代偿多数是依赖于辅助呼吸肌参与呼吸，即胸式呼吸，而非腹式呼吸。然而胸式呼吸的有效性要低于腹式呼吸，患者容易疲劳。因此，护理人员应指导患者进行缩唇呼气、腹式呼吸、膈肌起搏（体外膈神经电刺激）、吸气阻力器等呼吸锻炼，以加强胸、膈呼吸肌肌力和耐力，改善呼吸功能。

1.缩唇呼吸

缩唇呼吸的技巧是通过缩唇形成的微弱阻力来延长呼气时间，增加气道压力，延缓气道塌陷。患者闭嘴经鼻吸气，然后通过缩唇（吹口哨样）缓慢呼气，同时收缩腹部（图 4-1）。吸气与呼气时间比为 1：2 或 1：3。缩唇大小程度与呼气流量，以能使距口唇 15~20 cm 处，与口唇等高点水平的蜡烛火焰随气流倾斜又不至于熄灭为宜。

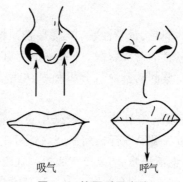

吸气   呼气

图 4-1　缩唇呼吸方法

2.膈式或腹式呼吸

患者可取立位、平卧位或半卧位,两手分别放于前胸部和上腹部。用鼻缓慢吸气时,膈肌最大程度下降,腹肌松弛,腹部凸出,手感到腹部向上抬起。呼气时用口呼出,腹肌收缩,膈肌松弛,膈肌随腹腔内压增加而上抬,推动肺部气体排出,手感到腹部下降(图 4-2)。

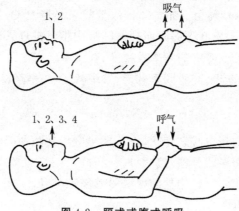

1、2   吸气

1、2、3、4   呼气

图 4-2　膈式或腹式呼吸

另外,可以在腹部放置小枕头、杂志或书锻炼腹式呼吸。如果吸气时,物体上升,证明是腹式呼吸。缩唇呼吸和腹式呼吸每天训练 3~4 次,每次重复 8~10 次。腹式呼吸需要增加能量消耗,因此指导患者只能在疾病恢复期如出院前进行训练。

（六）心理护理

COPD 患者因长期患病,社会活动减少、经济收入降低等方面发生的变化,容易形成焦虑和压抑的心理状态,失去自信,躲避生活。也可由于经济原因,患者可能无法按医嘱常规使用某些药物,只能在病情加重时应用。医护人员应详细了解患者及其家庭对疾病的态度,关心体贴患者,了解患者心理、性格、生活方式等方面发生的变化,与患者和家属共同制订和实施康复计划,定期进行呼吸肌功能锻炼、合理用药等,减轻症状,增强患者战胜疾病的信心;对表现焦虑的患者,教会患者缓解焦虑的方法,如听轻音乐、下棋、做游戏等娱乐活动,以分散注意力,减轻焦虑。

（七）健康指导

1.疾病知识指导

使患者了解 COPD 的相关知识,识别和消除使疾病恶化的因素,戒烟是预防 COPD 的重要且简单易行的措施,应劝导患者戒烟;避免粉尘和刺激性气体的吸入;避免和呼吸道感染患者接触,在呼吸道传染病流行期间,尽量避免去人群密集的公共场所。指导患者要根据气候变化,及时增减衣物,避免受凉感冒。学会识别感染或病情加重的早期症状,尽早就医。

2.康复锻炼

使患者理解康复锻炼的意义,充分发挥患者进行康复的主观能动性,制订个体化的锻炼计划,选择空气新鲜、安静的环境,进行步行、慢跑、气功等体育锻炼。在潮湿、大风、严寒气候时,避免室外活动。教会患者和家属依据呼吸困难与活动之间的关系,判断呼吸困难的严重程度,以便合理的安排工作和生活。

3.家庭氧疗

对实施家庭氧疗的患者,护理人员应指导患者和家属做到以下几点。

(1)了解氧疗的目的、必要性及注意事项;注意安全,供氧装置周围严禁烟火,防止氧气燃烧爆炸;吸氧鼻导管需每天更换,以防堵塞,防止感染;氧疗装置定期更换、清洁、消毒。

(2)告诉患者和家属宜采取低流量(氧流量 1～2 L/min 或氧浓度 25%～29%)吸氧,且每天吸氧的时间不宜少于 10～15 小时,因夜间睡眠时,部分患者低氧血症更为明显,故夜间吸氧不宜间断;监测氧流量,防止随意调高氧流量。

4.心理指导

引导患者适应慢性病并以积极的心态对待疾病,培养生活乐趣,如听音乐、养花种草等爱好,以分散注意力,减少孤独感,缓解焦虑、紧张的精神状态。

五、护理评价

氧分压和二氧化碳分压维持在正常范围内;能坚持药物治疗;能演示缩唇呼吸和腹式呼吸技术;呼吸困难发作时能采取正确体位,使用节能法;清除过多痰液,保持呼吸道通畅;使用控制咳嗽方法;增加体液摄入;减少症状恶化;根据身高和年龄维持正常体重;减少急诊就诊和入院的次数。

(张 莲)

第二节 肺血栓栓塞症

一、病因与发病机制

肺血栓栓塞症(PTE)的血栓由来源于上、下腔静脉径路或右心腔,其中大部分来源于下肢深静脉。近年来,由于颈内和锁骨下静脉留置导管及静脉内化疗的增加,使来源于上腔静脉径路的血栓较以前有所增多。

(一)危险因素

(1)任何可以导致静脉血液淤滞、静脉系统内皮损伤和血液高凝状态的因素都可使 DVT 和 PTE 发生的危险性增加。原发性危险因素由遗传变异引起;继发性危险因素是指后天获得的易发生 DVT 和 PTE 的多种病理和病理生理改变。

(2)年龄可作为独立的危险因素,随着年龄的增长,DVT 和 PTE 的发病率逐渐增加。

(二)发病机制

外周静脉血栓形成后,如果血栓脱落,即可随静脉血流移行至肺动脉内,形成 PTE。急性肺栓塞发生后,血栓机械性堵塞肺动脉及由此引发的神经、体液因素的作用,可导致呼吸和循环功能的改变,如出现低氧血症、代偿性过度通气(低碳酸血症)或相对性低肺泡通气等。

二、临床表现

(一)症状

1.呼吸困难

不明原因的呼吸困难和气促,活动后明显,为 PTE 最常见的症状。

2.其他表现

胸痛、突发的一过性晕厥、咳嗽、咯血,也可有心悸、腹痛、烦躁不安、惊恐甚至濒死感。

(二)体征

患者可有发热以及呼吸系统和循环系统相关体征。

(三)深静脉血栓形成的表现

若存在 DVT,则主要表现为患肢肿胀、周径增粗、疼痛或压痛、皮肤色素沉着,行走后患肢易疲劳或肿胀加重,但约半数以上的下肢 DVT 患者无自觉症状和明显体征。

(四)临床分型

可按发病缓急分为急性肺血栓栓塞症和慢性肺血栓栓塞症,急性肺血栓栓塞症主要表现为循环系统功能衰竭,慢性肺血栓栓塞症主要表现为肺动脉高压相关临床表现。

三、辅助检查

(一)实验室检查

若血浆 D-二聚体低于 $500~\mu g/L$,对 PTE 有重要的鉴别诊断价值。动脉血气分析表现为低氧血症、低碳酸血症。

(二)影像学检查

首选多排 CT 肺血管造影,造影剂过敏者可选用放射性核素肺通气/灌注扫描、磁共振成像(MRI)。X 线胸片、超声心动图、下肢血管超声等检查也有辅助作用。不明原因的 PTE 患者,应进行隐源性肿瘤筛查。

四、治疗要点

急症给予对症处理、呼吸循环支持治疗,如无禁忌证给予抗凝治疗,大面积 PTE 病例给予溶栓治疗。常用抗凝药物为肝素和华法林;常用的溶栓药物有尿激酶(UK)、链激酶(SK)、重组组织型纤溶酶原激活剂(rt-PA)等。还可使用肺动脉血栓摘除术、肺动脉导管碎解和抽吸血栓、放置腔静脉滤器等。

五、护理措施

(一)一般护理

(1)肺血栓栓塞症急性期应绝对卧床休息,一般卧床时间应在充分抗凝的前提下卧床 2～

3 周;无明显症状且生活能自理者也应卧床。

(2)床上活动时避免突然坐起,并注意不要过度屈曲下肢。

(3)严禁挤压、按摩患肢,防止血栓脱落,造成再次栓塞。

(二)饮食护理

低脂、清淡易消化饮食,保持大便通畅,预防便秘。

(三)用药护理

常用药物包括溶栓药物、抗凝药物、对症治疗药物等。

1.溶栓药物应用护理

(1)密切观察出血征象,如皮肤青紫、穿刺部位出血、血尿、腹部或背部疼痛、严重头痛及意识改变等。

(2)严密监测血压变化,当血压过高时及时通知医师进行适当处理。

(3)建立静脉通路时,避免反复穿刺血管,静脉穿刺部位压迫止血时需加压并延长按压时间。

(4)遵医嘱观察出凝血时间变化。

2.抗凝药物应用护理

(1)使用肝素或低分子肝素前应定时监测基础活化部分凝血酶时间(APTT)、凝血酶原时间(PT)及血常规,使用普通肝素时,应密切观察出血及肝素诱导的血小板减少症(HIT),监测血小板计数。

(2)应用华法林时,定期监测国际标准化比率(INR),以调整剂量。主要不良反应是出血,发生出血时可用维生素 K 拮抗。在应用华法林治疗的前几周还可能引起血管性紫癜,导致皮肤坏死,应密切观察。

3.其他

使用镇静、止痛、止咳等相应的对症治疗措施,注意观察疗效和不良反应。

(四)并发症护理

1.休克

患者心排血量减少可能出现低血压甚至休克,严密监测生命体征,特别是血压变化,遵医嘱给予静脉输液和使用升压药,记录 24 小时出入量。

2.右心功能不全

监测患者有无明显气促、食欲缺乏、心悸、腹胀等右心功能不全的症状,积极治疗原发病,控制感染,改善缺氧状况,限制水钠摄入,并执行肺源性心脏病护理常规。

3.再栓塞

急性期绝对卧床休息,避免下肢过度屈曲,保持大便通畅,避免用力排便,以防下肢血管内压力突然升高,使血栓再次脱落形成新的危及生命的栓塞;恢复期下肢可进行适当的活动或关节的被动活动。观察局部皮肤的颜色变化,测量和比较双侧下肢周径,以差值 >1 cm 为有临床意义。检查是否存在 Homan 征阳性(轻轻按压膝关节并屈膝,踝关节急速背曲时出现腘窝部、腓肠肌疼痛),及时发现下肢深静脉血栓形成的征象。大、小腿周径的测量点分别为髌骨上缘以上 15 cm 处和髌骨下缘以下 10 cm 处。

(五)病情观察

(1)监测患者的生命体征,特别是呼吸、血氧饱和度、动脉血气、心率等情况,根据缺氧程度选择适当给氧方式,严重呼吸困难者给予机械通气。

（2）观察患者意识状态，有无烦躁不安、嗜睡、定向力障碍等，观察呼吸困难、胸痛等临床症状的改善情况。

（3）观察患者有无右心功能不全的表现，如颈静脉怒张、下肢水肿等。

（4）监测患者的心电变化，警惕各类心律失常的出现。

（六）健康指导

1.疾病预防指导

（1）对存在发生深静脉血栓危险因素的人群，指导其避免增加血液淤滞的行为，如长时间保持坐位特别是坐时跷二郎腿、穿束膝长筒袜、长时间站立不活动等。

（2）对于卧床患者鼓励其床上肢体活动，不能自主活动的患者需进行被动关节活动，病情允许时需协助早期下地活动或走路。不能活动的患者将腿抬高至心脏以上水平，可促进下肢静脉血液回流。

（3）卧床患者可利用机械作用如穿加压弹力抗栓袜等促进下肢静脉血液回流。

（4）指导患者适当增加液体摄入，防止血液浓缩。由于高脂血症、糖尿病等疾病可导致血液高凝状态，指导患者积极治疗原发病。

（5）对于血栓形成高危患者遵医嘱服用抗凝剂防止血栓形成。

2.病情监测指导

向患者介绍 DVT 和 PTE 的表现。对于长时间卧床患者若出现一侧肢体疼痛、肿胀，应注意 DVT 发生的可能；在存在相关发病因素的情况下突然出现胸痛、呼吸困难、咯血痰等表现时，应注意 PTE 的可能性，需及时就诊。

（张　莲）

第三节　肺　脓　肿

肺脓肿是由多种病原菌引起的肺部化脓性感染，早期为肺组织的化脓性炎症，继而坏死、液化，由肉芽组织包绕形成脓肿。其临床特征为高热、咳嗽和大量脓臭痰。多发于壮年男性及年老体弱有基础疾病者。

一、病因及病理

肺脓肿的发生和发展，常有 3 个因素：即细菌感染，支气管阻塞和全身抵抗力下降。临床常见的病因有两大类：血源感染和气管感染。血源感染主要由败血症及脓毒血症引起，病变广泛常为多发，主要采用药物治疗；气管感染主要来自呼吸道或上消化道带有细菌的分泌物，在睡眠、昏迷、酒醉、麻醉或癫痫发作、脑血管意外之后，被吸入气管和肺内，造成小支气管阻塞，在人体抵抗力减低的情况下，就会诱发肺脓肿。

支气管阻塞远侧端的肺段发生肺不张及炎变，继而引起肺段血管栓塞产生肺组织坏死及液化，周围的胸膜肺组织发生炎性反应，终于形成一个有一定范围的脓肿。脓肿形成后，经过急性和亚急性阶段，如支气管引流不通畅，感染控制不彻底，则逐步转入慢性阶段。在感染的反复发作，交错衍变的过程中，受累肺及支气管既有破坏，又有组织修复；既有肺组织的病变，又有支气管胸膜的病变;既有急性炎症,又有慢性炎症。主要表现为肺组织内的一个脓腔,周围有肺间质炎症及不同程度的纤维化,相关的支气管产生不同程度的梗阻和扩张。

慢性肺脓肿有以下 3 个特征:①脓肿部位开始时多居有关肺段或肺叶的表浅部。②脓腔总是与一个或一个以上的小支气管相通。③脓肿向外蔓延扩展,到晚期则不受肺段、肺叶界限的限制,而可跨段、跨叶,形成相互沟通的多房腔的破坏性病灶。慢性肺脓肿由于胸膜粘连,粘连中形成侧支循环,血流方向是自血压较高的胸壁体循环流向血压较低的肺循环。临床在其体表部可听到收缩期加重的连续性血管杂音。凡有此杂音者术中出血量较大,应有充分补血和止血技术方面的准备。慢性肺脓肿患者经久咳嗽、咯血、脓痰,全身有中毒症状,营养状况不良,呼吸功能受损,有贫血、消瘦、水肿、杵状指等。

二、临床表现

(1)发病急骤,畏寒、高热,体温达 39~40 ℃,伴有咳嗽,咳黏液痰或黏液脓性痰。

(2)炎症累及胸膜可出现患侧胸痛,病变范围大时,可有气促。常伴有精神不振、全身乏力和食欲减退。

(3)痰的性质:①感染不能及时控制,可于发病的 10~14 天,突然咳出大量脓臭痰及坏死组织,每天量可达 300~500 mL。②典型的痰液呈黄绿色、脓性,有时带血,留置分层。咳出大量脓痰后,体温开始下降,全身症状开始好转。③厌氧菌感染时,痰带腥臭味。

(4)体征:病变大而表浅者,可闻及支气管呼吸音;病变累及胸膜,有胸膜摩擦音或胸腔积液。慢性肺脓肿,常伴有杵状(趾)指、贫血和消瘦。

三、诊断

除分析病史、症状及体格检查外,必须进行 X 线检查。胸部平片可见肺部空洞性病灶,壁厚、常有气液面,周围有浸润及条索状阴影,伴胸膜增厚,支气管造影对有无合并支气管扩张及病变切除的范围都有很大帮助。对有进食呛咳者应行碘油或钡餐食管造影检查,明确有无食管气管瘘;若需与肺癌鉴别时需做支气管镜取活组织检查。

四、治疗

肺脓肿病期在 3 个月以内者,应采用全身及药物治疗,包括抗生素全身应用及体位引流,局部滴药、喷雾及气管镜吸痰等。经上述治疗无效则考虑外科手术治疗。急性肺脓肿的感染细菌包括厌氧菌,一般均对青霉素敏感,肺脓肿的致病厌氧菌中,仅脆弱类杆菌对青霉素不敏感,而对林可霉素、克林霉素和甲硝唑敏感。青霉素可根据病情,一般 120 万~240 万 U/d,病情严重者可用到 1 000 万 U/d 静脉滴注,以提高坏死组织中的药物浓度。体温一般在治疗 3~10 天内降至正常,然后可改为肌内注射。如青霉素疗效不佳,改用林可霉素 1.8~3 g/d 静脉滴注,或克林霉素 0.6~1.8 g,或甲硝唑 0.4 g,每天 3 次口服或静脉滴注。当疗效不佳时,要注意根据细菌培养的药物敏感试验结果选用抗菌药物。痰液引流是提高疗效的措施,身体状况较好者可采取体位引流排痰,使脓肿处于最高位置。经有效的抗菌药物治疗,大多数患者可痊愈。少数患者疗效不佳,需考虑手术治疗,其手术适应证为肺脓肿病程超过 3 个月,内科治疗不能减少脓腔,并有反复感染、大咯血经内科治疗无效,伴有支气管胸膜瘘或脓胸经抽吸冲洗脓液疗效不佳者。

五、护理诊断

（一）体温过高

与肺组织炎症性坏死有关。

（二）清理呼吸道无效

与脓痰积聚有关。

（三）营养失调：低于机体需要量

与肺部感染导致机体消耗增加有关。

（四）气体交换受损

与气道内痰液积聚、肺部感染有关。

六、护理措施

（1）保持室内空气流通、阳光充足。进食高热量、高蛋白、高维生素等营养丰富的食物。

（2）指导有效咳嗽：肺脓肿的患者咳痰量大，协助患者经常活动和变换体位，以利痰液排出。鼓励患者增加液体摄入量，以促进体内的水化作用，使脓痰稀释而易于咳出。

（3）观察痰液变化：①准确记录 24 小时痰液排出量，静置后是否分层。②发现血痰时，应及时报告医师；若痰中血量较多，应严密观察病情变化，防止大咯血或窒息的突然发生，准备好急救用物，嘱患者头偏向一侧，最好取患侧卧位，必要时可行体位引流。

（4）口腔护理：肺脓肿患者因高热时间较长、咳大量脓臭痰，利于细菌繁殖；大量抗生素的应用，易诱发真菌感染。因此要在晨起、饭后、体位引流后、临睡前协助患者漱口及刷牙，保持口腔清洁、湿润。

七、健康教育

（1）指导患者及家属熟悉肺脓肿发生、发展、治疗和有效预防的知识。积极治疗肺炎、肺外化脓性病变，不挤压痈、疖，防止血源性肺脓肿的发生。

（2）教会患者做深呼吸、体位引流、有效的咳嗽，嘱患者多饮水以稀释痰液，利于痰的排出，保持呼吸道的通畅。

（3）保持口腔清洁，晨起、饭后、体位引流后、晚睡前要漱口、刷牙，防止污染分泌物误吸入下呼吸道。彻底治疗口腔、上呼吸道慢性感染病灶，如龋齿、化脓性扁桃体炎、鼻窦炎、牙周溢脓等，以防止病灶分泌物吸入肺内，诱发感染。

（4）保持室内适宜的温度与湿度，注意保暖，避免受凉。养成规律的生活，增加营养物质的摄入，戒烟、酒。

（5）肺脓肿患者的抗生素治疗需时较长，向患者讲解抗生素等药物的用药疗程、方法、不良反应，了解其重要性，遵从治疗计划。发现异常及时就诊。

（张　莲）

第四节 支气管扩张症

支气管扩张症是由于急、慢性呼吸道感染和支气管阻塞后，反复发生支气管炎症，致使支气管壁结构破坏，引起的支气管异常和持久性扩张。主要症状为慢性咳嗽，咳大量脓性痰和(或)反复咯血。

一、病因与发病机制

(一)支气管-肺组织感染和支气管阻塞

(1)支气管-肺组织感染包括细菌、真菌、分枝杆菌、病毒感染等。

(2)支气管阻塞包括外源性压迫、肿瘤、异物、黏液阻塞等，可导致肺不张。两者相互影响，促使支气管扩张的发生和发展。

继发于肺结核的多见于上肺叶；继发于支气管肺组织感染病变的支气管扩张常见于下肺，尤以左下肺多见。

(二)先天性发育障碍和遗传因素

原发性免疫缺陷病或继发性免疫缺陷病、先天性疾病(α_1-抗胰蛋白酶缺乏、纤毛缺陷、囊性纤维化)、先天性结构缺损(黄甲综合征、软骨缺陷)、移植术后等会损伤宿主气道清除机制和防御功能，使其清除分泌物的能力下降，易发生感染和炎症。

(三)支气管外部的牵拉作用

肺组织的慢性感染或结核病灶愈合后的纤维组织牵拉，也可导致支气管扩张。

二、临床表现

(一)症状

持续或反复的咳嗽、咳痰或咳脓痰(痰量估计：轻度，少于 10 mL/d；中度，10～150 mL/d；重度，多于 150 mL/d)，反复咯血，如有反复肺部感染，可出现发热、乏力、食欲缺乏等慢性感染中毒症状。感染时痰液静置后分层：上层为泡沫，下悬脓性成分，中层为混浊黏液，下层为坏死组织沉淀物。如患者仅以反复咯血为唯一症状则为干性支气管扩张。

(二)体征

早期或干性支气管扩张肺部体征可无异常，病变重或继发感染时，在下胸部、背部可闻及固定而持久的局限性粗湿啰音，有时可闻及哮鸣音，部分患者伴有杵状指(趾)。出现肺气肿、肺源性心脏病等并发症时有相应体征。

三、辅助检查

(一)实验室检查

痰液检查显示含有丰富的中性粒细胞、多种微生物，痰涂片及细菌培养结果可指导抗生素治疗。

（二）影像学检查

胸部 X 线检查示囊状支气管扩张的气道表现为显著的囊腔，纵切面可显示"双轨征"，横切面显示"环形阴影"，并可见气道壁增厚。胸部 CT 检查横断显示扩张的支气管。

（三）其他检查

纤维支气管镜检查有助于发现患者的出血、扩张或阻塞部位。肺功能检查可以证实有弥漫性支气管扩张或相关的阻塞性肺病导致的气流受限。

四、治疗要点

支气管扩张症的治疗原则是保持呼吸道通畅，控制感染，改善气流受限，处理咯血，积极治疗基础疾病，必要时手术治疗。

五、护理措施

（一）一般护理

（1）保持口腔清洁，指导患者咳嗽后、进食前后漱口。备好痰杯，记录痰量。咯血患者根据出血情况，备好负压吸引装置。

（2）卧位与休息：患者取舒适体位或坐位，指导有效咳嗽、咳痰。咯血患者取侧卧位或半卧位，头偏向一侧。

（二）饮食护理

给予高热量、高蛋白质、富含维生素饮食，避免冰冷食物诱发咳嗽，少食多餐，保证充足的饮水量，每天 1 500 mL 以上。咯血患者宜进食温凉软食，避免食用过硬食物。

（三）保持呼吸道通畅

评估患者状态行体位引流，即利用重力作用促进呼吸道分泌物流入气道，排出体外。

（1）引流前做好准备及患者的宣教，监测生命体征，听诊肺部明显病变部位，引流前 15 分钟遵医嘱给予支气管舒张剂。备好排痰用纸巾或可弃去的一次性容器。

（2）引流体位：根据患者耐受情况，原则上抬高病灶部位的体位，使引流支气管开口向下。有利于潴留的分泌物随重力作用流入支气管和气管排出。

（3）引流时间：结合患者的状况，每天 1～3 次，每次 15～20 分钟，一般在饭前或清晨。

（4）引流时观察患者有无出汗、脉搏细弱、头晕、疲劳、面色苍白等症状，如患者出现心率超过 120 次/分、心律失常、高血压、低血压、眩晕或发绀，立刻停止并通知医师。

（5）引流过程中，指导患者做腹式呼吸，辅以胸部叩击或震荡。

（6）引流结束后协助患者取舒适卧位，漱口，观察痰液性质、颜色、量，做好记录。给予清水或漱口剂漱口，保持口腔清洁减少呼吸道感染的机会。

（四）用药护理

遵医嘱使用支气管舒张剂、祛痰剂、抗生素等，观察用药物后的反应。雾化吸入后协助叩背排痰、排痰机排痰。支气管扩张剂可改善气流受限并帮助清除分泌物，对伴有气道高反应及可逆性气流受限的患者常有明显疗效。化痰药物以及振动、拍背及体位引流等胸部物理治疗均有助于清除气道分泌物。为改善分泌物清除，应强调体位引流和雾化吸入乙酰半胱氨酸，后者可降低痰液黏稠度，使痰液液化，易于咳出。

（五）病情观察

监测生命体征，观察咳嗽，痰液的量、颜色、气味和黏稠度，与体位的关系，痰液静置后是否有分层现象，记录 24 小时痰液排出量。观察咯血的颜色、性质、量。注意患者是否有发热、乏力、贫血等全身症状，病情严重时患者可有发绀、气促等表现。对大咯血及意识不清的患者，观察有无窒息征象。

（六）健康指导

（1）指导患者学会有效咳嗽，胸部叩击、雾化吸入、体位引流的方法，保持引流通畅。戒烟，避免烟雾和灰尘刺激。

（2）预防感冒，合理饮食，增强机体抵抗力，建立良好生活习惯，劳逸结合，必要时可给予预防接种。一旦发现症状加重，及时就医。

（3）学会感染、咯血等症状的监测，记录每天痰量，观察痰液的颜色、咳痰的难易程度，早期发现感染征兆，如痰量增加，脓性成分增多，应及时就诊。

（4）有低氧的患者，指导其正确进行家庭氧疗。

（张　莲）

第五节　慢性支气管炎

慢性支气管炎是由于感染或非感染因素引起气管、支气管黏膜及其周围组织的慢性非特异性炎症。临床以咳嗽、咳痰或伴有喘息反复发作为特征，每年持续 3 个月以上，且连续 2 年以上。

一、病因和发病机制

慢性支气管炎的病因极为复杂，迄今尚有许多因素还不够明确，往往是多种因素长期相互作用的综合结果。

（一）感染

病毒、支原体和细菌感染是本病急性发作的主要原因。病毒感染以流感病毒、鼻病毒、腺病毒和呼吸道合胞病毒常见；细菌感染以肺炎链球菌、流感嗜血杆菌和卡他莫拉菌及葡萄球菌常见。

（二）大气污染

化学气体如氯气、二氧化氮、二氧化硫等刺激性烟雾，空气中的粉尘等均可刺激支气管黏膜，使呼吸道清除功能受损，为细菌入侵创造条件。

（三）吸烟

吸烟为本病发病的主要因素。吸烟时间的长短与吸烟量决定发病率的高低，吸烟者的患病率较不吸烟者高 2～8 倍。

（四）过敏因素

喘息型支气管患者，多有过敏史。患者痰中嗜酸性粒细胞和组胺的含量及血中 IgE 明显高于正常。此类患者实际上应属慢性支气管炎合并哮喘。

（五）其他因素

气候变化,特别是寒冷空气对慢性支气管炎的病情加重有密切关系。自主神经功能失调,副交感神经功能亢进,老年人肾上腺皮质功能减退,慢性支气管炎的发病率增加。维生素 C 缺乏,维生素 A 缺乏,易患慢性支气管炎。

二、临床表现

（一）症状

患者常在寒冷季节发病,出现咳嗽、咳痰,尤以晨起显著,白天多于夜间。病毒感染痰液为白色黏液泡沫状,继发细菌感染,痰液转为黄色或黄绿色黏液脓性,偶可带血。慢性支气管炎反复发作后,支气管黏膜的迷走神经感受器反应性增高,副交感神经功能亢进,可出现过敏现象而发生喘息。

（二）体征

早期多无体征。急性发作期可有肺底部闻及干、湿性啰音。喘息型支气管炎在咳嗽或深吸气后可闻及哮鸣音,发作时,有广泛哮鸣音。

（三）并发症

（1）阻塞性肺气肿:为慢性支气管炎最常见的并发症。

（2）支气管肺炎:慢性支气管炎蔓延至支气管周围肺组织中,患者表现寒战、发热、咳嗽加剧、痰量增多且呈脓性;白细胞总数及中性粒细胞增多;X 线胸片显示双下肺野有斑点状或小片阴影。

（3）支气管扩张症。

三、诊断

（一）辅助检查

1.血常规

白细胞总数及中性粒细胞数可升高。

2.胸部 X 线

单纯型慢性支气管炎,X 线片检查阴性或仅见双下肺纹理增多、增粗、模糊,呈条索状或网状。继发感染时为支气管周围炎症改变,表现为不规则斑点状阴影,重叠于肺纹理之上。

3.肺功能检查

早期病变多在小气道,常规肺功能检查多无异常。

（二）诊断要点

凡咳嗽、咳痰或伴有喘息,每年发作持续 3 个月,连续 2 年或 2 年以上者,并排除其他心、肺疾病（如肺结核、肺尘埃沉着病、支气管哮喘、支气管扩张症、肺癌、肺脓肿、心脏病、心功能不全等）、慢性鼻咽疾病后,即可诊断。如每年发病不足 3 个月,但有明确的客观检查依据（如胸部 X 线片、肺功能等）亦可诊断。

（三）鉴别诊断

1.支气管扩张

多于儿童或青年期发病,常继发于麻疹、肺炎或百日咳后,并有咳嗽、咳痰反复发作的病史,合并感染时痰量增多,并呈脓性或伴有发热,病程中常反复咯血。在肺下部周围可闻及不易消散的湿性啰音。晚期重症患者可出现杵状指(趾)。胸部 X 线上可见双肺下野纹理粗乱或呈卷发状。薄层高分辨 CT(HRCT)检查有助于确诊。

2.肺结核

活动性肺结核患者多有午后低热、消瘦、乏力、盗汗等中毒症状。咳嗽痰量不多,常有咯血。老年肺结核的中毒症状多不明显,常被慢性支气管炎的症状所掩盖而误诊。胸部 X 线上可发现结核病灶,部分患者痰结核菌检查可获阳性。

3.支气管哮喘

支气管哮喘常为特质性患者或有过敏性疾病家族史,多于幼年发病。一般无慢性咳嗽、咳痰史。哮喘多突然发作,且有季节性,血和痰中嗜酸性粒细胞常增多,治疗后可迅速缓解。发作时双肺布满哮鸣音,呼气延长,缓解后可消失,且无症状,但气道反应性仍增高。慢性支气管炎合并哮喘的患者,病史中咳嗽、咳痰多发生在喘息之前,迁延不愈较长时间后伴有喘息,且咳嗽、咳痰的症状多较喘息更为突出,平喘药物疗效不如哮喘等可资鉴别。

4.肺癌

肺癌多发生于 40 岁以上男性,并有多年吸烟史的患者,刺激性咳嗽常伴痰中带血和胸痛。X 线胸片检查肺部常有块影或反复发作的阻塞性肺炎。痰脱落细胞及支气管镜等检查,可明确诊断。

5.慢性肺间质纤维化

慢性咳嗽,咳少量黏液性非脓性痰,进行性呼吸困难,双肺底可闻及爆裂音(Velcro 啰音),严重者发绀并有杵状指。X 线胸片见中下肺野及肺周边部纹理增多紊乱呈网状结构,其间见弥漫性细小斑点阴影。肺功能检查呈限制性通气功能障碍,弥散功能减低,PaO_2 下降。肺活检是确诊的手段。

四、治疗

(一)急性发作期及慢性迁延期的治疗

以控制感染、祛痰、镇咳为主,同时解痉平喘。

1.抗感染药物

及时、有效、足量,感染控制后及时停用,以免产生细菌耐药或二重感染。一般患者可按常见致病菌用药。可选用青霉素 G 80 万 U 肌内注射;复方磺胺甲噁唑(SMZ),每次 2 片,2 次/天;阿莫西林 2～4 g/d,3～4 次口服;氨苄西林 2～4 g/d,分 4 次口服;头孢氨苄 2～4 g/d 或头孢拉定 1～2 g/d,分 4 次口服;头孢呋辛 2 g/d 或头孢克洛 0.5～1 g/d,分 2～3 次口服。亦可选择新一代大环内酯类抗生素,如罗红霉素,0.3 g/d,2 次口服。抗菌治疗疗程一般 7～10 天,反复感染病例可适当延长。严重感染时,可选用氨苄西林、环丙沙星、氧氟沙星、阿米卡星、奈替米星或头孢菌素类联合静脉滴注给药。

2.祛痰镇咳药

刺激性干咳者不宜单用镇咳药物,否则痰液不易咳出。可给盐酸溴环己胺醇 30 mg 或羧甲基半胱氨酸 500 mg,3 次/天口服。乙酰半胱氨酸(富露施)及氯化铵甘草合剂均有一定的疗效。α-糜蛋白酶雾化吸入亦有消炎祛痰的作用。

3.解痉平喘

解痉平喘主要为解除支气管痉挛,利于痰液排出。常用药物为氨茶碱 0.1～0.2 g,8 次/小时口服;丙卡特罗50 mg,2 次/天;特布他林 2.5 mg,2～3 次/天。慢性支气管炎有可逆性气道阻塞者应常规应用支气管舒张剂,如异丙托溴铵(异丙阿托品)气雾剂、特布他林等吸入治疗。阵发性咳嗽常伴不同程度的支气管痉挛,应用支气管扩张药后可改善症状,并有利于痰液的排出。

(二)缓解期的治疗

应以增强体质,提高机体抗病能力和预防发作为主。

(三)中药治疗

采取扶正固本原则,按肺、脾、肾的虚实辨证施治。

五、护理措施

(一)常规护理

1.环境

保持室内空气新鲜,流通,安静,舒适,温湿度适宜。

2.休息

急性发作期应卧床休息,取半卧位。

3.给氧

持续低流量吸氧。

4.饮食

给予高热量、高蛋白、高维生素易消化饮食。

(二)专科护理

(1)解除气道阻塞,改善肺泡通气。及时清除痰液,神志清醒患者应鼓励咳嗽,痰稠不易咯出时,给予雾化吸入或雾化泵药物喷入,减少局部淤血水肿,以利痰液排出。危重体弱患者,定时更换体位,叩击背部,使痰易于咯出,餐前应给予胸部叩击或胸壁震荡。方法:患者取侧卧位,护士两手手指并拢,手背隆起,指关节微屈,自肺底由下向上,由外向内叩拍胸壁,震动气管,边拍边鼓励患者咳嗽,以促进痰液的排出,每侧肺叶叩击 3～5 分钟。对神志不清者,可进行机械吸痰,需注意无菌操作,抽吸压力要适当,动作轻柔,每次抽吸时间不超过 15 秒,以免加重缺氧。

(2)合理用氧减轻呼吸困难。根据缺氧和二氧化碳潴留的程度不同,合理用氧,一般给予低流量、低浓度、持续吸氧,如病情需要提高氧浓度,应辅以呼吸兴奋剂刺激通气或使用呼吸机改善通气,吸氧后如呼吸困难缓解、呼吸频率减慢、节律正常、血压上升、心率减慢、心律正常、发绀减轻、皮肤转暖、神志转清、尿量增加等,表示氧疗有效。若呼吸过缓,意识障碍加深,需考虑二氧化碳潴留加重,必要时采取增加通气量措施。

(张　莲)

第六节　急性呼吸道感染

急性呼吸道感染通常包括急性上呼吸道感染和急性气管-支气管炎。急性上呼吸道感染是鼻腔、咽或喉部急性炎症的总称。常见病原体为病毒,仅有少数由细菌引起。本病全年皆可发病,但冬春季节多发,具有一定的传染性,有时引起严重的并发症,应积极防治。急性气管-支气管炎是指感染、物理、化学、过敏等因素引起的气管-支气管黏膜的急性炎症。可由急性上呼吸道感染蔓延而来。多见于寒冷季节或气候多变时。或气候突变时多发。

一、护理评估

(一)病因及发病机制

1.急性上呼吸道感染

急性上呼吸道感染有70%～80%由病毒引起。其中主要包括流感病毒、副流感病毒、呼吸道合胞病毒、腺病毒、鼻病毒等。由于感染病毒类型较多,又无交叉免疫,人体产生的免疫力较弱且短暂,同时在健康人群中有病毒携带者,故一个人可有多次发病。细菌感染占20%～30%,可直接或继病毒感染之后发生,以溶血性链球菌最为多见,其次为流感嗜血杆菌、肺炎球菌和葡萄球菌等。偶见革兰阴性杆菌。当全身或呼吸道局部防御功能降低时,尤其是年老体弱或有慢性呼吸道疾病者更易患病,原先存在于上呼吸道或外界侵入的病毒和细菌迅速繁殖,引起本病。通过含有病毒的飞沫或被污染的用具传播,引起发病。

2.急性气管-支气管炎

(1)感染:由病毒、细菌直接感染,或急性上呼吸道病毒(如腺病毒、流感病毒)、细菌(如流感嗜血杆菌、肺炎链球菌)感染迁延而来,也可在病毒感染后继发细菌感染。亦可为衣原体和支原体感染。

(2)物理、化学性因素:过冷空气、粉尘、刺激性气体或烟雾的吸入使气管-支气管黏膜受到急性刺激和损伤,引起本病。

(3)变态反应:花粉、有机粉尘、真菌孢子等的吸入以及对细菌蛋白质过敏等,均可引起气管-支气管的变态反应。寄生虫(如钩虫、蛔虫的幼虫)移行至肺,也可致病。

(二)健康史

有无受凉、淋雨、过度疲劳等使机体抵抗力降低等情况,应注意询问本次起病情况,既往健康情况,有无呼吸道慢性疾病史等。

(三)身体状况

1.急性上呼吸道感染

急性上呼吸道感染主要症状和体征个体差异大,根据病因不同可有不同类型,各型症状、体征之间无明显界定,也可互相转化。

(1)普通感冒:又称急性鼻炎或上呼吸道卡他,以鼻咽部卡他症状为主要表现,俗称"伤风"。成人多为鼻病毒所致,起病较急,初期有咽干、咽痒或咽痛,同时或数小时后有打喷嚏、鼻塞、流清水样鼻涕,2～3天后分泌物变稠,伴咽鼓管炎可引起听力减退,伴流泪、味觉迟钝、声嘶、少量咳嗽、低热不适、轻度畏寒和头痛。检查可见鼻腔黏膜充血、水肿、有分泌物,咽部轻度充血。如无并发症,一般经5～7天痊愈。

流行性感冒(简称流感)则由流感病毒引起,起病急,鼻咽部症状较轻,但全身症状较重,伴高热、全身酸痛和眼结膜炎症状。而且常有较大或大范围的流行。

流行性感冒应及早应用抗流感病毒药物:起病1～2天内应用抗流感病毒药物治疗,才能取得最佳疗效。目前抗流感病毒药物包括离子通道 M_2 阻滞剂和神经氨酸酶抑制剂两类。①离子通道 M_2 阻滞剂:包括金刚烷胺和金刚乙胺,主要对甲型流感病毒有效。金刚烷胺类药物是治疗甲型流感的首选药物,有效率达 70%～90%。金刚烷胺的不良反应有神经质、焦虑、注意力不集中和轻微头痛等中枢神经系统不良反应,一般在用药后几小时出现,金刚乙胺的毒副反应较小。胃肠道反应主要为恶心和呕吐,停药后可迅速消失。肾功能不全的患者需要调整金刚烷胺的剂量,对于老年人或肾功能不全者需要密切监测不良反应。②神经氨酸酶抑制剂:奥司他韦(商品名达菲),作用机制是通过干扰病毒神经氨酸酶保守的唾液酸结合位点,从而抑制病毒的复制,对A(包括 H5N1)和 B 不同亚型流感病毒均有效。奥司他韦成人每次口服75 mg,每天 2 次,连服5 天,但须在症状出现 2 天内开始用药。奥司他韦不良反应少,一般为恶心、呕吐等消化道症状,也有腹痛、头痛、头晕、失眠、咳嗽、乏力等不良反应的报道。

(2)病毒性咽炎和喉炎:临床特征为咽部发痒、不适和灼热感、声嘶、讲话困难、咳嗽、咳嗽时咽喉疼痛,无痰或痰呈黏液性,有发热和乏力,伴有咽下疼痛时,常提示有链球菌感染,体检发现咽部明显充血和水肿、局部淋巴结肿大且触痛,提示流感病毒和腺病毒感染,腺病毒咽炎可伴有眼结膜炎。

(3)疱疹性咽峡炎:主要由柯萨奇病毒 A 引起,夏季好发。有明显咽痛、常伴有发热,病程约1 周。体检可见咽充血,软腭、腭垂、咽和扁桃体表面有灰白色疱疹及浅表溃疡,周围有红晕。多见儿童,偶见于成人。

(4)咽结膜热:常为柯萨奇病毒、腺病毒等引起。夏季好发,游泳传播为主,儿童多见。表现为发热、咽痛、畏光、流泪、咽及结膜明显充血。病程 4～6 日。

(5)细菌性咽-扁桃体炎多由溶血性链球菌感染所致,其次为流感嗜血杆菌、肺炎链球菌、葡萄球菌等引起。起病急,咽痛明显、伴畏寒、发热,体温超过 39 ℃。检查可见咽部明显充血,扁桃体充血肿大,其表面有黄色点状渗出物,颌下淋巴结肿大伴压痛,肺部无异常体征。

本病如不及时治疗可并发急性鼻窦炎、中耳炎、急性气管-支气管炎。部分患者可继发病毒性心肌炎、肾炎、风湿热等。

2.急性气管-支气管炎

急性气管-支气管炎起病较急,常先有急性上呼吸道感染的症状,继之出现干咳或少量黏液性痰,随后可转为黏液脓性或脓性痰液,痰量增多,咳嗽加剧,偶可痰中带血。全身症状一般较轻,可有发热,38 ℃左右,多于 3～5 天后消退。咳嗽、咳痰为最常见的症状,常为阵发性咳嗽,咳嗽、咳痰可延续 2～3 周才消失,如迁延不愈,则可演变为慢性支气管炎。呼吸音常正常或增粗,两肺可听到散在干、湿性啰音。

(四)实验室及其他检查

1.血常规

病毒感染者白细胞正常或偏低,淋巴细胞比例升高;细菌感染者白细胞计数和中性粒细胞增高,可有核左移现象。

2.病原学检查

可做病毒分离和病毒抗原的血清学检查,确定病毒类型,以区别病毒和细菌感染。细菌培养及药物敏感试验,可判断细菌类型,并可指导临床用药。

3.X 线检查

胸部 X 线多无异常改变。

二、主要护理诊断及医护合作性问题

（一）舒适的改变

鼻塞、流涕、咽痛、头痛与病毒和（或）细菌感染有关。

（二）潜在并发症

鼻窦炎、中耳炎、心肌炎、肾炎、风湿性关节炎。

三、护理目标

患者躯体不适缓解，日常生活不受影响；体温恢复正常；呼吸道通畅；睡眠改善；无并发症发生或并发症被及时控制。

四、护理措施

（一）一般护理

注意隔离患者，减少探视，避免交叉感染。患者咳嗽或打喷嚏时应避免对着他人。患者使用的餐具、痰盂等用具应按规定消毒，或用一次性器具，回收后焚烧弃去。多饮水，补充足够的热量，给予清淡易消化、高热量、丰富维生素、富含营养的食物。避免刺激性食物，戒烟、酒。患者以休息为主，特别是在发热期间。部分患者往往因剧烈咳嗽而影响正常的睡眠，可给患者提供容易入睡的休息环境，保持病室适宜温度、湿度和空气流通。保证周围环境安静，关闭门窗。指导患者运用促进睡眠的方式，如睡前泡脚、听音乐等。必要时可遵医嘱给予镇咳、祛痰或镇静药物。

（二）病情观察

关注疾病流行情况、鼻咽部发生的症状、体征及血常规和 X 线胸片改变。注意并发症，如耳痛、耳鸣、听力减退、外耳道流脓等提示中耳炎；如头痛剧烈、发热、伴脓涕、鼻窦有压痛等提示鼻窦炎；如在恢复期出现胸闷、心悸、眼睑水肿、腰酸和关节痛等提示心肌炎、肾炎或风湿性关节炎，应及时就诊。

（三）对症护理

1.高热护理

体温超过 37.5 ℃，应每 4 小时测体温 1 次，观察体温过高的早期症状和体征，体温突然升高或骤降时，应随时测量和记录，并及时报告医师。体温＞39 ℃时，要采取物理降温。降温效果不好可遵照医嘱选用适当的解热剂进行降温。患者出汗后应及时处理，保持皮肤的清洁和干燥，并注意保暖。鼓励多饮水。

2.保持呼吸道通畅

清除气管、支气管内分泌物，减少痰液在气管、支气管内的聚积。指导患者采取舒适的体位进行有效咳嗽。观察咳痰情况，如痰液较多且黏稠，可嘱患者多饮水，或遵照医嘱给予雾化吸入治疗，以湿润气道、利于痰液排出。

（四）用药护理

1.对症治疗

选用抗感冒复合剂或中成药减轻发热、头痛，减少鼻、咽充血和分泌物，如对乙酰氨基酚（扑热息痛）、银翘解毒片等。干咳者可选用右美沙芬、喷托维林（咳必清）等；咳嗽有痰可选用复方氯化铵合剂、溴己新（必嗽平），或雾化祛痰。咽痛者可含服喉片或草珊瑚片等。气喘者可用平喘

药,如特布他林、氨茶碱等。

2.抗病毒药物

早期应用抗病毒药有一定疗效,可选用利巴韦林、奥司他韦、金刚烷胺、吗啉胍和抗病毒中成药等。

3.抗菌药物

如有细菌感染,最好根据药物敏感试验选择有效抗菌药物治疗,常可选用大环内酯类、青霉素类、氟喹诺酮类及头孢菌素类。

根据医嘱选用药物,告知患者药物的作用、可能发生的不良反应和服药的注意事项,如按时服药;应用抗生素者,注意观察有无迟发变态反应发生;对于应用解热镇痛药者注意避免大量出汗引起虚脱等。发现异常及时就诊等。

(五)心理护理

急性呼吸道感染预后良好,多数患者于1周内康复,仅少数患者可因咳嗽迁延不愈而发展为慢性支气管炎,患者一般无明显心理负担。但如果咳嗽较剧烈,加之伴有发热,可能会影响患者的休息、睡眠,进而影响工作和学习,个别患者产生急于缓解咳嗽等症状的焦虑情绪。护理人员应与患者进行耐心、细致的沟通,通过对病情的客观评价,解除患者的心理顾虑,建立治疗疾病的信心。

(六)健康指导

1.疾病知识指导

帮助患者和家属掌握急性呼吸道感染的诱发因素及本病的相关知识,避免受凉、过度疲劳,注意保暖;外出时可戴口罩,避免寒冷空气对气管、支气管的刺激。积极预防和治疗上呼吸道感染,症状改变或加重时应及时就诊。

2.生活指导

平时应加强耐寒锻炼,增强体质,提高机体免疫力。有规律生活,避免过度劳累。室内空气保持新鲜、阳光充足。少去人群密集的公共场所。戒烟、酒。

五、护理评价

患者舒适度改善;睡眠质量提高;未发生并发症或发生后被及时控制。

（韩剑童）

第五章

妇产科护理

第一节 自然流产

妊娠不足 28 周、胎儿体重不足 1 000 g 而终止者,称为流产。妊娠 12 周前终止者,称为早期流产,妊娠 12 周至不足 28 周终止者,称为晚期流产。流产分为自然流产和人工流产。自然流产占妊娠总数的 10%～15%,其中早期流产占 80% 以上。

一、病因

自然流产病因包括胚胎因素、母体因素、免疫功能异常和环境因素。

(一)胚胎因素

染色体异常是早期流产最常见的原因。半数以上与胚胎染色体异常有关。染色体异常包括数目异常和结构异常。除遗传因素外,感染、药物等因素也可引起胚胎染色体异常。若发生流产,多为空孕囊或已退化的胚胎。少数至妊娠足月可能娩出畸形儿,或有代谢及功能缺陷。

(二)母体因素

1.全身性疾病

孕妇患全身性疾病(如严重感染、高热等疾病)刺激子宫强烈收缩导致流产;引发胎儿缺氧(如严重贫血或心力衰竭)、胎儿死亡(如细菌毒素和某些病毒如巨细胞病毒、单纯疱疹病毒经胎盘进入胎儿血循环)或胎盘梗死(如孕妇患慢性肾炎或高血压)均可导致流产。

2.生殖器官异常

子宫畸形(如子宫发育不良、双子宫、子宫纵隔等),子宫肿瘤(如黏膜下肌瘤等),均可影响胚胎着床发育而导致流产。宫颈重度裂伤、宫颈内口松弛引发胎膜早破而发生晚期自然流产。

3.内分泌异常

黄体功能不足、甲状腺功能减退、严重糖尿病血糖未能控制等,均可导致流产。

4.强烈应激与不良习惯

妊娠期无论严重的躯体(如手术、直接撞击腹部、性交过频)或心理(过度紧张、焦虑、恐惧、忧伤等精神创伤)的不良刺激均可导致流产。孕妇过量吸烟、酗酒,过量饮咖啡、二醋吗啡(海洛因)等毒品,均有导致流产的报道。

5.免疫功能异常

胚胎及胎儿属于同种异体移植物。母体对胚胎及胎儿的免疫耐受是胎儿在母体内得以生存的基础。若孕妇于妊娠期间对胎儿免疫耐受降低可致流产。

6.环境因素

过多接触放射线和砷、铅、甲醛、苯、氯丁二烯、氧化乙烯等化学物质,都有可能引起流产。

二、病理

孕 8 周前的早期流产,胚胎多先死亡。随后发生底蜕膜出血并与胚胎绒毛分离、出血,已分离的胚胎组织作为异物有可引起子宫收缩,妊娠物多能完全排出。因这时胎盘绒毛发育不成熟,与子宫蜕膜联系尚不牢固,胚胎绒毛易与底蜕膜分离,出血不多。早期流产时胚胎发育异常,一类是全胚发育异常,即生长结构障碍,包括无胚胎、结节状胚、圆柱状胚和发育阻滞胚;另一类是特殊发育缺陷,以神经管畸形、肢体发育缺陷等最常见。孕 8～12 周时胎盘绒毛发育茂盛,与底蜕膜联系较牢固,流产的妊娠物往往不易完整排出,部分妊娠物滞留在宫腔内,影响子宫收缩,导致出血量较多。孕 12 周以后的晚期流产,胎盘已完全形成,流产时先出现腹痛,然后排出胎儿、胎盘。胎儿在宫腔内死亡过久,被血块包围,形成血样胎块而引起出血不止。也可因血红蛋白长久被吸收而形成肉样胎块,或胎儿钙化后形成石胎。其他尚可见压缩胎儿、纸样胎儿、浸软胎儿、脐带异常等病理表现。

三、临床表现

主要为停经后阴道流血和腹痛。

(一)孕 12 周前的早期流产

开始时绒毛与蜕膜剥离,血窦开放,出现阴道流血,剥离的胚胎和血液刺激子宫收缩,排出胚胎或胎儿,产生阵发性下腹部疼痛。胚胎或胎儿及其附属物完全排出后,子宫收缩,血窦闭合,出血停止。

(二)孕 12 周后的晚期流产

晚期流产的临床过程与早产和足月产相似,胎儿娩出后胎盘娩出,出血不多。

由此可见,早期流产的临床全过程表现为先出现阴道流血,而后出现腹痛。晚期流产的临床全过程表现为先出现腹痛(阵发性子宫收缩),而后出现阴道流血。

四、临床类型

按自然流产发展的不同阶段,分为以下临床类型。

(一)先兆流产

先兆流产是指妊娠 28 周前先出现少量阴道流血,常为暗红色或血性白带,无妊娠物排出,随后出现阵发性下腹痛或腰背痛。妇科检查宫颈口未开,胎膜未破,子宫大小与停经周数相符。经休息及治疗后症状消失,可继续妊娠;若阴道流血量增多或下腹痛加剧,可发展为难免流产。

(二)难免流产

难免流产是指流产不可避免。在先兆流产基础上,阴道流血量增多,阵发性下腹痛加剧,或出现阴道流液(胎膜破裂)。产科检查宫颈口已扩张,有时可见胚胎组织或胎囊堵塞于宫颈口内,子宫大小与停经周数基本相符或略小。

(三)不全流产

不全流产是指难免流产继续发展,部分妊娠物排出宫腔,且部分残留于宫腔内或嵌顿于宫颈口处,或胎儿排出后胎盘滞留宫腔或嵌顿于宫颈口,影响子宫收缩,导致大量出血,甚至发生休克。产科检查见宫颈口已扩张,宫颈口有妊娠物堵塞及持续性血液流出,子宫小于停经周数。

(四)完全流产

完全流产是指妊娠物已全部排出,阴道流血逐渐停止,腹痛逐渐消失。产科检查宫颈口已关闭,子宫接近正常大小。

自然流产的临床过程简示如下。

$$先兆流产\begin{cases}继续妊娠\\难免流产\begin{cases}不全流产\\完全流产\end{cases}\end{cases}$$

(五)其他特殊情况

流产有以下 3 种特殊情况。

1.稽留流产

又称过期流产。指胚胎或胎儿已死亡滞留宫腔内未能及时自然排出者。典型表现为早孕反应消失,有先兆流产症状或无任何症状,子宫不再增大反而缩小。若已到中期妊娠,孕妇腹部不见增大,胎动消失。产科检查宫颈口未开,子宫较停经周数小,质地不软,未闻及胎心。

2.复发性流产

复发性流产是指连续自然流产 3 次及 3 次以上者。每次流产多发生于同一妊娠月份,其临床经过与一般流产相同。早期流产常见原因为胚胎染色体异常、免疫功能异常、黄体功能不足、甲状腺功能减退症等。晚期流产常见原因为子宫畸形或发育不良、宫颈内口松弛、子宫肌瘤等。宫颈内口松弛常发生于妊娠中期,胎儿长大,羊水增多,宫腔内压力增加,羊膜囊经宫颈内口突出,宫颈管逐渐缩短、扩张。患者常无自觉症状,一旦胎膜破裂,胎儿迅即娩出。

3.流产合并感染

在流产过程中,若阴道流血时间长,有组织残留于宫腔内或非法堕胎。有可能引起宫腔感染,常为厌氧菌及需氧菌混合感染,严重感染可扩展至盆腔、腹腔甚至全身,并发盆腔炎、腹膜炎、败血症及感染性休克。

五、处理

确诊流产后,应根据自然流产的不同类型进行相应处理。

(一)先兆流产

卧床休息,禁性生活,必要时给予对胎儿危害小的镇静剂。黄体功能不足者可肌内注射黄体酮注射液 10～20 mg,每天或隔天一次,也可口服维生素 E 保胎治疗;甲状腺功能减退者可口服小剂量甲状腺片。经治疗 2 周,若阴道流血停止,B 型超声检查提示胚胎存活,可继续妊娠。若临床症状加重。B 型超声检查发现胚胎发育不良(β-HCG 持续不升或下降),表明流产不可避免,应终止妊娠。此外,应重视心理治疗,使其情绪安定,增强信心。

（二）难免流产

一旦确诊,应尽早使胚胎及胎盘组织完全排出。早期流产应及时行刮宫术,对妊娠物应仔细检查,并送病理检查。晚期流产时,子宫较大,出血较多,可用缩宫素 10～20 U 加于 5% 葡萄糖注射液 500 mL 中静脉滴注,促进子宫收缩。当胎儿及胎盘排出后检查是否完全,必要时刮宫以清除宫腔内残留的妊娠物,并给予抗生素预防感染。

（三）不全流产

一经确诊,应尽快行刮宫术或钳刮术,清除宫腔内残留组织。阴道大量出血伴休克者,应同时输血输液,并给予抗生素预防感染。

（四）完全流产

流产症状消失,B 型超声检查证实宫腔内无残留物,若无感染征象,不需特殊处理。

（五）稽留流产

处理较困难,胎盘组织机化,与子宫壁紧密粘连,致使刮宫困难。稽留时间过长可能发生凝血功能障碍,导致弥散性血管内凝血（DIC）,造成严重出血。处理前应检查血常规、出凝血时间、血小板计数、血纤维蛋白原、凝血酶原时间、凝血块收缩试验及血浆鱼精蛋白副凝试验（3P 试验）等,并做好输血准备。子宫<12 孕周者,可行刮宫术,术中肌内注射缩宫素,手术应特别小心,避免子宫穿孔,一次不能刮净,于 5～7 天后再次刮宫。子宫>12 孕周者,应静脉滴注缩宫素,促使胎儿、胎盘排出。若出现凝血功能障碍。应尽早使用肝素、纤维蛋白原及输新鲜血、新鲜冷冻血浆等,待凝血功能好转后,再行刮宫。

（六）复发性流产

染色体异常夫妇应于孕前进行遗传咨询。确定是否可以妊娠;女方通过产科检查、子宫输卵管造影及宫腔镜检查明确子宫有无畸形与病变,有无宫颈内口松弛等。宫颈内口松弛者应在妊娠前行宫颈内口修补术,或于孕 14～18 周行宫颈内口环扎术,术后定期随诊,提前住院,待分娩发动前拆除缝线。若环扎术后有流产征象,治疗失败,应及时拆除缝线,以免造成宫颈撕裂。当原因不明的习惯性流产妇女出现妊娠征兆时,应及时补充维生素 E、肌内注射黄体酮注射液 10～20 mg,每天 1 次,或肌内注射绒毛膜促性腺激素（HCG）3 000 U,隔天 1 次,用药至孕 12 周时即可停药。应安定患者情绪并嘱卧床休息、禁性生活。有学者对不明原因的复发流产患者行主动免疫治疗,将丈夫的淋巴细胞在女方前臂内侧或臀部作多点皮内注射,妊娠前注射 2～4 次,妊娠早期加强免疫 1～3 次,妊娠成功率达 86% 以上。

（七）流产合并感染

治疗原则为在控制感染的同时尽快清除宫内残留物。若阴道流血不多,先选用广谱抗生素 2～3 天,待感染控制后再行刮宫。若阴道流血量多,静脉滴注抗生素及输血的同时,先用卵网钳将宫腔内残留大块组织夹出,使出血减少,切不可用刮匙全面搔刮宫腔,以免造成感染扩散。术后应继续用广谱抗生素,待感染控制后再行彻底刮宫。若已合并感染性休克者,应积极进行抗休克治疗,病情稳定后再行彻底刮宫。若感染严重或有盆腔脓肿形成,应行手术引流,必要时切除子宫。

六、护理

（一）护理评估

1.病史

停经、阴道流血和腹痛是流产孕妇的主要症状。应详细询问患者停经史、早孕反应情绪;阴道流血的持续时间与阴道流血量;有无腹痛,腹痛的部位、性质及程度。此外,还应了解阴道有无水样排液,排液的色、量和有无臭味,以及有无妊娠产物排出等。对于既往病史,应全面了解孕妇在妊娠期间有无全身性疾病、生殖器官疾病、内分泌功能失调及有无接触有害物质等,以识别发生流产的诱因。

2.身心诊断

流产孕妇可因出血过多而出现休克,或因出血时间过长、宫腔内有残留组织而发生感染。因此,护士应全面评估孕妇的各项生命体征。判断流产类型,尤其须注意与贫血及感染相关的临床表现(表5-1)。

表5-1　各型流产的临床表现

类型	病史			妇科检查	
	出血量	下腹痛	组织排出	宫颈口	子宫大小
先兆流产	少	无或轻	无	闭	与妊娠周数相符
难免流产	中至多	加剧	无	扩张	相符或略小
不全流产	少至多	减轻	部分排出	扩张或有物堵塞或闭	小于妊娠周数
完全流产	少至无	无	全部排出	闭	正常或略大

流产孕妇的心理状况以焦虑和恐惧为特征。孕妇面对阴道流血往往会不知所措,甚至有过度严重化情绪,同时对胎儿健康的担忧也会直接影响孕妇的情绪反应,孕妇可能会表现伤心、郁闷、烦躁不安等。

3.诊断检查

(1)产科检查:在消毒条件下进行妇科检查,进一步了解宫颈口是否扩张、羊膜是否破裂、行无妊娠产物堵塞于宫颈口内;子宫大小与停经周数是否相符、有无压痛等,并应检查双侧附件有无肿块、增厚及压痛等。

(2)实验室检查:多采用放射免疫方法对HCG、胎盘生乳素(HPL)、雌激素和孕激素等进行定量测定,如测定的结果低于正常值,提示有流产可能。

(3)B型超声显像:超声显像可显示有无胎囊、胎动、胎心等,从而可诊断并鉴别流产及其类型,指导正确处理。

(二)可能的护理诊断

1.有感染的危险

与阴道出血时间过长、宫腔内有残留组织等因素有关。

2.焦虑

与担心胎儿健康等因素有关。

(三)预期目标

(1)出院时护理对象无感染征象。

(2)先兆流产孕妇能积极配合保胎措施,继续妊娠。

(四)护理措施

对于不同类型的流产孕妇,处理原则不同,其护理措施亦有差异。护理在全面评估孕妇身心状况的基础上,综合病史及诊断检查,明确基本处理原则,认真执行医嘱,积极配合医师为流产孕妇进行诊断,并为之提供相应的护理措施。

1.先兆流产孕妇的护理

先兆流产孕妇需卧床休息,禁止性生活,禁用肥皂水灌肠,以减少各种刺激。护士除了为其提供生活护理外,通常遵医嘱给孕妇适量镇静剂、孕激素等。随时评估孕妇的病情变化,如是否腹痛加重、阴道流血量增多等。此外,由于孕妇的情绪状态也会影响其保胎效果,因此护士还应注意观察孕妇的情绪反应,加强心理护理,从而稳定孕妇情绪,增强保胎信心。护士须向孕妇及家属讲明以上保胎措施的必要性,以取得孕妇及家属的理解和配合。

2.妊娠不能再继续者的护理

护士应积极采取措施,及时采取终止妊娠的措施,协助医师完成手术过程,使妊娠产物完全排出,同时开放静脉,做好输液、输血准备。并严密检测孕妇的体温、血压及脉搏。观察其面色、腹痛、阴道流血及与休克有关的征象。有凝血功能障碍者应予以纠正,然后再行引产或手术。

3.预防感染

护士应检测患者的体温、血象及阴道流血,以及分泌物的性质、颜色、气味等,并严格执行无菌操作规程,加强会阴部的护理。指导孕妇使用消毒会阴垫,保持会阴部清洁,维持良好的卫生习惯。当护士发现感染征象后应及时报告医师,并按医嘱进行抗感染处理。此外,护士还应嘱患者流产后 1 个月返院复查,确定无禁忌证后,方可开始性生活。

4.协助患者顺利渡过悲伤期

患者由于失去婴儿,往往会出现伤心、悲哀等情绪反应。护士应给予同情和理解,帮助患者及家属接受现实,顺利渡过悲伤期。此外,护士还应与孕妇及家属共同讨论此次流产的原因,并向他们讲解有关流产的相关知识,帮助他们为再次妊娠做好准备。有习惯性流产史的孕妇在下一次妊娠确诊后卧床休息,加强营养,禁止性生活。补充维生素 B、维生素 E、维生素 C 等,治疗期必须超过以往发生流产的妊娠月份。病因明确者,应积极接受对因治疗。黄体功能不足者。按医嘱正确使用黄体酮治疗,以预防流产;子宫畸形者须在妊娠前先进行矫正手术。宫颈内口松弛者应在未妊娠前做宫颈内口松弛修补术。如已妊娠,则可在妊娠 14～16 周时行子宫内口缝扎术。

(五)护理评价

(1)护理对象体温正常,血红蛋白及白细胞数正常,无出血、感染征象。

(2)先兆流产孕妇配合保胎治疗,继续妊娠。

(凌　艳)

第二节　羊水栓塞

羊水栓塞(amniotic fluid embolism,AFE)是指在分娩过程中,羊水突然进入母体血循环而引起的急性肺栓塞、休克和弥散性血管内凝血(DIC)、肾衰竭和猝死的严重分娩并发症。其起病急、病情凶险,是造成孕产妇死亡的重要原因之一,发生于足月分娩者病死率高达 70%～80%。也可发生在妊娠早、中期的流产,但病情较轻。病死率较低。

一、病因

羊水栓塞是由污染羊水中的有形物质(胎儿毳毛、角化上皮、胎脂、胎粪)进入母体血循环引起。通常有以下几个原因。

(1)羊膜腔内压力增高(子宫收缩过强),胎膜与宫颈壁分离或宫颈口扩张引起宫颈黏膜损伤时,静脉血窦开放,羊水进入母体血循环。

(2)宫颈裂伤、子宫破裂、前置胎盘、胎盘早剥或剖宫产术中羊水通过病理性开放的子宫血窦进入母体血循环。

(3)羊膜腔穿刺或钳刮术时子宫壁损伤处静脉窦也可以成为羊水进入母体通道。

二、病理生理

近年来研究认为,羊水栓塞主要是变态反应。羊水进入母体循环后,通过阻塞肺小血管,引起变态反应而导致凝血机制异常,使机体发生一系列的病理生理变化。

（一）肺动脉高压

羊水内的有形物质如胎儿毳毛、胎脂、胎粪、角化上皮细胞等直接形成栓子。一方面,羊水的有形物质激活凝血系统,使小血管内形成广泛的血栓而阻塞肺小血管,反射性引起迷走神经兴奋,使肺小血管痉挛加重。另一方面,羊水内有形物质经肺动脉进入肺循环,阻塞小血管,引起肺内小支气管痉挛,支气管内分泌物增加,使肺通气、换气量减少,反射性地引起肺小血管痉挛,肺小管阻塞而引起肺动脉压增高,导致急性右心衰竭,继而发生呼吸和循环衰竭、休克,甚至死亡。

（二）过敏性休克

羊水中有形物质成为致敏原,作用于母体,引起变态反应所导致的过敏性休克,多在羊水栓塞后立即出现血压骤降甚至消失,甚至心、肺衰竭的表现。

（三）DIC

妊娠时母体血液呈高凝状态。羊水中含有大量促凝物质可激活母体凝血系统,进入母血循环后,在血管内产生大量的微血栓,消耗大量的凝血因子和纤维蛋白原,从而导致DIC。同时纤维蛋白原下降时,可激活纤溶系统,由于大量凝血物质的消耗和纤溶系统的激活,产妇血液系统由高凝状态转变为纤溶亢进,血液不凝固,极易发生严重的产后出血及失血性休克。

（四）急性肾衰竭

由于休克和DIC,导致肾脏急剧缺血,进一步发生肾衰竭。

三、临床表现

（一）症状

羊水栓塞起病急骤、来势凶险,多发生于分娩过程中,尤其发生在胎儿娩出前后的短时间内。临床经过可分为以下3个阶段。

1.急性休克期

在分娩过程中。尤其是刚破膜不久,产妇突感寒战、烦躁不安、气急、恶心、呕吐等先兆症状,继而出现呛咳、呼吸困难、发绀、抽搐、昏迷,迅速出现循环衰竭,进入休克或昏迷状态。病情严重者仅在数分钟内死亡。

2.出血期

患者度过呼吸、循环衰竭和休克而进入凝血功能障碍阶段,表现为难以控制的大量出血,血液不凝,身体其他部位出血如切口渗血、全身皮肤黏膜出血、血尿、消化道大出血或肾脏出血,产妇可死于出血性休克。

3.急性肾衰竭

后期存活的患者出现少尿、无尿和尿毒症的症状。主要为循环功能衰竭引起的肾脏缺血,DIC早期形成的血栓堵塞肾内小血管,引起肾脏缺血、缺氧,导致肾脏器质性损害。

(二)体征

心率增快,血压骤降,肺部听诊可闻及湿啰音。全身皮肤黏膜有出血点及瘀斑,阴道流血不止,切口渗血不凝。

四、处理原则

及时处理,立即抢救,抗过敏,纠正呼吸、循环系统衰竭和改善低氧血症,抗休克,防止DIC和肾衰竭的发生。

五、护理

(一)护理评估

1.病史

评估发生羊水栓塞临床表现的各种诱因,有无胎膜早破或人工破膜,前置胎盘或胎盘早剥,宫缩过强或强直性宫缩,中期妊娠引产或钳刮术,羊膜腔穿刺术等病史。

2.身心状况

胎膜破裂后,胎儿娩出后或手术中产妇突然出现寒战、呛咳、气急、烦躁不安、尖叫、呼吸困难、发绀、抽搐、出血不凝、不明原因休克等症状和体征,血压下降或消失,应考虑为羊水栓塞,立即进行抢救。

3.辅助检查

(1)血涂片查找羊水有形物质:采集下腔静脉血,镜检见到羊水有形成分可确诊。

(2)床旁胸部X线片:可见肺部双侧弥漫性点状、片状浸润影,沿肺门分布,伴轻度肺不张和右心扩大。

(3)床旁心电图或心脏彩色多普勒超声检查:提示有心房、有心室扩大,ST段下降。

(4)若患者死亡,行尸检时,可见肺水肿、肺泡出血。心内血液查到有羊水有形物质,肺小动脉或毛细血管有羊水有形成分栓塞,子宫或阔韧带血管内查到羊水有形物质。

(二)护理诊断

(1)气体交换受损:与肺血管阻力增加、肺动脉高压、肺水肿有关。

(2)组织灌注无效:与弥漫性血管内凝血及失血有关。

(3)有胎儿窘迫的危险:与羊水栓塞、母体血循环受阻有关。

(三)护理目标

(1)实施抢救后,患者胸闷、气急、呼吸困难等症状有所改善。

(2)患者心率、血压恢复正常,出血量减少,肾功能恢复正常。

(3)新生儿无生命危险。

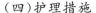

（四）护理措施

1.羊水栓塞的预防

加强产前检查，及时注意有无诱发因素，及时发现前置胎盘、胎盘早剥等并发症并予以积极处理。严密观察产程进展情况，正确掌握缩宫素的使用方法，防止宫缩过强。严格掌握人工破膜的指征和时间，宜在宫缩间歇期行人工破膜术，破口要小，并注意控制羊水流出的速度。

2.配合医师，并积极抢救患者

（1）吸氧：最初阶段是纠正缺氧。给予患者半卧位，加压给氧，必要时给予气管插管或者气管切开，减轻肺水肿，改善脑缺氧。

（2）抗过敏：根据医嘱，尽快给予大剂量肾上腺糖皮质激素抗过敏、解除痉挛，保护细胞。可予地塞米松 20～40 mg 静脉推注，以后根据病情可静脉滴注维持。氢化可的松 100～200 mg 加入 5%～10%葡萄糖注射液 50～100 mL 快速静脉滴注，后予 300～800 mg 加入 5%葡萄糖注射液 250～500 mL 静脉滴注，日用上限可达 500～1 000 mg。

（3）缓解肺动脉高压：解痉药物能改善肺血流灌注，预防有心力衰竭所致的呼吸循环衰竭。首选盐酸罂粟碱，30～90 mg 加入 25%葡萄糖注射液 20 mL 缓慢推注，能松弛平滑肌，扩张冠状动脉、肺和脑动脉，降低小血管阻力。与阿托品合用扩张小动脉效果更佳。其次使用阿托品，阿托品能阻断迷走神经反射所导致的肺血管和支气管痉挛。1 mg 阿托品加入 10%～25%葡萄糖注射液 10 mL，每 15～30 分钟静脉推注 1 次。直至症状缓解，微循环改善为止。再次使用氨茶碱。氨茶碱具有松弛支气管平滑肌、解除肺血管痉挛的作用，250 mg 氨茶碱加入 25%葡萄糖注射液 20 mL 缓慢推注。最后，酚妥拉明为 α 肾上腺素能抑制剂，能解除肺血管痉挛，降低肺动脉阻力，消除肺动脉高压。可用 5～10 mg 加入 10%葡萄糖注射液100 mL 静脉滴注。

（4）抗休克。①补充血容量、使用升压药物：扩容常使用低分子右旋糖酐静脉滴注，并且补充新鲜的血液和血浆。在抢救过程中，监测中心静脉压，了解心脏负荷情况，并据此调节输液量和输液速度。升压药物可用多巴胺 20 mg 加入 5%葡萄糖溶液 250 mL 静脉滴注，随时根据血压调节滴速。②纠正酸中毒：根据血氧分析和血清电解质结果，判断是否存在酸中毒。一旦发现，5%碳酸氢钠 250 mL 静脉滴注。及时应用可纠正休克和代谢失调，并根据血清电解质，及时纠正电解质紊乱。③纠正心力衰竭，消除肺水肿：使用毛花苷 C 或毒毛花苷 K 静脉滴注。同时使用呋塞米静脉推注，有利于消除肺水肿，防止急性肾衰竭。

（5）防治 DIC：DIC 阶段应早期抗凝，补充凝血因子，及时输注新鲜血液和血浆、纤维蛋白原等；应用肝素，尤其在羊水栓塞时其血液呈高凝状态时短期内使用。用药过程中监测出凝血时间，如使用肝素过量（凝血时间＞30 分钟），则出现出血倾向，如伤口渗血、血肿、阴道流血不止等，可用鱼精蛋白对抗。

DIC 晚期纤溶时期，抗纤溶可使用氨基己酸、氨甲苯酸、氨甲环酸抑制纤溶激活酶，使纤溶酶原不被激活，从而抑制纤维蛋白溶解。抗纤溶的同时补充纤维蛋白原和凝血因子，防止大出血。

（6）预防肾衰竭：抢救的同时注意尿量，如补足血容量后仍然少尿或无尿，需要及时使用呋塞米等利尿剂，预防与治疗肾衰竭。

（7）预防感染：使用肾毒性较小的抗生素防止感染。

（8）产科处理：第一产程发病的产妇应立即考虑行剖宫产终止妊娠，去除病因。第二产程发病者，及时行阴道助产结束分娩，并且密切观察出血量、出凝血时间等，如果发生产后出血不止，应及时配合医师，做好子宫切除术的准备。

3.提供心理支持

如果在发病抢救过程中,产妇神志清醒,应给予产妇鼓励,安抚其紧张和恐惧的心理,使其配合医师抢救;对于家属要表示理解和抚慰,向家属解释产妇的病情,争取家属的支持和配合。在产妇病情稳定的情况下,可允许家属探视并且陪伴产妇,同时,病情稳定的康复期,可与产妇和家属一起制订康复计划,适时地给予相应的健康教育。

(凌　艳)

第三节　产后出血

产后出血是指胎儿娩出后 24 小时内出血量超过 500 mL 者。产后出血是分娩期的严重并发症,是产妇死亡的重要原因之一,在我国居产妇死亡原因首位。

一、病因

(1)子宫收缩乏力:是产后出血最常见的原因。

(2)胎盘因素:分为胎盘滞留、胎盘粘连、胎盘部分残留。

(3)软产道裂伤:分娩过程中软产道裂伤。

(4)凝血机制障碍:任何原因的凝血功能异常均可引起产后出血。

二、临床表现

(一)阴道多量流血

胎儿娩出后立即发生阴道流血,色鲜红,应考虑软产道裂伤;胎儿娩出后数分钟出现阴道流血,色暗红,应考虑胎盘因素;胎盘娩出后阴道流血较多,应考虑子宫收缩乏力或胎盘、胎膜残留;胎儿娩出后阴道持续流血且血液不凝,应考虑凝血功能障碍。

(二)休克症状

患者出现面色苍白、出冷汗,心慌、头晕、怕冷、寒战、打哈欠、表情淡漠、呼吸急促甚至烦躁不安。

(三)出血量评估

正确评估出血量,常采用的方法包括称重法、面积法、容积法。

三、辅助检查

(1)血常规:了解患者红细胞和血红蛋白情况。

(2)DIC 监测:判断出、凝血时间,凝血酶原时间及纤维蛋白原测定等结果。

四、治疗要点

针对出血原因,迅速止血,补充血容量,纠正失血性休克,防治感染。

五、护理措施

(一)预防分娩期产后出血

1.第一产程

密切关注产程进展、防止产程延长,保证产妇基本需要,避免产妇衰竭状态,保证休息。

2.第二产程

应严格无菌操作,指导患者正确使用腹压,并适时适度地会阴侧切,胎头胎肩娩出要慢,胎肩娩出后立即肌内注射或静脉滴注缩宫素,以加强子宫收缩,减少产后出血。

3.第三产程

避免用力牵拉脐带、按摩、挤压子宫,胎盘娩出后应检查胎盘胎膜是否完整,检查胎盘母体面和胎儿面,判别有无缺损,检查软产道包括宫颈、阴道、外阴等部位有无损伤。

(二)产褥期的护理

1.观察病情

观察生命体征变化,重点观察血压与脉搏变化。评估产妇阴道流血情况,正确评估出血量。触摸子宫硬度及宫底高度,判断子宫收缩状态,检查周身皮肤有无出血倾向,及时反馈医师,并做好护理记录。产后密切观察两小时,嘱患者及时排空膀胱,尽早哺乳。

2.抢救休克

准备抢救所需物品、药品、器械;针对不同原因出血给予相应措施;保持静脉通路的畅通,做好输血、急救准备工作;注意保持患者平卧、吸氧、保暖,严密观察并记录;监测生命体征变化,观察尿量及色;观察子宫收缩情况,有无压痛等;遵医嘱应用抗生素。失血量较多体液不足时,应遵医嘱给予补液、输血,补充血容量。合理调整输液速度,纠正休克状态。

3.处理不同原因产后出血

子宫收缩不良,导尿排空膀胱后可使用宫缩剂、按摩子宫、宫内填塞纱布条或结扎盆腔血管等方法达到止血目的;胎盘因素,应采取及时取出,必要时做好刮宫准备,胎盘粘连应行钳刮术和清宫术,若剥离困难疑有胎盘植入,切忌强行剥离并做好子宫切除术前准备;软产道损伤,应逐层缝合裂伤处,彻底止血,软产道血肿应切开血肿后缝合、同时注意止血并补充血容量;凝血功能异常,应尽快补充新鲜血、血小板和凝血酶原复合物。

4.提供健康知识

做好饮食指导,进营养丰富易消化,含铁蛋白丰富的食物,少量多餐;指导产妇适量活动的自我保健技巧;明确产后复查时间、目的和意义,使产妇能按时接受检查,及时发现问题,调整产后指导方案使产妇尽快恢复健康;进行避孕指导,合理避孕,产后 42 天,禁止盆浴和性生活。

5.预防感染

密切关注体温变化,评估患者恶露颜色、气味、量,会阴护理每天两次,保持外阴清洁。定时观察子宫复旧情况,并及时做好记录。

（凌　艳）

第四节　产　褥　感　染

产褥感染是指分娩时及产褥期生殖道受病原体感染,引起局部和全身的炎性变化。发病率为1‰～7.2‰,是产妇死亡的四大原因之一。产褥病率是指分娩24小时以后的10天内用口表每天测量4次,体温有2次达到或超过38℃。可见产褥感染与产褥病率的含义不同。虽然造成产褥病率的原因以产褥感染为主,但也包括产后生殖道以外的其他感染与发热,如泌尿系统感染、乳腺炎、上呼吸道感染等。

一、病因

(一)感染来源

1.自身感染

正常孕妇生殖道或其他部位的病原体,当出现感染诱因时使机体抵抗力低下而致病。孕妇生殖道病原体不仅可以导致产褥感染,而且在孕期即可通过胎盘、胎膜、羊水间接感染胎儿,并导致流产、早产、死胎、IUGR、胎膜早破等。有些病原体造成的感染,在孕期只表现出阴道炎、宫颈炎等局部症状,常常不被患者重视,而在产后机体抵抗力低下时发病。

2.外来感染

由被污染的衣物、用具、各种手术器械、物品等接触患者后引起感染,常常与无菌操作不严格有关。产后住院期间探视者、陪伴者的不洁护理和接触,是引起产褥感染极其重要的来源,也是极容易被疏忽的感染因素,应引起产科医师、医院管理者的高度重视。

(二)感染病原体

引起产褥感染的病原体种类较多,较常见者有链球菌、大肠埃希菌、厌氧菌等,其中内源性需氧菌和厌氧菌混合感染的发生有逐渐增高的趋势。需氧性链球菌是外源性感染的主要致病菌,有极强的致病力、毒力和播散力,可致严重的产褥感染。大肠埃希菌属包括大肠埃希菌及其相关的革兰氏阴性杆菌、变形杆菌等,亦为外源性感染的主要致病菌之一,也是菌血症和感染性休克最常见的病原体。在阴道、尿道、会阴周围均有寄生,平常不致病,产褥期机体抵抗力低下时可迅速增生而发病。厌氧性链球菌存在于正常阴道中,当产道损伤、机体抵抗力下降,可迅速大量繁殖,并与大肠埃希菌混合感染,其分泌物异常恶臭。

(三)感染诱因

1.一般诱因

机体对入侵的病原体的反应,取决于病原体的种类、数量、毒力以及机体自身的免疫力。女性生殖器官具有一定的防御功能,任何削弱产妇生殖道和全身防御功能的因素均有利于病原体的入侵与繁殖,如贫血、营养不良,和各种慢性疾病,如肝功能不良、妊娠合并心脏病、糖尿病等,以及临近预产期前性交、羊膜腔感染。

2.与分娩相关的诱因

(1)胎膜早破:完整的胎膜对病原体的入侵起着有效的屏障作用,胎膜破裂导致阴道内病原体上行性感染,是病原体进入宫腔并进一步入侵输卵管、盆腔、腹腔的主要原因。

（2）产程延长、滞产、多次反复的肛查和阴道检查增加了病原体入侵机会。

（3）剖宫产操作中无菌措施不严格、子宫切口缝合不当,导致子宫内膜炎的发生率为阴道分娩的20倍,并伴随严重的腹壁切口感染,尤以分枝杆菌所致者为甚。

（4）产程中宫内仪器使用不当或使用次数过多、使用时间过长,如宫内胎儿心电监护、胎儿头皮血采集等,将阴道及宫颈的病原体直接带入宫腔而感染。宫内监护超过8小时者,产褥病率可达71%。

（5）各种产科手术操作(产钳助产、胎头吸引术、臀牵引等),以及产道损伤、产前产后出血、宫腔填塞纱布、产道异物、胎盘残留等,均为产褥感染的诱因。

二、分型及临床表现

发热、腹痛和异常恶露是最主要的临床表现。由于机体抵抗力不同,炎症反应程度、范围和部位的不同,临床表现有所不同。根据感染发生的部位可将产褥感染分为以下几种类型。

（一）急性外阴、阴道、宫颈炎

此常由于分娩时会阴损伤或手术产、孕前有外阴阴道炎者而诱发,表现为局部灼热、坠痛、肿胀,炎性分泌物刺激尿道可出现尿痛、尿频、尿急。会阴切口或裂伤处缝线嵌入肿胀组织内,针孔流脓。阴道与宫颈感染者其黏膜充血、水肿、溃疡、化脓,日久可致阴道粘连甚至闭锁。病变局限者,一般体温不超过38℃,病情发展可向上或宫旁组织,导致盆腔结缔组织炎。

（二）剖宫产腹部切口、子宫切口感染

剖宫产术后腹部切口的感染多发生于术后3~5天,局部红肿、触痛。组织侵入有明显硬结,并有混浊液体渗出,伴有脂肪液化者其渗出液可呈黄色浮油状,严重患者组织坏死,切口部分或全层裂开,伴有体温明显升高,超过38℃。Soper报道,剖宫产术后的持续发热主要为腹部切口的感染,尤其是普通抗生素治疗无效者。

据报道,3.97%的剖宫产术患者有切口感染、愈合不良,常见的原因有合并糖尿病、妊娠期高血压疾病、贫血等。剖宫产术后子宫切口感染者则表现为持续发热,早期低热多见,伴有阴道出血增多,甚至晚期产后大出血,子宫切口缝合过紧过密是其因素之一。妇检子宫复旧不良、子宫切口处压痛明显,B超检查显示子宫切口处隆起呈混合性包块,边界模糊,可伴有宫腔积液(血),彩色多普勒超声检查显示有子宫动脉血流阻力异常。

（三）急性子宫内膜炎、子宫肌炎

此为产褥感染最常见的类型,由病原体经胎盘剥离而侵犯至蜕膜所致者为子宫内膜炎,侵及子宫肌层者为子宫肌炎,两者常互相伴随。临床表现为产后3~4天开始出现低热,下腹疼痛及压痛,恶露增多且有异味,如早期不能控制,病情加重,出现寒战、高热、头痛、心率加快、白细胞及中性粒细胞增高,有时因下腹部压痛不明显及恶露不一定多而容易误诊。Figucroa报道,急性子宫内膜炎的患者100%有发热,61.6%其恶露有恶臭,60%的患者子宫压痛明显。最常培养分离出的病原体主要有溶血性葡萄球菌、大肠埃希菌、链球菌等。当炎症波及子宫肌壁时,恶露反而减少,异味亦明显减轻,容易误认为病情好转。感染逐渐发展可于肌壁间形成多发性小脓肿,B超检查显示子宫增大复旧不良、肌层回声不均,并可见小液性暗区,边界不清。如继续发展。可导致败血症甚至死亡。

（四）急性盆腔结缔组织炎、急性输卵管炎

此多继发于子宫内膜炎或宫颈深度裂伤,病原体通过淋巴道或血行侵及宫旁组织,并延及输

卵管及其系膜。临床表现主要为一侧或双侧下腹持续性剧痛,妇检或肛查可触及宫旁组织增厚或有边界不清的实质性包块,压痛明显,常常伴有寒战和高热。炎症可在子宫直肠聚积聚形成盆腔脓肿,如脓肿破溃则向上播散至腹腔。如侵及整个盆腔,使整个盆腔增厚呈巨大包块状,不能辨别其内各器官,整个盆腔似乎被冻结,称为"冰冻骨盆"。

（五）急性盆腔腹膜炎、弥漫性腹膜炎

炎症扩散至子宫浆膜层。形成盆腔腹膜炎,继续发展为弥漫性腹膜炎,出现全身中毒症状:高热、寒战、恶心、呕吐、腹胀、下腹剧痛,体检时下腹明显压痛、反跳痛。产妇因产后腹壁松弛,腹肌紧张多不明显。腹膜炎性渗出及纤维素沉积可引起肠粘连,常在直肠子宫陷凹形成局限性脓肿,刺激肠管和膀胱导致腹泻、里急后重及排尿异常。病情不能彻底控制者可发展为慢性盆腔炎。

（六）血栓性静脉炎

细菌分泌肝素酶分解肝素导致高凝状态,加之炎症造成的血流淤滞静脉脉壁损伤,尤其是厌氧菌和类杆菌造成的感染极易导致血栓性静脉炎。可累及卵巢静脉、子宫静脉、髂内静脉、髂总静脉及下腔静脉,病变常为单侧性,患者多在产后1～2周,继子宫内膜炎之后出现寒战、高热、反复发作,持续数周,不易与盆腔结缔组织炎鉴别。下肢血栓性静脉炎者:病变多位于一侧股静脉和腘静脉及大隐静脉,表现为弛张热、下肢持续性疼痛、局部静脉压痛或触及硬索状包块,血液循环受阻,下肢水肿,皮肤发白,称为股白肿。可通过彩色多普勒超声血流显像检测确诊。

（七）脓毒血症及败血症

病情加剧则细菌进入血液循环引起脓毒血症、败血症,尤其是当感染血栓脱落时,可致肺、脑、肾脓肿或栓塞死亡。

三、处理原则

治疗原则是抗感染。辅以整体护理、局部病灶处理、手术或中医中药治疗。

（一）支持疗法

纠正贫血与电解质紊乱,增强免疫力。半卧位以利脓液流于陶氏腔,使之局限化。进食高蛋白、易消化的食物,多饮水,补充维生素,纠正贫血和水、电解质紊乱。发热者以物理退热方法为主,高热者酌情给予50～100 mg双氯芬酸栓塞肛门退热,一般不使用安替比林退热,以免体温不升。重症患者应少量多次输新鲜血或血浆、清蛋白,以提高机体免疫力。

（二）清除宫腔残留物

有宫腔残留者应予以清宫,对外阴或腹壁切口感染者可采用物理治疗,如红外线或超短波局部照射,有脓肿者应切开引流,盆腔脓肿者行阴道后穹隆穿刺或切肿引流,并取分泌物培养及药物敏感试验。严重的子宫感染,经积极的抗感染治疗无效,病情继续扩展恶化者,尤其是出现败血症、脓毒血症者,应果断及时地行子宫全切术或子宫次全切除术,以清除感染源,拯救患者的生命。

（三）抗生素的应用

应注意需氧菌与厌氧菌以及耐药菌株的问题。感染严重者,首选广谱高效抗生素,如青霉素、氨苄阿林、头孢菌素类或喹诺酮类抗生素等,必要时进行细菌培养及药物敏感试验,并应用相应的有效抗生素。可短期加用肾上腺糖皮质激素,提高机体应激能力。

（四）活血化瘀

血栓性静脉炎者产后在抗感染同时，加用肝素 48～72 小时，即肝素 50 mg 加 5‰葡萄糖溶液静脉滴注，6～8 小时一次，体温下降后改为每天 2 次，维持 4～7 天，并口服双香豆素、双嘧达莫（潘生丁）等。也可用活血化瘀中药及溶栓类药物治疗。若化脓性血栓不断扩散，可考虑结扎卵巢静脉、髂内静脉等，或切开病变静脉直接取栓。

四、护理

（一）护理评估

1.病史

认真进行全身及局部体检，注意有无引起感染的诱因，排除可致产褥病率的其他因素或切口感染等，查血尿常规、C 反应蛋白（CRP）、红细胞沉降率（ESR）则有助于早期诊断。

2.身心状况

通过全身检查，三合诊或双合诊检查，有时可触到增粗的输卵管或盆腔脓肿包块，辅助检查如 B 超、彩色超声多普勒、CT、磁共振等检测手段能对产褥感染形成的炎性包块、脓肿以及静脉血栓做出定位及定性诊断。

3.辅助检查

病原体的鉴定对产褥感染诊断与治疗非常重要，方法有以下几点。

（1）病原体培养：常规消毒阴道与宫颈后，用棉拭子通过宫颈管。取宫腔分泌物或脓液进行需氧菌和厌氧菌的双重培养。

（2）分泌物涂片检查：若需氧培养结果为阴性，而涂片中出现大量细菌，应疑厌氧菌感染。

（3）病原体抗原和特异抗体检查：已有许多商品药盒问世，可快速检测。

（二）护理诊断

（1）疼痛：与产褥感染有关。

（2）体温过高：与伤口、宫内等感染有关。

（3）焦虑：与自身疾病有关。

（三）护理目标

（1）产妇疼痛减轻，体温正常。

（2）产妇感染得到控制，舒适感增加。

（3）产妇焦虑减轻或消失，能积极配合治疗。

（四）护理措施

（1）卧床休息：取半卧位，有利于恶露的排出及炎症的局限。

（2）注意观察子宫复旧情况：给予宫缩剂即缩宫素，促使子宫收缩，及时排出恶露。

（3）饮食：增强营养，提高机体抵抗力，高热量、高蛋白、高维生素、易消化饮食。产后 3 天内不能吃过于油腻、汤太多的食物。饮食中必须含足量的蛋白质、矿物质及维生素。少食或不食辛辣刺激性食物。保持精神愉快，心情舒畅，避免精神刺激。

（4）体温升高的护理：严密观察体温、脉搏，每 4 小时测量 1 次，体温在 39 ℃以上者，可采取物理降温（冰帽、温水、酒精擦洗），鼓励患者多饮水。

（5）食欲缺乏者：可静脉补液，注意纠正酸中毒，纠正电解质紊乱，必要时输血。

（6）保持会阴部清洁、干燥：每天消毒、擦洗外阴 2 次；会阴水肿严重者，可用 50％硫酸镁湿热敷；会阴伤口感染扩创引流者每天用消毒液换药或酌情坐浴；盆腔脓肿切开者，注意引流通畅。

（7）抗感染治疗：使用大剂量的抗生素。应用抗生素的原则是早用、快速、足量；对于严重的病例要采取联合用药（氨苄西林、庆大霉素、卡那霉素、甲硝唑等）；必要时取分泌物做药敏试验。

（8）下肢血栓性静脉炎：卧床休息，局部保暖并给予热敷，以促进血液循环而减轻肿胀，注意抬高患肢，防栓子脱落栓塞肺部。急性期过后，指导和帮助患者逐渐增加活动。

（9）做好患者的口腔、乳房护理感染患者实施床边隔离，尤其是患者使用的便盆要严格隔离，防止交叉感染；及时消毒患者用物，产妇出院后应严格消毒所用物品。

（五）护理评价

（1）产妇疼痛减轻，体温正常。

（2）产妇感染得到控制，舒适感增加。

（3）产妇焦虑减轻或消失，积极配合治疗。

（凌　艳）

第六章

助 产 护 理

第一节 助产操作技术

一、守(观察)宫缩

(一)目的

定时连续观察子宫收缩持续时间、间歇期时间、强度及节律,并及时记录。这是了解产程进展的重要手段,发现异常及早处理。

(二)物品准备

无须特殊物品准备。

(三)操作步骤

(1)评估当时孕妇产程进展情况,了解宫口开大、先露下降、是否破膜等。

(2)助产士坐在产妇一侧,将手掌放于产妇腹壁宫底处,感觉宫缩时宫体部隆起变硬,间歇期松弛变软,连续观察3次宫缩持续时间、强度、间歇时间及规律性,方可记录。

(3)产程中每1～2小时观察记录一次。

(四)注意事项

(1)在连续3次宫缩观察期间,助产士的手不得离开产妇腹壁,手掌自然放松,不得施压刺激子宫。

(2)宫缩观察记录包括:子宫收缩持续时间、间歇期时间、强度及节律。

(3)产程开始时子宫收缩持续时间较短(约30秒)且弱,间歇期时间较长(5～6分钟),随着产程进展,持续时间渐长(50～60秒)且强度不断增加,间歇期时间渐短(2～3分钟)。

二、四步触诊法

(一)目的

通过对孕妇的腹部触诊,评估宫底高度、胎儿大小、胎方位、胎先露是否入盆或衔接。

（二）物品准备

测量用皮尺。

（三）操作步骤

（1）操作者洗手后至孕妇床旁，向孕妇解释四步触诊检查的目的。

（2）指导孕妇平卧，双腿屈膝，解开衣服暴露出腹部。

（3）触诊操作检查。

第一步：检查者站在孕妇右侧，双手置于宫底部，了解子宫底部形状，用皮尺测量子宫底高度，评估胎儿大小与妊娠周数是否相符。用手相对在子宫底轻轻触摸，分辨子宫底部胎儿部分是头还是臀。

第二步：检查者双手平放于孕妇腹部两侧，一手固定，另一手轻按检查，两手交替辨别胎背及四肢，如触到平坦部即为胎儿背部。

第三步：检查者右手置于耻骨联合上方，拇指与其他四指分开，轻轻深按并握住胎儿先露部，进一步查清是头或臀，左右推动胎先露确定是否与骨盆衔接。若胎儿先露部仍可左右移动，表示尚未衔接入盆。若不能移动，表明先露已衔接入盆。

第四步：检查者面向孕妇足端，两手放于先露部两侧，轻轻向骨盆入口方向深压，再次核对胎先露部分与第一步手法判断是否相符，并确定胎先露部入盆程度。

（4）检查完毕，协助孕妇整理好衣服，取舒适卧位或将孕妇扶起。

（5）检查者洗手，告诉孕妇检查结果并记录。

（四）注意事项

（1）检查者温暖双手后方可操作，避免孕妇感觉不适。

（2）检查时注意遮挡孕妇保护隐私。

（3）检查时注意为孕妇保暖，减少不必要的暴露。

（4）检查时注意动作轻柔。

三、阴道检查

（一）目的

检查宫口开大情况，了解产程进展，骨盆内径线，胎先露下降水平及胎方位等。

（二）物品准备

无菌敷料罐一个，无菌纱布若干放于敷料罐中。聚维酮碘原液一瓶，将适量的聚维酮碘原液倒入上述敷料罐中，以浸透纱布为宜，无菌镊子罐（干罐）一个。

（三）操作步骤

（1）检查者戴好帽子、口罩。

（2）按六步洗手法将双手洗干净，戴单只无菌手套（检查者右手）。

（3）用聚维酮碘原液纱布消毒外阴部。外阴消毒范围和顺序为：阴裂、双侧小阴唇、双侧大阴唇、会阴体、肛门。

（4）检查者用右手示指和中指轻轻进入阴道进行检查。检查内容：宫口扩张程度，是否有水肿、胎先露下降程度，胎膜是否破裂、骨盆内壁形态、径线等。

（5）检查完毕后，脱去手套，帮助孕妇整理衣服，告知检查结果并记录。

（四）注意事项

(1)检查时注意为孕妇保暖,注意保护孕妇隐私(可使用隔帘或屏风)。

(2)注意检查时手法,避免阴道检查时造成人工剥膜和人工破膜。

四、产时会阴冲洗(分娩或阴道操作前的会阴清洁和消毒)

（一）目的

在进行阴道或宫腔无菌操作前,对外阴进行清洁和消毒,避免阴道、宫腔检查和接产时造成生殖道上行感染。产时会阴冲洗临床通常应用于接产、内诊、人工破膜、阴道手术操作、宫腔操作等技术之前的准备。

（二）物品准备

冲洗盘1个,内有:盛39～41 ℃温水500 mL的容器2个、无菌镊子罐1个、无菌镊子4把、无菌敷料罐2个(其中1个盛放10%～20%肥皂水纱布,另一个盛放聚维酮碘纱布)、无菌接生巾1块、一次性冲洗垫1个、污水桶1个。

（三）操作步骤

(1)向孕妇或产妇解释操作内容,目的是取得她们的配合。协助孕妇或产妇取仰卧位,脱去裤子和内裤,双腿屈曲分开充分暴露外阴部,操作人员站在床尾部或右侧。

(2)将产床调节成床尾稍向下倾斜的位置,并将孕妇或产妇腰下的衣服向上拉,以免冲洗时打湿衣服。

(3)清洁操作。

用第一把镊子夹取一块肥皂水纱布,清洁顺序为阴阜→左右腹股沟→左右大腿内侧上1/3～1/2处→会阴体→两侧臀部,擦洗时稍用力,要将皮肤处的血迹、污物等清洁干净,然后弃掉纱布。

从无菌敷料罐中取第二块肥皂水纱布,需使用无菌镊子传递,按下列顺序清洁擦洗:阴裂→左右小阴唇→左右大阴唇→会阴体(该处稍用力,反复擦洗)→肛门,弃掉纱布及第一把镊子,此过程需要2分30秒。

用温水由外至内缓慢冲净肥皂,约需1分钟。

第二把无菌镊子夹肥皂水纱布:再按(1)、(2)、(3)程序重复冲洗1遍。

(4)消毒操作:第三把无菌镊子夹取聚维酮碘纱布1块,擦洗外阴1遍。按下列顺序:阴裂→左右小阴唇→左右大阴唇→阴阜→腹股沟→大腿内上1/3～1/2处→左右臀部→会阴体→肛门,消毒范围不要超出肥皂擦洗清洁范围,弃掉镊子。

(5)撤出臀下一次性会阴垫,垫好无菌接生巾。

（四）注意事项

(1)注意为孕妇或产妇保暖和遮挡。

(2)用水冲洗前,操作者应先测试水温,可将水倒在操作者的手腕部测水温,水温为39～41 ℃以产妇感觉适合为宜。

(3)所有冲洗用物均为灭菌物品,每天更换一次,并注明开启时间和日期,操作者严格无菌操作。

(4)冲洗过程中要注意与孕妇或产妇交流和观察产程进展,发现异常,应及时告知医师,并遵医嘱给予相应处理。

五、铺产台

（一）目的

使新生儿分娩在无菌区域内,减少产妇及新生儿的感染机会,使无菌技术得以实施。

（二）物品准备

产包内有:一号包皮 1 个、内包皮 1 个、产单 1 个、接生巾 4～6 块、长裤 2 只、计血器 1 个、持针器 1 把、齿镊 1 把、止血钳 3 把(其中至少有 1 把直钳)、断脐剪 1 把、脐带卷 1 个、敷料碗 2 个、长棉签 4 个、纱布 7 块、尺子 1 把、洗耳球 1 个、尾纱 1 个。

（三）操作步骤

(1)在宫缩间歇,向孕妇解释操作内容和目的,取得孕妇配合。

(2)打开新生儿辐射台提前预热(调节到 28～30 ℃,早产儿需要调节的温度更高)。

(3)接产者刷手后,取屈肘手高姿势进入产房(注意手不能高过头部,不能低于腰部)。

(4)助手按无菌原则将产包内、外包皮逐层打开。

(5)接产者穿隔离衣,检查产包内灭菌指示剂是否达消毒标准,接产者双手拿住产单的上侧两角,用两端的折角将双手包住,嘱孕妇抬起臀部,将产单的近端铺于孕妇臀下,取长裤(由助手协助抬起孕妇左腿),将一只长裤套于孕妇左腿上,助手尽量拉长裤开口处至孕妇大腿根部,在大腿外侧打结。用同样方法穿右侧长裤。

(6)接产者戴无菌手套,将一块接生巾打开,一侧反折盖于腹部,第 2 块接生巾折叠后放于孕妇会阴下方,用于保护会阴。另取 2 块接生巾,按新生儿复苏要求放置于新生儿辐射台上,一块做成肩垫,另一块用于擦拭新生儿。其余物品和器械,按接产使用顺序依次摆好,用无菌接生巾覆盖。

(7)助手将新生儿褴褓准备好,室温保持 26～28 ℃。

（四）注意事项

(1)准备物品时,检查产包有无潮湿、松散等被污染的情况,如有上述情况应更换。

(2)向孕妇解释相关内容,以取得配合。

(3)嘱孕妇及陪产家属勿触摸无菌敷料和物品。

(4)注意为孕妇保暖。

(5)铺台时接产者要注意产程进展,与孕妇保持交流,使其安心,指导孕妇宫缩时屏气用力。

六、胎心监护

（一）目的

通过描记的胎心基线、胎动时胎心变化,动态观察胎儿在宫腔内的反应。

（二）物品准备

胎心监护仪、超声耦合剂、腹带(固定探头用)。

（三）操作步骤

(1)向孕妇解释做胎心监护的目的。

(2)协助孕妇取仰卧位或坐位。

(3)用四步触诊手法了解胎方位,将胎心探头、宫腔压力探头固定于孕妇腹部,胎心探头应放在胎心最清晰的部位,宫腔压力探头应放在近宫底处。

(4)胎儿反应正常时,胎心监护只需做 20 分钟,异常时可根据情况酌情延长监护时间(胎动反应不佳时可以给予腹部适当的声音刺激或触摸刺激,促进胎动)。

(5)医师作出报告,并将所做胎心监护曲线图粘贴于病历报告单上保存。

(6)帮助孕妇整理好衣服,取舒适的卧位或坐位。

(7)整理胎心监护用物。

(四)注意事项

(1)帮助孕妇采取舒适体位,告知大约所需时间。

(2)固定胎心探头和宫腔压力探头时松紧应适度,避免孕妇不舒适。

(3)刺激胎动时,动作要轻柔适度。

(4)胎心监护结束后将结果告知孕妇。

(5)腹带应每天更换、清洁备用。

七、正常分娩接产术

(一)操作目的

规范操作流程,按分娩机转娩出胎儿,适时保护会阴,保障母婴安全。

(二)操作评估

1.适应证

评估能自然分娩的孕妇。

2.禁忌证

头盆不称;异常胎位,如臀位、面先露或胎位不清;无阴道分娩条件如骨盆狭窄、产道梗阻;宫口未开全。

(三)操作准备

1.用物准备

接生台、无菌器械包、一次性产包、消毒棉球、脐带夹(气门芯)、20 mL 针筒、长针头、2%利多卡因、生理盐水、可吸收缝线、无影灯。

2.环境准备

关门窗,调节室温 24～28 ℃;注意隐私。

3.人员准备

操作者着装规范、修剪指甲、外科洗手、戴口罩;孕妇意识清醒能配合,排空膀胱。

(四)操作步骤

(1)向孕妇解释操作目的、签署阴道分娩知情同意书。

(2)评估孕妇的精神状况、合作程度、产程进展情况及胎儿情况,做好沟通,取得配合。

(3)孕妇取舒适的自由体位,会阴消毒,铺无菌操作台。

(4)接产。①操作者外科洗手,穿无菌手术衣,戴无菌手套,两人清点器械纱布,摆放好物品。②阴道检查:评估会阴条件、胎方位及骨盆情况等。③正确把握接生时机,正确指导产妇配合用力,一手适度控制胎儿娩出速度,一手适度保护会阴,尽可能在宫缩间歇期娩出胎头。④胎头娩出后,以左手至鼻根向下颌挤压,挤出口鼻内的黏液和羊水。协助复位和外旋转,操作者左手下压胎儿颈部,协助前肩自耻骨弓下娩出,再托胎颈向上使后肩缓缓娩出(或左右手分别放置颈部上下,先左手向下轻压胎儿颈部娩前肩,再右手托胎颈向上娩出后肩)。⑤将储血器置产妇臀下以准确计量出血量。

(5)新生儿护理:如新生儿有窒息,立即按新生儿复苏流程。①初步复苏:擦干保暖、摆正体位、清理呼吸道、刺激。②脐部护理:用气门芯或脐带夹断脐。WHO 建议晚扎脐带。③分娩后1小时内做好新生儿早吸吮。④进行新生儿常规体检及护理。

(6)协助胎盘娩出。①确认胎盘剥离。②正确手法协助胎盘娩出:宫缩时左手轻压宫底,右手牵拉脐带,当胎盘娩出至阴道口时,用双手捧住胎盘,向同一个方向边旋转边向外牵拉,直至胎盘完全娩出。③检查胎盘,胎膜是否完整,脐带有无异常及有无副胎盘,测量胎盘大小及脐带长度。

(7)检查软产道,如有裂伤或会阴切开,按解剖进行缝合修复(见会阴切开缝合术和会阴裂伤缝合术)。

(8)准确评估出血量。

(9)整理用物,再次双人清点纱布。

(10)协助产妇取舒适体位,整理床单位,注意保暖。

(11)给予相关健康教育指导并协助早吸吮。

(12)分类处置用物。

(13)洗手、记录。

(五)健康指导

1.操作前

解释此项操作的目的,取得孕妇的理解与配合,排空膀胱。

2.操作中

注意与孕产妇沟通,指导配合方法,保持放松状态。

3.操作后

做好饮食、活动、排尿及母乳喂养指导;告知保持会阴部清洁。注意阴道流血,若流血多、肛门有坠胀感或切口疼痛剧烈,应及时告诉医护人员。

(六)注意事项

(1)操作前做好沟通,取得孕妇的配合;排空膀胱,必要时行导尿术。

(2)操作中注意保暖和隐私保护,注意人文关怀。

(3)操作者应遵循自然分娩理念,不亦过早、过多地干预产程。

(4)接产过程中应严密观察宫缩和胎心,及时评估母儿状况,适时接产。

(5)协助胎盘娩出时,不应在胎盘未完全剥离前用力按压子宫和用力牵拉脐带,以免发生拉断脐带甚至造成子宫内翻。

(6)接产过程严格无菌操作规程。

八、胎头吸引器助产术

(一)操作目的

利用负压原理,通过外力按分娩机转进行牵引,配合产力,达到协助胎儿娩出的目的。

(二)操作评估

1.适应证

第二产程延长,包括持续性枕横位,硬膜外麻醉导致孕妇用力差;需要缩短第二产程时间,如

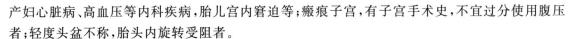

产妇心脏病、高血压等内科疾病,胎儿宫内窘迫等;瘢痕子宫,有子宫手术史,不宜过分使用腹压者;轻度头盆不称,胎头内旋转受阻者。

2.禁忌证

头盆不称;异常胎位,如臀位、面先露或胎位不清;无阴道分娩条件如骨盆狭窄、产道梗阻;子宫脱垂或尿瘘修补术后;孕周较小的早产(<34 周);怀疑胎儿凝血功能异常;产钳助产失败后;胎头未衔接;宫口未开全或胎膜未破者。

(三)操作准备

1.用物准备

胎头吸引器、导尿管、无菌器械包(同会阴侧切术)、聚维酮碘棉球、20 mL 针筒、长针头、麻醉药、生理盐水。

2.环境准备

关闭门窗,调节室温 24～28 ℃,注意隐私,必要时围帘或屏风遮挡。

3.人员准备

操作者着装规范、修剪指甲、戴口罩、外科洗手;孕妇意识清醒能配合,排空膀胱。

(四)操作步骤

(1)向产妇解释操作目的,做好沟通,取得配合。签署知情同意书。

(2)评估孕妇的精神状况、产程进展及胎儿情况,排除禁忌证。

(3)注意保暖和隐私保护。

(4)协助孕妇取膀胱截石位,会阴消毒,铺无菌操作台。

(5)操作者外科洗手,穿无菌手术衣,戴无菌手套,检查胎头吸引器有无损坏、漏气、器械组装是否严密。

(6)阴道检查:评估会阴条件、胎方位及骨盆情况等。

(7)检查是否排空膀胱,必要时导尿。

(8)放置胎头吸引器:吸引杯头端消毒,涂无菌液状石蜡,左手分开两侧小阴唇,暴露阴道外口,以左手中、示指掌侧向下撑开阴道后壁,右手持吸引器将吸引杯头端向下压入阴道后壁前方,然后左手中、示指掌面向上,分开阴道壁右侧,使吸引杯右侧缘滑入阴道内,继而手指转向上,提拉阴道前壁,使吸引杯上缘滑入阴道内,最后拉开左侧阴道壁,使吸引杯完全滑入阴道内与胎头顶部紧贴。

(9)抽吸负压。①电动吸引器抽气法:胎头位置低可用 40.0 kPa(300 mmHg)负压,胎头位置高或胎儿偏大可用 60.0 kPa(450 mmHg)负压,一般情况用 50.7(380 mmHg)负压;②注射器抽吸法:一般由助手用50 mL空针缓慢抽气,一般抽出空气 150 mL 左右;③一次性整体负压胎吸装置:反复按压抽吸至负压标尺达绿色区域[60.0～80.0 kPa(450～600 mmHg)]。

(10)牵引:右手握持牵引柄,左手中指、示指顶住胎头枕部,缓慢牵引。牵引方向根据胎先露平面,循产轴方向在宫缩时进行,先向下向外牵引协助胎头俯屈,当胎头枕部抵达耻骨联合下方时,逐渐向上向外牵引,使胎头仰伸直至双顶径娩出。宫缩间歇期停止牵引,但保持牵引器不随胎头回缩。胎位不正时,牵引同时应顺势旋转胎头,每次宫缩旋转 45°为宜,必要时辅助腹部外倒转进行。

(11)取下吸引器:看到胎儿颌骨时,可拔开橡皮管或放开气管夹,或按压泄气阀,消除吸引器内负压,取出吸引器。

(12)按分娩机转娩出胎儿,处理同正常分娩接产术。

(13)协助产妇穿好衣裤,取舒适体位。

(14)胎盘娩出和新生儿处理同正常分娩接产术。

(15)准确评估出血量。

(16)整理用物,再次双人清点纱布。

(17)协助产妇取舒适体位,整理床单位,注意保暖。

(18)给予相关健康教育指导并协助早吸吮。

(19)分类处置用物。

(20)洗手、记录。

（五）健康指导

1.操作前

解释此项操作的目的,取得产妇的理解与配合,嘱产妇排空膀胱,并签署知情同意书。

2.操作中

注意与产妇沟通,指导配合方法,保持放松状态。

3.操作后

做好饮食、活动、排尿及母乳喂养指导;关注新生儿情况,如有异常及时医护人员。

（六）注意事项

(1)操作前做好沟通,取得产妇的配合,签署知情同意书;排空膀胱,必要时行导尿术。

(2)操作前评估全面,排除禁忌证。

(3)操作中注意保暖和隐私保护;注意人文关怀,指导配合。

(4)放置胎头吸引器位置正确:①吸引杯中心应位于胎头"俯屈点",即矢状缝上,后囟前方二横指(约 3 cm)处;②吸引器纵轴应与胎头矢状缝一致,并可作为旋转的标志(整体吸引装置除外);③牵引前应再次检查吸引杯附着位置,右手中、示指伸入阴道,沿吸引杯与胎头衔接处触摸1周,检查是否紧密连接,避免阴道壁及宫颈组织夹入。

(5)把握吸引持续时间和次数:大多数文献报道胎吸助产的牵引次数应不超过 3 次,持续时间不超过 20 分钟。

(6)仔细检查新生儿有无头皮气肿、头皮血肿等产伤。

九、肩难产接产术

（一）操作目的

规范操作手法,掌握肩难产处理技术,保障母婴安全。

（二）操作评估

适应证:阴道分娩过程中发生的肩难产。

（三）操作准备

1.用物准备

接生台、无菌器械包、一次性产包、消毒棉球、脐带夹(气门芯)、20 mL 针筒、长针头、2％利多卡因、生理盐水、可吸收缝线、无影灯、新生儿复苏用物。

2.环境准备

关门窗,调节室温 24~28 ℃;注意隐私。

3.人员准备

增加 3 名操作人员,操作者着装规范、外科洗手、戴口罩;孕妇意识清醒能配合,排空膀胱。

(四)操作步骤

(1)胎头娩出后,发生娩肩困难,快速判断肩难产征兆。

(2)立即启动肩难产处理流程(HELPERR 操作法)。

H——寻求支援:呼叫上级医师、新生儿医师、助产士等到位。

E——评估会阴:是否行会阴切开或扩大会阴切口。

L——屈大腿:协助孕妇大腿向腹壁屈曲。

P——耻骨上加压配合接生者牵引胎头。

E——阴道内操作。①Rubin 手法:助产者的示、中指放在前肩的背侧将肩膀向胸椎方向推动,使胎儿前肩内收压缩肩围;②Woods 手法:助产者的示、中指紧贴胎儿后肩的前侧,将后肩向侧上旋转,至前肩位置娩出;③Rubin＋Woods 联合旋转、反向旋转:当正常旋转方向不能实施时,可以尝试反向旋转。

R——先娩后肩:沿后肩探及肘关节,进而探及前臂,牵引前臂使肘关节屈曲于胸前,以洗脸的方式从胸前娩出后臂,再常规牵引胎头娩出前肩。注意牵引时不能牵引腕关节。

R——翻转孕妇:协助孕妇翻转呈四肢着地位,使双手双膝关节着地。常规牵引胎头,依靠重力作用,先娩出胎儿后肩。

最后方法不建议采用,仅在上述方法无效时试行,需充分病情告知。方法有胎儿锁骨切断法、耻骨联合切开术、经腹子宫切开术、Zavanelli(胎头复位剖宫产)。

(3)胎儿娩出后处理同正常分娩接产术,如新生儿有窒息,立即按新生儿复苏流程。

(4)检查新生儿有无骨折等产伤发生。

(五)健康指导

1.操作前

解释此项操作的目的,取得产妇的理解。

2.操作中

注意与产妇沟通,协助产妇变换体位,指导其与助产人员主动配合。

3.操作后

告知新生儿情况,做好饮食、活动、排尿及心理指导。

(六)注意事项

(1)操作前评估孕妇情况,识别肩难产高危因素:既往有肩难产史、妊娠期糖尿病、过期妊娠、巨大儿、孕妇身材矮小及骨盆解剖异常、产程缓慢、行胎头吸引术或产钳助产术。

(2)正确判断肩难产征兆 胎头娩出后在会阴部伸缩(乌龟征),按常规助产方法不能娩出胎肩(建议60秒为宜)。一旦发生,立即呼叫救援人员,启动 HELPERR 流程。

(3)操作中要不断评估胎心情况,避免先剪断脐带的操作。

(4)耻骨联合加压时注意,手放在胎儿前肩的后部,手掌向下,向侧方用力,使前肩内收。建议压力先持续,后间断,禁忌宫底加压。

(5)每项操作耗时建议以 30～60 秒为宜,做好抢救时间、步骤与结果的记录。

(6)做好新生儿复苏抢救准备。

(7)操作前后告知病情,做好沟通,取得产妇的配合。

十、软产道检查

（一）操作目的

阴道分娩后常规检查，及时发现宫颈裂伤、阴道裂伤及有无血肿等，及时处理，预防和减少产后出血的发生。

（二）操作评估

适应证：阴道分娩后常规检查。

（三）操作准备

1.用物准备

聚维酮碘液、无菌纱布、无菌垫巾、无菌手套、无影灯，无齿卵圆钳、阴道拉钩、导尿管。

2.环境准备

关门窗，调节室温 24～28 ℃；注意隐私，必要时围帘或屏风遮挡。

3.人员准备

操作者着装规范、修剪指甲、戴口罩、外科洗手；产妇意识清醒能配合。

（四）操作步骤

（1）核对产妇姓名、住院号，向产妇解释操作目的，评估产妇情况、自理能力及合作程度。

（2）注意保暖和隐私保护。

（3）协助取仰卧膀胱截石位，外阴常规消毒，铺无菌巾，必要时导尿排空膀胱。

（4）操作者戴好无菌手套，左手分开阴道，暴露阴道壁，右手持纱布擦干阴道壁血迹，查看阴道壁有无损伤程度。若裂伤严重需用阴道拉钩充分暴露宫颈和阴道。

（5）宫颈检查：持宫颈钳夹住宫颈前唇、固定，再持 3 把无齿卵圆钳顺时针方向依次查看整个宫颈有无裂伤及损伤程度。

（6）宫颈探查后，助手再用拉钩暴露宫颈的前后穹隆、两侧穹隆以及阴道伤口的顶端和阴道的四周。

（7）如有裂伤，按解剖组织逐层缝合。

（8）缝合后常规肛查，肠线有无穿过直肠黏膜及血肿，发现异常，及时处理。

（9）准确评估出血量。

（10）协助产妇穿好衣裤，取舒适体位。

（11）整理床单位，注意保暖。

（12）给予相关健康指导。

（13）整理用物并分类处置。

（14）洗手、记录。

（五）健康指导

1.操作前

解释此项操作的目的，取得产妇的理解与配合，嘱产妇排空膀胱。

2.操作中

注意与产妇沟通，指导配合方法，保持放松状态。

3.操作后

做好饮食、活动、排尿指导；告知保持会阴部清洁；注意阴道流血，若流血多、肛门有坠胀感或切口疼痛剧烈,应及时告诉医护人员。

（六）注意事项

(1)操作前做好沟通,取得产妇的配合;是否排空膀胱,必要时行导尿术。

(2)操作中注意保暖和隐私保护。

(3)严格无菌操作规程,暴露充分。

(4)操作中注意人文关怀,动作轻柔,对裂伤严重者,必要时行麻醉镇痛。

十一、会阴切开术

（一）操作目的

阴道分娩时,为了避免会阴严重裂伤,减少会阴阻力,以利于胎儿娩出,缩短第二产程,保护盆底功能,减少母婴并发症等。

（二）操作评估

初产头位会阴紧、会阴部坚韧或发育不良、炎症、水肿,估计有严重撕裂者;需产钳助产、胎头吸引器助产或初产臀位经阴道分娩者;巨大儿、早产、胎儿生长受限或胎儿窘迫需减轻胎头受压并及早娩出者;产妇患心脏病或高血压等疾病需缩短第二产程者。

（三）操作准备

1.用物准备

聚维酮碘液、无菌棉球和纱布、麻醉药物(1%利多卡因)、20 mL 注射器、长穿刺针、器械产包(侧切剪、线剪、持针器、有齿镊、血管钳、小量杯)、无菌纱布、有尾纱布、可吸收肠线等。

2.环境准备

关门窗,调节室温 24～28 ℃;注意隐私,必要时围帘或屏风遮挡。

3.人员准备

操作者着装规范、修剪指甲、戴口罩、外科洗手;产妇意识清醒能配合。

（四）操作步骤

(1)向产妇解释操作目的,评估产妇情况、自理能力及合作程度。

(2)产妇取膀胱截石位,注意保暖和隐私保护。

(3)操作者外科洗手、穿无菌衣、戴无菌手套,双人清点纱布。

(4)再次评估产妇产程进展情况、会阴条件及胎儿情况,掌握会阴切开指征,签署知情同意书。

(5)未实施硬膜外镇痛者,采用阴部神经阻滞麻醉。

(6)麻醉起效后,适时行会阴切开。左手中、示指伸入胎先露和阴道侧后壁间,右手持剪刀在会阴后联合正中偏左 0.5 cm 处,与正中线呈 45°,于宫缩时剪开皮肤和黏膜 3～4 cm(正中切开时沿会阴正中线向下切开 2～3 cm)。用纱布压迫止血,必要时结扎小动脉止血。

(7)胎儿胎盘娩出后,会阴切口缝合。检查软产道有无裂伤,阴道内置有尾纱条。

(8)按解剖结构逐层缝合。①缝合阴道黏膜:暴露阴道黏膜切口顶端,用 2/0 可吸收缝线自顶端上方 0.5 cm 处开始,间断或连续缝合阴道黏膜及黏膜下组织,至处女膜环对合打结。②缝合肌层:用 2/0 可吸收缝线间断或连续缝合会阴部肌层、皮下组织。③缝合皮肤:用 3/0 或 4/0 可吸收缝线连续皮内缝合。

(9)取出有尾纱布,检查缝合处有无出血或血肿。

(10)肛诊检查肠线是否穿过直肠黏膜及有无阴道后壁血肿。

(11)准确评估出血量。

(12)整理用物,再次双人清点纱布。

(13)协助产妇取舒适体位,整理床单位,注意保暖。

(14)给予相关健康教育指导。

(15)分类处置用物。

(16)洗手、记录。

(五)健康指导

1.操作前

解释此项操作的目的,取得产妇的理解与配合,嘱产妇排空膀胱。

2.操作中

注意与产妇沟通,指导配合方法,保持放松状态。

3.操作后

做好饮食、活动及排尿指导;告知保持会阴部清洁;注意阴道流血,若流血多、肛门有坠胀感或切口疼痛剧烈,应及时告诉医护人员。

(六)注意事项

(1)操作前做好沟通,取得产妇的配合;排空膀胱,必要时行导尿术。

(2)操作中注意保暖和隐私保护。

(3)严格掌握会阴切开术的适应证和切开时机,切开不宜过早,一般预计在2～3次宫缩胎儿可娩出。

(4)切开时剪刀应与皮肤垂直,会阴皮肤与黏膜切口整齐、内外一致;宫缩时,侧切角度宜在60°左右。

(5)正中切开的切口易向下延伸,伤及肛门括约肌。故手术助产、胎儿较大或接产技术不够熟练者不宜采用。

(6)缝合时按解剖结构逐层缝合,注意止血,不留无效腔;从切口顶端上0.5 cm缝合第一针。缝合时缝针不宜过密过紧,一般针距为1 cm。

(7)缝合后仔细检查有无渗血和血肿,肠线有无穿过直肠黏膜,发现异常,及时处理。

十二、会阴裂伤修复术(Ⅰ、Ⅱ度)

(一)操作目的

按解剖结构修复损伤的会阴组织,达到止血、防止伤口感染的目的。

(二)操作评估

1.适应证

不同程度的会阴裂伤。

2.禁忌证

伤口急性感染期。

（三）操作准备

1.用物准备

阴道纱条、聚维酮液、无菌手套、2/0可吸收线、3/0可吸收线、持针器、线剪、血管钳、麻醉药物。

2.环境准备

关门窗，调节室温24～28 ℃；注意隐私，必要时围帘或屏风遮挡。

3.人员准备

操作者着装规范、修剪指甲、戴口罩、外科洗手；产妇意识清醒能配合。

（四）操作步骤

（1）核对产妇姓名、住院号，向产妇解释操作目的，评估产妇情况、自理能力及合作程度。

（2）注意保暖和隐私保护。

（3）协助产妇取仰卧膀胱截石位，外阴常规消毒，铺无菌巾，必要时导尿排空膀胱。

（4）操作者外科洗手、穿无菌衣、戴无菌手套，双人清点纱布。

（5）未实施硬膜外镇痛者，采用阴部神经阻滞麻醉或局部麻醉。

（6）操作者左手分开阴道，暴露阴道壁，右手持纱布擦干阴道壁血迹，查看阴道壁损伤程度，置有尾纱条。

（7）Ⅰ度裂伤修复：用2/0可吸收缝线间断或连续缝合阴道黏膜；3/0或4/0可吸收缝线连续皮内缝合或4号丝线间断缝合皮肤。

（8）Ⅱ度裂伤修复：暴露阴道黏膜切口顶端，自顶端上方0.5 cm处开始，用2/0可吸收缝线间断或连续缝合阴道黏膜和黏膜下组织，裂伤较深者建议间断缝合；用2/0可吸收缝线间断缝合会阴部肌层；3/0或4/0可吸收缝线连续皮内缝合或4号丝线间断缝合皮肤。

（9）取出有尾纱布，检查缝合处有无出血或血肿。

（10）肛诊检查肠线是否穿过直肠黏膜及有无阴道后壁血肿。

（11）准确评估出血量。

（12）整理用物，再次双人清点纱布。

（13）协助产妇穿好衣裤，取舒适体位。

（14）整理床单位。

（15）给予相关健康指导。

（16）整理用物并分类处置。

（17）洗手、记录。

（五）健康指导

1.操作前

解释此项操作的目的，取得产妇的理解与配合，嘱产妇排空膀胱。

2.操作中

注意与产妇沟通，指导配合方法，保持放松状态。

3.操作后

强调饮食指导，无渣半流或流质3天，后根据伤口愈合情况修改饮食；做好活动及排尿指导；告知保持会阴部清洁；注意阴道流血，若流血多、肛门有坠胀感或切口疼痛剧烈，应及时告诉医护人员。

（六）注意事项

（1）操作前做好沟通，取得产妇的配合；排空膀胱，必要时行导尿术。

（2）操作中注意保暖和隐私保护。

（3）正确评估裂伤程度，按解剖结构对合整齐，逐层修复。

（4）选择正确的麻醉方式，对充分暴露、修复组织及镇痛有着重要作用。

（5）缝合后仔细检查有无渗血和血肿，肠线有无穿过直肠黏膜，发现异常，及时处理。

（6）缝合时从伤口顶端上 0.5 cm 缝第一针，缝合时缝针不宜过密过紧，一般针距为 1 cm，注意止血，不留无效腔。

（7）完善术后谈话和病历书写完整，加强饮食指导。

十三、新生儿窒息复苏

（一）目的

新生儿问世的瞬间有时是十分危急的，产科和儿科的医护人员，尤其是产房的医务人员应熟练掌握新生儿窒息复苏技能和流程，在新生儿出现窒息时能立即得以实施复苏技术，并能相互配合。

（二）物品准备

氧气湿化瓶、氧气管、新生儿复苏气囊（自动充气式或气流充气式）、婴儿低压吸引器、各种型号的气管插管、吸痰管、新生儿喉镜（带有为足月儿和早产儿应用的 2 个叶片）、肾上腺素、生理盐水、胶布、新生儿辐射台、胎粪吸引管、听诊器、各种型号的空针、胃管、胶布等，连接好氧气装置，氧流量调节到 5 L/min。

（三）操作步骤

A 建立通畅的气道；B 建立呼吸；C 建立正常的循环；D 药物治疗。其中为新生儿开放气道和给予通气是最为重要的部分，大部分新生儿窒息复苏在实施了 ABC 方案后很少再需要用药。

1.评估复苏的适应证

新生儿出生时负责复苏的人员应明确有无以下问题。

（1）羊水情况，有无胎粪污染：胎粪污染，新生儿没有活力时，清理呼吸道应气管插管连接胎粪吸引管，将污染的羊水吸出。

（2）有无呼吸或哭声：出生后没有呼吸或只有喘息时需要复苏。

（3）肌张力情况：肌张力差，没有呼吸时，应实施复苏。

（4）是否足月：早产儿发生窒息的风险更大，不足月时更应做好复苏的准备。

2.复苏的最初步骤（A——建立通畅的气道）

（1）保暖：新生儿娩出前应关闭门窗、空调，避免空气对流。出生后放在辐射保暖台上（新生儿辐射台，应提前预热），摆正体位（鼻吸气位）。

（2）摆正体位，清理呼吸道。接生者可以在胎头娩出时，用手将口鼻中的大部分黏液挤出，清理鼻腔黏液时应两侧鼻孔交替进行。胎儿娩出后，使其仰卧在辐射台上，将新生儿颈部轻度仰伸呈"鼻吸气状"，可使用肩垫（肩垫高度2～3 cm）抬高肩部，使呼吸道通畅，更有助于保持最佳复苏体位。黏液多的新生儿，则应把头部转向一侧，使黏液积聚在口腔一侧，并尽快吸出。

吸引黏液时，应先清除口腔黏液，后吸鼻腔黏液，以免刺激新生儿呼吸，将羊水或黏液吸入肺部。吸引的负压和吸引管插入的深度都要适度。用吸引管吸引时要边吸边转动吸管，以避免吸管持续吸在一处黏膜上造成损伤。用吸球者,应先捏瘪吸球,排出球腔内的空气再吸,这样可避免气流把黏液推入深部。用电动吸引器的负压应不高于 13.3 kPa(100 mmHg),负压过大易致新生儿气道黏膜损伤。

对于羊水有胎粪污染者,应在胎头娩出产道时即用手法将胎儿口鼻中的黏液挤出,待新生儿全身都娩出后,迅速置于辐射台上,再次用手挤口鼻黏液。如新生儿有活力(新生儿有活力的定义为:哭声响亮或呼吸好,肌张力好,心率>100 次/分),则新生儿不需特殊处理,常规给予吸痰法清理呼吸道。反之,新生儿无活力(新生儿有活力的定义中任何一项被否定时称之为无活力),负责新生儿复苏的儿科或产科医师应立即用新生儿喉镜暴露气管,使用一次性气管插管吸净呼吸道羊水和胎粪,然后再继续下一步。

(3)迅速擦干:待吸净气道后,用毛巾迅速擦干新生儿全身羊水、血迹,注意头部擦干,并将湿巾撤掉。如果此时新生儿仍没有哭声或呼吸,重新摆正体位(新生儿仰卧,头部轻度仰伸——鼻吸气位)。

(4)触觉刺激,诱发呼吸:新生儿被擦干、刺激以后仍没有呼吸或哭声时,可给予触觉刺激诱发呼吸。触觉刺激的方法有两种:①操作者用一只手轻柔地摩擦新生儿背部或躯体两侧;②轻弹或轻拍足底。新生儿大声啼哭,表示呼吸道已通畅,诱发呼吸成功。

上述步骤又称新生儿初步处理,应在 30 秒内完成。初步处理完成后,应对新生儿进行评估,评估内容为呼吸、心率、皮肤颜色。

常压给氧的原则:如果新生儿给予触觉刺激诱发呼吸成功,就进行常规护理。若新生儿有呼吸,但躯干皮肤发绀,应观察数分钟左右,如没有改善应给予常压吸氧,氧流量调节到每分钟5 L。对于触觉刺激2次无效者(不能诱发新生儿呼吸),应立即改用气囊面罩复苏器进行人工呼吸(正压通气)。复苏时短期常压给氧,可用鼻导管给氧,氧流量以每分钟 5 L 为宜。长时间给氧者,氧气要预热并湿化,以防止体温丢失和气道黏膜干燥,有条件者应检测新生儿血氧浓度。

3.气囊面罩正压通气(B——建立呼吸)

(1)正压通气的指征:新生儿在给予初步处理后,仍然呼吸暂停或喘息;或心率<100 次/分。

(2)自动充气式复苏气囊组成:由面罩(有不同大小,使用时可根据新生儿体重及孕周选择)、气囊、储氧器、减压阀组成。

(3)面罩的安置:操作者位于新生儿的头侧或一侧,新生儿头部轻度仰伸,即"鼻吸气位"使气道通畅。操作者右手持复苏器,面罩放置时按下颏、口、鼻的顺序放置,注意解剖形面罩要把尖端放在鼻根上。操作者一手拇指和中指呈"C"字形环绕在面罩边缘帮助密闭,其余手指注意不要压迫颈部致使气道受阻,另一只手挤压气囊。操作者将面罩紧贴患儿面部形成密闭的空间,但不可过分用力压紧面罩,致使新生儿体位改变和眼部、面部损伤。面罩放置正确后,可挤压气囊加压给氧。加压给氧时,要注意观察胸廓有无起伏,若挤压气囊,胸廓随之起伏,说明面罩密闭良好,此时两肺可闻及呼吸音。如果胸廓抬高呈深呼吸状或听到减压阀开启的声音,则说明充气过量,应减少用力,以防新生儿发生气胸。如观察到上腹部隆起,是气体进入胃内所致,应置胃管将胃内气体、液体抽出。

若挤压气囊,胸廓起伏不明显,应检查原因。可能的原因有:①面罩密闭不良,常见于鼻背与面颊间有漏气者;②新生儿体位不当;③口鼻内有黏液阻塞,导致气道受阻;④新生儿口未张开;⑤按压气囊的压力不足。

(4)挤压气囊的速率与压力:气囊正压通气的速率为 40～60 次/分,与胸外按压配合时速率为30次/分,首次呼吸所需压力为2.94~3.92 kPa(30~40 cmH$_2$O),以后挤压气囊的压力为1.47~1.96 kPa(15~20 cmH$_2$O)。

注意:为很好地控制正压通气的频率,操作者应大声计数(大声数1、2、3,当数到1时,按压气囊,数到2、3时,松开气囊)。

(5)气囊面罩正压通气实施30秒后,必须对新生儿状况进行评价,评价内容:若心率>100次/分,皮肤红润且有自主呼吸,可停止加压给氧,改为常压吸氧,并给予触觉刺激使其大声啼哭。若心率60~100次/分;应继续正压通气;若心率低于60次/分,则需继续正压人工呼吸,并同时插入心脏按压。

正压通气使用超过2分钟时,应插胃管吸净胃内容物,并保留胃管至正压人工呼吸结束。插入胃管的长度为:从新生儿鼻梁部至耳垂再至剑突和脐之间连线中点的距离。胃管插入后用20 mL注射器吸净胃内容物,取下空针将胃管用胶布固定在新生儿面部,保持胃管外端开放,以便进入胃内的空气继续排出。

4.胸外心脏按压(C——建立正常的循环)

胸外按压必须与正压通气有效配合。

(1)胸外按压的指征:经过30秒有效的正压通气后,对新生儿进行评价,评价内容同上。新生儿如心率低于60次/分时,应在实施正压通气的同时实施胸外心脏按压。

(2)胸外按压的方法:胸外按压时新生儿仍需保持头部轻度仰伸"鼻吸气位"。操作者可位于新生儿一侧,站在能接触到新生儿胸部并能正确摆放手的位置,不干扰另一位复苏者的正压通气。按压部位在胸骨下1/3处,即两乳头连线与剑突之间(避开剑突)按压深度为新生儿前后胸直径的1/3。按压手法有拇指法和双指法两种。①拇指法:操作者用双手环绕新生儿胸廓,双手拇指端并排或重叠放置胸骨下1/3处,其余手指托住新生儿背部,而且拇指第一指关节应稍弯曲直立,使着力点垂直胸骨。②双指法:操作者用一只手的中指和示指或中指和无名指,手指并拢指端垂直向下按压胸骨下1/3处,另一只手放在新生儿背部做支撑。

(3)按压频率:每按压3次,正压通气1次,4个动作为一个周期,耗时2秒,故一分钟90次胸外按压,30次正压通气。胸外按压与正压通气的比例为3∶1。

(4)胸外按压注意事项:要有足够的压力使胸骨下陷达前后胸直径1/3,然后放松,放松时用力的手指抬起,但不离开胸壁皮肤,否则每次按压都需要重新定位,不仅耗时,而且按压的深度、速率和节律不易掌控。

注意:胸外按压与正压通气相配合时,由胸外按压的人大声计数,负责正压通气的人进行配合。负责胸外按压的人大声计数:"1、2、3,吸"。数"1、2、3"的同时给予3次胸外按压,当数到"吸"时,负责胸外按压的人手抬起使胸壁回弹,但手指不离开皮肤,负责正压通气的人同时挤压气囊给予一次正压通气。

(5)评估:有效的胸外按压和正压通气实施30秒后,应对新生儿情况进行评价(评估内容同前),以决定下一步的复苏该如何进行。

可用听诊器测心率,为节约时间,每次听心率6秒,当心率已达60次/分以上时,胸外按压可以停止,正压通气仍需继续。若心率仍低于60次/分,心脏按压和正压通气应继续实施,同时给予肾上腺素(遵医嘱给药)。心率达到100次/分或以上,新生儿又有自主呼吸,应停止正压通气给予常压给氧。

5.复苏后的护理

新生儿经过复苏,生命体征恢复正常以后仍有可能恶化,应给予严密观察和护理。护理分为:常规护理、观察护理、复苏后护理。

(1)常规护理:新生儿出生前没有危险因素,羊水清、足月,出生后只接受了初步复苏步骤就能正常过渡者,可将新生儿放在母亲胸前进行皮肤接触,并继续观察呼吸、活动和肤色。

(2)观察护理:新生儿出生前有危险因素,羊水污染,出生后呼吸抑制、肌张力低、皮肤发绀,新生儿经过复苏后应严密观察,密切评估生命体征,必要时转入新生儿室进行心肺功能和生命体征的监测。病情稳定后,允许父母去探望,抚摸和搂抱新生儿。

(3)复苏后护理:应用正压人工呼吸或更多复苏措施的新生儿需要继续给予支持,他们有再次恶化的可能,应转送到新生儿重症监护室。复苏后护理包括温度控制,生命体征、血氧饱和度、心率、血压等监测。

气管插管的指征:需长时间正压通气、气囊面罩正压通气无效或效果不佳、需要气管内给药及可疑膈疝者。

(四)复苏时注意事项

(1)复苏前做好复苏人员和物品的准备,尤其在胎儿娩出前已经出现胎儿宫内缺氧迹象。

(2)复苏设备应处于备用、完整状态。

(3)实施复苏时应按照复苏流程进行,不可省略复苏步骤。

(4)物品准备时,应将肩垫准备好,辐射台提前打开预热。

(5)正压通气时,操作者一定要大声计数,以保证正压通气的频率。

(6)胸外按压时,按压的手指垂直下压,确保施力在胸骨下1/3(压迫心脏)。

(7)正压通气和心脏按压应2人操作,并默契配合。

(8)给予肾上腺素时要注意浓度配比和剂量。

(9)复苏成功后,仍需严密观察新生儿情况,以防病情反复。

十四、产钳助产的配合

(一)目的

当子宫收缩乏力致第二产程延长;或产妇患有某些疾病,不宜在第二产程过度用力;或胎儿在宫内缺氧,产钳助产是一种应急处理方式,助产士与医师的配合可帮助产妇缩短产程,协助胎儿娩出。

(二)物品准备

无菌侧切包一个,无菌产钳一把,无菌油纱一块(将产钳用无菌油纱快速擦拭一遍待用)。

(三)操作步骤

(1)助产士常规进行会阴神经阻滞及会阴局部麻醉,行会阴侧切。

(2)助产士站在医师左侧,当医师按常规以"三左法则"放置产钳时协助固定先上的左叶,然后协助上好右叶。

(3)当医师在产妇宫缩牵拉产钳时,助产士左手协助胎儿俯屈,右手适时保护会阴。

(4)当胎儿双顶径通过阴道口时,示意医师停止牵拉,由医师依次卸下产钳右叶、左叶,助产士协助胎头娩出,然后进行外旋转,娩出胎肩。

(5)分娩结束后,与医师共同仔细检查宫颈和阴道有无裂伤及裂伤程度,共同评价新生儿有无产伤(包括:锁骨骨折、头皮血肿、头皮撕裂或擦伤、面神经瘫痪等)。

(6)缝合会阴伤口。

（四）注意事项

(1)不要强行牵引,充分估计头盆情况,必要时改为剖宫产。

(2)紧急情况下,应尽快娩出胎儿,但不可粗暴操作。产钳术一般不超过 20 分钟,产钳牵拉不能超过 3 次。

(3)手术后要注意观察宫缩和阴道出血情况,如果宫颈或阴道裂伤,须立即止血和缝合。

(4)产妇产程较长,出现血尿可留置导尿管,并酌用抗感染药物。

(5)仔细检查新生儿后,报告儿科医师适当给予抗感染药。

十五、宫颈裂伤缝合术

（一）目的

防止由于宫颈裂伤造成的产后出血、陈旧的宫颈裂伤造成宫颈功能不全而致习惯性流产。

（二）准备用物

聚维酮碘原液的无菌纱布、阴道壁拉钩、卵圆钳 2 把、2/0 带针可吸收缝合线、组织剪、线剪、持针器、无菌接生巾、无菌纱布。

（三）操作步骤

(1)用聚维酮碘原液的纱布消毒阴道壁黏膜,清除血迹。

(2)铺无菌接生巾,保证整个操作不被污染。有良好的光源或充足的照明。

(3)以阴道拉钩扩开阴道,用宫颈钳或两把卵圆钳钳夹宫颈,并向下牵拉使之充分暴露。

(4)直视下用卵圆钳循序交替,按顺时针或逆时针方向依次检查宫颈一周,如发生裂伤处,将两把卵圆钳夹于裂口两侧,自裂伤的顶端上 0.5 cm 开始用 2/0 可吸收线向子宫颈外口方向做连续或间断缝合。

(5)宫颈环形脱落伴活动性出血,可循宫颈撕脱的边缘处,用 3/0 号可吸收线做连续锁边缝合。

（四）注意事项

(1)充分暴露宫颈,寻找裂伤顶端,查清裂伤部位,缝合的第一针必须在裂伤的顶端 0.5～1 cm,以防回缩的血管漏缝。

(2)当裂伤深达穹隆、子宫下段甚至子宫破裂,从阴道缝合困难时,应行开腹缝合。

(3)伤及子宫动静脉或其分支,引起严重的出血或形成阔韧带内血肿,需要剖腹探查。

(4)较浅的宫颈裂伤,没有活动性出血,可不做处理。

(5)偶尔可见到宫颈环形裂伤或脱落,即使出血不多,也应进行缝合。

(6)宫颈裂伤超过 3 cm 以上,需要缝合。

十六、臀助产

（一）目的

使软产道充分扩张,并按照臀位分娩机制采用一系列手法使胎儿顺利娩出。

（二）物品准备

无菌产包、会阴侧切包、缝合线、20 mL 注射器、7 号长针头、0.9％生理盐水、2％盐酸利多卡因、隔离衣、无菌手套。

（三）操作步骤

(1)检查者戴好帽子、口罩。

(2)按六步洗手法将双手洗干净,常规刷手。

(3)穿隔离衣,戴无菌手套。

(4)消毒会阴,铺产台。

(5)"堵臀":当胎臀在阴道口拨露时,用一无菌接生巾堵住阴道口,直至手掌感到压力相当大,阴道充分扩张。

(6)导尿。

(7)局麻:阴部神经阻滞麻醉,会阴局部麻醉。

(8)行会阴侧切术。

(9)上肢助产滑脱法:右手握住胎儿双足,向前上方提,使后肩显露于会阴,左手示指、中指伸入阴道,由后肩沿上臂至肘关节处,协助后肩及肘关节沿胸前滑出阴道,将胎体放低,前肩由耻骨弓自然娩出。

(10)旋转胎体法:用接生巾包裹胎儿臀部,双手紧握,两手拇指在背侧,另四指在腹侧,将胎体按逆时针方向旋转,同时稍向下牵拉,右肩及右臂娩出,再将胎体顺时针旋转,左肩及左臂娩出。

(11)胎头助产。①将胎背转至前方,使胎头矢状缝于骨盆出口前后径一致。②将胎体骑跨在术者左前臂上,同时术者左手中指伸入胎儿口中、示指及无名指扶于两侧上颌骨。③术者右手中指压低胎头枕部使其俯屈,示指及无名置于胎儿两侧锁骨上,向下牵拉,使胎头保持俯屈。④当胎头枕部抵于耻骨弓时,逐渐将胎体上举,以枕部为支点,娩出胎头,记录时间。

(12)断脐。

(13)新生儿初步处理。

(14)协助娩出胎盘,并检查是否完整。

(15)检查软产道,缝合侧切伤口。

(16)清洁整理用物。

（四）注意事项

(1)术前必须确定无头盆不称、宫口开全、胎臀已入盆,并查清臀位的种类。

(2)充分堵臀。

(3)脐部娩出后 2～3 分钟内娩出胎头,最长不超过 8 分钟。

(4)操作动作不可粗暴。

(5)胎头娩出困难时,可由助手在耻骨联合上向下、向前轻推胎头,或产钳助产。

(6)准备好新生儿复苏设备,仔细检查新生儿有无肩臂丛神经损伤和产道损伤。

十七、新生儿与母亲皮肤接触

（一）目的

分娩后尽快母婴皮肤接触可以提高新生儿体温,能够增加母婴感情,促进乳汁分泌。通过触摸、温暖和气味这些感官刺激,促进母乳分泌。

（二）操作步骤

母婴皮肤接触应在出生后 60 分钟以内开始，接触时间不得少于 30 分钟。助产士协助产妇暴露出乳房，用毛巾擦拭产妇的双乳及胸部，新生儿娩出后如无异常即刻将其趴在产妇的胸腹部，身体纵轴与母亲保持一致。新生儿双臂及双腿分开放于产妇身体两侧。头偏向一侧防止阻塞呼吸道造成窒息。将新生儿衣被盖于身上，注意保暖，同时勿污染无菌区域。

为保证新生儿安全，嘱产妇双手放于新生儿臀部抱好，防滑落。

（三）注意事项

（1）操作时注意为母婴保暖，并注意保护产妇隐私。

（2）密切观察新生儿有无异常变化，如有异常即刻将新生儿取下进行紧急处理。

（3）母婴皮肤接触时，应有目光交流。

（凌　艳）

第二节　正常分娩期产妇的护理

一、第一产程的临床经过及护理

（一）临床经过

1.规律宫缩

分娩开始时，子宫收缩力较弱，持续时间较短（约 30 秒），间歇时间较长（5～6 分钟）。随着产程进展，宫缩持续时间逐渐延长，间歇时间逐渐缩短。子宫口接近开全时，持续时间可达 60 秒及以上，间歇时间1～2 分钟，且强度不断增加。

2.宫颈口扩张

临产后宫缩规律并逐渐增强，使宫颈口逐渐扩张，胎先露逐渐下降。宫颈口扩张规律是先慢后快，分为潜伏期和活跃期。

（1）潜伏期：从规律宫缩开始至宫颈口扩张 3 cm，此期宫颈口扩张速度较为缓慢，约需8 小时，最大时限为 16 小时。

（2）活跃期：从宫颈口扩张 3 cm 至宫颈口开全。此期宫颈口扩张速度较快，约需 4 小时，最大时限为 8 小时。

3.胎先露下降

胎先露下降程度作为判断分娩难易的指标之一。潜伏期胎头下降不明显，进入活跃期胎头下降速度加快。判断胎头下降程度是以坐骨棘平面为标志，胎头颅骨最低点达坐骨棘时，记为"0"，在坐骨棘平面上 1 cm 时记为"－1"，在坐骨棘平面下 1 cm 时记为"＋1"，依此类推。图 6-1所示为胎头高低判断示意图。根据每次检查的结果绘制成产程图。产程图是连续描记子宫口扩张和胎先露下降情况的坐标图。它以临产时间（h）为横坐标，以子宫口扩张程度（cm）和胎先露下降程度（cm）为纵坐标，画出子宫口扩张曲线和胎先露下降曲线，便于直观地了解产程进展情况（图 6-2）。

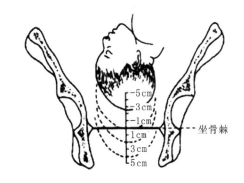

图 6-1　胎头高低判断示意图

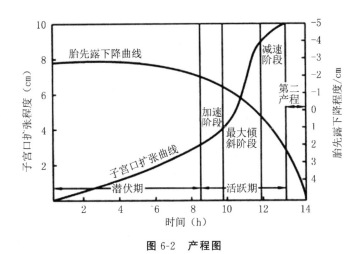

图 6-2　产程图

4.胎膜破裂

胎膜破裂简称破膜。随着子宫口逐渐开大,胎先露逐渐下降将羊水阻隔为前、后两部分,形成前羊膜囊。胎先露进一步下降使前羊膜囊压力逐渐升高,当压力增高至一定程度时,胎膜自然破裂,多发生在第一产程末期子宫口接近开全或开全时。

(二)护理评估

1.健康史

根据产前检查记录了解待产妇的一般情况,包括年龄、体重、身高、营养情况、既往史、过敏史、月经史、婚育史、分娩史等。了解本次妊娠的经过,孕期有无阴道流血、流液及有无内外科合并症等。了解宫缩出现的时间、强度及频率,了解胎位、胎先露、骨盆测量值及胎心情况。

2.身体状况

观察生命体征,了解胎心情况、宫缩、子宫口扩张和胎头下降情况,以及是否破膜,羊水颜色、性状及流出量。

3.心理-社会状况

由于第一产程时间较长,对分娩的认知及对疼痛的耐受性因人而异,且担心胎儿及自身的健康状况,产妇和家属容易产生紧张、焦虑和急躁情绪。

4.其他状况

实验室及其他辅助检查胎心监护仪可记录胎心变化情况和宫缩的情况。

（三）护理问题

1.知识缺乏

缺乏分娩相关知识。

2.焦虑

与疼痛及担心分娩结局有关。

3.急性疼痛

与宫缩、子宫口扩张有关。

（四）护理措施

1.心理护理

讲解相关知识，减轻焦虑：主动热情接待产妇，耐心回答产妇提出的有关问题，适当讲解分娩相关知识，鼓励产妇积极配合分娩，减轻产妇及家属的焦虑情绪。

2.观察产程进展

（1）监测胎心：用胎心听诊器、多普勒仪于宫缩间歇时听胎心。潜伏期每1~2小时听1次，进入活跃期每15分钟听1次，并注意心率、心律、心音强弱。若胎心率超过160次/分、低于120次/分或不规律，提示胎儿宫内窘迫，应立即给产妇吸氧并报告医师。

（2）观察宫缩：医护人员将一手掌放于产妇腹壁子宫体近子宫底处，宫缩时子宫体部隆起变硬，宫缩间歇时松弛变软，一般需连续观察3次，每隔1~2小时观察1次。观察并记录宫缩间歇时间、持续时间及强度。

（4）观察破膜及羊水情况：一旦破膜，应立即监测胎心，记录破膜时间和羊水性状、颜色及量。若破膜后胎头未入盆或胎位异常应嘱产妇卧床并抬高臀部，并注意观察有无脐带脱垂征象。破膜超过12小时尚未分娩者，遵医嘱给予抗生素预防感染。

（5）观察生命体征：每隔4~6小时测量生命体征1次，发现异常应酌情增加测量次数，并予相应处理。

3.生活护理

（1）补充能量和水分：鼓励产妇进食易消化、高热量的清淡食物，摄入足量水分，维持水、电解质平衡，保证充足的体力。

（2）活动与休息：临产后胎膜未破且宫缩不强时，鼓励产妇在室内适当进行活动，以促进宫缩，利于子宫口扩张和胎先露下降。初产妇子宫口近开全或经产妇子宫口扩张4 cm时应取左侧卧位休息。

（3）清洁卫生：协助产妇擦汗、更衣，保持外阴部清洁、干燥。

（4）排便、排尿：鼓励产妇2~4小时排尿1次，并及时排便，以免影响宫缩及产程进展。

（五）护理评价

（1）产妇是否了解分娩过程的相关知识。

（2）在产程中焦虑是否缓解，并主动配合医护人员。

（3）疼痛不适感是否减轻。

二、第二产程的临床经过及护理

（一）临床经过

1.宫缩增强

此期宫缩强度进一步增强,频率进一步加快,宫缩持续时间可达 1 分钟甚至更长,间歇时间仅1～2分钟。

2.胎儿下降及娩出

子宫口开全后,胎头下降至骨盆出口压迫盆底组织时,产妇出现排便感,不自主向下屏气用力。会阴部逐渐膨隆变薄,阴唇张开,肛门松弛。宫缩时胎头显露于阴道口,间歇时又缩回,称胎头拨露(图 6-3)。经过几次胎头拨露以后,胎头双顶径已超过骨盆出口,宫缩间歇不再回缩,称胎头着冠(图 6-4)。此时,会阴极度扩张,胎头继续下降,当胎头枕骨抵达耻骨弓下方后,以此为支点进行仰伸、复位及外旋转,胎儿前肩、后肩、胎体相继娩出,羊水随即涌出。经产妇的第二产程较短,有时仅仅几次宫缩即可完成上述过程。

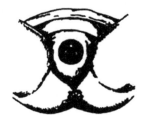

图 6-3 胎头拨露

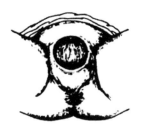

图 6-4 胎头着冠

（二）护理评估

1.健康史

详细了解第一产程经过及处理情况,并注意了解产妇及胎儿情况。

2.身体状况

了解宫缩及胎心情况、产妇用力方法,观察胎头拨露及胎头着冠情况,评估有无会阴切开指征。

3.心理-社会状况

因剧烈疼痛及对分娩缺乏信心,同时担心胎儿安危而焦虑不安。

4.辅助检查

用胎儿监护仪监测胎心率基线与宫缩的变化。

（三）护理问题

1.焦虑

与担心分娩是否顺利及胎儿健康有关。

2.疼痛

与宫缩及会阴伤口有关。

3.有受伤的危险

与可能的会阴裂伤、新生儿产伤有关。

（四）护理措施

1.观察产程

严密观察宫缩强度和频率；了解胎先露下降情况；每 5～10 分钟听胎心 1 次，仔细观察胎儿有无急性缺氧，发现异常及时通知医师并给予相应处理。

2.缓解焦虑

医护人员应给予产妇安慰和鼓励，并及时告之产程进展情况，同时协助产妇擦汗、饮水等，缓解产妇紧张、焦虑情绪。

3.正确指导产妇使用腹压

子宫口开全后指导产妇双足蹬在产床上，双手握住产床把手，宫缩时深吸气屏住，随后如排大便样向下屏气用力，宫缩间歇时放松休息，宫缩再现时重复上述动作。至胎头着冠后，指导产妇宫缩时张口哈气，宫缩间歇时稍向下用力使胎儿缓慢娩出。

4.接生准备

初产妇子宫口开全或经产妇子宫口扩张至 3～4 cm 时，将产妇送至产房做好消毒接生准备。产妇取膀胱截石位，双腿屈曲分开，臀下置便盆或橡胶单，分 3 步进行外阴擦洗及消毒（图 6-5）：①先用消毒肥皂水棉球擦洗外阴，顺序为阴阜、大腿内上 1/3、大小阴唇、会阴和肛门周围；擦洗顺序为由上向下、由外向内；②然后将消毒干棉球盖于阴道外口（防止擦洗液进入阴道），再用温开水冲去肥皂水；③最后用 0.5% 聚维酮碘棉球消毒，顺序为大小阴唇、阴阜、大腿内上 1/3、会阴和肛门周围。消毒完后移去阴道口棉球及臀下的便盆或橡胶单，铺消毒中于臀下。检查好接生及新生儿抢救所需的所有用品后，接生者按无菌操作规程行外科洗手、穿手术衣、戴无菌手套、打开产包、铺消毒巾，准备接生。

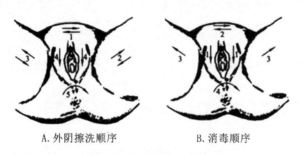

A.外阴擦洗顺序　　　　　　B.消毒顺序

图 6-5　外阴擦洗及消毒

5.接生前评估

行阴道检查了解胎位是否异常，并了解会阴条件及胎头大小，必要时行会阴切开。

6.接生步骤

接生者站在产妇右侧，当胎头拨露使阴唇后联合紧张时开始保护会阴。会阴部盖消毒中，接生者右肘支在产床上，右手拇指与其余四指分开，利用手掌大鱼际肌压住会阴部，当宫缩时应向上内方托压，左手适度下压胎头枕部，协助胎头俯屈和缓慢下降，宫缩间歇时右手放松但不离开会阴部，以免压迫过久致会阴水肿。当胎头枕骨在耻骨弓下露出时，嘱产妇宫缩时张口哈气，在宫缩间歇时稍用力，待胎头双顶径娩出时，左手协助胎头仰伸，使胎头缓慢娩出。胎头完全娩出后，右手继续保护会阴，左手拇指自胎儿鼻根向下颏挤压，其余四指自喉部向下颌挤压，挤出口鼻内的黏液和羊水，然后协助胎头复位及外旋转，左手将胎儿颈部向下轻压，使前肩自耻骨弓下完全娩出,再轻托胎颈向上,协助娩出后肩(图 6-6)。双肩娩出后松开右手,然后双手协助胎体及下肢以侧位娩出。

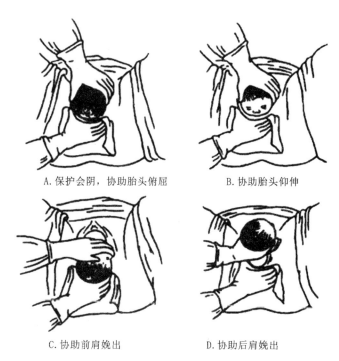

A.保护会阴,协助胎头俯屈 B.协助胎头仰伸

C.协助前肩娩出 D.协助后肩娩出

图 6-6 接生步骤

7.脐带绕颈的处理

胎头娩出后若有脐带绕颈 1 周且较松时,应将脐带顺肩上推或从胎头滑下;若缠绕过紧或绕颈 2 周以上,则用两把止血钳夹住后从中间剪断,注意勿使胎儿受伤。

(五)护理评价

(1)产妇情绪是否稳定。

(2)疼痛是否缓解。

(3)产妇是否有严重会阴裂伤,新生儿是否发生产伤。

三、第三产程的临床经过及护理

(一)临床经过

1.宫缩胎儿娩出后

子宫底下降至平脐部,宫缩暂停,产妇顿感轻松,几分钟后宫缩再现。

2.胎盘娩出

由于宫缩,附着于子宫壁的胎盘不能相应缩小而与子宫壁发生错位剥离,剥离面出血形成胎盘后血肿。子宫继续收缩,胎盘剥离面越来越大,最终完全剥离而排出。

(二)护理评估

1.健康史

内容同第一、二产程,并了解第二产程的临床经过及处理。

2.新生儿身体状况

(1)Apgar 评分:用于判断新生儿有无窒息及窒息的严重程度。以出生后 1 分钟的心率、呼吸、肌张力、喉反射及皮肤颜色 5 项体征为依据,每项为 0~2 分(表 6-1)。

表 6-1　新生儿 Apgar 评分法

体征	0分	1分	2分
每分钟心率	0	<100 次	≥100 次
呼吸	0	浅、慢而不规则	佳
肌张力	松弛	四肢稍屈曲	四肢活动好
喉反射	无反射	有少量动作	咳嗽、恶心
皮肤颜色	全身苍白	躯干红,四肢青紫	全身红润

(2)一般情况评估:测量身长、体重及头径,判断是否与孕周相符,有无胎头水肿及头颅血肿,体表有无畸形如唇裂、多指(趾)、脊柱裂等。

3.母亲身体状况

(1)胎盘娩出评估。

胎盘剥离征象包括以下几种:①子宫底上升至脐上,子宫体变硬呈球形(图 6-7)。②阴道少量流血。③阴道口外露的脐带自行下移延长。④用手掌尺侧按压产妇耻骨联合上方,子宫体上升而外露的脐带不回缩。

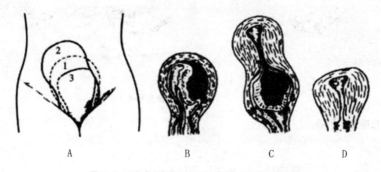

图 6-7　胎盘剥离时子宫位置、形状示意图

胎盘娩出的方式有以下 2 种。①胎儿面娩出式:胎盘从中央开始剥离,而后向周边剥离,其特点是先胎盘娩出,后有少量阴道流血,较多见。②母体面娩出式:胎盘从边缘开始剥离,血液沿剥离面流出,其特点是先有较多阴道流血,后胎盘娩出,较少见。

(2)宫缩及阴道流血量评估:正常情况下,胎儿娩出后宫缩迅速,经短暂间歇后,再次收缩致胎盘剥离。胎盘排出后,若宫缩良好,子宫底下降至脐下两横指,子宫壁坚硬,轮廓清楚,呈球形。若子宫轮廓不清、子宫底位置高为宫缩乏力的表现。阴道出血量多者,多由宫缩乏力、软产道损伤或胎盘残留等因素引起。

(3)软产道检查:胎盘娩出后,应仔细检查会阴、小阴唇内侧、尿道口周围、阴道和宫颈有无裂伤。

（三）护理问题

1.潜在并发症

如新生儿窒息、产后出血等。

2.有母儿依恋关系改变的危险

与产后疲惫及对新生儿性别不满意有关。

（四）护理措施

1.新生儿处理

（1）清理呼吸道：新生儿娩出后应立即置于辐射台保暖，用吸痰管清除口鼻腔内黏液和羊水，保持呼吸道通畅。若新生儿仍不啼哭，可轻抚背部或轻弹足底使其啼哭。

（2）进行 Apgar 评分：出生后 1 分钟进行评分，8～10 分为正常；4～7 分为轻度窒息，缺氧较严重，除一般处理外需采用人工呼吸、吸氧、用药等措施；0～3 分为重度窒息，又称苍白窒息，为严重缺氧，需紧急抢救。缺氧新生儿 5 分钟、10 分钟后应再次评分并进行相应处理，直至连续 2 次大于或等于 8 分为止。

（3）脐带处理：用 75％乙醇或 0.5％聚维酮碘消毒脐根及其周围直径约 5 cm 的皮肤，在距脐根 0.5 cm 处用粗棉线结扎第一道，距脐根 1 cm 处结扎第二道（注意必须扎紧脐带以防出血，但要避免过度用力致脐带断裂），距脐根 1.5 cm 处剪断脐带，挤出残余血，用饱和高锰酸钾溶液消毒断面（药液切勿触及新生儿皮肤，以免灼伤），待干后以无菌纱布覆盖，再用脐带卷包裹。目前还有用气门芯、脐带夹、血管钳等方法结扎脐带。处理脐带时注意新生儿保暖。

（4）一般护理：评估新生儿一般情况后，擦净足底胎脂，盖新生儿的足印及产妇拇指印于新生儿记录单上，系上标明母亲姓名、住院号、床号、新生儿性别及体重和出生时间的手圈。用抗生素眼药水滴眼以预防结膜炎。如无禁忌证，产后半小时内进行母婴皮肤早接触、早吸吮，注意新生儿保暖及安全。

2.协助胎盘娩出

胎盘未完全剥离前，切忌牵拉脐带或按摩子宫。当出现胎盘剥离征象时，接生者左手轻压子宫底，右手轻拉脐带使其向外牵引，当胎盘下降至阴道口时，双手捧住胎盘向一个方向旋转并缓慢向外牵拉，协助胎盘、胎膜完整娩出（图 6-8）。若这期间发现胎膜部分断裂，用血管钳夹住断裂上端的胎膜，继续沿原方向旋转直至胎膜完全娩出。

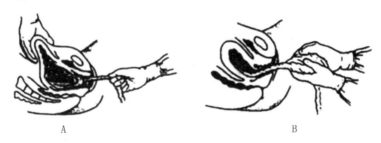

A   B

图 6-8 协助胎盘、胎膜完整娩出

3.检查胎盘、胎膜

胎盘娩出后应立即检查胎盘小叶有无缺损、胎膜是否完整。若疑有副胎盘、胎盘小叶或大部分胎膜残留，应及时行子宫腔探查并取出。

4.检查软产道

胎盘娩出后,应仔细检查软产道,如有裂伤立即予以缝合。

5.预防产后出血

胎儿前肩娩出后立即静脉注射缩宫素 10～20 U,加强宫缩促进胎盘迅速娩出。胎盘娩出后,按摩子宫刺激宫缩,必要时遵医嘱予缩宫素或麦角新碱肌内注射。

6.心理护理

及时告知产妇分娩情况及新生儿情况,给予心理安慰和鼓励,协助母婴接触,建立母子感情。

7.产后 2 小时护理

胎盘娩出后产妇继续留在产房内观察 2 小时。严密观察血压、脉搏、宫缩、子宫底高度、膀胱充盈及会阴切口情况。如发现宫缩乏力、阴道流血量多、会阴血肿等立即报告医师并给予相应处理。观察 2 小时无异常后,方可送产妇回休养室休息。

(五)护理评价

(1)是否发生了产后出血或新生儿窒息等并发症。

(2)产妇是否接受新生儿并进行皮肤接触和早吸吮。

(凌　艳)

第三节　催产、引产的观察与护理

一、概述

(一)定义

1.催产

催产是指正式临产后因宫缩乏力需用人工及药物等方法,加强宫缩促进产程进展,以减少由于产程延长而导致母儿并发症。催产常用方法包括人工破膜、缩宫素应用、刺激乳头、自然催产法(如活动、变换体位、进食饮水、放松等)。

2.引产

引产是指在自然临产之前通过药物等手段使产程发动,达到分娩的目的,是产科处理高危妊娠常用的手段之一。引产是否成功主要取决于宫颈成熟程度。但如果应用不得当,将危害母儿健康,因此,应严格掌握引产的指征、规范操作,以减少并发症的发生。促宫颈成熟的目的是促进宫颈变软、变薄并扩张,降低引产失败率、缩短从引产到分娩的时间。若引产指征明确但宫颈条件不成熟,应采取促宫颈成熟的方法。

(二)主要作用机制

1.催产

通过输入人工合成缩宫素和(或)刺激内源性缩宫素的分泌,增加缩宫素与体内缩宫素受体的结合,达到诱发和增强子宫收缩的目的。

2.引产

通过在宫颈口放置前列腺素制剂,改变宫颈状态,宫颈变软、变薄并扩张;或通过人工破膜、机械性扩张等,刺激内源性前列腺素释放,诱发宫缩,从而促使产程发动,达到分娩的目的。

（三）原则

严格掌握催产引产的指征、规范操作,以减少并发症的发生。

二、护理评估

（一）健康史

既往病史、孕产史、分娩史、月经周期及末次月经、本次妊娠经过,查看历次产前检查记录,核对孕周。

（二）生理状况

1.评价宫颈成熟度

目前公认的评估成熟度常用的方法是 Bishop 评分法,包括宫口开大、宫颈管消退、先露位置、宫颈硬度、宫口位置五项指标,满分 13 分,评分≥6 分提示宫颈成熟。评分越高,引产成功率越高。评分<6 分提示宫颈不成熟,需要促宫颈成熟。

2.产科检查

判断是否临产及产程进展(有规律宫缩及每小时 1 cm 的宫口开大)、母儿头盆关系。

3.辅助检查

行胎心监护,了解胎儿宫内状况;行超声检查,了解胎盘功能及胎儿成熟度。

（三）适应证和禁忌证

1.引产的主要指征

(1)延期妊娠(妊娠已达 41 周仍未临产者)或过期妊娠。

(2)妊娠期高血压疾病;达到一定孕周并具有阴道分娩条件者。

(3)母体合并严重疾病需提前终止妊娠,如严重的糖尿病、高血压、肾病等。

(4)足月妊娠胎膜早破,2 小时以上未临产者。

(5)胎儿及其附属物因素,如严重胎儿生长受限、死胎及胎儿严重畸形;附属物因素如羊水过少、生化或生物物理监测指标提示胎盘功能不良,但胎儿尚能耐受宫缩者。

2.引产绝对禁忌证

(1)孕妇严重合并症及并发症,不能耐受阴道分娩者或不能阴道分娩者(如心功能衰竭、重型肝肾疾病、重度子痫前期并发器官功能损害者等)。

(2)子宫手术史,主要是指古典式剖宫产术,未知子宫切口的剖宫产术,穿透子宫内膜的肌瘤剔除术,子宫破裂史等。

(3)完全性及部分性前置胎盘和前置血管。

(4)明显头盆不称,不能经阴道分娩者。

(5)胎位异常,如横位,初产臀位估计经阴道分娩困难者。

(6)宫颈浸润癌。

(7)某些生殖道感染性疾病,如疱疹感染活动期。

(8)未经治疗的 HIV 感染者。

(9)对引产药物过敏者。

(10)其他,包括生殖道畸形或有手术史,软产道异常,产道阻塞,估计经阴道分娩困难者;严重胎盘功能不良,胎儿不能耐受阴道分娩;脐带先露或脐带隐性脱垂。

3.引产相对禁忌证

(1)臀位(符合阴道分娩条件者)。

(2)羊水过多。

(3)双胎或多胎妊娠。

(4)分娩次数≥5 次者。

4.催产主要适应证

宫颈成熟的引产;协调性子宫收缩乏力;死胎,无明显头盆不称者。

5.缩宫素应用禁忌证

(1)胎位异常或子宫张力过大如羊水过多、巨大儿或多胎时避免使用。

(2)多次分娩史(6 次以上)避免使用。

(3)瘢痕子宫(既往有古典式剖宫产术史)且胎儿存活者禁用。

6.前列腺素制剂应用禁忌证

(1)孕妇有下列疾病,包括哮喘、青光眼、严重肝肾功能不全;急性盆腔炎;前置胎盘或不明原因阴道流血等。

(2)有急产史或有 3 次以上足月产史的经产妇。

(3)瘢痕子宫妊娠。

(4)有宫颈手术史或宫颈裂伤史。

(5)已临产。

(6)Bishop 评分≥6 分。

(7)胎先露异常。

(8)可疑胎儿窘迫。

(9)正在使用缩宫素。

(10)对地诺前列酮或任何赋形剂成分过敏者。

(四)心理-社会因素

(1)渴望完成分娩,难以忍受缓慢的产程进展,管理"不确定"有困难。

(2)担心孩子在子宫内的情况,又担心催产、引产方法及药物对孩子不好。

(3)害怕疼痛,自感无力应对,担心强烈的子宫收缩会导致子宫破裂。

(4)担心引产不成功,要做剖宫产。

三、护理措施

(一)引产的护理

(1)核对预产期,确定孕周。

(2)查看医师查房记录和辅助检查结果,了解宫颈成熟度、胎儿成熟度、头盆关系、妊娠合并症及并发症的防治方案。

(3)协助完成胎心监护和超声检查,了解胎儿宫内状况。

(4)若胎肺未成熟,遵医嘱,先完成促胎肺成熟治疗后引产。

(5)根据医嘱准备药物。①可控释地诺前列酮栓:是 1 种可控制释放的前列腺素 E_2 栓剂,含有 10 mg 地诺前列酮,以 0.3 mg/h 的速度缓慢释放,需低温保存。②米索前列醇:是一种人工合成的前列腺素 E_1 制剂,有 100 μg 和 200 μg 两种片剂。

(6)做好预防并发症的准备,包括阴道助产及剖宫产的人员和设备准备。

(二)用药护理

协助医师完成药物置入,并记录上药时间。

1.可控释地诺前列酮栓促宫颈成熟

(1)方法:外阴消毒后将可控释地诺前列酮栓置于阴道后穹隆深处,并旋转90°角,使栓剂横置于阴道后穹隆,在阴道口外保留2～3 cm终止带以便于取出。

(2)护理:置入地诺前列酮栓后,嘱孕妇平卧20～30分钟以利栓剂吸水膨胀;2小时后经复查,栓剂仍在原位,孕妇可下地活动。

2.米索前列醇促宫颈成熟

(1)方法:外阴消毒后将置米索前列醇于阴道后穹隆深处,每次阴道内放药剂量为25 μg,放药时不要将药物压成碎片。

(2)护理:用药后,密切监测宫缩、胎心率及母儿状况。

3.药物取出指征

出现下列情况,应通知医师评估后取出药物。①规律宫缩,Bishop 评分≥6分。②自然破膜或行人工破膜术。③子宫收缩过频(每10分钟5次及以上的宫缩)。④置药24小时。⑤有胎儿出现不良状况的证据,胎动减少或消失、胎动过频、电子胎心监护结果分级为Ⅱ类或Ⅲ类。⑥出现不能用其他原因解释的母体不良反应,如恶心、呕吐、腹泻、发热、低血压、心动过速或者阴道流血增多。

(三)催产护理

根据产程评估情况,选择催产方法,并准备相应设备、用具和药品。

(1)选择人工破膜者,按人工破膜操作准备。

(2)选择自然催产法者,提供活动放松、变换体位、进食饮水的支持和指导。

(3)选择应用缩宫素者,则遵医嘱准备药物及溶酶、胎心监护仪,安排专人守护。

(四)用药护理

缩宫素应用。

(1)开放静脉通道。先接入乳酸钠林格液500 mL(不加缩宫素),行静脉穿刺,按8滴/分调节好滴速。

(2)遵医嘱,配置缩宫素。将2.5 U缩宫素加入500 mL林格液或生理盐水中,充分摇匀,配成0.5％浓度的缩宫素溶液,相当于每毫升液体含5 mU缩宫素,以每毫升15滴计算相当于每滴含缩宫素0.33 mU。从每分钟8滴开始。若使用输液泵,起始剂量为0.5 mL/min。

(3)根据宫缩、胎心情况调整滴速,一般每隔20分钟调整1次。应用等差法,即从每分钟8滴(2.7 mU/min)调整至16滴(5.4 mU/min),再增至24滴(8.4 mU/min);为安全起见也可从每分钟8滴开始,每次增加4滴,直至出现有效宫缩(10分钟内出现3次宫缩,每次宫缩持续30～60秒)。最大滴速不得超过40滴/分即13.2 mU/min,如达到最大滴速仍不出现有效宫缩,可增加缩宫素的浓度,但缩宫素的应用量不变。增加浓度的方法是以乳酸钠林格注射液500 mL中加5 U缩宫素变成1％缩宫素浓度,先将滴速减半,再根据宫缩情况进行调整,增加浓度后,最大增至每分钟40滴(26.4 mU),原则上不再增加滴数和缩宫素浓度。

(4)专人守护,密切监测宫缩情况、产程进展及胎心率变化,有条件者建议使用胎儿电子监护仪连续监护。

（五）心理护理

（1）关注孕妇焦虑、紧张程度并分析原因；营造安全舒适的环境，缓解紧张情绪，降低焦虑水平。

（2）向孕产妇及家人讲解催产引产相关知识，做到知情选择。

（3）专人守护，增加信任度和安全感，降低发生风险的可能。

（4）允许家人陪伴，可降低孕产妇焦虑水平。

（六）危急状况处理

若出现宫缩过强/过频（连续两个 10 分钟内都有 6 次或以上宫缩，或者宫缩持续时间超过 120 秒）、胎心率变化（＞160 次/分或＜110 次/分，宫缩过后不恢复）、子宫病理性缩复环、孕产妇呼吸困难等，应进行下述处理。

（1）立即停止使用催产引产药物。

（2）立即改变体位呈左侧或右侧卧位；面罩吸氧 10 L/min；静脉输液（不含缩宫素）。

（3）报告责任医师，遵医嘱静脉给子宫松弛剂，如利托君或 25% 硫酸镁等。

（4）立即行阴道检查，了解产程进展，未破膜者给予人工破膜术，观察羊水有无胎粪污染及其程度。

（5）如果胎心率不能恢复正常，进行可能剖宫产的准备。

（6）如母儿情况、时间及条件允许，可考虑转诊。

四、健康指导

（1）向孕妇及家人讲解催产引产的目的、药物和方法选择，达到充分知情，理性选择。

（2）讲解催产、引产的注意事项。①不得自行调整缩宫素滴注速度。②未征得守护医护人员的允许，不得自行改变体位及下床活动。

（3）随时告知临产、产程及母儿状况的信息，增强缩宫引产成功的信心。

（4）孕产妇在催产、引产期间须经守护的医护人员判断，符合如下条件：①缩宫素剂量稳定。②孕产妇情况稳定，没有并发症。③胎儿情况稳定，没有窘迫的征象时，才被允许活动、改变体位。

（5）指导孕产妇利用呼吸的方法来放松及减轻宫缩痛。

五、注意事项

（1）严格掌握适应证及禁忌证，杜绝无指征的引产。

（2）催产、引产前，一定要认真阅读病历资料，仔细核对预产期，尽量避免被动、单纯执行医嘱，防止人为的早产和不必要的引产。

（3）严格遵循操作规范，正确选择催产方法，尽量应用自然催产法。

（4）遵医嘱准备和使用药物时，认真核对药物名称、用量、给药途径及方法，确保操作准确无误，不能随意更改和追加药物剂量、浓度及速度。

（5）密切观察母儿情况，包括宫缩强度、频率、持续时间、产程进展及胎心率变化，有条件的医院，应常规进行胎心监护并随时分析监护结果，及时记录。

（6）对于促宫颈成熟引产者，如需加用缩宫素，应该在米索前列醇最后一次放置后 4 小时以上，并阴道检查证实药物已经吸收；地诺前列酮栓取出至少 30 分钟后方可。

（7）应用米索前列醇者应在产房观察,监测宫缩和胎心率,如放置后 6 小时仍无宫缩,在重复使用米索前列醇前应行阴道检查,重新评估宫颈成熟度,了解原放置的药物是否溶化、吸收,如未溶化和吸收者则不宜再放。每天总量不得超过 50 μg,以免药物吸收过多。一旦出现宫缩过频,应立即进行阴道检查,并取出残留药物。

（8）因缩宫素个体敏感度差异极大,应用时应特别注意:①要有专人观察宫缩强度、频率、持续时间及胎心率变化并及时记录,调好宫缩后行胎心监护。破膜后要观察羊水量及有无胎粪污染及其程度。②应从小剂量开始循序增量。③禁止肌内、皮下、穴位注射及鼻黏膜用药。④输液量不宜过大,以防止发生水中毒。⑤警惕变态反应。⑥宫缩过强应及时停用缩宫素,必要时使用宫缩抑制剂。

（9）因缩宫素的应用可能会影响体内激素的平衡和产后子宫收缩,而愉悦的心情会增加内源性缩宫素的分泌,故应创造条件,改变分娩环境,允许产妇家人陪伴,让产妇愉快、舒适、充满自信,保持内源性缩宫素的分泌,尽量少用或不用缩宫素。

（凌　艳）

第四节　分娩期焦虑及疼痛产妇的护理

一、焦虑产妇的护理

分娩是一个生理过程,但对产妇而言却是一个持久而强烈的应激源。由于分娩阵痛的刺激及对分娩结局的担忧、产室环境陌生、分娩室的紧张氛围等常使产妇处于焦虑不安甚至恐惧的心理状态。其护理要点如下。

（一）心理护理

建立良好的护患关系,尊重产妇并富有同情心,态度和蔼,耐心听取并解答产妇及家属的疑惑,促使产妇积极配合。允许家属陪伴,减轻产妇的焦虑心理。

（二）产前教育

认真仔细地向产妇讲明妊娠和分娩的经过、可能的变化及出现的问题,帮助产妇了解分娩的过程,还要教给产妇一些分娩过程中的放松技术,使产妇对分娩有充分的思想准备,增强顺利分娩的信心,以减轻产妇的焦虑、恐惧心理。勤测胎心音和监测产妇的生命体征,让产妇休息好,鼓励产妇在宫缩间歇期间,少量多次进食易消化、富有营养的食物,供给足够的饮水,以保证分娩时充沛的精力和体力。

（三）产时指导

指导或帮助按摩下腹部及腰骶部以减轻疼痛,避免消耗过多的体力。第一产程适时鼓励产妇下地活动,促进产程进展。第二产程指导产妇正确使用腹压,使产妇保持信心,顺利娩出胎儿。待产妇有过度换气时,指导其进行深而慢的呼吸,并应用放松技巧,转移其注意力。

（四）做好家属的宣教工作

发挥社会支持系统的作用,产前向产妇的丈夫、父母讲解有关知识和信息,如分娩过程及必要的检查、治疗等,鼓励家人参与及配合,帮助产妇减轻焦虑情绪。

二、疼痛产妇的护理

分娩疼痛主要来自宫缩、宫颈扩张、盆底组织受压、阴道扩张、会阴拉长等,产妇对疼痛的感受因人而异。通过药物性或非药物性干预,疼痛可以减轻。其护理要点如下。

（一）心理支持

态度和蔼,认真听取产妇有关疼痛的诉说,对其予以同情和理解。让产妇的丈夫、家人或医务人员陪伴在旁以便让其随时诉说疼痛,有助于缓解疼痛。

（二）产前教育

向产妇解释分娩过程可能产生的疼痛及原因、疼痛出现的时间及持续时间,使产妇有充分的思想准备,增加自信性和自控感。指导产妇减轻分娩疼痛的方法(如呼吸训练)和放松的方法。

（三）产时指导

在活跃期后,除指导产妇做深呼吸外,医务人员可按压腰骶部的酸胀处或按摩子宫下部,减轻产妇的疼痛感。

（四）暗示、转移方法

通过让产妇听音乐、看相关图片,或和产妇进行谈话等方法转移产妇对疼痛的注意,也可用按摩、热敷、淋浴等方法减轻疼痛。

（五）配合应用镇痛药、麻醉药

按医嘱给予镇静止痛剂可缓解疼痛。用药前应认真评估,并取得产妇同意;用药时应注意剂量、时间、方法;用药后观察产妇及胎儿对药物的反应,发现异常应及时报告医师并进行相应护理。

（凌　艳）

第五节　分娩期非药物镇痛的应用与护理

一、概述

（一）定义

1.分娩痛

分娩痛是分娩时子宫平滑肌生理性收缩的独具特征,分娩痛伴随着分娩的发动而出现,分娩的结束而消失,因有节律性,也称分娩阵痛。

2.分娩期非药物镇痛

分娩期非药物镇痛是帮助孕产妇应对分娩疼痛的有用的工具和方法,可用来替代类阿片活性肽和硬膜外镇痛或作为其辅助手段而使母婴受益。常用方法有:①自然分娩法(于 20 世纪30 年代由 Dick-Read 创建)。②Lamaze 呼吸减痛分娩法(于 1951 年由法国产科医师 Lamaze 创建)。③陪伴分娩(于 20 世纪 80 年代提出,已作为现代助产服务模式的基本内容之一)。④自由体位。⑤水疗法(20 世纪 80 年代开始出现在产科文献上)。⑥针刺或经皮电刺激法(中国传统治疗方法之一)。

（二）主要镇痛机制

1.自然分娩法

认为分娩痛源于社会诱导的期待,"恐惧-紧张-疼痛"综合征是大部分分娩痛的原因,通过产程教育,纠正关于分娩痛的错误期待,将呼吸技巧与放松技巧结合应用,并鼓励丈夫参与,共同面对,达到疼痛缓解。

2.Lamaze 呼吸减痛分娩法

又称精神预防性无痛分娩法、心理助产法,是一种分娩预备和训练方法,将孕产妇的正条件反射和产程教育结合起来,通过训练放松来缓解肌肉的紧张,通过集中精力于呼吸的调整来建立新的注意中心,分散对产痛的注意,达到呼吸的频率与宫缩的节律相一致;呼吸的深度与宫缩的强度相协调,从而于宫缩时放松身体,增加子宫肌的供氧,达到缓解疼痛的效果。

3.陪伴分娩

通过陪伴者持续的情感支持(陪伴、倾听、承诺、鼓励、分享信息等)来降低产妇的情绪紧张和焦虑,从而缓解疼痛。

4.自由体位

产妇通过频繁变换身体姿势,找到相对舒适的体位,增加产妇的自我控制能力和自主的感受,达到减轻疼痛的效果。

5.水疗法

通过浮力、流体静压及特殊的热量,达到镇静和放松的作用。

6.针刺或经皮电刺激法

针刺疗法通过纠正"气"的不平衡来缓解分娩痛;经皮电刺激通过电刺激传入神经系统来阻断痛觉的传导,达到止痛的效果。

（三）原则

所有措施必须安全、无不良反应。WHO 提倡非药物性镇痛。

二、护理评估

（一）健康史

既往病史、孕产史、分娩史、月经周期及末次月经、本次妊娠经过,查看历次产前检查记录,核对孕周。

（二）生理状况

1.临床表现

(1)疼痛评估与分级:可选用 Mc Gill 疼痛调查表或简易疼痛评估量表。

(2)产程进展情况:评估宫颈变化及宫颈口扩张情况;宫缩持续时间、间隔时间、节律性、极性;胎先露下降程度及速度;胎方位及头盆关系等。

(3)胎儿情况:大小、胎心率及胎儿宫内状况。

2.适应证和禁忌证

非药物镇痛技术适用于所有孕产妇,没有禁忌证。

3.辅助检查

行胎心监护,了解胎儿宫内状况;行超声检查,了解胎盘功能及胎儿成熟度;实验室检查,血尿常规及出凝血时间。

（三）心理-社会因素

(1)孕产妇对自然分娩是否充满信心及对产痛的恐惧程度。

(2)孕产妇及家人对分娩期非药物镇痛技术的了解及接受程度。

(3)家人的支持以及孕产妇配合程度。

(4)医院能否提供单间产房、分娩陪伴及责任制助产服务等。

三、护理措施

（一）一般护理

同分娩期妇女的护理。

（二）分娩期非药物镇痛的护理

1.自然分娩法的应用

(1)做好正常分娩产程教育，纠正错误的分娩观念。

(2)进行肌肉放松和呼吸技巧的训练。

(3)提供条件让丈夫参与训练，并教其在产妇分娩中紧紧围绕。

2.Lamaze 呼吸减痛分娩法的应用

(1)廓清式呼吸的训练。①目标：身体真正放松。②应用时间：每项运动开始和结束前。③训练方法：坐、躺皆可，眼睛注视一个焦点，身体完全放松，用鼻慢慢吸气至腹部，用口唇像吹蜡烛一样慢慢呼气。④检查判断放松的程度：将检查的部位（一般选择上肢和下肢）慢慢抬起时会感觉肢体的重量，放开时，被抬起的部位会因重力作用而重重下垂，则表示完全松弛；否则应继续练习，直到孕妇完全放松。

(2)神经-肌肉控制运动。①目标：通过缩紧身体的某一部位，模拟子宫收缩，同时训练身体其他部位的放松，直到形成条件反射，一旦宫缩真正来临，即可在子宫收缩时，达到身体放松。②应用时间：妊娠期间，≥1 次/天，15～20 分钟/次。③训练方法：廓清式呼吸—缩紧身体的某一部位（右臂、左臂、右腿、左腿、右手右腿、左手左腿、右手左腿、左手右腿，每次一个部位）—放松—廓清式呼吸。

(3)呼吸运动。①目标：用意志控制呼吸，建立新的注意中心。②应用时间：妊娠满 7 个月后至分娩时。将产程分为 4 个阶段，即初步阶段（生产早期，收缩波不太规则，宫口开大约 3 cm）、加速阶段（收缩波高且持久，宫口开 4～8 cm）、转变阶段（收缩波起伏而尖锐，宫口开 8～10 cm）、胎儿娩出阶段。不同阶段采用不同呼吸模式，呼吸时间与宫缩时间一致。③训练方法：初步阶段胸式呼吸，由鼻孔吸气口吐气，腹部保持放松，一次吸气吐气过程 8～10 秒；加速阶段浅而慢加速胸式呼吸，随子宫收缩增强而加速呼吸，随子宫收缩减缓而减慢呼吸，每次缩短 2～4 秒，至宫缩峰位时快速吸吐，宫缩减弱时每次增加 2～4 秒，直到平常状态呼吸；转变阶段浅的胸部高位呼吸，微张嘴快速吸吐，气流在喉头处打转发出"嘻嘻"音，又称"嘻嘻轻浅式呼吸"，完全用口呼吸，吸气与呼气相等量，避免换气过度；胎儿娩出阶段，学会聆听身体的感受，直到有不由自主用力的冲动，大口吸气，憋气（下巴往前缩，眼睛看肚脐），往下用力（像解大便一样），吐气（预产期前 3 周开始练习，只可模拟不要真的用力）；哈气运动，嘴巴张开，像喘息式急促呼吸，同时全身放松，直至想用力地冲动过去。训练时偶尔下口令："不要用力"，及时哈气，达到快速的本能反应。

(4)体操运动。①运动种类：腿部运动、盘腿坐式、脊柱伸展运动、产道肌肉收缩运动、腰部运

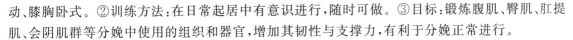

动、膝胸卧式。②训练方法:在日常起居中有意识进行,随时可做。③目标:锻炼腹肌、臀肌、肛提肌、会阴肌群等分娩中使用的组织和器官,增加其韧性与支撑力,有利于分娩正常进行。

3.陪伴分娩的应用

分娩过程中有一个支持伙伴是帮助孕产妇处理疼痛的最成功方式之一。

4.自由体位的应用

分娩时常用体位有立位、行走、跪立、双手双膝位、蹲坐位、仰卧及侧卧位。①完成孕期自然分娩教育,教会使用各种分娩支持工具(分娩球、助行车等)。②分娩时,为产妇提供各种分娩支持工具,供选择分娩体位时使用。③按常规监测孕产妇及胎儿情况,并做好记录。

5.水疗法的应用

(1)提供水疗环境和设备。

(2)调节好水温。

(3)保持水的清洁,防止交叉感染。

6.针刺或经皮电刺激法的应用

针刺法因效果缺乏实证资料且操作有创而要求高,临床几乎不用;经皮电刺激法伴随技术的改进与革新,有一定的应用空间,详见相关设备及技术说明或相应的培训。

(三)心理护理

(1)鼓励产妇表达自己的感受与需求,加强与医护人员的沟通,消除紧张恐惧情绪。

(2)提供陪伴支持,充分发挥陪伴的作用,应用各种非药物镇痛技术,增加分娩信心。

四、健康指导

(1)讲解分娩的生理过程。

(2)解读分娩痛,让孕妇认识分娩痛的性质,了解分娩痛的影响因素及分娩痛对母儿健康的意义和影响。

(3)详细介绍分娩期非药物镇痛的原理、方法、效果、适用性和局限性、分娩的帮助、相关要求及注意事项,取得孕产妇及家人的认同。

(4)指导并示范 Lamaze 呼吸减痛分娩法,鼓励陪伴者共同参与,以便更有效地帮助孕产妇。

(5)在孕妇学校就教会使用各种分娩支持工具。

五、注意事项

(1)客观评价孕产妇疼痛的程度及耐受水平,做好记录。

(2)根据孕产妇对分娩痛知识的了解、孕期教育训练程度、镇痛的愿望及可提供的镇痛技术选择镇痛方法。

(3)非药物镇痛,目的不是消除分娩痛,而是通过心理暗示、转移注意力、放松技巧、呼吸运动等将疼痛降低到可以忍受的程度,因此,应预先告知,非药物镇痛不能达到绝对无痛。

(4)Lamaze 呼吸减痛分娩法的原理是条件反射,强调充分的教育和训练,其效果与技巧的掌握和训练程度密切相关,因此特别强调孕期训练。

(5)分娩期非药物镇痛方法彼此不相冲突,应结合产程不同阶段,产妇的信念、意愿和偏好,综合应用各种方法,并提供帮助。

（6）分娩痛易受精神心理因素的影响，家属的支持及工作人员良好的态度是一剂好的镇痛剂，因此应努力改善分娩环境、允许家属陪产。

（7）产房环境安全、舒适、洁净，可满足分娩活动的需要。

（凌　艳）

第六节　硬膜外麻醉分娩镇痛的观察与护理

一、概述

（一）定义

硬膜外麻醉分娩镇痛是指通过向硬膜外腔隙置管后，选择注入局麻药、阿片类药和（或）肾上腺素及一些新药，以达到阻滞分娩过程中痛觉神经的传导，解除由于子宫收缩引起的疼痛，用于阴道分娩及剖宫产分娩。常用方法包括：①连续硬膜外麻醉镇痛。②产妇自控硬膜外麻醉镇痛。③腰麻-硬膜外联合阻滞等。

（二）主要机制

1.分娩致痛机制

造成疼痛的原因尚不明确。一般认为，分娩痛有如下几种可能的原因：①收缩致子宫肌缺氧。②交锁的肌束压迫宫颈和下段神经节。③宫颈扩张中的牵拉。④宫底覆盖腹膜的牵拉。

2.分娩痛的神经传导机制

分娩痛的主要感觉神经传导至 T_{11}～S_4 脊神经后，经脊髓上传至大脑痛觉中枢，因此，阴道分娩麻醉镇痛需将神经阻滞范围控制在 T_{11}～S_4。

3.分娩镇痛机制

通过药物的应用，阻断特定神经纤维的传导作用，抑制痛觉向中枢的传递，达到解除疼痛的作用。

（三）原则

理想的分娩镇痛技术的应用，应对维护母婴健康有意义。基本原则是：①简便。②安全。③对胎循环无影响。

二、护理评估

（一）健康史

既往病史、孕产史、分娩史、月经周期及末次月经、本次妊娠经过，查看历次产前检查记录，核对孕周。

（二）生理状况

1.临床表现

疼痛评估与分级；宫缩情况、宫口开大、产程阶段及进展情况；胎儿大小、胎方位、胎心率及胎儿宫内状况。

2.适应证和禁忌证

(1)适应证:①无剖宫产适应证。②无硬膜外麻醉禁忌证。③产妇自愿。

(2)禁忌证:①产妇拒绝。②凝血功能障碍、接受抗凝治疗期间。③局部皮肤感染和全身感染未控制。④产妇难治性低血压及低血容量、显性或隐性大出血。⑤原发性或继发性宫缩乏力和产程进展缓慢。⑥对所使用的药物过敏。⑦已经过度镇静。⑧合并严重的基础疾病,包括神经系统严重病变引起的颅内压增高、严重主动脉瓣狭窄和肺动脉高压、上呼吸道水肿等。

3.辅助检查

行胎心监护,了解胎儿宫内状况;行超声检查,了解胎盘功能及胎儿成熟度;实验室检查,血尿常规及出凝血时间。

(三)高危因素

(1)孕产妇基础疾病、妊娠分娩合并症及并发症。

(2)麻醉的问题:包括直立性低血压、胃食管反流、药物过敏、麻醉意外。

(3)知情不够充分。

(四)心理-社会因素

(1)孕产妇的身心状态、对产痛的恐惧程度及对镇痛技术的渴求。

(2)孕产妇及家人对分娩镇痛观念的认同、技术的了解及接受程度。

(3)家人的支持以及孕产妇配合程度。

三、护理措施

(一)一般护理

同分娩期妇女的护理。

(二)硬膜外麻醉镇痛的护理

(1)评估孕产妇疼痛的程度、耐受性、镇痛愿望及身心状态等,做好记录。

(2)详细介绍硬膜外麻醉镇痛的适应证、禁忌证、镇痛效果及利弊,同时介绍可以提供的其他分娩镇痛的方法(包括药物镇痛和非药物镇痛),让孕产妇知情选择。

(3)备麻醉穿刺间,配齐麻醉穿刺及急救所有物品和设备,包括多普勒听诊仪、胎心监护仪、正压通气复苏囊、给氧面罩、喉镜(母、儿各1套)、气管导管(多种型号)、吸氧装置及氧源、吸痰装置、自控式给药泵、分娩支持工具、紧急呼叫系统。

(4)若孕产妇选择硬膜外麻醉分娩镇痛,则由专业麻醉师完成术前谈话,签署知情同意书。做好下列准备:①常规建立输液通道。②留取血标本,进行血常规及出凝血时间检查,并进行交叉配血备用。③监护孕产妇生命体征及胎儿情况。④协助孕产妇摆好麻醉体位。

(5)麻醉术后配合麻醉师,严密监测生命体征,防止并发症发生。

(6)密切观察产程进展及母儿情况变化,完善各项记录。

(7)做好接产、可能剖宫产及新生儿复苏的准备。

(三)心理护理

(1)鼓励产妇表达自己的感受、意愿与需求,加强与医护人员的沟通,消除紧张恐惧情绪。

(2)提供陪伴支持,增加分娩信心。

（四）危急状况处理

主要是麻醉相关并发症的处理与预防。

1.麻醉相关并发症

低血压（心血管虚脱）；局麻药毒性反应；高位阻滞；麻醉意外。

2.处理

（1）配合麻醉医师进行相应急救处理（麻醉医师应在产妇身边守护）。

（2）团队协作，包括助产士、产科医师、麻醉师、新生儿医师。

3.预防

（1）要避免与麻醉相关的并发症和产妇死亡，需要对麻醉医师进行良好的培训、选择恰当的麻醉药物、仔细谨慎地用药。

（2）倡导非药物镇痛。

四、健康指导

（1）讲解分娩的生理过程。

（2）告诉孕产妇及其家属一般情况下，分娩痛属生理性的，可以承受且不构成伤害，然而，分娩时剧烈的疼痛也可以导致体内一系列神经内分泌反应，对产妇及胎儿产生相应的影响。

（3）逐项介绍分娩镇痛的方法、效果、适用性和局限性、对母儿健康的影响、相关要求及注意事项，包括非药物镇痛、药物镇痛和麻醉镇痛等镇痛技术的利与弊，达到充分知情，理性选择。

五、注意事项

（1）客观评价孕产妇疼痛的程度及耐受水平，做好记录。

（2）掌握疼痛评估技术，并能正确评价、解读分娩痛。

（3）客观解读硬膜外麻醉分娩镇痛技术的效果及注意事项，不可夸大宣传和刻意引导，孕妇及家属在知情基础上理性选择。

（4）熟悉理想的分娩镇痛的标准，能合理选择分娩镇痛技术并有效实施。理想的分娩镇痛的标准是：①对产妇及胎儿不良反应小。②药物起效快，作用可靠，便于给药。③避免运动阻滞，不影响子宫收缩和产妇活动。④产妇清醒，能配合分娩过程。⑤能满足整个产程镇痛要求。

（5）严格执行操作规程，不可小视风险的存在，做好充分应对风险的准备。

（6）尽量让产妇避免持续仰卧位。

（7）实施麻醉分娩镇痛时，麻醉医师必须坚守在产妇身边，不时地检查并与产妇交谈，对药物滴注速度或局麻药的浓度进行必要的调整，及时识别任何导管进入血管或蛛网膜下腔的迹象，并与产科医师、助产士密切合作，共同监测，注意药物的不良反应。

（8）注意产程进展，不严格控制第 2 产程，经产妇分娩镇痛者允许达 3 小时，初产妇分娩镇痛者允许达 4 小时。

（9）做好可能剖宫产、新生儿复苏及产妇抢救准备。

（凌　艳）

第七节 责任制助产和陪产的实施与管理

一、概述

(一)定义

1.责任制助产

责任制助产是指由一名助产士专门负责一名产妇分娩,包括从进入分娩室至离开分娩室的全过程助产服务。本概念适合目前我国大多数医院对助产士执业范围的界定,随着助产服务模式的变化和助产士专业的发展,助产服务会向两端延伸,责任制助产的概念也将不断扩展,形成"我的孕产妇、我的助产士"的责任制助产模式。

2.陪产

广义的概念是指孕产妇分娩时有人陪伴,包括助产士陪伴、家人陪伴的专职"导乐"陪伴;狭义的概念特指"导乐"陪产。

3.导乐

导乐是来源于希腊语"Doula"的译音,意为"女性照顾者",即一个有生育经验的妇女陪伴另一个妇女完成生产,在产前、产时及产后给予孕产妇持续的生理上的支持、生活上的照顾和心理上的安慰,陪伴孕产妇完成分娩。导乐的身份是"一个受过训练的非医护人员"(Mothering the mothers Dr.M.Klaus)。20世纪80年代初,伴随国内住院分娩率的不断提高,医疗干预技术的不断应用,分娩产妇被置于与家人隔离的"大产房"流水线上,生产的过程也逐步医疗化,剖宫产率开始出现惊人的上升。导乐被引入国内后,即被作为新的产科服务模式变革的主要措施加以应用,鉴于我国医疗服务市场化不完善,导乐的职业化也不成熟,于是,产科医师、助产士、产科护士陪伴孕产妇的"天赋"职能被异化成了"导乐"。

(二)主要机制

通过营造一个充满信任、亲情、理解和支持的人际环境和安全、舒适、私密的分娩空间,使分娩更顺利。提供陪伴支持的理论基础如下。

1.分娩过程的正常性

分娩是一个自然、正常、健康的过程,健康的产妇和智力发育正常的胎儿有天生的潜能完成分娩。分娩可在医院、保健中心安全地进行。自然分娩对大多数产妇是最合适的助产士服务模式,要重视、支持和保护分娩的正常性。

2.支持的重要性

产妇对分娩的信心和能力受环境和周围人的影响很大。母婴在妊娠、分娩及产后虽然是两个独立的个体,却又密切相连,母婴间的联系非常重要,必须受到尊重。分娩的经历对母亲、婴儿、父亲以及整个家庭都有重要而持久的影响。

3.维护产妇的自主权

产妇应有权得到关于妊娠和分娩的科学知识,应有权经历愉快而健康的分娩过程,应有权选择她认为安全满意的分娩场所,应有权得到产时各种干预措施及用药利弊的最新信息,并有选择采用或者拒用的权利。

4.无损伤性

不宜常规采用干预措施,许多干预措施会对母婴造成影响,必须有指征时才能使用。

5.医务人员的职责

医务人员应根据产妇的需求提供服务。

（三）原则

帮助孕产妇树立自然分娩的信心,减轻分娩时的焦虑与恐惧,提供心理、生理、精神、技术、情感全方位的支持,达到保护、促进和支持自然分娩,提高产时服务质量,保障母婴健康。

二、护理评估

（一）健康史

既往病史、孕产史（包括计划生育手术和人工生殖）、分娩史、月经周期及末次月经、本次妊娠经过,查看历次产前检查记录,核对孕周。

（二）生理状况

1.临床表现

是否临产;产程阶段及进展情况;头盆关系;产妇一般情况;胎儿宫内状况。

2.适应证与禁忌证

（1）适应证:①有阴道分娩意愿的正常产产妇。②虽有某种并发症但有条件试产的产妇。③产妇自愿选择。

（2）禁忌证:①产妇拒绝。②生命体征不稳定,随时需要抢救的产妇。③有阴道分娩禁忌证的产妇。

3.辅助检查

行胎心监护,了解胎儿宫内状况;行超声检查,了解胎盘功能及胎儿成熟度;实验室检查,血尿常规及出凝血时间。

（三）心理-社会因素

（1）孕产妇对自然分娩是否充满信心及对产痛的恐惧程度。

（2）孕产妇及家人对陪伴者的信任及接受程度。

（3）家人的参与性与支持程度。

（4）医院能否提供单间产房、专业陪伴者及责任制助产服务等。

三、护理措施

（一）一般护理

同分娩期妇女的护理。

（二）责任制助产的实施与管理

1.责任制助产的职能

（1）密切观察产程进展。

（2）随时告知分娩进程及母儿健康状况的信息。

（3）回答待产分娩过程中的问题并提供帮助。

（4）采取措施,缓解分娩疼痛。

(5)完成自然分娩接产及新生儿即时处理。

(6)指导母乳喂养,产后观察,分享分娩体验。

2.责任制助产的实施条件

(1)硬件改造,提供"小产房"(一间产房只供一位孕产妇使用)服务。

(2)更新观念,提供围生母儿一体化护理。

(3)人员配置必须满足"一对一"责任制助产的需要,实施弹性排班。

(4)人员培训:责任助产士必须有较强的独立处理助产专业问题能力;具有发现分娩过程中异常情况的能力及应急能力。

3.责任制助产实施的管理

(1)完善各项规章制度:包括岗位管理制度、助产工作制度、排班制度、绩效考核制度。

(2)加强运行质量控制:包括督导、访谈、满意度调查及质量指标核定。

(3)建立与完善激励机制,实行绩效分配能体现工作量、工作时间、技术难度等,多劳多得,优劳优酬。

(三)陪产的实施与管理

1.陪产者的选择

(1)丈夫陪伴:现代产科服务模式鼓励男性参与分娩活动,认为丈夫参与分娩不是问题,而是解决问题的方法之一。男性参与分娩活动,也改变了"分娩是女人的事"的传统观念,因此,丈夫陪产是孕产妇的首选。

(2)亲友陪伴:家族血源浓郁的亲情,闺中密友相同的价值观,使陪伴支持变得强有力,也是部分孕产妇的选择。

(3)导乐陪伴:目前国内导乐的职业化尚不成熟,多由产科医护人员异化而来,成为一种特需服务项目,随着医疗服务市场的完善和导乐的职业化,这一人群会逐步成为现代产科服务模式中一项人性化措施的具体表现,通过同伴支持、经验分享和桥梁作用,赋予孕产妇分娩的信心和力量。

2.陪产者的培训

(1)理论培训:分娩基本知识;医院的常规医疗程序(针对专职导乐);妇女孕期、产时、分娩及产后早期的生理、心理和感情变化特征、需求把握与支持;产程的概念、分期、进展、表现特点及守护;分娩痛的应对等。

(2)实践培训:包括交流技巧、移情训练、支持技巧。专职导乐要认识到每个产妇的生活经历不同、性格不同,需要也不同,克服困难的技巧也不同。要学会适宜地、机智地、积极地去发现和满足产妇及其家属的需要。并保证不干扰正常的医疗程序。

3.陪产者的职能

(1)丈夫或亲友陪伴:①精神上的鼓励、支持与安慰。②生活上的照护,包括进食、饮水、如厕、沐浴、休息、睡眠、活动等。

(2)专职导乐陪伴:①分享经验与观念,输注力量。②提供生理上的帮助,包括进食、饮水、排尿及活动。③通过按摩、指导呼吸、调整体位等方法协助应对分娩疼痛。④桥梁作用,促进产妇、丈夫与医务人员的联系沟通。

(3)陪伴分娩支持技术:分娩体位应用(舒适分娩);分娩辅助工具使用;拉玛泽分娩法(呼吸减痛分娩法),神经-肌肉运动训练;按摩等。

4.陪产者的管理

(1)注册与登记:专职导乐必须经过职业培训,获得相应资格;孕产妇家属(包括丈夫和亲友)须经过医院父母学校培训,懂得陪产的一般知识和要求。

(2)考核与监管:专职导乐进入医疗机构从事陪产工作,必须出示职业资格证书及相关培训证书,并有相应的职业评价证明。如支持分娩的实践活动中服务对象、医务人员对导乐陪产工作的评价及反馈意见。

(3)专职导乐的职业素养要求:有生育经验;富有爱心、同情心和责任心;具有良好的人际交流、沟通及适应能力;有使用分娩支持工具的能力;能为产妇提供生活上的照顾和帮助;动作轻柔、态度和蔼,给人以信赖感;经过正规职业培训,熟悉工作范围,获得执业资格;有良好的执业服务记录。

(四)心理护理

(1)了解孕产妇分娩时的特殊心理变化,给予适度的关注。

(2)通过沟通,了解孕产妇的文化背景、分娩观念和行为习惯,尽量满足其合理需求。

(3)掌握一定的心理干预技术,包括倾听技术、提问技术、鼓励技术、内容反应技术、情感反应技术、面质技术、解释技术、非语言沟通技巧等,适时应用。

(4)关注分娩体验,保持正向激励。

四、健康指导

(1)向孕产妇及其家人说明陪伴分娩的意义:在孕妇分娩的全过程中引入包括专业的导乐、产妇家属(丈夫、其他亲属或朋友)、助产士陪伴,不仅是产时服务的一项适宜技术,亦是一种以产妇为中心的全新服务模式,可以降低手术产率,减少对分娩的干预,有利促进正常分娩。

(2)若选择家属陪产,应提醒准备陪产的家属完成产前健康教育课堂的相关课程学习,了解分娩基本过程和陪产过程中帮助孕产妇的实用技术,如按摩、搀扶、擦汗、进食饮水、如厕等生活照顾,鼓励、赞扬、感谢、亲密行为等情感支持。

(3)若为专职导乐陪产,应向导乐介绍医院的环境与制度,强调其不可以参加医疗活动,如调输液速度等;也不可以替代医护人员向孕产妇发出各种影响产程的行为指令,如屏气用力等。

(4)陪产人员在陪产过程中,保持与助产士的良好沟通,充当桥梁的作用,表达和传递孕产妇的需求。

五、注意事项

(1)陪伴分娩是针对住院分娩的普及、产时服务中医疗干预的增多而造成的难产率上升提出的一项适宜技术,也是一种以产妇为中心的服务模式。

(2)助产士即"陪伴孕产妇的人",她们陪伴在孕产妇身边并帮助她们完美、自主地完成生产,守护孕产妇是助产士的天赋使命,也是责任制助产模式的实践,因此,不能将助产士的陪产作为医院的特殊服务项目,也不能将助产士等同或异化为"导乐"。

(凌　艳)

第七章

儿科护理

第一节 小儿肺炎

　　小儿肺炎系指不同病原体或其他因素所致的肺部炎症,以发热、咳嗽、气促、呼吸困难和肺部固定湿啰音为共同临床表现,该病是儿科常见疾病中能威胁生命的疾病之一。据联合国儿童基金会统计,全世界每年约有 350 万左右<5 岁儿童死于肺炎,占<5 岁儿童总病死率的 28%;我国每年<5 岁儿童因肺炎死亡者约 35 万,占全世界儿童肺炎死亡数的 10%。因此积极采取措施,降低小儿肺炎的病死率,是 21 世纪世界儿童生存、保护和发展纲要规定的重要任务。

　　目前,小儿肺炎的分类尚未统一,常用方法有 4 种,各种肺炎可单独存在,也可两种同时存在。①病理分类:可分为支气管肺炎、大叶性肺炎、间质性肺炎等。②病因分类:感染性肺炎,如病毒性肺炎、细菌性肺炎、支原体肺炎、衣原体肺炎、真菌性肺炎、原虫性肺炎;非感染性肺炎,如吸入性肺炎、坠积性肺炎等。③病程分类:急性肺炎(病程<1 个月),迁延性肺炎(病程 1～3 个月),慢性肺炎(病程>3 个月)。④病情分类:轻症肺炎(主要为呼吸系统表现)、重症肺炎(除呼吸系统受累外,其他系统也受累,且全身中毒症状明显)。

　　临床上若病因明确,则按病因分类,否则按病理分类。

一、病因与发病机制

　　引起肺炎的主要病原体为病毒和细菌,病毒中最常见的为呼吸道合胞病毒,其次为腺病毒、流感病毒等;细菌中以肺炎链球菌多见,其他有葡萄球菌、链球菌、革兰氏阴性杆菌等。低出生体重、营养不良、维生素 D 缺乏性佝偻病、先天性心脏病等患儿易患本病,且病情严重,容易迁延不愈,病死率也较高。

　　病原体多由呼吸道入侵,也可经血行入肺,引起支气管、肺泡、肺间质炎症,支气管因黏膜水肿而管腔变窄,肺泡壁因充血水肿而增厚,肺泡腔内充满炎症渗出物,影响了通气和气体交换;同时由于小儿呼吸系统的特点,当炎症进一步加重时,可使支气管管腔更加狭窄,甚至阻塞,造成通气和换气功能障碍,导致低氧血症及高碳酸血症。为代偿缺氧,患儿呼吸与心率加快,出现鼻翼翕动和三凹征,严重时可产生呼吸衰竭。由于病原体作用,重症常伴有毒血症,引起不同程度的感染中毒症状。缺氧、二氧化碳(CO_2)潴留及毒血症可导致循环系统、消化系统、神经系统的一系列症状以及水、电解质和酸碱平衡紊乱。

(一)循环系统

缺氧使肺小动脉反射性收缩,肺循环压力增高,形成肺动脉高压;同时病原体和毒素侵袭心肌,引起中毒性心肌炎。肺动脉高压和中毒性心肌炎均可诱发心力衰竭。重症患儿常出现微循环障碍、休克甚至弥散性血管内凝血。

(二)中枢神经系统

缺氧和高碳酸血症使脑血管扩张、血流减慢,血管通透性增加,致使颅内压增高。严重缺氧和脑供氧不足使脑细胞无氧代谢增加,造成乳酸堆积、ATP 生成减少和 Na^+-K^+ 泵转运功能障碍,引起脑细胞内水、钠潴留,形成脑水肿。病原体毒素作用亦可引起脑水肿。

(三)消化系统

低氧血症和毒血症可引起胃黏膜糜烂、出血、上皮细胞坏死脱落等应激性反应,导致黏膜屏障功能破坏,使胃肠功能紊乱,严重者可引起中毒性肠麻痹和消化道出血。

(四)水、电解质和酸碱平衡紊乱

重症肺炎可出现混合性酸中毒,因为严重缺氧时体内需氧代谢障碍、酸性代谢产物增加,常可引起代谢性酸中毒;而 CO_2 潴留、H_2CO_3 增加又可导致呼吸性酸中毒。缺氧和 CO_2 潴留还可导致肾小动脉痉挛而引起水钠潴留,重症者可造成稀释性低钠血症。

二、临床表现

(一)支气管肺炎

支气管肺炎为小儿最常见的肺炎。多见于 3 岁以下婴幼儿。

1.轻症

以呼吸系统症状为主,大多起病较急。主要表现为发热、咳嗽和气促。

(1)发热:热型不定,多为不规则热,新生儿或重度营养不良儿可不发热,甚至体温不升。

(2)咳嗽:较频,早期为刺激性干咳,以后有痰,新生儿则表现为口吐白沫。

(3)气促:多发生在发热、咳嗽之后,呼吸频率加快,每分钟可达 40~80 次,可有鼻翼翕动、点头呼吸、三凹征、唇周发绀。肺部可听到较固定的中、细湿啰音,病灶较大者可出现肺实变体征。

2.重症

重症肺炎常有全身中毒症状及循环、神经、消化系统受累的临床表现。

(1)循环系统:常见心肌炎、心力衰竭及微循环障碍。心肌炎表现为面色苍白、心动过速、心音低钝、心律不齐,心电图显示 ST 段下移和 T 波低平、倒置;心力衰竭表现为呼吸突然加快,>60 次/分;极度烦躁不安,明显发绀,面色发灰;心率增快,>180 次/分,心音低钝有奔马率;颈静脉怒张,肝脏迅速增大,尿少或无尿,颜面或下肢水肿等。

(2)神经系统:表现为烦躁或嗜睡,脑水肿时出现意识障碍、反复惊厥、前囟膨隆、脑膜刺激征等。

(3)消化系统:常有食欲缺乏、腹胀、呕吐、腹泻等;重症可引起中毒性肠麻痹和消化道出血,表现为严重腹胀、肠鸣音消失、便血等。

若延误诊断或病原体致病力强,可引起脓胸、脓气胸、肺大泡等并发症,多表现为体温持续不退,或退而复升,中毒症状或呼吸困难突然加重。

(二)几种不同病原体所致肺炎的特点

1.呼吸道合胞病毒性肺炎

其由呼吸道合胞病毒感染所致,多见于2岁以内婴幼儿,尤以2~6个月婴儿多见。常于上呼吸道感染后2~3天出现干咳、低至中度发热,喘憋为突出表现,2~3天后病情逐渐加重,出现呼吸困难和缺氧症状。肺部听诊可闻及多量哮鸣音、呼气性喘鸣,肺基底部可听到细湿啰音。喘憋严重时可合并心力衰竭、呼吸衰竭。临床上有两种类型。

(1)毛细支气管炎:有上述临床表现,但中毒症状不严重,当毛细支气管接近完全阻塞时,呼吸音可明显减低,胸部X线常显示不同程度的梗阻性肺气肿和支气管周围炎,有时可见小点片状阴影或肺不张。

(2)间质性肺炎:全身中毒症状较重,呼吸困难明显,肺部体征出现较早,胸部X线呈线条状或单条状阴影增深,或互相交叉成网状阴影,多伴有小点状致密阴影。

2.腺病毒性肺炎

此为腺病毒引起,在我国以3、7两型为主,11、12型次之。本病多见于6个月~2岁的婴幼儿。起病急骤,呈稽留高热,全身中毒症状明显,咳嗽较剧,可出现喘憋、呼吸困难、发绀等。肺部体征出现较晚,常在发热4~5天后出现湿啰音,以后病变融合而呈现肺实变体征,少数患儿可并发渗出性胸膜炎。胸部X线改变的出现较肺部体征为早,可见大小不等的片状阴影或融合成大病灶,并多见肺气肿,病灶吸收较缓慢,需数周至数月。

3.葡萄球菌肺炎

这主要包括金黄色葡萄球菌及白色葡萄球菌所致的肺炎,多见于新生儿及婴幼儿。临床起病急,病情重,进展迅速;多呈弛张高热,婴儿可呈稽留热;中毒症状明显,面色苍白、咳嗽、呻吟、呼吸困难,皮肤常见一过性猩红热样或荨麻疹样皮疹,有时可找到化脓灶,如疖肿等。肺部体征出现较早,双肺可闻及中、细湿啰音,易并发脓胸、脓气胸等,可合并循环、神经及胃肠功能障碍。胸部X线常见浸润阴影,易变性是其特征。

4.流感嗜血杆菌肺炎

此类肺炎由流感嗜血杆菌引起。近年来,由于广泛使用广谱抗生素和免疫抑制剂,加上院内感染等因素,流感嗜血杆菌感染有上升趋势,多见于<4岁的小儿,常并发于流感病毒或葡萄球菌感染者。临床起病较缓,病情较重,全身中毒症状明显,有发热、痉挛性咳嗽、呼吸困难、鼻翼翕动、三凹征、发绀等。体检肺部有湿啰音或肺实变体征,易并发脓胸、脑膜炎、败血症、心包炎、中耳炎等。胸部X线表现多种多样。

5.肺炎支原体肺炎

本型肺炎由肺炎支原体引起,多见于年长儿,婴幼儿发病率也较高。以刺激性咳嗽为突出表现,有的酷似百日咳样咳嗽,咯出黏稠痰,甚至带血丝;常有发热,热程1~3周。年长儿可伴有咽痛、胸闷、胸痛等症状,肺部体征不明显,常仅有呼吸音粗糙,少数闻及干湿啰音。婴幼儿起病急,呼吸困难、喘憋和双肺哮鸣音较突出。部分患儿出现全身多系统的临床表现,如心肌炎、心包炎、溶血性贫血、脑膜炎等。胸部X线检查可分为4种改变:①肺门阴影增浓。②支气管肺炎改变。③间质性肺炎改变。④均一的实变影。

6.衣原体肺炎

沙眼衣原体肺炎多见于6个月以下的婴儿,可于产时或产后感染,起病缓,先有鼻塞、流涕,后出现气促、频繁咳嗽,有的酷似百日咳样阵咳,但无回声,偶有呼吸暂停或呼气喘鸣,一般无发热。可同时患有结膜炎或有结膜炎病史。胸部 X 线呈弥漫性间质性改变和过度充气。肺炎衣原体肺炎多见于 5 岁以上小儿,发病隐匿,体温不高,咳嗽逐渐加重,两肺可闻及干湿啰音。X 线显示单侧肺下叶浸润,少数呈广泛单侧或双侧浸润。

三、治疗要点

采取综合措施,积极控制感染,改善肺的通气功能,防止并发症。

（一）控制感染

根据不同病原体选用敏感抗生素积极控制感染,使用原则为:早期、联合、足量、足疗程,重症宜静脉给药。

WHO 推荐的 4 种第一线抗生素为:复方磺胺甲基异噁唑、青霉素、氨苄西林、阿莫西林,其中青霉素为首选药,复方磺胺甲基异噁唑不能用于新生儿。怀疑有金葡菌肺炎者,推荐用氨苄西林、氯霉素、苯唑西林或氯唑西林和庆大霉素。我国卫健委对轻症肺炎推荐使用头孢氨苄(先锋霉素Ⅳ)。大环内酯类抗生素如红霉素、交沙霉素、罗红霉、阿奇霉素素等对支原体肺炎、衣原体肺炎等均有效;除阿奇霉素外,用药时间应持续至体温正常后 5～7 天,临床症状基本消失后 3 天。支原体肺炎至少用药 2～3 周。应用阿奇霉素3～5 天1个疗程,根据病情可再重复 1 个疗程,以免复发。葡萄球菌肺炎比较顽固,疗程宜长,一般于体温正常后继续用药 2 周,总疗程 6 周。

病毒感染尚无特效药物,可用利巴韦林、干扰素、聚肌胞、乳清液等,中药治疗有一定疗效。

（二）对症治疗

止咳、止喘、保持呼吸道通畅;纠正低氧血症、水电解质与酸碱平衡紊乱;对于中毒性肠麻痹者,应禁食、胃肠减压,皮下注射新斯的明。对有心力衰竭、感染性休克、脑水肿、呼吸衰竭者,采取相应的治疗措施。

（三）肾上腺皮质激素的应用

若中毒症状明显,或严重喘憋,或伴有脑水肿、中毒性脑病、感染性休克、呼吸衰竭等以及胸膜有渗出者,可应用肾上腺皮质激素,常用地塞米松,每天 2～3 次,每次 2～5 mg,疗程 3～5 天。

（四）防治并发症

对并发脓胸、脓气胸者及时抽脓、抽气;对年龄小、中毒症状明显、脓液黏稠经反复穿刺抽脓不畅者,以及有张力气胸者进行胸腔闭式引流。

四、护理措施

（一）改善呼吸功能

(1)保持病室环境舒适,空气流通,温湿度适宜,尽量使患儿安静,以减少氧的消耗。不同病原体肺炎患儿应分室居住,以防交叉感染。

(2)置患儿于有利于肺扩张的体位并经常更换,或抱起患儿,以减少肺部瘀血和防止肺不张。

(3)给氧。凡有低氧血症,有呼吸困难、喘憋、口唇发绀、面色灰白等情况立即给氧;婴幼儿可用面罩法给氧,年长儿可用鼻导管法;若出现呼吸衰竭,则使用人工呼吸器。

(4)正确留取标本,以指导临床用药;遵医嘱使用抗生素治疗,以消除肺部炎症,促进气体交换;注意观察治疗效果。

（二）保持呼吸道通畅

（1）及时清除患儿口鼻分泌物，经常协助患儿转换体位，同时轻拍背部，边拍边鼓励患儿咳嗽，以促使肺泡及呼吸道的分泌物借助重力和震动易于排出；病情许可的情况下可进行体位引流。

（2）给予超声雾化吸入，以稀释痰液，利于咳出，必要时予以吸痰。

（3）遵医嘱给予祛痰剂，如复方甘草合剂等；对严重喘憋者，遵医嘱给予支气管解痉剂。

（4）给予易消化、营养丰富的流质、半流质饮食，少食多餐，避免过饱影响呼吸；哺喂时应耐心，防止呛咳引起窒息；重症不能进食者，给予静脉营养。保证液体的摄入量，以湿润呼吸道黏膜，防止分泌物干结，利于痰液排出；同时可以防止发热导致的脱水。

（三）加强体温监测

观察体温变化并警惕高热惊厥的发生，对高热者给予降温措施，保持口腔及皮肤清洁。

（四）密切观察病情

（1）如患儿出现烦躁不安、面色苍白、气喘加剧、心率加速（＞160 次/分）、肝脏在短时间内急剧增大等心力衰竭的表现，及时报告医师，给予氧气吸入并减慢输液速度，遵医嘱给予强心、利尿药物，以增强心肌收缩力，减慢心率，增加心搏出量，减轻体内水钠潴留，从而减轻心脏负荷。

（2）若患儿出现烦躁或嗜睡、惊厥、昏迷、呼吸不规则等，提示颅内压增高，立即报告医师并共同抢救。

（3）患儿腹胀明显伴低钾血症时，及时补钾；若有中毒性肠麻痹，应禁食，予以胃肠减压，遵医嘱皮下注射新斯的明，以促进肠蠕动，消除腹胀，缓解呼吸困难。

（4）如患儿病情突然加重，出现剧烈咳嗽、烦躁不安、呼吸困难、胸痛、面色发绀、患侧呼吸运动受限等，提示并发脓胸或脓气胸，应及时配合进行胸穿或胸腔闭式引流。

（五）健康教育

向患儿家长讲解疾病的有关知识和护理要点，指导家长合理喂养，加强体格锻炼，以改善小儿呼吸功能；对易患呼吸道感染的患儿，在寒冷季节或气候骤变外出时，应注意保暖，避免着凉；定期健康检查，按时预防接种；对年长儿说明住院和注射等对疾病痊愈的重要性，鼓励患儿克服暂时的痛苦，与医护人员合作；教育患儿咳嗽时用手帕或纸捂嘴，不随地吐痰，防止病原菌污染空气而传染给他人。

（柯爱红）

第二节 小儿病毒性心肌炎

一、概述

病毒性心肌炎是由多种病毒侵犯心脏，引起局灶性或弥漫性心肌间质炎性渗出和心肌纤维变性、坏死或溶解的疾病，有的可伴有心包或心内膜炎症改变。可导致心肌损伤、心功能障碍、心律失常和周身症状。可发生于任何年龄，近年来发生率有增多的趋势，是儿科常见的心脏疾病之一。据全国 9 省、市"病毒性心肌炎协作组"调查，其发病率占住院病儿总数的 5.97％，占门诊患者总数的 0.14%。

(一)病因

近年来由于病毒学及免疫病理学的迅速发展,通过大量动物实验及临床观察,证明多种病毒皆可引起心肌炎。其中柯萨奇病毒 B6(1~6 型)最常见,其他如柯萨奇病毒 A、埃可病毒、脊髓灰质炎病毒、流感及副流感病毒、腮腺炎病毒、水痘病毒、单纯疱疹病毒、水痘-带状疱疹病毒及肝炎病毒等也可能致病。由于柯萨奇病毒具有高度亲心肌性和流行性,据报道在很多原因不明的心肌炎和心包炎中,约 39% 系由柯萨奇病毒 B 所致。

尽管罹患病毒感染的机会很多,而多数不发生心肌炎,在一定条件下才发病。例如当机体由于继发细菌感染(特别是链球菌感染)、发热、缺氧、营养不良、接受类固醇或放射治疗等,而抵抗力低下时,可诱发发病。

病毒性心肌炎的发病原理至今未完全了解,目前提出病毒学说、免疫学说、生化机制等几种学说。

(二)病理

病毒性心肌炎病理改变轻重不等。轻者常以局灶性病变为主,而重者则多呈弥漫性病变。局灶性病变的心肌外观正常,而弥漫性者则心肌苍白、松软,心脏呈不同程度的扩大、增重。镜检可见病变部位的心肌纤维变性或断裂,心肌细胞溶解、水肿、坏死。间质有不同程度水肿以及淋巴细胞、单核细胞和少数多核细胞浸润。病变以左室及室间隔最显著,可波及心包、心内膜及传导系统。

慢性病例心脏扩大,心肌间质炎症浸润及心肌纤维化并有瘢痕组织形成,心内膜呈弥漫性或局限性增厚,血管内皮肿胀等变化。

二、临床表现

病情轻重悬殊。轻症可无明显自觉症状,仅有心电图改变。重型可出现严重的心律失常、充血性心力衰竭、心源性休克,甚至个别患者因此而死亡。大约有 1/3 以上病例在发病前 1~3 周或发病同时呼吸道或消化道病毒感染,同时伴有发热、咳嗽、咽痛、周身不适、腹泻、皮疹等症状,继而出现心脏症状如年长儿常诉心悸、气短、胸部及心前区不适或疼痛、疲乏感等。发病初期常有腹痛、食欲缺乏、恶心、呕吐、头晕、头痛等表现。3 个月以内婴儿有拒乳、苍白、发绀、四肢凉、两眼凝视等症状。心力衰竭者,呼吸急促、突然腹痛、发绀、水肿等;心源性休克者,烦躁不安,面色苍白、皮肤发花、四肢厥冷或末梢发绀等;发生窦性停搏或心室纤颤时可突然死亡;高度房室传导阻滞在心室自身节律未建立前,由于脑缺氧而引起抽搐、昏迷称心脑综合征。如病情拖延至慢性期。常表现为进行性充血心力衰竭、全心扩大,可伴有各种心律失常。

体格检查:多数心尖区第一音低钝。一般无器质性杂音,仅在胸前或心尖区闻及 Ⅰ~Ⅱ 级吹风样收缩期杂音。有时可闻及奔马律或心包摩擦音。心律失常多见如阵发性心动过速、异位搏动、心房纤颤、心室扑动、停搏等。严重者心脏扩大,脉细数,颈静脉怒张,肝大和压痛,肺部啰音等;或面色苍白、四肢厥冷、皮肤发花、指(趾)发绀、血压下降等。

三、辅助检查

(一)实验室检查

(1)白细胞总数在 $10.0×10^9~20.0×10^9/L$ 之间,中性粒细胞偏高。血沉、抗链"O"大多数正常。

（2）血清肌酸磷酸激酶、乳酸脱氢酶及其同工酶、谷草转氨酶在病程早期可增高。超氧化歧化酶急性期降低。

（3）若从心包、心肌或心内膜分离到病毒，或用免疫荧光抗体检查找到心肌中有特异的病毒抗原，电镜检查心肌发现有病毒颗粒，可以确定诊断；咽洗液、粪便、血液、心包液中分离出病毒，同时结合恢复期血清中同型病毒中和抗体滴度较第 1 份血清升高或下降 4 倍以上，则有助于病原诊断。

（4）补体结合抗体的测定以及用分子杂交法或聚合酶链反应检测心肌细胞内的病毒核酸也有助于病原诊断。部分病毒性心肌炎患者可有抗心肌抗体出现，一般于短期内恢复，如持续提高，表示心肌炎病变处于活动期。

（二）心电图检查

心电图在急性期有多变与易变的特点，对可疑病例应反复检查，以助诊断。其主要变化为 ST-T 改变，各种心律失常和传导阻滞。恢复期以各种类型的期前收缩为多见。少数为慢性期病儿可有房室肥厚的改变。

（三）X 线检查

心影正常或不同程度的增大，多数为轻度增大。若反复迁延不愈或合并心力衰竭，心脏扩大明显。后者可见心搏动减弱，伴肺瘀血、肺水肿或胸腔少量积液。有心包炎时，有积液征。

（四）心内膜心肌活检（EMB）

心导管法心内膜心肌活检，在成人患者中早已开展，小儿患者仅是近年才有报道，为心肌炎诊断提供了病理学依据。据报道，原因不明的心律失常、充血性心力衰竭患者，经心内膜心肌活检证明约 40% 为心肌炎；临床表现和组织学相关性较差。原因是 EMB 取材很小且局限，以及取材时不一定是最佳机会；心内膜心肌活检本身可导致心肌细胞收缩，而出现一些病理性伪迹。因此，对于心内膜心肌活检病理无心肌炎表现者不一定代表心脏无心肌炎，此时临床医师不能忽视临床诊断。此项检查一般医院尚难开展，不作为常规检查项目。

四、诊断与鉴别诊断

（一）诊断要点

1.病原学诊断依据

（1）确诊指标：自患儿心内膜、心肌、心包（活检、病理）或心包穿刺液检查，发现以下之一者可确诊心肌炎由病毒引起。①分离到病毒。②用病毒核酸探针查到病毒核酸。③特异性病毒抗体阳性。

（2）参考依据：有以下之一者结合临床表现可考虑心肌炎系病毒引起。①自患儿粪便、咽拭子或血液中分离到病毒，且恢复期血清同体抗体滴度较第一份血清升高或降低 4 倍以上。②病程早期患儿血中特异性 IgM 抗体阳性。③用病毒核酸探针自患儿血中查到病毒核酸。

2.临床诊断依据

（1）心功能不全、心源性休克或心脑综合征。

（2）心脏扩大（X 线、超声心动图检查具有表现之一）。

（3）心电图改变以 R 波为主的 2 个或 2 个以上主要导联（Ⅰ、Ⅱ、aVF、V_5）的 ST-T 改变持续 4 天以上伴动态变化，窦房传导阻滞，房室传导阻滞，完全性右或左束支阻滞，成联律、多形、多源、成对或并行性期前收缩,非房室结及房室折返引起的异位性心动过速,低电压(新生儿除外)及异常 Q 波。

(4)CK-MB 升高或心肌肌钙蛋白(cTnI 或 cTnT)阳性。

3.确诊依据

(1)具备临床诊断依据 2 项,可临床诊断为心肌炎。发病同时或发病前 1～3 周有病毒感染的证据支持诊断者。

(2)同时具备病原学确诊依据之一,可确诊为病毒性心肌炎,具备病原学参考依据之一,可临床诊断为病毒性心肌炎。

(3)凡不具备确诊依据,应给予必要的治疗或随诊,根据病情变化,确诊或除外心肌炎。

(4)应除外风湿性心肌炎、中毒性心肌炎、先天性心脏病、结缔组织病以及代谢性疾病的心肌损害、甲状腺功能亢进症、原发性心肌病、原发性心内膜弹力纤维增生症、先天性房室传导阻滞、心脏自主神经功能异常、β 受体功能亢进及药物引起的心电图改变。

4.临床分期

(1)急性期:新发病,症状及检查阳性发现明显且多变,一般病程在半年以内。

(2)迁延期:临床症状反复出现,客观检查指标迁延不愈,病程多在半年以上。

(3)慢性期:进行性心脏增大,反复心力衰竭或心律失常,病情时轻时重,病程在 1 年以上。

(二)鉴别诊断

在考虑九省市心肌炎协作组制订的心肌炎诊断标准时,应首先除外其他疾病,包括风湿性心肌炎、中毒性心肌炎,结核性心包炎、先天性心脏病、结缔组织疾病或代谢性疾病或代谢性疾病的心肌损害(包括维生素 B_1 缺乏症)、原发性心肌病、先天性房室传导阻滞、高原性心脏病、克山病、川崎病、良性期前收缩和神经功能紊乱、电解质紊乱及药物等引起的心电图改变。

五、治疗、预防、预后

本症尚无特殊治疗。应结合患儿病情采取有效的综合措施,可使大部患儿痊愈或好转。

(一)一般治疗

1.休息

急性期至少应卧床休息至热退 3～4 周,有心功能不全或心脏扩大者,更应强调绝对卧床休息,以减轻心脏负荷及减少心肌耗氧量。

2.抗生素

虽对引起心肌炎的病毒无直接作用,但因细菌感染是病毒性心肌炎的重要条件因子,故在开始治疗时,均主张适当使用抗生素。一般应用青霉素肌内注射 1～2 周,以清除链球菌和其他敏感细菌。

3.保护心肌

大剂量维生素 C,具有增加冠状血管血流量、心肌糖原、心肌收缩力、改善心功能、清除自由基、修复心肌损伤的作用。剂量为 100～200 mg/(kg・d),溶于 10%～25% 葡萄糖液 10～30 mL内静脉注射,每天1 次,15～30 天为 1 个疗程;抢救心源性休克时,第一日可用 3～4 次。

至于极化液、能量合剂及 ATP 等均因难进入心肌细胞内,故疗效差,近年来多推荐:①辅酶 Q_{10} 1 mg/(kg・d),口服,可连用 1～3 个月。②1,6-二磷酸果糖 0.7～1.6 mL/kg 静脉注射,最大量不超过2.5 mL/kg(75 mg/mL),静脉注射速度 10 mL/min,每天 1 次,10～15 天为 1 个疗程。

(二)激素治疗

肾上腺皮质激素可用于抢救危重病例及其他治疗无效的病例。口服泼尼松1~1.5 mg/(kg·d),用3~4周,症状缓解后逐渐减量停药。对反复发作或病情迁延者,依据近年来对本病发病机制研究的进展,可考虑较长期的激素治疗,疗程不少于半年,对于急重抢救病例可采用大剂量,如地塞米松0.3~0.6 mg/(kg·d),或氢化可的松15~20 mg/(kg·d),静脉滴注。

(三)免疫治疗

动物及临床研究均发现丙种球蛋白对心肌有保护作用。从1990年开始,在美国波士顿及洛杉矶儿童医院已将静脉注射丙种球蛋白作为病毒性心肌炎治疗的常规用药。

(四)抗病毒治疗

动物试验中联合应用利巴韦林和干扰素可提高生存率,目前欧洲正在进行干扰素治疗心肌炎的临床试验,其疗效尚待确定。环孢素A、环磷酰胺目前尚无肯定疗效。

(五)控制心力衰竭

心肌炎患者对洋地黄耐受性差,易出现中毒而发生心律失常,故应选用快速作用的洋地黄制剂如毛花苷C(西地兰)或地高辛。病重者用地高辛静脉滴注,一般病例用地高辛口服,饱和量用常规的1/2~2/3量,心力衰竭不重,发展不快者,可用每天口服维持量法。利尿剂应早用和少用,同时注意补钾,否则易导致心律失常。注意供氧,保持安静。若烦躁不安,可给镇静剂。发生急性左心功能不全时,除短期内并用毛花苷C、利尿剂、镇静剂、氧气吸入外,应给予血管扩张剂如酚妥拉明0.5~1 mg/kg加入10%葡萄糖液50~100 mL内快速静脉滴注。紧急情况下,可先用半量以10%葡萄糖液稀释静脉缓慢注射,然后将其余半量静脉滴注。

(六)抢救心源性休克

镇静、吸氧、大剂量维生素C、扩容、激素、升压药、改善心功能及心肌代谢等。

近年来,应用血管扩张剂硝普钠取得良好疗效,常用剂量5~10 mg,溶于5%葡萄糖100 mL中,开始0.2 μg/(kg·min)滴注,以后每隔5分钟增加0.1 μg/kg,直到获得疗效或血压降低,最大剂量不超过每分钟4~5 μg/kg。

(七)纠正严重心律失常

心律失常的纠正在于心肌病变的吸收或修复。一般轻度心律失常如期前收缩、Ⅰ度房室传导阻滞等,多不用药物纠正,而主要是针对心肌炎本身进行综合治疗。若发生严重心律失常如快速心律失常、严重传导阻滞都应迅速及时纠正,否则威胁生命。

六、护理

(一)护理诊断

(1)活动无耐力:与心肌功能受损,组织器官供血不足有关。

(2)舒适的改变——胸闷:与心肌炎症有关。

(3)潜在并发症——心力衰竭、心律失常、心源性休克。

(二)护理目标

(1)患儿活动量得到适当控制休息得到保证。

(2)患儿胸闷缓解或消失。

（3）患儿无并发症发生或有并发症时能被及时发现和适当处理。

（三）护理措施

1.休息

（1）急性期卧床休息至热退后3～4周,以后根据心功能恢复情况逐渐增加活动量。

（2）有心功能不全者或心脏扩大者应绝对卧床休息。

（3）总的休息时间不少于3～6个月。

（4）创造良好的休息环境,合理安排患儿的休息时间。保证患儿的睡眠时间。

（5）主动提供服务,满足患儿的生活需要。

2.胸闷的观察与护理

（1）观察患儿的胸闷情况,注意诱发和缓解因素,必要时给予吸氧。

（2）遵医嘱给予心肌营养药,促进心肌恢复正常。

（3）保证休息,减少活动。

（4）控制输液速度和输液总量,减轻心肌负担。

3.并发症的观察与护理

（1）密切注意心率、心律、呼吸、血压和面色改变,有心力衰竭时给予吸氧、镇静、强心等处理,应用洋地黄制剂时要密切观察患儿有无洋地黄中毒表现,如出现新的心律失常、心动过缓等。

（2）注意有无心律失常的发生,警惕危险性心律失常的发生,如频发室早、多源室早、Ⅱ度以上房室传导阻滞房颤、室颤等。一旦发生,需及时通知医师并给予相应处理。如高度房室传导阻滞者给异丙肾上腺素和阿托品提升心率。

（3）警惕心源性休克,注意血压、脉搏、尿量、面色等变化,一旦出现心源性休克,立即取平卧位,配合医师给予大剂量维生素C或肾上腺皮质激素治疗。

（四）康复与健康指导

（1）讲解病毒性心肌炎的病因、病理、发病机制、临床特点及诊断、治疗措施。

（2）强调休息的重要性,指导患儿控制活动量,建立合理的休息制度。

（3）讲解本病的预防知识,如预防上呼吸道感染和肠道感染等。

（4）有高度房室传导阻滞者讲解安装心脏起搏器的必要性。

七、展望

近年来,由于对心肌炎的病原学进一步了解和诊断方法的改进,心肌炎已成为常见心脏病之一,对人类健康构成了不同程度的威胁,因而对此病的诊治研究也正日益受到重视。其中,胸闷、心悸常可提示心脏波及,心脏扩大、心律失常或心力衰竭为心脏明显受损的表现,心电图 ST-T 改变与异位心律或传导阻滞反映心肌病变的存在。但对于怀疑为病毒性心肌炎的患者,提倡进行心脏活检以行病理学检查。

但分离病毒检查或特异性荧光抗体检查存在以下几个问题:①患者不宜接受。②炎性组织在心肌中呈灶状分布,由于活检标本小而致病灶标本不一定取到。③提取 RNA 的质量和检测方法的敏感性不同。④心脏上有病毒存在,而血液中不一定有抗原或抗体检出;心脏上无病毒存在,而心脏中有抗原或抗体检出;即使二者构成阳性反应也不足以证实有病毒性心肌炎存在;只有当感染某种病毒并引起相应的心脏损害时,心脏和血液检查呈阳性反应才有意义。在检查血液中抗原或抗体时,也会因检测试剂、检查方法、操作技术的不同而使结果迥异。

因此,病毒性心肌炎的确诊相当困难。由于抗病毒药物的疗效不显著,目前建议采用中西医结合疗法。有人用黄芪、牛磺酸及一般抗心律失常等药物为主的中西医结合方法治疗病毒感染性心肌炎,取得了比较满意的效果,如中药黄芪除具有抗病毒、调节免疫、保护心肌的作用,还可拮抗病毒感染心肌细胞对L型钙离子通道的增加,抑制内向钠钙交换电流,改善部分心电活动,清除氧自由基,而广泛应用于临床。牛磺酸是心肌游离氨基酸的重要成分,也可通过抑制病毒复制,抑制病毒感染心肌细胞引起的钙电流增加,使受感染而降低的最大钙电流膜电压及外向钾电流趋于正常,使心肌细胞钙内流减少,在病毒性心肌炎动物模型及临床病毒性心肌炎患者中,具有保护心肌、改善临床症状等作用。

(柯爱红)

第三节 小儿腹泻

小儿腹泻是多病原、多因素引起的以腹泻为主的一组疾病。

一、护理评估

（一）健康史

应详细询问喂养史,是母乳喂养还是人工喂养,喂何种乳品,冲调浓度、喂哺次数及量,添加辅食及断奶情况。并了解当地有无类似疾病的流行。并注意患儿有无不洁饮食史、肠道内外感染、食物过敏史、外出旅游和气候变化史等。询问患儿腹泻开始时间,次数、颜色、性质、量、气味。并是否伴随发热、呕吐、腹胀、腹痛及里急后重等症状。既往有无腹泻史、其他疾病史和长期服用广谱抗生素史等。

（二）身体状况

观察患儿生命体征,有无腹痛、里急后重、大便性状为松散或水样,密切观察患儿生命体征、体重、出入量、尿量、神志状态、营养状态,皮肤弹性、眼窝凹陷、口舌黏膜干燥、神经反射等脱水表现。并评估脱水的程度和性质,检查肛周皮肤有无发红、破损;了解大便常规、大便致病菌培养等实验室检查结果。

（三）心理社会状况

腹泻是小儿的常见病、多发病,年龄越小、发病率越高,特别是在贫困和卫生条件较差的地区,家长缺乏喂养及卫生知识是导致小儿易患腹泻的重要原因。故应了解患儿家长的心理状况及对疾病的病因、护理知识的认识程度,注意评估患儿家庭的经济状况、聚居条件、卫生习惯、家长的文化程度及家长对病因、护理知识的了解程度,认识疾病流行趋势。

（四）实验室检查

了解大便常规及致病菌培养等化验结果。分析血常规、红细胞计数、血清电解质、尿素氮、二氧化碳结合力（CO_2CP）等可了解体内酸碱平衡紊乱性质和程度。

二、护理诊断

（一）体液不足

体液不足与腹泻、呕吐丢失过多和摄入量不足有关。

（二）体温过高

体温过高与肠道感染有关。

（三）有皮肤黏膜完整性受损的危险

有皮肤黏膜完整性受损的危险与腹泻大便次数增多刺激臀部皮肤及尿布使用不当有关。

（四）知识缺乏（家长）

与喂养知识、卫生知识及腹泻患儿护理知识缺乏有关。

（五）营养失调

营养低于机体需要量，呕吐腹泻等消化功能障碍所致。

（六）排便异常腹泻

排便异常腹泻与喂养不当，肠道感染或功能紊乱。

（七）腹泻

腹泻与喂养不当、感染导致胃肠道功能紊乱有关。

（八）有交叉感染的可能

交叉感染与免疫力低下有关。

（九）潜在并发症

1.酸中毒

酸中毒与腹泻丢失碱性物质及热能摄入不足有关。

2.低血钾

低血钾与腹泻、呕吐丢失过多和摄入不足有关。

三、护理目标

（1）患儿腹泻、呕吐、排便次数逐渐减少至正常，大便次数性状颜色恢复正常。

（2）患儿脱水、电解质紊乱纠正，体重恢复正常，尿量正常，获得足够的液体和电解质。

（3）体温逐渐恢复正常。

（4）住院期间患儿能保持皮肤的完整性，不再有红臀发生。

（5）家长能说出婴儿腹泻的病因、预防措施和喂养知识，能协助医护人员护理患儿。

（6）患儿不发生酸中毒，低血钾等并发症。

（7）避免交叉感染的发生。

（8）保证患儿营养的补充将患儿体重保持不减或有增加。

四、护理措施

新入院的患儿首先要测量体重，便于了解患儿脱水情况和计液量。以后每周测一次，了解患儿恢复和体重增长情况。

（一）体液不足的护理

1.口服补液疗法的护理

适用于无脱水、轻中脱水或呕吐不严重的患儿，可采用口服方法，它能补充身体丢失的水分和盐，执行医嘱给口服补液盐时应在 4～6 小时之内少量多次喂，同时可以随意喂水，口服液盐一定用冷开水或温开水溶解。

（1）一般轻度脱水需 50～80 mL/kg，中度脱水需 80～100 mL/kg，于 8～12 小时内将累积损失量补足；脱水纠正后，将余量用等量水稀释按病情需要随时口服。对无脱水患儿，可在家进行口服补液的护理，可将 ORS 溶液加等量水稀释，每天 50～100 mL/kg，少量频服，以预防脱水（新生儿慎用），有明显腹胀、休克、心功能不全或其他严重并发症者及新生儿不宜口服补液。在口服补液过程中，如呕吐频繁或腹泻、脱水加重，应改为静脉补液。服用 ORS 溶液期间，应适当增加水分，以防高钠血症。

（2）护理中的注意事项：①向家长说明和示范口服液的配制方法。②向家长示范喂服方法，2 岁以下的患儿每 1～2 分钟喂 1 小勺，约 5 mL，大一点的患儿可用杯子直接喝，如有呕吐，停10 分钟后再慢慢喂服（每 2～3 分钟喂一勺）。③对于在家进行口服补液的患儿，应指导家长病情观察方法。口服补液可直到腹泻停止，并继续喂养。如病情不见好转或加重，应及时到医院就诊。④密切观察病情，如患儿出现眼睑浮肿应停止服用 ORS 液，改用白开水或母乳，水肿消退后再按无脱水的方案服用。4 小时后应重新估计患儿脱水状况，然后选择上述适当的方案继续治疗护理。

2.禁食、静脉补液

适用于中度以上脱水，吐、泻重或腹胀的患儿。在静脉输液前协助医师取静脉血做钾、钠、氯、二氧化碳结合力等项目检查。

（1）第 1 天补液：①输液总量，按医嘱要求安排 24 小时的液体总量（包括累积损失量、继续损失量和生理需要量）。并本着"急需先补、先快后慢、见尿补钾"的原则分批输入。如患儿烦躁不安，应检查原因，必要时可遵医嘱给予适量的镇静剂，如复方冬眠灵，10％水合氯醛，以防患儿因烦躁不安而影响静脉输液。一般轻度脱水 90～120 mL/kg，中度脱水 120～150 mL/kg，重度脱水 150～180 mL/kg。②溶液种类，根据脱水性质而定，若临床判断脱水困难，可先按等渗脱水处理。对于治疗前 6 小时内无尿的患儿首先要在 30 分钟内给输入 2：1 液，一定要记录输液后首次排尿时间，见尿后给含钾液体。③输液速度，主要取决于脱水程度和继续损失的量与速度，遵循先快后慢原则。明确每小时的输入量，一般茂菲氏滴管 14～15 滴为 1 mL，严格执行补液计划，保证输液量的准确，掌握好输液速度和补液原则。注意防止输液速度过速或过缓。注意输液是否通畅，保护好输液肢体，随时观察针头有无滑脱，局部有无红肿渗液以及寒战发绀等全身输液反应。对重度脱水有明显周围循环障碍者应先快速扩容；累积损失量（扣除扩容液量）一般在前 8～12 小时内补完，每小时 8～10 mL/kg；后 12～16 小时补充生理需要量和异常的损失量，每小时约 5 mL/kg；若吐泻缓解，可酌情减少补液量或改为口服补液。④对于少数营养不良、新生儿及伴心、肺疾病的患儿应根据病情计算，每批液量一般减少 20％，输液速度应在原有基础减慢2～4 小时，把累积丢失的液量由 8 小时延长到 10～12 小时输完。如有条件最好用输液泵，以便更精确地控制输液速度。

（2）第 2 天及以后的补液：脱水和电解质紊乱已基本纠正，主要补充生理需要量和继续损失量，可改为口服补液，一般生理需要量为每天 60～80 mL/kg，用 1/5 张含钠液；继续损失量是丢多少补多少,用1/3～1/2张含钠液,将这两部分相加于12～24小时内均匀静脉滴注。

3.准确记录出入量

准确记录出入量,是医师调整患儿输液质和量的重要依据。

(1)大便次数,量(估计)及性质、大便的气味、颜色、有无黏液、脓血等。留大便常规并做培养。

(2)呕吐次数、量、颜色、气味以及呕吐与其他症状的关系,体现了患儿病情发展情况。比如呕吐加重但无腹泻;补液后脱水纠正由于呕吐次数增多而效果不满意,这时要及时报告医师,以及早发现肠道外感染或急腹症。

4.严密观察病情,细心做好护理

(1)注意观察生命体征:包括体温、脉搏、血压、呼吸、精神状况。若出现烦躁不安、脉率加快、呼吸加快等,应警惕是否输液速度过快,是否发生心力衰竭和肺水肿等情况。

(2)观察脱水情况:注意患儿的神志、精神、皮肤弹性、有无口渴,皮肤、黏膜干燥程度,眼窝及前囟凹陷程度,机体温度及尿量等临床表现,估计患儿脱水程度,同时要动态观察经过补充液体后脱水症状是否得到改善。如补液合理,一般于补液后3～4小时应该排尿,此时说明血容量恢复,所以应注意观察和记录输液后首次排尿的时间、尿量。补液后24小时皮肤弹性恢复,眼窝凹陷消失,则表明脱水已被纠正。补液后眼睑出现水肿,可能是钠盐过多;补液后尿多而脱水未能纠正,则可能是葡萄糖液补入过多,宜调整溶液中电解质比例。

(3)密切观察代谢性酸中毒的表现:中、重度脱水患多有不同程度的酸中毒,当pH下降、二氧化碳结合力在25%容积以下时,酸中毒表现明显。当患儿出现呼吸深长、精神萎靡、嗜睡,严重者意识不清、口唇樱红、呼吸有丙酮味。应准备碱性液,及时使用碱性药物纠正,应补充碳酸氢钠或乳酸钠。注意碱性液体有无漏出血管外,以免引起局部组织坏死。

(4)密切观察低血钾表现:常发现于输液后脱水纠正时,当发现患儿尿量异常增多,精神萎靡、全身乏力、不哭或哭声低下、吃奶无力、肌张力低下、反应迟钝、恶心呕吐、腹胀及听诊肠鸣音减弱或消失,呼吸频不规整,心电图显示T波平坦或倒置、U波明显、S-T段下移(或心律失常,提示有低血钾存在,应及时补充钾盐)等临床表现,及时报告医师,做血生化检查。如是低血钾症,应遵医调整液体中钾的浓度。补充钾时应按照见尿补钾的原则,严格掌握补钾的速度,绝不可作静脉推入,以免发生高血钾引起心搏骤停。一般按每天3～4 mmol/kg(相当于氯化钾200～300 mg/kg)补给,缺钾明显者可增至4～6 mmol/kg,轻度脱水时可分次口服,中、重度脱水予静脉滴入。并观察记录好治疗效果。

(5)密切观察有无低钙、低镁、低磷血症:当脱水和酸中毒被纠正时,大多表现有钙、磷缺乏,少数可有镁缺乏。低血钙或低血镁时表现为手足搐搦、惊厥;重症低血磷时出现嗜睡、精神错乱或昏迷,肌肉、心肌收缩无力(营养不良或佝偻病活动期患儿更甚),这时要及时报告医师。静脉缓慢注射10%葡萄糖酸钙或深部肌内注射25%硫酸镁。

(6)低钠血症:低钠血症多见于静脉输液停止后的患儿。这是以为患儿进食后水样便次数再次增多。主要表现为患儿前囟及眼窝凹陷、肢端凉、精神弱、尿少等。要及时报告医师要继续补充丢失液体。

(7)高钠血症:高钠血症出现在按医嘱禁食补液或口服补液后,患儿出现烦躁不安、口渴、尿少、皮肤弹性差,甚至惊厥。这时应报告医师,必要时取血查生化,待结果回报后根据具体情况调整液体的质和量。

(8)泌尿系统感染:患儿腹泻渐好,但仍发热,阵阵哭闹不安,此时要报告医师,根据医嘱留尿常规,并寻找感染病灶。并发泌尿系统感染的患儿多见于女婴,在护理和换尿布时一定要注意女婴儿会阴部的清洁,防止上行性尿路感染。

5.计算液体出入量

24小时液体入量包括口服液体和胃肠道外补液量。液体出量包括尿、大便和不显性失水。呼吸增快时,不显性失水增加4～5倍,体温每升高1℃,不显性失水每小时增加0.5 mL/kg;环境湿度大小可分别减少或增加不显性失水;体力活动增多时,不显性失水增加30%。补液过程中,计算并记录24小时液体出入量,是液体疗法护理工作的重要内容。婴幼儿大小便不易收集,可用"秤尿布法"计算液体排出量。

(二)腹泻的护理

控制腹泻,防止继续失水。

1.调整饮食

根据世界卫生组织的要求对于轻中度脱水的患儿不必禁食,腹泻期间和恢复期适宜的营养对促进恢复、减少体重下降和生长停滞的程度、缩短腹泻后康复时间、预防营养不良非常重要。故腹泻脱水患儿除严重呕吐者暂禁食4～6小时(不禁水)外,均应继续喂养进食是必要的治疗与护理措施。但因同时存在着消化功能紊乱,故应根据患儿病情适当调整饮食,达到减轻胃肠道负担、恢复消化功能之目的。继续哺母乳喂养;人工喂养出生6个月以内的小儿,牛奶(或羊奶)应加米汤或水稀释,或用发酵奶(酸奶),也可用奶谷类混合物,每天6次,以保证足够的热量。腹泻次数减少后,出生6个月以上的婴儿可用平常已经习惯的饮食,选用稀粥、面条、并加些熟的植物油、蔬菜、肉末等,但需由少到多,随着病情稳定和好转,并逐渐过渡到正常饮食。幼儿应给一些新鲜、味美、碎烂、营养丰富的食物。病毒性肠炎多有双糖酶缺乏,应限制糖量,并暂停乳类喂养,改为豆制代用品或发酵奶,对牛奶和大豆过敏者应该用其他饮食,以减轻腹泻,缩短病程。腹泻停止后,继续给予营养丰富的饮食,并每天加餐1次,共2周,以赶上正常生长。双糖酶缺乏者,不宜用蔗糖,并暂停乳类。对少数严重病例口服营养物质不能耐受者,应加强支持疗法,必要时全静脉营养。

2.控制感染

感染是引起腹泻的重要原因,细菌性肠炎需用抗生素治疗。病毒性肠炎用饮食疗法和支持疗法常可痊愈。严格消毒隔离,防止感染传播,按肠道传染病隔离,护理患儿前后要认真洗手,防止感染,遵医嘱给予抗生素治疗。

3.观察排便情况

注意大便的变化,观察记录大便次数、颜色、性状、气味、量、及时送检,并注意采集黏液脓血部分,做好动态比较,根据大便常规检验结果,调整治疗和输液方案,为输液方案和治疗提供可靠依据。

(三)发热的护理

(1)保持室内安静、空气新鲜、通风良好,保持室温在18～22℃,相对湿度55%～65%,衣被适度,以免影响机体散热。

(2)让患儿卧床休息限制活动量,利于机体康复和减少并发症的发生。多饮温开水或选择喜欢的饮料,以加快毒素排泄带走热量和降低体温。

(3)密切观察患儿体温变化每4小时测体温1次,体温骤升或骤降时要随时测量并记录降温效果。体温超过38.5℃时给予物理降温:温水擦浴;用30%～50%的乙醇擦浴;冰枕、冷毛巾敷患儿前额,或冷敷腹股沟、腋下等大血管处;冷盐水灌肠。物理降温后30分钟测体温,并记录于体温单上。

（4）按医嘱给予抗感染药及解热药，并观察记录用药效果，药物降温后，密切观察，防止虚脱。

（5）患儿的衣服，出汗后及时擦干汗液，更换衣服，并注意保暖，在严重情况下给予吸氧，以免惊厥抽搐发生。

（6）加强口腔护理，鼓励多漱口，口唇干燥时可涂护唇油。

（四）维持皮肤完整

由于腹泻频繁，大便呈酸性或碱性，含有大量肠液及消化酶，臀部皮肤常处于被大便腐蚀的状态，容易发生肛门周围皮肤糜烂，严重者引起溃疡及感染，要注意每次换尿布大便后须用温水清洗臀部及肛周并吸干，局部皮肤发红处涂以5%鞣酸软膏或40%氧化锌油并按摩片刻，促进血液循环。应选用消毒软棉尿布并及时更换。避免使用不透气塑料布或橡皮布，防止尿布皮炎发生。局部有糜烂者可在便后用温水洗净后用灯泡照烤，待烤干局部渗液后，再涂紫草油或1%龙胆紫效果更好。

（五）做好床边隔离

护理患儿前后均要认真洗手防止交叉感染。

（六）减轻患儿的恐惧

医护人员的检查、治疗应相对集中进行以减少患儿的哭闹，可根据患儿年龄给予不同玩具，减少其恐惧心理，若患儿哭闹不安影响静脉输液的顺利进行，必要时可根据医嘱适当应用镇静药物。

（七）对症治疗

腹胀明显者用肛管排气或肌内注射新斯的明。呕吐严重者针刺足三里、内关或肌内注射氯丙嗪等。

（八）注意口腔清洁

禁食患儿每天做口腔护理两次。由于长时间应用抗生素可发生鹅口疮。如口腔黏膜有乳白色分泌物附着即为鹅口疮，可涂制霉菌素；若发生溃疡性口炎时可用3%过氧化氢溶液（双氧水）洗净口腔后，涂复方甲紫（龙胆紫）、金霉素鱼肝油。

（九）恢复期患儿护理

（1）新入院患儿分室居住，预防交叉感染。

（2）患儿消化功能恢复时，逐渐增加奶的质和量，细心添加辅食，避免小儿腹泻再次复发。

（十）健康教育

（1）宣传母乳喂养的优点，鼓励母乳喂养，尤其是出生后最初数月及出生后每个夏天更为重要，避免在夏季断奶。按时逐步加辅食，防止过食、偏食及饮食结构突然变动。如乳制品的调剂方法，辅食加方法，断奶时间选择方法，人工喂养儿根据具体情况。选用合适的代乳品。

（2）指导患儿家长配置和使用ORS溶液。

（3）注意饮食卫生，培养良好的卫生习惯；注意食物新鲜、清洁和奶具、食具应定时煮沸消毒，避免肠道内感染。教育儿童养成饭前便后洗手，勤剪指甲的良好习惯。

（4）及时治疗营养不良、维生素D缺乏性佝偻病等，加强体格锻炼，适当进行户外活动。防止受凉或过热，营养不良，预防感冒，肺炎及中耳炎等并发症的发生，避免长期滥用广谱抗生素。

（5）气候变化时及时增减衣物，防止受凉或过热，冬天注意保暖，夏天多喝水。尤其应做好腹部的保暖。集体机构中如有腹泻的流行，应积极治疗患儿，做好消毒隔离工作，防止交叉感染。

（柯爱红）

第四节　小儿上呼吸道感染

上呼吸道感染(简称上感)主要指上部呼吸道的鼻、鼻咽和咽部的黏膜炎症,是儿科最常见的疾病,在气候骤变时尤易发生。约 90％由病毒引起,支原体和细菌较少见,细菌感染往往继发于病毒感染之后。过敏性鼻炎和多种小儿急性传染病早期也有上感症状,必须予以区别,避免误诊。

一、临床特点

(一)症状

1.鼻咽部症状

可出现流清鼻涕、鼻塞、打喷嚏,也可有流泪、咽部不适、干咳或不同程度的发热。

2.婴幼儿

可骤然起病,高热、咳嗽或呕吐、腹泻,甚至发生热性惊厥。

3.年长儿

症状较轻,有低热、咽痛、咽不适等咽部症状或有头痛、腹痛及全身乏力等表现。

(二)体征

可见咽部充血,有时还可见疱疹,或扁桃体肿大伴渗出,颌下淋巴结肿大、触痛。肠道病毒引起的可伴有不同形态皮疹,肺部体征阴性。

(三)两种特殊类型的上感

1.疱疹性咽峡炎

由柯萨奇 A、B 组病毒引起,好发于夏秋季。急起高热、咽痛、咽充血、咽腭弓、悬雍垂、软腭等处有疱疹,周围有红晕,疱疹破溃后形成小溃疡。病程 1 周左右。

2.咽-结合膜热

病原体为腺病毒,常发生于夏季,常在泳池中传播。表现为高热、咽痛、眼刺痛、一侧或双侧眼结膜炎(无分泌物)及颈部或耳后淋巴结肿大。病程 1～2 周。

(四)血常规检查

病毒感染时血白细胞计数正常或偏低,淋巴细胞升高。细菌感染时白细胞计数增高,中性粒细胞增多,有核左移现象。

二、护理评估

(一)健康史

询问发病情况,既往有无反复上呼吸道感染现象;了解患儿生长发育情况以及发病前有无流感、麻疹、百日咳等接触史。

(二)症状、体征

检查患儿有无鼻塞、流涕、喷嚏、咽痛、发热、咳嗽等症状。

（三）社会-心理

评估患儿及家长的心理状态，对疾病的了解程度，家庭环境及经济情况。

（四）辅助检查

了解血常规检查结果。

三、常见护理问题

（一）舒适的改变

与咽痛、鼻塞等有关。

（二）体温过高

与上呼吸道炎症有关。

（三）潜在并发症

惊厥。

四、护理措施

（一）提高患儿的舒适度

（1）各种治疗护理操作尽量集中完成，保证患儿有足够的休息时间。

（2）及时清除鼻腔及咽喉部分泌物，保证呼吸道通畅，如鼻咽分泌物过多，可取侧卧位。

（3）保持室内空气清新，每日定时通风但避免对流，提高病室湿度，以减轻呼吸道症状。

（4）鼻塞的护理：鼻塞严重时用0.5％麻黄素液滴鼻，每日2～3次，每次1～2滴，对因鼻塞而妨碍吸吮的婴儿，可在哺乳前15分钟滴鼻以保证吸吮。不宜长期使用，鼻塞缓解即应停用。

（5）咽部护理：注意观察咽部充血、水肿、化脓情况，及时发现病情变化。咽部不适时可给予润喉含片，声音嘶哑可用雾化吸入治疗。

（二）高热的护理

（1）密切监测体温变化，体温38.5℃以上时应采用正确、合理的降温措施，按医嘱口服退热剂。

（2）保证患儿摄入充足的水分。

（三）观察病情

（1）注意全身症状如精神、食欲等，如小儿精神萎靡、多睡或烦躁不安、面色苍白，提示病情加重，应警惕。

（2）观察体温变化，警惕高热抽搐的发生。

（3）经常检查口腔黏膜及皮肤有无皮疹出现，注意咳嗽的性质及神经系统症状，甄别麻疹、猩红热、百日咳、流行性脑脊髓膜炎等急性传染病。

（四）饮食护理

鼓励患儿多饮水，给予易消化、多维生素的清淡饮食，少量多餐，必要时静脉补给，保证充足的营养和水分。

（五）健康教育

（1）向家长讲解小儿易患上呼吸道感染的原因和诱因。

（2）向家长讲解小儿上呼吸道感染常会引发其他的疾病，因此应早期诊治，避免贻误病情。

（3）发热时给易消化的流质或软食，经常变换食物种类以增进食欲，婴儿可适当减少奶量，以免吐泻或消化不良。

(4)告知家长疾病从出现到好转有一个过程,高热也同样,不能太焦急。同时做到及时更换汗湿衣裤,避免对流风。

(5)休息和多饮水是对患儿最好的帮助,多喂温开水,保持口腔及皮肤清洁。

(6)告知家长体温测量的方法及一些发热时的表现,以帮助发现病情变化。

(7)教育患儿咳嗽、打喷嚏时用手帕或纸捂住,不要随地吐痰,以减少病原体感染他人的机会。

五、出院指导

(1)指导家长掌握上呼吸道感染的预防知识,懂得相应的应对技巧,防止交叉感染;气候骤变时适当保护鼻部,以逐渐适应气温的变化;穿衣要适当,避免过热或过冷。

(2)创造良好的生活环境,养成良好的卫生习惯,如住处拥挤、阳光不足、通风不良、家长吸烟等会使呼吸道局部防御能力降低,应避免。经常给小儿洗手漱口,防止"病从口入"。

(3)在集体儿童机构中,应早期隔离患儿,接触患儿后要洗手,如有流行趋势,可用食醋熏蒸法消毒居室,加强房间通风。

(4)反复发生上呼吸道感染的患儿要注意锻炼身体,合理安排户外活动,避免去人多拥挤的场所,对免疫功能低下的小儿可服用免疫增强制剂。

(5)提倡母乳喂养,婴儿饮食以奶制品为主,合理添加辅食。鼓励多饮水,少喝饮料。

(柯爱红)

第五节　小儿急性感染性喉炎

急性感染性喉炎是由病毒或细菌等引起的喉部黏膜的急性炎症,多见于5岁以下的儿童,冬、春季发病较多。由于小儿喉腔狭小、黏膜下血管淋巴组织丰富,声门下组织疏松等解剖特点,患儿易出现犬吠样咳嗽、声音嘶哑、吸气性喉鸣伴呼吸困难,严重时出现喉梗阻症状,若处理不及时,可危及生命。

一、临床特点

(一)症状

1.发热

患儿可有不同程度的发热,严重时体温可高达40 ℃以上并伴有中毒症状。

2.咳嗽

轻者为刺激性咳嗽,伴有声音嘶哑,较重的有犬吠样咳嗽。

3.喉梗阻症状

呈吸气性喉鸣、三凹症,重者迅速出现烦躁不安、吸气性呼吸困难、青紫、心率加快等缺氧症状。临床将喉梗阻分为4度。

Ⅰ度喉梗阻:安静时如常人,但活动(或受刺激)后可出现喉鸣及吸气性呼吸困难。胸部听诊呼吸音清晰,心率无改变。

Ⅱ度喉梗阻:即使在安静状态下也有喉鸣和吸气性呼吸困难。听诊可闻喉鸣传导或气管呼吸音,呼吸音强度大致正常。心率稍快,一般状况尚好。

Ⅲ度喉梗阻:吸气性呼吸困难严重,除上述表现外,还因缺氧严重而出现明显发绀,患儿常极度不安、躁动、恐惧、大汗,胸廓塌陷,呼吸音明显减低。心率增快,常>140次/分,心音低钝。

Ⅳ度喉梗阻:由于呼吸衰竭以及逐渐体力耗竭,患儿极度衰竭,呈昏睡状或进入昏迷,三凹征反而不明显,呼吸微弱,呼吸音几乎消失,胸廓塌陷明显,心率或慢或快,心律不齐,心音微弱,面色由发绀变成苍白或灰白。

（二）体征

咽部充血,肺部无湿性啰音。直达喉镜检查可见黏膜充血肿胀,声门下黏膜呈梭状肿胀,黏膜表面有时附有黏稠性分泌物。

二、护理评估

（一）健康史

询问发病情况,病前有无上呼吸道感染现象。

（二）症状、体征

检查患儿有无发热、声音嘶哑、咳嗽、气促、三凹征。

（三）社会-心理

评估患儿及家长的心理状态,对疾病的了解程度,家庭环境及经济情况,了解患儿有无住院的经历。

（四）辅助检查

了解病原学及血常规检查结果。

三、常见护理问题

（一）低效性呼吸形态

与喉头水肿有关。

（二）舒适的改变

与咳嗽、呼吸困难有关。

（三）有窒息的危险

与喉梗阻有关。

（四）体温过高

与感染有关。

四、护理措施

（一）改善呼吸功能,保持呼吸道通畅。

（1）保持室内空气清新,每日定时通风2次,保持室内湿度在60%左右,以缓解喉肌痉挛,湿化气道。

（2）适当抬高患儿颈肩部,怀抱小儿使头部稍后仰以保持气道通畅,体位舒适。

（3）Ⅱ度以上喉梗阻患儿应给予吸氧。

（4）吸入用布地奈德混悬液＋肾上腺素用生理盐水稀释后雾化吸入,每日 3～4 次。以消除喉水肿,恢复气道通畅。

（5）指导较大患儿进行有效的咳嗽,当患儿剧烈咳嗽时,可嘱患儿深呼吸以抑制咳嗽。

（二）密切观察病情变化

根据患儿三凹征、喉鸣、青紫及烦躁的表现来判断缺氧的程度,及时发现喉梗阻,积极处理,避免窒息。如有喉梗阻先兆,立即通知医师,备好抢救物品,积极配合抢救。

（三）发热护理

监测体温变化,发热时给温水擦浴,解热贴敷前额,必要时按医嘱给予药物降温。

（四）提高患儿的舒适度

卧床休息,减少活动,各种护理操作尽量集中进行,避免哭闹。一般情况下不用镇静剂,若患儿过度烦躁不安,可遵医嘱用地西泮、苯巴比妥肌内注射或 10％水合氯醛灌肠。因氯丙嗪及吗啡有抑制呼吸的作用,不宜应用。

（五）健康教育

（1）向患儿家长讲解疾病的有关知识和护理要点,指导家长耐心细致地喂养,进食易消化的流质或半流质,多饮水,不吃有刺激性的食物,避免患儿进食时发生呛咳。

（2）向家长说明雾化吸入的重要性,鼓励患儿配合治疗。

（3）避免哭闹时间过长,吸入有害气体或进食辛辣食物,刺激损伤喉部。

五、出院指导

（1）注意锻炼身体,合理喂养,增强机体抵抗力。

（2）养成良好卫生生活习惯,饭后漱口,多饮水,保持口腔清洁。

（3）一旦发生痉挛性喉炎(出现呼吸紧促如犬吠,喉鸣,吸气困难,胸廓塌陷,唇色青紫)应立即送医院治疗,并保持气道通畅(患儿头向后仰,解开衣领)。

（柯爱红）

第六节　小儿胃食管反流

胃食管反流(gastroesophageal reflux,GER)是指胃内容物反流入食管。分生理性和病理性两种,后者主要是由于食管下端括约肌本身功能障碍和(或)与其功能有关的组织结构异常而导致压力低下出现的反流。本病可引起一系列症状和严重并发症。

一、临床特点

（一）消化道症状

1.呕吐

呕吐是小婴儿 GER 的主要临床表现。可为溢乳或呈喷射状,多发生在进食后及夜间。并发食管炎时呕吐物可为血性或咖啡样物。

2.反胃

反胃是年长儿 GER 的主要症状。空腹时反胃为酸性胃液反流,称为"反酸"。发生在睡眠时反胃,常不被患儿察觉,醒来可见枕上遗有胃液或胆汁痕迹。

3.胃灼热

胃灼热是年长儿最常见的症状。多为上腹部或胸骨后的一种温热感或烧灼感,多出现于饭后 1～2 小时。

4.胸痛

见于年长儿。疼痛位于胸骨后、剑突下或上腹部。

5.吞咽困难

早期间歇性发作,情绪波动可致症状加重。婴儿可表现为烦躁、拒食。

(二)消化道外症状

1.呼吸系统的症状

GER 可引起反复呼吸道感染,慢性咳嗽,吸入性肺炎,哮喘,窒息,早产儿呼吸暂停,喉喘鸣等呼吸系统疾病。

2.咽喉部症状

反流物损伤咽喉部,产生咽部异物感、咽痛、咳嗽、发声困难、声音嘶哑等。

3.口腔症状

反复口腔溃疡、龋齿、多涎。

4.全身症状

多为贫血、营养不良。

(三)辅助检查

(1)食管钡餐造影:能观察到钡剂自胃反流入食管。

(2)食管动态 pH 监测:综合评分＞11.99,定义为异常胃酸反流。

(3)食管动力功能检查:食管下端括约肌压力低下,食管蠕动波压力过高。

(4)食管内镜检查及黏膜活检:引起食管炎者可有相应的病理改变及其病变程度。

二、护理评估

(一)健康史

询问患儿的喂养史、饮食习惯以及生长发育情况。发病以来呕吐的次数、量,呕吐物的性质以及伴随症状。

(二)症状、体征

评估患儿有无消化道及消化道以外的症状,黏膜、皮肤弹性,精神状态,测量体重、身长以及皮下脂肪的厚度。

(三)社会-心理

了解家长及较大患儿对疾病的认识和焦虑程度。

(四)辅助检查

了解血气分析结果,评估有无水、电解质、酸碱失衡情况。了解食管钡餐造影,食管动态 pH 监测等检查结果。

三、常见护理问题

(一)体液不足

与呕吐、摄入不足有关。

(二)营养失调：低于机体需要量

与呕吐、喂养困难有关。

(三)有窒息的危险

与呕吐物吸入有关。

(四)合作性问题

上消化道出血。

四、护理措施

(1)饮食管理婴儿稠食喂养，儿童给予低脂、高碳水化合物饮食。少量多餐。小婴儿喂奶后予侧卧位或头偏向一侧，必要时给予半卧位以免反流物吸入。年长儿睡前2小时不宜进食。

(2)喂养困难或呕吐频繁者按医嘱正确给予静脉营养。

(3)注意观察呕吐的次数、性状、量、颜色并做记录，评估有无脱水症状。严密监测血压、心率、尿量、末梢循环情况，及时发现消化道出血。

(4)保持口腔清洁，呕吐后及时清洁口腔、更换衣物。

(5)24小时食管pH检查时妥善固定导管，受检时照常进食，忌酸性食物和饮料。指导家长正确记录，多安抚患儿，分散其注意力，减少因插管引起的不适感。

(6)健康教育：①向家长介绍本病的基本知识，如疾病的病因、相关检查、一般护理知识等，减轻家长及年长儿的紧张情绪，增加对医护人员的信任，积极配合治疗。②各项辅助检查前，认真介绍检查前的准备以得到家长的配合。③解释各种用药的目的和注意事项。④对小婴儿家长要告知本病可能引起窒息、呼吸暂停，故喂奶后患儿应侧卧或头偏向一侧或半卧位，以免反流物吸入。

五、出院指导

(1)饮食指导：以稠厚饮食为主，少量多餐。婴儿可增加喂奶次数，缩短喂奶时间，人工喂养儿可在牛奶中加入米粉。避免食用增加胃酸分泌的食物如酸性饮料、咖啡、巧克力、辛辣食品和高脂饮食。睡前2小时不予进食，保持胃处于非充盈状态，以防反流。

(2)体位：小婴儿喂奶后排出胃内空气，给予前倾俯卧位即上身抬高30°。年长儿在清醒状态下可采取直立位或坐位，睡眠时可予右侧卧位，将床头抬高15°～20°，以促进胃排空，减少反流频率及反流物吸入。

(3)按时服用药物，注意药物服用方法，如奥美拉唑宜清晨空腹服用、雷尼替丁宜在餐后及睡前服用。

(4)鼓励患儿进行适当的户外活动，避免情绪过度紧张。

(5)如患儿呕吐物有血性或咖啡色样物及时就诊。

（柯爱红）

第七节　小儿溃疡性结肠炎

溃疡性结肠炎(ulcerative colitis,UC)是一种病因不明的,与自身免疫有关的直肠和结肠慢性疾病,属非特异性炎性肠病,病变主要限于结肠的黏膜和黏膜下层,且以溃疡为主。临床主要表现为腹泻、黏液脓血便、腹痛等。溃疡性结肠炎是儿童和青少年主要的慢性肠道病变。

一、临床特点

(一)消化道症状

腹泻、黏液脓血便,病变局限于直肠,则其鲜血附于粪便表面,伴里急后重;病变范围广泛,则血、黏液与粪便混合。轻型者,稀便、黏液便<10次/天;重型者,大便次数达20~30次/天,呈血水样便,伴脱水、电解质紊乱及酸碱失衡。年长儿腹部体征较明显,左下腹有触痛,肌紧张,可触及管状结肠。

(二)全身症状

发热、厌食、乏力、贫血、低蛋白血症,体重不增或减轻,生长发育迟缓。也可见有关节痛、关节炎、结节性红斑、慢性活动性肝炎等。

(三)辅助检查

(1)粪检:镜下大量红细胞,白细胞,但多次大便细菌培养阴性。

(2)血常规:外周血白细胞增高,血红蛋白降低,血沉加快。

(3)X线征象:气钡双重造影显示肠黏膜细小病变,肠管边缘模糊。典型病例黏膜毛刷状,呈锯齿状改变,溃疡大小不一,呈小龛影。慢性持续型,结肠袋消失,肠管僵硬,缩短呈管状,肠腔狭窄。

(4)肠镜检查:急性期黏膜充血水肿,粗糙呈细颗粒状,脆性增高,易出血,溃疡浅,大小不一,肠腔内有脓性分泌物。晚期见到肠壁纤维组织增生、僵硬及假性息肉等。

二、护理评估

(一)健康史

详细询问患儿既往史及其他家庭成员的健康史,有无患同类疾病史;了解患儿的饮食习惯,有无饮食过敏史。

(二)症状、体征

了解大便的性质、量、次数、颜色;评估患儿的生长发育情况。

(三)社会-心理

评估患儿与家长的心理状况和情绪反应,评估家长对疾病相关知识的了解程度。

(四)辅助检查

了解大便常规、培养、潜血试验、血生化、X线钡灌肠及肠镜检查结果。

三、常见护理问题

（一）排便异常

与结肠、直肠黏膜非特异性炎症有关。

（二）营养失调：低于机体需要量

与长期腹泻、便血、食欲缺乏有关。

（三）焦虑

与疾病病因不明、病程长、易复发等有关。

（四）皮肤完整性受损危险

与大便对臀部皮肤反复刺激有关。

（五）潜在并发症

中毒性巨结肠、肠穿孔、大出血、肠梗阻、恶变。

四、护理措施

（一）观察病情

观察大便的次数、量、性状、颜色并做记录，便血者要监测 T、P、R、BP 的变化，观察患儿的意识、面色及肢端皮肤温湿度，及时发现早期休克。

（二）药物治疗

根据医嘱给予正确的药物治疗，密切观察药物不良反应。

（1）柳氮磺胺嘧啶（SASP）：SASP 是减少 UC 复发唯一有效药物，用药期间注意观察药物的疗效与不良反应，常见的不良反应有恶心、呕吐、皮疹、血小板减少、叶酸吸收降低，可适当补充叶酸制剂。

（2）糖皮质激素（简称激素）：做到送药到口，避免漏服，服药期间注意有无消化道出血、水肿、眼压升高、血压升高等情况发生，及时补钙，防止骨质疏松。

（3）免疫抑制剂：较少应用，适用于对 SASP、激素治疗无效或激素依赖型患儿。观察有无继发性高血压和高血压脑病发生，定期监测肝肾功能和免疫抑制剂的血药浓度。

（三）药物保留灌肠

药物保留灌肠是治疗 UC 常用的护理措施之一，利用肠黏膜直接吸收药物来达到治疗目的，常用的灌肠药物有：蒙脱石散、琥珀氢化可的松、SASP、甲硝唑等。

（1）灌肠前药物完全碾碎、混匀、加热至合适温度 34～36 ℃，灌肠前嘱患儿排空大便，选择在睡眠前保留灌肠，利于延长保留时间。

（2）患儿取左侧卧位或平卧位，抬高臀部 10 cm 左右，肛管要用液状石蜡润滑，插管时动作轻柔，插入深度为 15～20 cm（也可根据肠镜检查结果确定插入深度）。缓慢灌入药物，尽可能减少对肠黏膜的损伤。在灌肠过程中随时注意观察病情，发现脉速、面色苍白、出冷汗、剧烈腹痛、心慌气急，应立即停止灌肠，并与医师联系，及时处理。

（3）灌肠后嘱患儿卧床 2 小时以上，尽量延长药物保留时间。

（四）饮食指导

发作期给予无渣流质、半流质饮食，必要时禁食。发作期过后给予易消化、质软、低脂肪、高蛋白质、高热量、低纤维素食物。

（五）评估患儿的营养状况

评估患儿的营养状况，给予支持疗法，必要时予以静脉营养以维持儿童正常的生长发育。

（六）心理护理

由于此病病因未明，病程长，预后欠佳，患儿及家长大多较敏感，顾虑重重。护士多与患儿沟通，向家长介绍治疗的进展，帮助家长和患儿树立战胜疾病的信心，促进患儿主动配合治疗。

（七）基础护理

保护肛门及周围皮肤清洁干燥，每次便后用温水冲洗干净，减少排泄物与皮肤的接触，减少局部刺激与不适。

（八）健康教育

（1）向患儿及家长通俗易懂地介绍本病的基础知识，如疾病的病因、一般护理知识，向家长做好各种治疗、用药的宣教及可以采取的应对措施等。

（2）向患儿讲解肠镜、钡灌肠检查的基本过程，注意事项，取得患儿及家长配合。

五、出院指导

（一）饮食指导

少量多餐，避免食用刺激性食物，禁食生冷食物。给予易消化的切成丝状或肉末的纯瘦肉，蔬菜宜选用含纤维素较少的瓜果、茄类。

（二）养成有规律的生活习惯

指导家长合理安排患儿休息，避免参加剧烈体育运动，避免责骂孩子，以减轻小儿心理压力。

（三）指导患儿正确用药

由于病程长，用药疗程长，须把药物的性能，每日服用剂量、用法、药物的不良反应等向患儿及家长讲解清楚，确保出院后用药正确。

（四）定期复查

每年至少做一次肠镜检查以监测疾病进展情况，及早发现恶变。

（柯爱红）

第八节　小儿肠套叠

肠套叠是指肠管的一部分及其相邻的肠系膜套入邻近肠腔内的一种肠梗阻。以 4 月龄至 2 岁以内小儿多见，冬春季发病率较高。

一、临床特点

（一）腹痛

表现为阵发性哭闹，20～30 分钟发作一次，发作时脸色发白、拒奶、手足乱动、呈异常痛苦的表情。

（二）呕吐

在阵发性哭闹开始不久，即出现呕吐，开始时呕吐物为奶汁或其他食物，呕吐次数增多后可含有胆汁。

（三）血便

血便是肠套叠的重要症状，一般多在套叠后 8～12 小时排血便，多为果酱色黏液血便。

（四）腹部肿块

在右侧腹或右上腹季肋下可触及一腊肠样肿块，但腹胀明显时肿块不明显。

（五）右下腹空虚感

右下腹空虚感是因回盲部套叠使结肠上移，故右下腹较左侧空虚，不饱满。

（六）肛门指诊

指套上染有果酱样血便，若套叠在直肠，可触到子宫颈样套叠头部。

（七）其他

晚期患儿一般情况差，精神萎靡，反应迟钝，嗜睡甚至休克。若伴有肠穿孔则情况更差，腹胀明显，有压痛、肠鸣音减弱、腹壁水肿、发红。

（八）辅助检查

（1）空气灌肠：对高度怀疑肠套者，可选此检查，确诊后，可直接行空气灌肠整复。

（2）腹部 B 超：套叠肠管肿块的横切面似靶心样同心圆。

（3）腹部立位片：腹部见多个液平面的肠梗阻征象。

二、护理评估

（一）健康史

了解患儿发病前有无感冒、突然饮食改变及腹泻、高热等症状。询问以前有无肠套史。

（二）症状、体征

询问腹痛性质、程度、时间、发作规律和伴随症状及诱发因素，有无腹部肿块及血便。评估呕吐情况，有无发热及脱水症状。

（三）社会-心理

评估家长对小儿喂养的认知水平和对疾病的了解程度，以及对预后是否担心。

（四）辅助检查

分析辅助检查结果，了解腹部 B 超、腹部 X 线立位片等结果。

三、常见护理问题

（一）体温过高

与肠道内毒素吸收有关。

（二）体液不足

与呕吐、禁食、胃肠减压、高热、术中失血失液有关。

（三）舒适的改变

与腹痛、腹胀有关。

（四）合作性问题

肠坏死、切口感染、粘连性肠梗阻。

四、护理措施

(一)术前

(1)监测生命体征,严密观察患儿精神、意识状态、有无脱水症状及腹痛性质、部位、程度,观察呕吐次数、量及性质。呕吐时头侧向一边,防止窒息,及时清除呕吐物。

(2)开放静脉通路,遵医嘱使用抗生素,纠正水、电解质紊乱。

(3)术前做好禁食、备皮、皮试等准备,禁用止痛剂,以免掩盖病情。

(二)术后

(1)术后患儿回病房,去枕平卧 4～6 小时,头侧向一边,保持呼吸道通畅,麻醉清醒后可取平卧位或半卧位。

(2)监测血压、心率、尿量,评估皮肤弹性和黏膜湿润情况。

(3)监测体温变化,由于肠套整复后毒素的吸收,应特别注意高热的发生,观察热型及伴随症状,及早控制体温,防止高热惊厥。出汗过多时,及时更换衣服,以免受凉。发热患儿每 4 小时一次监测体温,给予物理降温或药物降温,并观察降温效果,保持室内通风。

(4)观察肠套整复术后有无阵发性哭闹、呕吐、便血,以防再次肠套。

(5)禁食期间,做好口腔护理,根据医嘱补充水分和电解质溶液。

(6)密切观察腹部症状,有无呕吐、腹胀、肛门排气,观察排便情况并记录、保持胃肠减压引流通畅,观察引流液量、颜色、性质。

(7)肠蠕动恢复后,饮食以少量多餐为宜,逐步过渡,避免进食产气、胀气的食物,并观察进食后有无恶心、呕吐、腹胀情况。

(8)观察伤口有无渗血、渗液、红肿,保持伤口敷料清洁、干燥,防止大小便污染伤口。

(9)指导家长多安抚患儿、分散注意力,避免哭闹。

(三)健康教育

(1)陌生的环境,对疾病相关知识的缺乏及担心手术预后,患儿及家长易产生恐惧、焦虑,护理人员应热情、耐心介绍疾病的发生、发展过程及主要的治疗方法、手术目的及必要性,排除顾虑,给予心理支持,使其积极配合治疗。

(2)认真做好各项术前准备,向患儿及家长讲解备皮、禁食、皮试、术前用药的目的及注意事项,取得家长的理解和配合。

(3)术后康复过程中,指导家长加强饮食管理,防止再次发生肠套叠。

五、出院指导

(1)饮食:合理喂养,添加辅食应由稀到稠,从少量到多量,从一种到多种,循序渐进。注意饮食卫生,预防腹泻,以免再次发生肠套叠。

(2)伤口护理:保持伤口清洁、干燥,勤换内衣,伤口未愈合前禁止沐浴,忌用手抓伤口。

(3)适当活动,避免上下举逗孩子。

(4)如患儿出现阵发性哭闹、呕吐、便血或腹痛、腹胀,伤口红肿等情况及时去医院就诊。

(柯爱红)

第九节 小儿急性阑尾炎

急性阑尾炎是儿童常见的急腹症,可发生于任何年龄,新生儿及婴幼儿阑尾炎也有报道。临床表现多变易被误诊,若能正确处理,绝大多数患儿可以治愈,但如延误诊断治疗,可引起严重并发症,甚至造成死亡。

一、临床特点

(一)腹痛

多起于脐周或上腹部,呈阵发性加剧,数小时后腹痛转移至右下腹,右下腹压痛是急性阑尾炎最重要的体征,压痛点常在脐与右髂前上棘连线中、外 1/3 交界处,也称麦氏点,需反复 3 次测得阳性体征才能确诊。盆腔阑尾炎、腹膜后阑尾炎及肥胖小儿压痛不明显。穿孔时腹痛突然加剧。

(二)呕吐

早期常伴有呕吐,吐出胃内容物。

(三)发热

早期体温正常,数小时后渐发热,一般在 38 ℃左右,阑尾穿孔后呈弛张型高热。

(四)局部肌紧张及反跳痛

肌紧张和反跳痛是壁层腹膜受到炎性刺激的一种防御反应,提示阑尾炎已到化脓、坏疽阶段。右下腹甚至全腹肌紧张及反跳痛,提示伴有腹膜炎。阑尾坏疽或穿孔引起腹膜炎时,患儿行走时喜弯腰,卧床时爱双腿卷曲。阑尾脓肿时除高热外,炎症刺激直肠可引起里急后重、腹泻等直肠刺激症状。并发弥散性腹膜炎时可出现腹胀。

(五)腹部肿块

腹壁薄的消瘦患儿可在右下腹触及索条状的炎性肥厚的阑尾。阑尾脓肿时可在右下腹触及一包块。

(六)直肠指检

阑尾脓肿时直肠前壁触及一痛性肿块,右侧尤为明显。

(七)辅助检查

(1)血常规:多数有白细胞总数及中性粒细胞比例升高。

(2)末梢血 C 反应蛋白(CRP)测定＞8 mg/L。

(3)腹部 B 超:有时可见水肿的阑尾、腹腔渗出液、阑尾脓肿包块。

二、护理评估

(一)健康史

了解患儿有无慢性阑尾炎史及胃肠道疾病史,询问腹痛出现的时间、部位,有无呕吐、发热等。

（二）症状、体征

评估腹部疼痛的部位、性质、程度及伴随症状，有无反跳痛及阵发性加剧，麦氏点有无压痛，有无恶心、呕吐及发热。

（三）社会-心理

评估患儿及家长对突然患病并需立即进行急诊手术的认知程度及心理反应。

（四）辅助检查

根据血常规、C反应蛋白、腹部B超结果评估疾病的严重程度。

三、常见护理问题

（一）疼痛

与阑尾的炎性刺激及手术创伤有关。

（二）体温过高

与阑尾的急性炎症有关。

（三）体液不足

与禁食、呕吐、高热及术中失血、失液有关。

（四）合作性问题

感染、粘连性肠梗阻。

四、护理措施

（一）术前

(1)监测体温、心率、血压，评估疼痛的部位、程度、性质、持续时间及伴随症状。

(2)患儿取半卧位，在诊断未明确前禁用止痛剂，以免掩盖病情。

(3)开放静脉通路，遵医嘱及时补液、应用抗生素，并做好各项术前准备。

(4)与患儿及家长进行交谈，消除或减轻对疾病和手术恐惧、紧张、焦虑的心情。

（二）术后

(1)术后麻醉清醒、血压稳定后取半卧位，以促进腹部肌肉放松，有助于减轻疼痛，同时使腹膜炎性渗出物流至盆腔，使炎症局限。

(2)咳嗽、深呼吸时用手轻按压伤口。遵医嘱准确使用止痛剂后需观察止痛药物的效果。

(3)指导家长多安抚患儿，讲故事、唱儿歌，以分散患儿注意力。

(4)监测体温，体温＞39 ℃时给物理降温或药物降温，并观察降温的效果。

(5)监测血压、心率、尿量，评估黏膜和皮肤弹性，观察有无口渴。

(6)肠蠕动恢复后，开始进少量水，若无呕吐再进流质饮食、软食，并逐渐过渡到普通饮食。

(7)保持伤口敷料清洁、干燥，观察伤口有无红肿、渗出，疼痛有无加重。

(8)观察肠蠕动恢复情况及腹部体征有无变化，鼓励并协助患儿床上活动，术后24小时后视病情鼓励早期下床活动，以防止肠粘连。若患儿术后体温升高或体温一度下降后又趋上升，并伴有腹痛、里急后重、大便伴脓液或黏液，应考虑为盆腔脓肿的可能。

（三）健康教育

(1)患儿及家长对手术易产生恐惧、忧虑，并担心手术预后，护理人员应热情接待患儿，耐心讲解疾病的发生、发展过程及主要治疗手段等，以减轻患儿及家长的顾虑，积极配合医护人员。

（2）在术前准备阶段，认真向患儿及家长讲解术前各项准备的内容如备皮、皮试、禁食、禁水、术前用药的目的、注意事项，以取得患儿及家长配合。

（3）术后康复过程中，护理人员应始终将各项术后护理的目的、方法向患儿及家长说明，共同实施护理措施，以取得良好的康复效果。

五、出院指导

（1）饮食：适当增加营养，指导家长注意饮食卫生，给易消化的食物如稀饭、面条、肉末、鱼、蛋、新鲜蔬菜、水果等，饮食要定时定量，避免过饱。

（2）伤口护理：保持伤口的清洁干燥，勤换内衣，伤口发痒时忌用手抓，以防破损、发炎。

（3）鼓励适度的活动，以促进伤口愈合，预防肠粘连，但应避免剧烈活动，以防止伤口裂开。

（4）注意个人卫生，保持室内通风、清洁，防止感冒、腹泻等疾病的发生。

（5）如患儿出现腹痛、腹胀、发热、呕吐或伤口红、肿、痛等情况需及时去医院就诊。

（柯爱红）

第十节 小儿腹股沟斜疝

小儿腹股沟疝均是斜疝，几乎没有直疝，在腹股沟或阴囊有一可复性肿块，它与腹膜鞘状突未完全闭合或腹股沟解剖结构薄弱有关，而腹内压增高是其诱发因素，如剧烈哭闹、长期咳嗽、便秘和排尿困难。可发生在任何年龄，右侧多于左侧。

一、临床特点

（1）腹股沟部有弹性的可复性不痛肿物，哭闹或用力排便时明显，安静平卧或轻轻挤压肿块能消失，随着腹压的增大，肿块逐渐增大并渐坠入阴囊。

（2）斜疝嵌顿时，肿块变硬、疼痛，伴呕吐、哭闹不安，无肛门排气排便。晚期则有发热、肿块表皮红肿、便血及触痛加剧。

（3）局部无肿块时指检可感皮下环宽松，可触到增粗的精索，咳嗽时手指可在内环感到冲动感。

（4）辅助检查。①B超：可鉴别腹股沟肿块为肠管或液体。②骨盆部立位X线片：阴囊部肿块有气体或液平面可诊断为斜疝，在鉴别嵌顿疝时有诊断价值。

二、护理评估

（一）健康史

了解腹股沟部第一次出现肿块的时间、肿块的性状及和腹内压增高的关系，询问出现肿块的频率，有无疝嵌顿史。

（二）症状、体征

评估腹股沟部有无肿块，肿块的大小及导致肿块改变的相关因素。观察肿块表皮有无红肿、触痛。评估有否疝嵌顿的表现。

（三）社会-心理

评估较大患儿是否因手术而感到情绪紧张，评估家长对此疾病知识和治疗的了解程度和心理反应。

（四）辅助检查

了解 B 超和骨盆部 X 线立位片的检查结果。

三、常见护理问题

（一）焦虑

与环境改变、害怕手术有关。

（二）疼痛

与疝嵌顿、腹部切口有关。

（三）合作性问题

阴囊血肿或水肿。

（四）知识缺乏

缺乏本病相关知识。

四、护理措施

（一）术前

（1）避免哭闹和剧烈咳嗽，哭闹或剧烈咳嗽时可抬高臀部。保持大便通畅，防止斜疝嵌顿。

（2）注意冷暖及饮食卫生，防止感冒及腹泻。

（3）做好禁食、备皮、皮试等术前准备。

（二）术后

（1）术后去枕平卧 4～6 小时，头侧向一边，防止呕吐引起窒息。

（2）监测生命体征，保持呼吸道通畅。

（3）给予高蛋白、高热量、高维生素、适当纤维素、易消化饮食，保持大便通畅。

（4）观察切口有无渗血、渗液、红肿、保持切口敷料清洁干燥，防止婴儿大小便污染。注意观察腹股沟、阴囊有无血肿、水肿及其消退情况。

（5）指导家长多安抚小患儿，分散其注意力，避免哭闹。

（三）健康教育

（1）对陌生的环境，疾病相关知识的缺乏及担心，患儿及家长易产生恐惧、焦虑心理，护理人员应耐心介绍疾病的发展过程、治疗方法和手术的目的及重要性，以排除顾虑，给予心理支持，使其积极配合。

（2）认真做好各项术前准备，向患儿及家长讲解备皮、禁食、皮试、术前用药的目的及注意事项，以取得理解和配合。

（3）避免哭闹和剧烈咳嗽，保持大便通畅，避免增加腹压，防止术侧斜疝复发嵌顿。单侧斜疝术后需注意另一侧腹股沟有无斜疝发生。

五、出院指导

（1）饮食：适当增加营养，给易消化的饮食，多吃新鲜水果、蔬菜。

（2）伤口护理：保持伤口的清洁、干燥，小婴儿的双手用干净的手套套住或予以约束，伤口痒时切忌用手抓伤口，以防伤口发炎，伤口未愈合前忌过早浸水洗浴。

（3）注意观察腹股沟、阴囊红肿消退情况，观察腹股沟有无肿物突出。

（柯爱红）

第十一节　小儿先天性巨结肠

先天性巨结肠（又称赫希施普龙病）是一种较为多见的肠道发育畸形。主要是因结肠的肌层、黏膜下层神经丛内神经节细胞缺如，引起该肠段平滑肌持续收缩，呈痉挛状态，形成功能性肠梗阻。而近端正常肠段因粪便滞积，剧烈蠕动而逐渐代偿性扩张、肥厚形成巨大的扩张段。

一、临床特点

（1）新生儿首次排胎粪时间延迟，一般于生后48～72小时才开始排便，或需扩肛、开塞露通便后才能排便。

（2）顽固性便秘：大便几天一次，甚至每次都需开塞露塞肛或灌肠后才能排便。

（3）呕吐、腹胀：由于是低位性、不全性、功能性肠梗阻，故呕吐、腹胀出现较迟，腹部逐渐膨隆呈蛙腹状，一般为中度腹胀，可见肠型，肠鸣音亢进，儿童巨结肠左下腹有时可触及粪石块。

（4）全身营养状况：病程长者可见消瘦、贫血貌。

（5）直肠指检：直肠壶腹部空虚感，在新生儿期，拔出手指后有爆发性肛门排气、排便。

（6）辅助检查。①钡剂灌肠造影：显示狭窄的直肠、乙状结肠、扩张的近端结肠、若肠腔内呈鱼刺或边缘呈锯齿状，表明伴有小肠结肠炎。②腹部X线立位平片：结肠低位肠梗阻征象，近端结肠扩张。③直肠黏膜活检：切取一小块直肠黏膜及肌层做活检，先天性巨结肠者神经节细胞缺如，异常增生的胆碱能神经纤维增多、增粗。④肛管直肠测压法或下消化道动力测定：当直肠壶腹内括约肌处受压后正常小儿和功能性便秘小儿，其内括约肌会立即出现松弛反应。但巨结肠患儿未见松弛反应，甚至可见压力增高，但对两周内的新生儿此法可出现假阴性结果。

二、护理评估

（一）健康史
了解患儿出现便秘腹胀的时间、进展情况及家长对患儿排便异常的应对措施。评估患儿生长发育有无落后，询问家族中有无类似疾病发生。

（二）症状、体征
询问有无胎便延迟排出，顽固性便秘时间；有无呕吐及呕吐的时间、性质、量；腹胀程度，有无消瘦、贫血貌。

（三）社会-心理
评估较大患儿是否有自卑心理、有无因住院和手术而感到恐惧，了解家长对疾病知识的认识程度和经济支持能力，了解家长对患儿的关爱程度和对手术效果的认知水平。

（四）辅助检查

直肠黏膜活检神经节细胞缺如支持本病诊断。了解钡剂灌肠造影、腹部立位 X 线平片、肛管直肠测压、下消化道动力测定结果。

三、常见护理问题

（一）舒适的改变

与腹胀、便秘有关。

（二）营养失调：低于机体需要量

与食欲缺乏、肠道吸收功能障碍有关。

（三）有感染的危险

与手术切口、机体抵抗力下降有关。

（四）体液不足

与术中失血失液、禁食、胃肠减压有关。

（五）合作性问题

巨结肠危象。

四、护理措施

（一）术前

（1）给予高热量、高蛋白质、高维生素和易消化的无渣饮食，禁食有渣的水果及食物，以利于灌肠。

（2）巨结肠灌肠的护理彻底灌净肠道积聚的粪便，为手术做好准备。在灌肠过程中，操作应轻柔、肛管应插过痉挛段，同时注意观察患儿的反应，洗出液的颜色，保持出入液量平衡，灌流量每次 100 mL/kg 左右。

（3）肠道准备手术晨灌肠排出液必须无粪渣。手术前日、手术日晨予甲硝唑口服或保留灌肠。

（4）做好术前禁食、备皮、皮试、用药等术前准备。

（二）术后

（1）患儿回病房后，去枕平卧 4～6 小时，头侧向一边，保持呼吸道通畅，防止术后呕吐或舌后坠引起窒息。

（2）监测心率、血压、尿量，评估黏膜和皮肤弹性，根据医嘱补充水分和电解质溶液。

（3）让患儿取仰卧位，两大腿分开略外展，向家长讲明肛门夹钳固定的重要性，必要时用约束带约束四肢，使之基本制动，防止肛门夹钳戳伤肠管或过早脱落。

（4）术后需禁食 3～5 天和胃肠减压，禁食期间，做好口腔护理，每日 2 次，并保持胃肠减压引流通畅，观察引流液的量、颜色和性质，待肠蠕动恢复后可进流质并逐步过渡为半流质饮食，限制粗糙食物，饮食宜少量多餐。

（5）观察腹部体征变化，注意有无腹胀、呕吐、伤口有无渗出，肛周有无渗血、渗液，随时用无菌生理盐水棉球或 PVP 碘棉球清洁肛周及肛门夹钳，动作应轻柔。清洁用具需每日更换。

（6）指导家长如何保持患儿肛门夹钳的正确位置，使夹钳位置悬空、平衡。更换尿布时要轻抬臀部，避免牵拉夹钳。

(7)肛门夹钳常在术后 7～10 天自然脱落,脱落时观察钳子上夹带的坏死组织是否完整,局部有无出血。

(8)对留置肛管者,及时清除从肛管内流出的粪便,保护好臀部皮肤,防止破损。

(9)观察患儿排便情况,肛门狭窄时指导家长定时扩肛。

(10)观察有无夹钳提早或延迟脱落、有无结肠小肠炎,闸门综合征等并发症的发生。

(三)健康教育

(1)耐心介绍疾病的发生、发展过程,手术的必要性及预后等,以排除患儿及家长的顾虑。

(2)向患儿及家长讲解各项术前准备(备皮、禁食、皮试、术前用药)的目的和注意事项,以取得患儿及家长的配合。

(3)向患儿及家长讲解巨结肠灌肠的目的,灌肠时间及注意事项,以及进食无渣饮食的目的。

(4)解释术后注意保持肛管和肛门夹钳位置固定的重要性,随时清除粪便,保持肛门区清洁及各引流管引流通畅,以促使患儿早日康复。

五、出院指导

(1)饮食适:当增加营养,3～6 个月内给予高蛋白、高热量、低脂、低纤维、易消化饮食,以促进患儿的康复。限制粗糙食物。

(2)伤口护理:保持伤口清洁,敷料干燥。小婴儿忌用手抓伤口。如发现伤口红肿及时就诊。

(3)出院后密切观察排便情况,若出现果酱样伴恶臭大便,则提示可能发生小肠结肠炎,应及时去医院诊治。

(4)肛门狭窄者要定时扩肛,教会家长正确的扩肛方法,并定期到医院复查。

(柯爱红)

第八章

胸外科护理

第一节 胸 部 损 伤

一、概述

胸廓由胸椎、胸骨、肋骨和肋间组织组成,外有胸壁和肩部肌肉,内有胸膜。上口由胸骨上缘和第 1 肋组成,下口为膈所封闭,主动脉、胸导管、奇静脉、食管和迷走神经以及下腔静脉穿过各自裂孔进入腹腔。膈是重要呼吸肌,呼气时变为圆顶形,吸气时变为扁平以增加胸腔容量。

纵隔为两肺间的胸内空隙,前为胸骨,后为胸椎,两侧为左右胸膜。除两肺外,胸内器官均居于纵隔。纵隔的位置有赖于两侧胸膜腔压力的平衡。

胸膜腔左右各一。胸膜有内外两层,即脏层和壁层,两层间为潜在的胸膜腔,只有少量浆液。腔内压力为 $-0.79 \sim -0.98$ kPa($-8 \sim -10$ cmH$_2$O),如负压消失肺即萎陷,故在胸部损伤或开胸手术后,保持胸膜腔内的负压,至关重要。

(一)病因与发病机制

胸部损伤一般根据是否穿破壁层胸膜,造成胸膜腔与外界相通而分为闭合性和开放性损伤两类。闭合性损伤多由暴力挤压、冲撞或钝器打击胸部引起,轻者造成胸壁软组织挫伤或单根肋骨骨折,重者可发生多根多处肋骨骨折或伴有胸腔内器官损伤;开放性损伤多为利器或枪弹伤所致,胸膜的完整性遭到破坏,导致开放性气胸或血胸,并常伴有胸腔内器官损伤,若同时伤及腹部脏器,称之为胸腹联合伤。

(二)临床表现

1.胸痛

胸痛是胸部损伤的主要症状,常位于受损处,伴有压痛,呼吸时加剧。

2.呼吸困难

胸部损伤后,疼痛可使胸廓活动受限、呼吸浅快。血液或分泌物堵塞气管、支气管,肺挫伤导致肺水肿、出血或淤血,气、血胸使肺膨胀不全等均致呼吸困难。多根多处肋骨骨折,胸壁软化引起胸廓反常呼吸运动,则加重呼吸困难。

3.咯血

小支气管或肺泡破裂,出现肺水肿及毛细血管出血者,痰中常带血或咯血;大支气管损伤者,咯血量较多,且出现较早。

4.休克

胸内大出血、张力性气胸、心包腔内出血、疼痛及继发感染等,均可导致休克的发生。

5.局部体征

因损伤性质和轻重而不同,可有胸部挫裂伤、胸廓畸形、反常呼吸运动、皮下气肿、骨摩擦音、伤口出血、气管和心脏向健侧移位征象。胸部叩诊呈鼓音或浊音,听诊呼吸音减低或消失。

（三）护理

1.护理目标

（1）患者能采取有效的呼吸方式或维持氧的供应,肺内气体交换得到改善。

（2）患者掌握正确的咳嗽排痰方法,保持呼吸道通畅和胸腔闭式引流的效果。

（3）维持体液平衡和血容量。

（4）疼痛缓解或消失。

（5）患者情绪稳定,解除或减轻心理压力。

（6）防治感染,及时发现并处埋并发症。

2.护理措施

（1）严密观察生命体征和病情变化:如患者出现烦躁、口渴、面色苍白、呼吸短促、脉搏快弱、血压下降等休克时,应针对导致休克的原因加强护理。失血性休克的患者,应在中心静脉压的监测下,迅速补充血容量,维持水、电解质和酸碱平衡。对开放性气胸,应立即在深呼气末用无菌凡士林纱布及厚棉垫加压封闭伤口,以避免纵隔扑动。张力性气胸则应迅速在患者锁骨中线第2肋间行粗针头穿刺减压,置管行胸腔闭式引流术,以降低胸膜腔压力,减轻肺受压,改善呼吸和循环功能。

经以上措施处理后,病情无明显好转,血压持续下降或一度好转后又继续下将,血红蛋白、红细胞计数、血细胞比容持续降低,胸穿抽出血很快凝固或因血凝固抽不出血液,X线显示胸膜腔阴影继续增大,胸腔闭式引流抽出血量≥200 mL/h,并持续＞3 小时,应考虑胸膜腔内有活动性出血,咯血或咳大量泡沫样血痰,呼吸困难加重,胸腔闭式引流有大量气体溢出,常提示肺、支气管损伤严重,应迅速做好剖胸手术准备工作。

（2）多肋骨骨折:应紧急行胸壁加压包扎固定或牵引固定,矫正胸壁凹陷,以消除或减轻反常呼吸运动,维持正常呼吸功能,促使伤侧肺膨胀。

（3）保持呼吸道通畅:严密观察呼吸频率、幅度及缺氧症状,给予氧气吸入,氧流量 2～4 L/min。鼓励和协助患者有效咳嗽排痰,痰液黏稠不易排出时,应用祛痰药以及超声雾化或氧气雾化吸入。疼痛剧烈者,遵医嘱给予止痛剂。及时清除口腔、上呼吸道、支气管内分泌物或血液,可采用鼻导管深部吸痰或支气管镜下吸痰,以防窒息。必要时行气管切开呼吸机辅助呼吸。

（4）解除心包压塞:疑有心脏压塞患者,应迅速配合医师施行剑突下心包穿刺或心包开窗探查术,以解除急性心包压塞,并尽快准备剖胸探查术。术前快速大量输血、抗休克治疗。对刺入心脏的致伤物尚留存在胸壁,手术前不宜急于拔除。如发生心搏骤停,须配合医师急行床旁开胸挤压心脏,解除心包压塞,指压控制出血,并迅速送入手术室继续抢救。

（5）防治胸内感染：胸部损伤尤其是胸部穿透伤引起血胸的患者易导致胸内感染，要密切观察体温的变化，定时测体温。在清创、缝合、包扎伤口时注意无菌操作，防止伤口感染，合理使用抗生素。高热患者，给予物理或药物降温。患者出现寒战、发热、头痛、头晕、疲倦等中毒症状，血象示白细胞计数升高，胸穿抽出血性混浊液体，并查见脓细胞，提示血胸已继发感染形成脓胸，应按脓胸处理。

（6）行闭式引流：行胸穿或胸腔闭式引流术患者，按胸穿或胸腔闭式引流常规护理。

（7）做好生活护理：因伤口疼痛及带有各种管道，患者自理能力下降，护士应关心体贴患者，根据患者需要做好生活护理。协助患者床上排大小便，做好伤侧肢体及肺的功能锻炼，鼓励患者早期下床活动。

（8）做好心理护理：患者由于意外创伤的打击，对治疗效果担心，对手术恐惧，患者表现为心情紧张、烦躁、忧虑等。护士应加强与患者沟通，做好心理护理。向患者及其家属解释各项治疗、护理过程，愈后情况及手术的必要性，提供有关疾病变化及各种治疗信息，鼓励患者树立信心，积极配合治疗。

二、肋骨骨折

（一）概述

肋骨共有 12 对，肋骨骨折常为闭合性损伤，以 4～7 肋为多见。第 1～3 肋有锁骨及肩胛骨保护；第 7～10 肋不连接于胸骨弹力较大；第 11～12 肋为浮肋，故骨折少见。

肋骨骨折（图 8-1）多由于胸部钝性创伤所引起，少数情况也可以是胸部穿透伤。胸部在受撞击时，折断的肋骨可以移位而导致邻近结构如胸膜、肺等的损伤。肋骨骨折的结果，除骨折部位特别是在受压或深呼吸时的疼痛外，常常表现为局部或广泛的皮下气肿、气胸、血胸、血气胸和（或）呼吸困难。根据骨折的数目、程度及病理生理的改变，临床上分为单纯性肋骨骨折和多根多处肋骨骨折（出现连枷胸）。

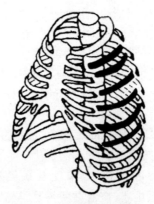

图 8-1　肋骨骨折（侧壁型）

（二）护理评估

1.临床症状的评估与观察

（1）询问病史及骨折原因：常因外来暴力引起，分直接或间接暴力。

（2）评估患者的疼痛：肋骨骨折主要的临床表现为胸骨疼痛在呼吸和咳嗽时加重；局部压痛、有骨摩擦感是主要体征。

(3)评估患者的呼吸运动:患侧呼吸音减弱,可能由于疼痛限制呼吸运动而引起。如多根多处肋骨骨折,该处胸壁软化浮动,呼吸运动时与其他部分胸壁活动相反;呼气时向外凸出,严重影响呼吸功能,称反常呼吸运动。

(4)评估患者皮下气肿的情形:触诊时皮下气肿的组织有捻发感,定时在该处皮肤上做记号并评估后期消退情况。

2.辅助检查

体检发现骨折部有压痛或挤压痛。X线检查是最直接、最可靠的诊断方法,可显示骨折部位、数量、程度及血气胸。

(三)护理问题

1.疼痛

与骨折有关。

2.低效性呼吸形态

与疼痛、胸壁完全受损及可能合并有肺实质损伤有关。

3.气体交换受损

与肺实质损伤及怕痛有关。

4.有感染的危险

与怕痛致分泌物淤积在肺内有关。

(四)护理措施

1.缓解疼痛

移动患者要小心,以减少不必要的疼痛。咳嗽时协助按压胸部,减少胸部张力,减轻疼痛。保守疗法:非必要时并不采取黏性胶布条、弹性绷带或胸带来固定肋骨,以免影响肺的扩张,尤其应重视止痛药物的应用,如果口服止痛药效果不佳,可加用肌内注射或使用镇痛泵以及肋间神经封闭法,从而缓解疼痛、预防肺部并发症。

2.维持正常的呼吸功能

(1)取半卧位,卧床休息:膈肌下降利于肺复张,减轻疼痛及非必要的氧气需要量。

(2)吸氧:根据缺氧状态给予鼻导管及面罩吸氧,并及时发现患者有无胸闷、气短、烦躁、发绀等缺氧症状以及皮肤、黏膜的情况。

(3)协助患者翻身,鼓励深呼吸及咳痰。及时排出痰液可给予雾化吸入及化痰药,必要时吸痰排出呼吸道分泌物,预防肺不张及肺炎的发生。

3.病情观察

(1)观察患者呼吸频率深浅及形态变化,随时询问有无胸闷、气短、呼吸困难等不适主诉。如发现患者有浮动胸壁,要用大棉垫胸外固定该处胸壁,以减轻反常呼吸运动。

(2)定时监测生命体征,定期做胸部X线检查,以观察有无血气胸等合并症。

(3)皮下气肿的处理:皮下气肿在胸腔闭式引流第3~7天可自行吸收,也可用粗针头做局部皮下穿刺,挤压放气。纵隔气肿加重时,要在胸骨柄切迹上作一2 cm横行小切口。

4.预防感染

(1)保持伤口清洁干燥,更换伤口敷料时严格遵守无菌操作。保持胸腔引流管通畅,防止发生逆行感染。

(2)防止肺部感染:及时有效清除呼吸道分泌物,以及观察分泌物的性状,评估是否有感染的症状及征象,若有立刻通知医师处理。

（3）遵医嘱应用抗生素,并了解抗生素的不良反应。

5.心理护理

（1）减轻焦虑:适时地给予解释及心理支持。

（2）教会患者腹式呼吸和有效咳嗽、排痰。

6.危重患者的护理

（1）严密监测病情变化,必要时做好急救准备。如患者窒息,应立即清除呼吸道分泌物及异物。如心跳停止,应立即行心肺复苏术。

（2）做好气管插管、气管切开、呼吸机使用的配合及护理。

（3）协助医师尽快明确有否复合性损伤及其性质,再排除食管或腹部脏器损伤之前,禁忌给患者饮水。

三、气胸

（一）概述

胸膜腔内积气称为气胸(图8-2)。气胸是由于利器或肋骨断端刺破胸膜、肺、支气管或食管后,空气进入胸腔所造成。气胸分三种。

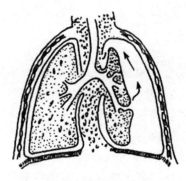

图8-2　气胸示意图

1.闭合性气胸

即伤口伤道已闭,胸膜腔与大气不相通。

2.开放性气胸

胸膜腔与大气相通。可造成纵隔扑动:吸气时,健侧胸膜腔负压升高,与伤侧压力差增大,纵隔向健侧移位;呼气时,两侧胸膜腔压力差减少,纵隔移向正常位置,这样纵隔随呼吸来回摆动的现象,称为纵隔扑动。

3.张力性气胸

即有受伤的组织起活瓣作用,空气只能入不能出,胸膜腔内压不断增高如抢救不及时,可因急性呼吸衰竭而死亡。

（二）护理评估

1.临床症状评估与观察

（1）闭合性气胸:小量气胸多无症状。超过30%的气胸,可有胸闷及呼吸困难;气管及心脏向健侧偏移;伤侧叩诊呈鼓音,呼吸渐弱,严重者有皮下气肿及纵隔气肿。

（2）开放性气胸：患者有明显的呼吸困难及发绀，空气进入伤口发出"嘶嘶"的响声。

（3）张力性气胸：重度呼吸困难，发绀常有休克，颈部及纵隔皮下气肿明显。

2.辅助检查

根据上述指征，结合X线胸片即可确诊，必要时做患侧第2肋间穿刺，常能确诊。

（三）护理问题

1.低效性呼吸形态

与胸壁完全受损及可能合并有肺实质损伤有关。

2.疼痛

与胸部伤口及胸腔引流管刺激有关。

3.恐惧

与呼吸窘迫有关。

4.有感染的危险

与污染伤口有关。

（四）护理措施

1.维持或恢复正常的呼吸功能

（1）半卧位，卧床休息。膈肌下降利于肺复张、疼痛减轻及增加非必要的氧气需要量。

（2）吸氧：根据缺氧状态给予鼻导管及面罩吸氧，并及时发现患者有无胸闷、气短、烦躁、发绀等缺氧症状以及皮肤、黏膜的情况。

（3）协助患者翻身，鼓励其深呼吸及咳痰，及时排出痰液，可给予雾化吸入及化痰药，必要时吸痰，排出呼吸道分泌物，预防肺不张及肺炎的发生。

2.皮下气肿的护理

皮下气肿在胸腔闭式引流第3～7天可自行吸收，也可用粗针头做局部皮下穿刺，挤压放气。纵隔气肿加重时，要在胸骨柄切迹上作一2 cm的横行小切口。

3.胸腔闭式引流的护理

胸腔闭式引流见图8-3。

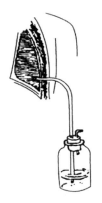

图8-3 胸腔闭式引流

（1）体位：半卧位，利于呼吸和引流。鼓励患者进行有效的咳嗽和深呼吸运动，利于积液排出，恢复胸膜腔负压，使肺复张。

（2）妥善固定：下床活动时，引流瓶位置应低于膝关节，运送患者时双钳夹管。引流管末端应在水平线下 2～3 cm,保持密封。

(3)保持引流通畅:闭式引流主要靠重力引流,水封瓶液面应低于引流管胸腔出口平面60 cm,任何情况下不得高于胸腔,以免引流液逆流造成感染。高于胸腔时,引流管要夹闭。定时挤压引流管以免阻塞。水柱波动反应残腔的大小与胸腔内负压的大小。其正常时上下可波动4～6 cm。如无波动,患者出现胸闷气促,气管向健侧移位等肺受压的症状,应疑为引流管被血块堵塞,应挤捏或用负压间断抽吸引流瓶短玻璃管,促使其通畅,并通知医师。

(4)观察记录:观察引流液的量、性状、颜色、水柱波动范围,并准确记录。若引流量多≥200 mL/h,并持续 2～3 小时以上,颜色为鲜红色或红色,性质较黏稠、易凝血则疑为胸腔内有活动性出血,应立即报告医师,必要时开胸止血。每天更换水封瓶并记录引流量。

(5)保持管道的密闭和无菌:使用前注意引流装置是否密封,胸壁伤口、管口周围用油纱布包裹严密,更换引流瓶时双钳夹管,严格执行无菌操作。

(6)脱管处理:如引流管从胸腔滑脱,立即用手捏闭伤口处皮肤,消毒后油纱封闭伤口协助医师做进一步处理。

(7)拔管护理:24 小时引流液<50 mL,脓液<10 mL,X 线胸片示肺膨胀良好、无漏气,患者无呼吸困难即可拔管。拔管后严密观察患者有无胸闷、憋气、呼吸困难、切口漏气、渗液、出血、皮下气肿等症状。

4.急救处理

(1)积气较多的闭合性气胸:经锁骨中线第 2 肋间行胸膜腔穿刺,或行胸膜腔闭式引流术,迅速抽尽积气,同时应用抗生素预防感染。

(2)开放性气胸:用无菌凡士林纱布加厚敷料封闭伤口,再用宽胶布或胸带包扎固定,使其转变成闭合性气胸,然后穿刺胸膜腔抽气减压,解除呼吸困难。

(3)张力性气胸:立即减压排气。在危急情况下可用一粗针头在伤侧第 2 肋间锁骨中线处刺入胸膜腔(图 8-4),尾部扎一橡胶手指套,将指套顶端剪一约 1 cm 开口起活瓣作用。

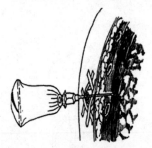

图 8-4　张力性气胸急救处理

5.预防感染

(1)密切观察体温变化,每 4 小时测体温一次。

(2)有开放性气胸者,应配合医师及时清创缝合。更换伤口及引流瓶应严格无菌操作。

(3)遵医嘱合理应用化痰药及抗生素。

6.健康指导

(1)教会或指导患者腹式呼吸及有效排痰。

(2)加强体育锻炼,增加肺活量和机体抵抗力。

四、血胸

(一)概述

胸部穿透性或非穿透性创伤,由于损伤了肋间或乳内血管、肺实质、心脏或大血管而形成血胸。根据出血的量分为少量血胸、中量血胸、大量血胸,见图8-5。成人胸腔内积血量在0.5 L以下,称为少量血胸;积血0.5~1 L为中量血胸;胸积血1 L以上,称为大量血胸。内出血的速度和量取决于出血伤口的部位及大小。肺实质的出血常常能自行停止,但心脏或其他动脉出血需要外科修补。

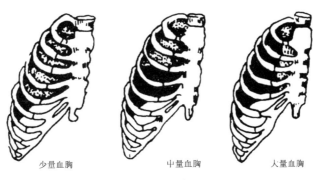

少量血胸　　　　　　中量血胸　　　　　　大量血胸

图 8-5　血胸

(二)护理评估

1.临床症状的评估与观察

患者多因失血过多处于休克状态,胸膜腔内积血压迫肺及纵隔,导致呼吸系统循环障碍,患者严重缺氧。血胸还可能继发感染引起中毒性休克,如合并胸,则伤胸部叩诊鼓音,下胸部叩诊浊音,呼吸音下降或消失。

2.辅助检查

根据病史体征可做胸穿,如抽出血液即可确诊,行X线胸片检查可进一步证实。

(三)护理问题

1.低效性呼吸形态

与胸壁完全受损及可能合并有肺实质损伤有关。

2.气体交换受损

与肺实质损伤及有关。

3.恐惧

与呼吸窘迫有关。

4.有感染的危险

与污染伤口有关。

5.有休克的危险

有效循环血量缺失及其他应激生理反应有关。

(四)护理措施

1.维持有效呼吸

(1)取半卧位,卧床休息。膈肌下降利于肺复张,减轻疼痛及非必要的氧气需要量。如有休克应采取中凹卧位。

（2）吸氧：根据缺氧状态给予鼻导管及面罩吸氧，并及时发现患者有无胸闷、气短、烦躁、发绀等缺氧症状以及皮肤、黏膜的情况。

（3）协助患者翻身，鼓励深呼吸及咳痰。为及时排出痰液可给予雾化吸入及化痰药，必要时吸痰以排出呼吸道分泌物，预防肺不张及肺炎的发生。

2.维持正常心排血量

（1）迅速建立静脉通路，保证通畅。

（2）在监测中心静脉压的前提下，遵医嘱快速输液、输血、给予血管活性药物等综合抗休克治疗。

（3）严密观察有无胸腔内出血征象：脉搏增快，血压下降；补液后血压虽短暂上升，又迅速下降；胸腔闭式引流量，>200 mL/h，并持续2～3小时。必要时开胸止血。

3.病情观察

（1）严密监测生命体征，注意神志、瞳孔、呼吸的变化。

（2）抗休克：观察是否有休克的征象及症状，如皮肤苍白、湿冷、不安、血压过低、脉搏浅快等情形。若有立即通知医师并安置一条以上的静脉通路输血、补液，并严密监测病情变化。

（3）如出现心脏压塞（呼吸困难、心前区疼痛、面色苍白、心音遥远）应立即抢救。

4.胸腔引流管的护理

严密观察失血量，补足失血及预防感染。如有进行性失血、生命体征恶化应做开胸止血手术，清除血块以减少术后粘连。

5.心理护理

（1）提供安静舒适的环境。

（2）活动与休息：保证充足睡眠，劳逸结合，逐渐增加活动量。

（3）保持排便通畅，不宜下蹲过久。

（刘　照）

第二节　肺　癌

一、疾病概述

（一）概念

肺癌多数起源于支气管黏膜上皮，因此也称支气管肺癌。全世界肺癌的发病率和病死率正在迅速上升。发病年龄大多在40岁以上，以男性多见，居发达国家和我国大城市男性恶性肿瘤发病率和病死率的第一位。但近年来，女性肺癌的发病率和病死率上升较男性更为明显。

（二）相关病理生理

肺癌起源于支气管黏膜上皮，局限于基底膜内者称为原位癌。癌肿可以向支气管腔内或（和）邻近的肺组织生长，并可以通过淋巴、血行转移或直接向支气管转移扩散。

肺癌的分布以右肺多于左肺，上叶多于下叶。起源于主支气管、肺叶支气管的癌肿，位置靠

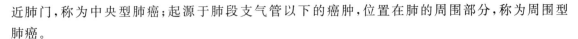

近肺门,称为中央型肺癌;起源于肺段支气管以下的癌肿,位置在肺的周围部分,称为周围型肺癌。

（三）病因与诱因

肺癌的病因至今尚不完全明确,认为与下列因素有关。

1.吸烟

吸烟是肺癌的重要致病因素。烟草内含有苯并芘等多种致癌物质。吸烟量越多、时间越长、开始吸烟年龄越早,则肺癌发病率越高。资料表明,多年每天吸烟 40 支以上者,肺鳞癌和小细胞癌的发病率比不吸烟者高 4～10 倍。

2.化学物质

已被确认可导致肺癌的化学物质包括石棉、铬、镍、铜、锡、砷、二氯甲醚、氡、芥子体、氯乙烯、煤烟焦油和石油中的多环芳烃等。

3.空气污染

包括室内污染和室外污染。室内空气污染主要指煤、天然气等燃烧过程中产生的致癌物。室外空气污染包括汽车尾气、工业废气、公路沥青在高温下释放的有毒气体等。

4.人体内在因素

如免疫状态、代谢活动、遗传因素、肺部慢性感染、支气管慢性刺激、结核病史等,也可能与肺癌的发病有关。

5.其他

长期、大剂量电离辐射可引起肺癌。癌基因（如 ras、$erb-b2$ 等）的活化或肿瘤抑制基因（$p53$、RB 等）的丢失与肺癌的发病也有密切联系。

（四）临床表现

肺癌的临床表现与癌肿的部位、大小、是否压迫和侵犯邻近器官及有无转移等密切相关。

1.早期

多无明显表现,癌肿增大后常出现以下表现。

（1）咳嗽:最常见,为刺激性干咳或少量黏液痰,抗炎治疗无效。当癌肿继续长大引起支气管狭窄时,咳嗽加重,呈高调金属音。若继发肺部感染,可有脓性痰,痰量增多。

（2）血痰:以中央型肺癌多见,多为痰中带血点、血丝或断续地少量咯血;癌肿侵犯大血管可引起大咯血,但较少见。

（3）胸痛:为肿瘤侵犯胸膜、胸壁、肋骨及其他组织所致。早期表现为胸部不规则隐痛或钝痛。

（4）胸闷、发热:当癌肿引起较大支气管不同程度的阻塞,发生阻塞性肺炎和肺不张,临床上可出现胸闷、局限性哮鸣音、气促和发热等症状。

2.晚期

除发热、体重减轻、食欲减退、倦怠及乏力等全身症状外,还可出现癌肿压迫、侵犯邻近器官、组织或发生远处转移的征象。

（1）压迫或侵犯膈神经:引起同侧膈肌麻痹。

（2）压迫或侵犯喉返神经:引起声带麻痹、声带嘶哑。

（3）压迫上腔静脉:引起上腔静脉压迫综合征,表现为上腔静脉回流受阻,面部、颈部、上肢和上胸部静脉怒张,皮下组织水肿,上肢静脉压升高。可出现头痛、头昏或晕厥。

（4）侵犯胸膜及胸壁：可引起剧烈持续的胸痛和胸腔积液。若侵犯胸膜则为尖锐刺痛，呼吸及咳嗽时加重；若压迫肋间神经，疼痛可累及其神经分布区；若侵犯肋骨或胸椎，则相应部位出现压痛。胸膜腔积液常为血性，大量积液可引起气促。

（5）侵入纵隔、压迫食管：可引起吞咽困难，支气管-食管瘘。

（6）上叶顶部肺癌：亦称Pancoast肿瘤。可侵入纵隔和压迫位于胸廓上口的器官或组织，如第一肋间、锁骨下动静脉、臂丛神经等而产生剧烈胸肩痛、上肢静脉怒张、上肢水肿、臂痛和运动障碍等；若压迫颈交感神经则会引起同侧上眼睑下垂、瞳孔缩小、眼球内陷、面部无汗等颈交感神经综合征（Horner征）表现。

（7）肿瘤远处转移征象。①脑：头痛最为常见，出现呕吐、视觉障碍、性格改变、眩晕、颅内压增高、脑疝等。②骨：局部疼痛及压痛较常见，转移至椎骨等承重部位则可引起骨折、瘫痪。③肝：肝区疼痛最为常见，出现黄疸、腹水、食欲减退等。④淋巴结：引起淋巴结肿大。

3.非转移性全身症状

少数患者可出现非转移性全身症状，如杵状指（趾）、骨关节痛、骨膜增生等骨关节病综合征、Cushing综合征、重症肌无力、男性乳房发育、多发性肌肉神经痛等，称为副癌综合征。副癌综合征可能与肺癌组织产生的内分泌物质有关，手术切除癌肿后这些症状可消失。

（五）辅助检查

1.X线及CT检查

X线及CT检查是诊断肺癌的重要手段。胸部X线和CT检查可了解癌肿大小及其与肺叶、肺段、支气管的关系。5%～10%无症状肺癌可在X线检查时被发现，CT可发现X线检查隐藏区的早期肺癌病变。肺部可见块状阴影，边缘不清或分叶状，周围有毛刺；若有支气管梗阻，可见肺不张；若肿瘤坏死液化可见空洞；若有转移可见相应转移灶。

2.痰细胞学检查

痰细胞学检查是肺癌普查和诊断的一种简便有效的方法。肺癌表面脱落的癌细胞可随痰咳出，故痰中找到癌细胞即可确诊。

3.纤维支气管镜检查

诊断中央型肺癌的阳性率较高，可直接观察到肿瘤大小、部位及范围，并可钳取或穿刺病变组织作病理学检查，亦可经支气管取肿瘤表面组织检查或取支气管内分泌物行细胞学检查。

4.正电子发射断层扫描（PET）

利用^{18}F-脱氧葡萄糖（FDG）作为示踪剂进行扫描显像。由于恶性肿瘤的糖酵解代谢高于正常细胞，FDG在肿瘤内聚积程度大大高于正常组织，肺癌PET显像时表现为局部异常浓聚。可用于肺内结节和肿块的定性诊断，并能显示纵隔淋巴结有无转移。目前，PET是肺癌定性诊断和分期的最好、最准确的无创检查。

5.其他

如胸腔镜、纵隔镜、经胸壁穿刺活检、转移病灶活检、胸腔积液检查、肿瘤标记物检查、剖胸探查等。

（六）治疗

尽管80%的肺癌患者在明确诊断时已失去手术机会，但手术治疗仍然是肺癌最重要和最有效的治疗手段。然而，目前所有的各种治疗肺癌的方法效果均不能令人满意，必须适当联合应用，现在临床上常采用个体化的综合治疗，以提高肺癌治疗的效果。一般非小细胞癌以手术治疗为主,辅以化学治疗和放射治疗;小细胞癌则以化学治疗和放射治疗为主。

1.非手术治疗

(1)放射治疗:是从局部消除肺癌病灶的一种手段,主要用于处理手术后残留病灶和配合化学治疗。在各种类型的肺癌中,小细胞癌对放射治疗敏感性较高,鳞癌次之,腺癌最差。晚期或肿瘤再发患者姑息性放射治疗可减轻症状。

(2)化学治疗:分化程度低的肺癌,尤其是小细胞癌对化学治疗特别敏感,鳞癌次之,腺癌最差。化学治疗亦单一用于晚期肺癌患者以缓解症状,或与手术、放射治疗综合应用,以防止癌肿转移复发,提高治愈率。

(3)中医中药治疗:按患者临床症状、脉象、舌苔等辨证论治,部分患者的症状可得到改善;亦可用减轻患者的放射治疗及化学治疗的不良反应,提高机体的抵抗力,增强疗效并延长生存期。

(4)免疫治疗。①特异性免疫疗法:用经过处理的自体肺癌细胞或加用佐剂后,做皮下接种治疗。②非特异性免疫疗法:用卡介苗、短小棒状杆菌、转移因子、干扰素、胸腺素等生物制品或左旋咪唑等药物激发和增强人体免疫功能,以抑制肿瘤生长,增强机体对化疗药物的耐受性而提高治疗效果。

2.手术治疗

目的是彻底切除肺部原发癌肿病灶和局部及纵隔淋巴结,尽可能保留健康的肺组织。目前基本手术方式为肺切除术加淋巴结清扫。肺切除术的范围取决于病变的部位和大小。周围型肺癌,实施肺叶切除加淋巴结切除术;中央型肺癌,实施肺叶或一侧全肺切除加淋巴结切除术。

二、护理评估

(一)一般评估

1.生命体征(T、P、R、BP)

早期肺癌时,患者多无任何症状,生命体征一般表现正常,当癌肿继续长大引起较大支气管不同程度的阻塞,发生阻塞性肺炎和肺不张时,患者可出现体温偏高(发热),心率和呼吸加快、胸闷、气促症状。

2.患者主诉

有无咳嗽、血痰、胸痛、胸闷、气促、倦怠、乏力、骨关节疼痛等症状。

3.相关记录

体重、体位、饮食、有无吸烟史、吸烟的时间和数量,有无其他伴随疾病,如糖尿病、冠状动脉粥样硬化性心脏病(冠心病)、高血压、慢性支气管炎等。

(二)身体评估

1.全身

患者有无咳嗽,是否为刺激性;有无咳痰,痰量及性状;有无痰中带血或咯血,咯血的量、次数;有无疼痛,疼痛的部位和性质;有无呼吸困难,全身营养状况。

2.局部

患者面部颜色有无贫血、口唇有无发绀、有无杵状指(趾);有无声音嘶哑,有无面部、颈部、上肢肿胀,有无持续胸背部疼痛、吞咽困难、甚至患侧上眼睑下垂等晚期肺癌侵犯邻近器官、组织的表现。

3.听诊肺部

早期肺癌患者,大部分听诊双肺呼吸音清,当合并肺炎时可有啰音,若晚期肺癌引起肺实变,则呼吸音强;若出现胸腔积液,则呼吸音弱。(结合病例综合考虑)。

4.叩诊

有胸积水时叩诊呈浊音。

(三)心理-社会评估

患者在疾病治疗过程中的心理反应与需求,了解患者对疾病的认知程度,对手术有何顾虑,有何思想负担。了解朋友及家属对患者的关心、支持程度,家庭对手术的经济承受能力。引导患者正确配合疾病的治疗和护理。

(四)辅助检查阳性结果评估

(1)血液检验:有无低蛋白血症。

(2)胸部 X 线检查:有无肺部肿块阴影,而 CT 检查因密度分辨率高,可发现一般 X 线检查隐藏区(如肺尖、膈上、脊柱旁、心后、纵隔处)的早期肺癌病变,对中央型肺癌的诊断有重要价值。

(3)PET/CT 检查:肺部肿块经 ^{18}F-FDG 吸收、代谢显影是否明显增高(因为恶性肿瘤的糖酵解代谢高于正常细胞),并能观察纵隔淋巴结有无转移。

(4)各种内镜及其他有关手术耐受性检查等有无异常发现。

(五)治疗效果评估

1.非手术治疗评估要点

咳嗽、血痰、胸痛、胸闷、气促等症状是否改善或消失,肺部肿块阴影有无缩小或消散。放、化疗引起的胃纳减退、骨髓造血功能抑制等毒副作用有无好转。

2.手术治疗评估要点

术后患者生命体征是否平稳,呼吸状态如何,有无胸闷、呼吸浅快、发绀及肺部痰鸣音等;伤口是否干燥,有无渗液、渗血,伤口周围有无皮下气肿;各引流管是否通畅,引流量、颜色与性状等;术后肺膨胀情况;术后有无大出血、感染、肺不张、支气管胸膜瘘等并发症的发生。患者对术后康复训练和早期活动是否配合;对出院后的继续治疗是否清楚。

三、主要护理问题

(一)气体交换受损

与肺组织病变、手术、麻醉、肿瘤阻塞支气管、肺膨胀不全、呼吸道分泌物潴留、肺换气功能降低等因素有关。

(二)营养失调

低于机体需要量 与肿瘤引起机体代谢增加、手术创伤等有关。

(三)焦虑与恐惧

与担心手术、疼痛、疾病的预后等因素有关。

(四)潜在并发症

(1)出血:与手术时胸膜粘连紧密、止血不彻底或血管结扎线脱落、胸腔内大量毛细血管充血及胸腔内负压等因素有关。

(2)感染、肺不张:与麻醉药的不良反应使患者的膈肌受抑制,患者术后软弱无力及疼痛等,限制了患者的呼吸运动,不能有效咳嗽排痰,导致分泌物滞留堵塞支气管有关。

（3）心律失常：与缺氧，出血，水、电解质、酸碱失衡有关。

（4）支气管胸膜瘘：与支气管缝合不严密、支气管残端血运不良或支气管缝合处感染、破裂等有关。

（5）肺水肿：与患者原有心脏疾病或病肺切除、余肺膨胀不全或输液量过多、速度过快，使肺泡毛细血管床容积明显减少有关，尤以全肺切除患者更为明显。

四、主要护理措施

（一）术前护理

（1）做好心理护理：护士应关心、同情患者，向患者讲解手术方式及注意事项，告知患者术后呼吸锻炼排痰，帮助患者消除焦虑、恐惧心理。

（2）指导患者戒烟：吸烟使气管分泌物增加，必须戒烟2周方可手术。

（3）教会患者正确呼吸方法：指导患者行缩唇式呼吸，平卧时练习腹式呼吸，坐位或站位时练习胸式呼吸，每天2～4次，每次15～20分钟。以增加肺通气量。

（4）指导行有效咳嗽、咳痰方法。频繁咳嗽、痰多者遵医嘱应用抗生素，雾化吸入治疗。

（5）加强营养：指导患者进食高热量、高蛋白质、富含维生素的饮食，以增强机体手术耐受力。

（6）术前准备：术前1天备皮，做好交叉配血，洗澡以保持皮肤清洁。指导患者练习床上排便，术前晚22时后禁食，术前4～6小时禁饮。

（7）遵医嘱执行术前用药。

（二）术后护理

（1）严密观察生命体征的变化。

（2）呼吸道的管理：①保持呼吸道通畅，给予氧气吸入（流量2～4 L/min）。术后第2天给予间断给氧或根据血氧饱和度监测结果，按需给氧。②协助患者有效排痰。患者取坐位或半卧位，进行5～6次深呼吸后，于深吸气末屏气，用力咳出痰液，同时指导家属双手保护伤口。③鼓励患者术后2～3天做吹水泡、吹气球运动，以促使患侧肺早期膨胀，利于呼吸功能的恢复。

（3）体位指导：①肺叶切除术后，麻醉未苏醒时采取去枕仰卧位，头偏向一侧；麻醉苏醒后应尽早改半卧位，患者头部和上身抬高30°～45°，以利膈肌下降，胸腔容量扩大，利于肺通气，便于咳嗽和胸腔液体引流；也可与侧卧位交替。但病情较重、呼吸功能差者应避免完全健侧卧位，以免压迫健侧肺，限制肺通气，从而影响有效气体交换。②一侧全肺切除术后患者取半卧位或1/4侧卧位，避免使患者完全卧于患侧或搬运患者时剧烈震动，以免使纵隔过度移位，大血管扭曲而引起休克；同时避免完全健侧卧位，以免压迫健侧肺，造成患者严重缺氧。

（4）做好皮肤护理，每1～2小时更换卧位1次，防止压疮发生。

（5）指导及早有效清理呼吸道痰液，术后第一天方可行拍背排痰，排痰机辅助排痰，防止肺不张及肺部感染发生。

（6）胸腔闭式引流的护理：①保持胸腔闭式引流瓶连接正确：将胸腔引流管与引流瓶管连接紧密，固定，防止松动拉拖。保持其通畅，防止扭曲，确保引流瓶内长管被水淹没3～4 cm。②保持引流通畅：如液面随呼吸运动而波动，表示引流良好；如液面波动消失，表示胸腔引流管不通或提示患侧肺已膨胀良好。如不通，可挤压引流管使之复通，仍然不通则立即通知医师处理。③保持引流处于无菌状态并防止气体进入胸腔：每天更换胸腔引流瓶1次。更换时注意无菌操作。先夹闭引流管再更换，以防气体进入胸腔。④术后密切观察胸腔闭式引流瓶内情况，监测生命体征,记录24小时胸腔引流量。可疑有活动性出血时,应立即夹闭胸腔引流管,通知医师给予止血、快速补液输血,必要时行二次开胸止血。⑤做好患者下床活动时的指导:指导患者下床活动时避免引流连接处脱落,防止气体进入胸腔;活动时胸腔引流瓶不要高于患者腰部,防止引流液倒吸进胸腔。外出检查或活动度大的时候应给予预防性夹管。

(7)疼痛的护理:开胸手术创面大,胸部肌肉肋骨的牵拉,会导致术后伤口疼痛感明显,而患者可能会为了避免疼痛不敢做深呼吸运动和咳嗽排痰。因此,术后48小时内给予PCA止痛泵,协助患者采取舒适体位,妥善固定引流管,避免牵拉引起疼痛,给患者创造安静、舒适的环境是非常必要的。

(8)输液的护理:严格控制输液的速度和量,防止心脏负荷过重,导致肺水肿和心力衰竭;一侧全肺切除者应控制钠盐摄入,24小时补液量控制在2 000 mL以内,速度控制在30～40滴/分。

(9)并发症的护理:当患者术后出现大面积肺不张时,会出现胸闷、发热,气管向患侧移位等表现;出现张力性气胸时表现为严重的呼吸困难,气管向健侧移位;在术后第7～9天易发生支气管胸膜瘘,护士应观察患者有无发热、刺激性咳嗽、咳脓痰等感染症状。如有发生,应立即报告医师进行处理。

(三)活动与休息

适当的活动,进行呼吸功能训练是提高患者手术的耐受性,减少手术后感染的重要方法之一,术前可采用缩唇呼吸训练、爬楼梯、吹气球和有效咳嗽排痰训练等改善患者的肺功能。而术后则鼓励及协助患者尽早活动,术后第一天,生命体征平稳后,可在床上坐起,坐在床边、双腿下垂或在床旁站立移步。术后第2天起,可扶持患者围绕病床在室内行走3～5分钟,以后根据患者情况逐渐增加活动量。活动期间,应妥善保护患者的引流管,严密观察患者病情变化,一旦出现头晕、气促、心动过速、心悸和出汗等症状时,应立即停止活动并休息。术后第一天开始做肩、臂关节运动,预防术侧胸壁肌肉粘连、肩关节强直及失用性萎缩。

(四)合理饮食

饮食对肺癌手术患者的康复非常重要,对术前伴营养不良者,除了经肠内增加高蛋白饮食外,也可经肠外途径补充营养,如脂肪乳剂和复方氨基酸等,以改善其营养状况。若术后患者进食后无任何不适,改为普食时,饮食宜高蛋白、高热量、丰富维生素、易消化,以保证营养,提高机体抵抗力,促进伤口愈合。

(五)用药护理

应严格按医嘱用药,严格掌握输液量和速度,防止前负荷过重而导致急性肺水肿。全肺切除术后应控制钠盐摄入量,24小时补液量控制在2 000 mL内,速度宜慢,以20～30滴/分为宜。记录出入液量。对于非手术综合治疗的患者,应注意观察药物的毒副反应,发现问题及时处理。

(六)心理护理

多关心、体贴患者,对患者的担心表示理解并予以安慰,给予患者发问的机会,并认真耐心地回答,以减轻其焦虑或恐惧程度。指导患者正确认识癌症,向患者及家属详细说明手术方案,各种治疗护理的意义、方法、大致过程、配合要点与注意事项,让患者有充分的心理准备。说明手术的安全性、必要性,并介绍手术成功的实例,以增强患者的信心。动员家属给患者以心理和经济方面的全力支持。

（七）改善肺泡的通气与换气功能

1.戒烟

指导并劝告患者停止吸烟。让患者了解吸烟会刺激肺、气管及支气管,使气管、支气管分泌物增加,支气管上皮纤毛活动减少或丧失活力,妨碍纤毛的清洁功能,影响痰液咳出,引起肺部感染。因此术前应戒烟2周以上。

2.保持呼吸道通畅

对于支气管分泌物较多、痰液黏稠者,可给予超声雾化、应用支气管扩张剂、祛痰剂等药物,合并肺部感染者,遵医嘱给予抗生素,术后则及早鼓励患者深呼吸、咳嗽、排痰,对于咳痰无力者,必要时行纤维支气管镜吸痰,术后常规吸氧2~4 L/min,可根据血气分析结果调整给氧浓度。

（八）维持胸腔引流通畅

（1）按胸腔闭式引流常规护理。

（2）病情观察:定时观察胸腔引流管是否通畅,注意负压波动,定期挤压,防止堵塞。观察引流液量、色和性状,一般术后24小时内引流量约500 mL,为手术创伤引起的渗血、渗液及术中冲洗胸腔残余的液体。

（3）全肺切除术后胸腔引流管的护理:一侧全肺切除术后的患者,由于两侧胸膜腔内压力不平衡,纵隔易向手术侧移位。因此,全肺切除术后患者的胸腔引流管一般呈钳闭状态,以保证术后患侧胸壁有一定的渗液,减轻或纠正纵隔移位。随时观察患者的气管是否居中,有无呼吸或循环功能障碍。若气管明显向健侧移位,应立即听诊肺呼吸音,在排除肺不张后,可酌情放出适量的气体或引流液,气管、纵隔即可恢复中立位。但每次放液量不宜超过100 mL,速度宜慢,避免快速多量放液引起纵隔突然移位,导致心搏骤停。

（九）健康教育

1.早期诊断

40岁以上人群应定期进行胸部X线普查,尤其是反复呼吸道感染、久咳不愈或咳血痰者,应提高警惕,做进一步的检查。

2.戒烟

让患者了解吸烟的危害,戒烟。

3.疾病康复

（1）指导患者出院回家后数周内,坚持进行腹式深呼吸和有效咳嗽,以促进肺膨胀。出院后半年不得从事重体力活动。

（2）保持良好的口腔卫生,如有口腔疾病应及时治疗。注意环境空气新鲜,避免出入公共场所或与上呼吸道感染者接近。避免居住或工作于布满灰尘、烟雾及化学刺激物品的环境。

（3）对需进行放射治疗和化学治疗的患者,指导其坚持完成放射治疗和化学治疗的疗程,并告知注意事项以提高疗效,定期返院复查。

（4）若有伤口疼痛、剧烈咳嗽及咯血等症状或有进行性倦怠情形,应返院复诊。

（5）保持良好的营养状况,注意每天保持充分休息与活动。

五、护理效果评估

（1）患者呼吸功能改善,无气促、发绀等缺氧征象;咳嗽咳痰减少或消失。

（2）营养状况改善；体重有所增加。

（3）焦虑减轻。

（4）未发生并发症，或并发症得到及时发现和处理。

（刘　照）

第三节　胸主动脉瘤

胸主动脉瘤指的是从主动脉窦、升主动脉、主动脉弓、降主动脉至膈水平的主动脉瘤，是由于各种原因造成的主动脉局部或多处向外扩张或膨出而形成的包块，如不及时诊断、治疗，病死率极高。

由于先天性发育异常或后天性疾病，引起动脉壁正常结构的损害，主动脉在血流压力的作用下逐渐膨大扩张形成动脉瘤。胸主动脉瘤可发生在升主动脉、主动脉弓、降主动脉各部位。

胸主动脉瘤常见病因：①动脉粥样硬化；②主动脉囊性中层坏死，可为先天性病变；③创伤性动脉瘤；④细菌感染；⑤梅毒。胸主动脉瘤在形态学上可分为囊性、梭形和夹层动脉瘤 3 种病理类型（胸主动脉瘤分类）。

一、临床表现

胸主动脉瘤仅在压迫或侵犯邻近器官和组织后才出现临床症状。常见症状为胸痛，肋骨、胸骨、脊椎等受侵袭以及脊神经受压迫的患者症状尤为明显。气管、支气管受压时可引起刺激性咳嗽和上呼吸道部分梗阻，致呼吸困难；喉返神经受压可出现声音嘶哑；交感神经受压可出现 Horner综合征；左无名静脉受压可出现左上肢静脉压高于右上肢静脉压；升主动脉瘤体长大后可导致主动脉瓣关闭不全。

急性主动脉夹层动脉瘤多发生在高血压动脉硬化和主动脉壁中层囊性坏死的患者。症状为突发剧烈的胸背部撕裂样疼痛；随着壁间血肿的扩大，继之出现相应的压迫症状，如昏迷、偏瘫、急性腹痛、无尿、肢体疼痛等。若动脉瘤破裂则患者很快死亡。

二、评估要点

（一）一般情况

观察生命体征有无异常，询问患者有无过敏史、家族史、高血压病史。

（二）专科情况

（1）评估并严密观察疼痛性质和部位。

（2）评估、监测血压变化。

（3）评估外周动脉搏动情况。

（4）评估呼吸系统受损的情况。

（5）评估有无排便异常。

三、护理诊断

（一）心排血量减少

与瘤体扩大、瘤体破裂有关。

（二）疼痛

与疾病有关。

（三）活动无耐力

与手术创伤、体质虚弱、伤口疼痛有关。

（四）知识缺乏

与缺乏术前准备及术后康复知识有关。

（五）焦虑

与疾病突然发作、即将手术、恐惧死亡有关。

四、诊断

胸部 CT、MRI、超速螺旋 CT 及三维成像、胸主动脉造影、数字减影造影等影像学检查可明确胸主动脉瘤的诊断，可清楚了解主动脉瘤的部位、范围、大小、与周围器官的关系，不仅为胸主动脉瘤的治疗提供可靠的信息，并且可以与其他纵隔肿瘤或其他疾病进行鉴别诊断。对于主动脉夹层动脉瘤的诊断，关键在于医师对其有清晰的概念和高度的警惕性，对青壮年高血压患者突然出现胸背部撕裂样疼痛，以及出现上述症状应考虑该病并选择相应的检查以确定诊断。

五、治疗

（一）手术治疗

手术切除动脉瘤是最有效的外科治疗方法。

（1）切线切除或补片修补：较小的囊性动脉瘤，主动脉壁病变比较局限者可游离主动脉瘤后，于其颈部放置钳夹，切除动脉瘤，根据情况直接缝合或用补片修补缝合切口。

（2）胸主动脉瘤切除与人工血管移植术：梭形胸主动脉瘤或夹层动脉瘤若病变较局限者，可在体外循环下切除病变胸主动脉，用人工血管重建血流通道。

（3）升主动脉瘤切除与血管重建术：对于升主动脉瘤或升主动脉瘤，合并主动脉瓣关闭不全的患者，应在体外循环下行升主动脉瘤切除人工血管重建术，或应用带人工瓣膜的复合人工血管替换升主动脉，并进行冠状动脉口移植（Bentall 手术）。

（4）对主动脉弓部动脉瘤或多段胸主动脉瘤的手术方法，主要在体外循环合并深低温停循环状态下经颈动脉或锁骨下动脉进行脑灌注，做主动脉弓部切除和人工血管置换术（图 8-6、图 8-7）。

（二）介入治疗

近年来由于覆膜人工支架的问世，为胸主动脉瘤的治疗提供了新的治疗方法和手段。大部分胸主动脉瘤均可通过置入覆膜人工支架而得到治疗，且手术成功率较高，并发症相对手术明显减少。

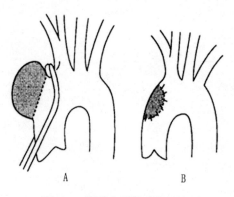

图 8-6　囊型主动脉瘤切除术

A.放置钳夹,切除动脉瘤;B.主动脉壁补片修补

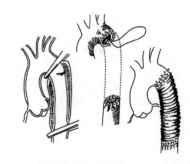

图 8-7　降主动脉瘤切除及人工血管置换术

六、护理措施

（一）术前准备

(1)给予心电监护,密切观察生命体征改变,做好急诊手术准备。

(2)卧床制动,保持环境安静、情绪稳定。

(3)充分镇静、止痛,用降压药控制血压在适当的水平。

(4)吸烟者易并发阻塞性呼吸道疾病,术前宜戒烟,给予呼吸道准备。

（二）术后护理

(1)持续监测心电图变化,密切观察心率改变、心律失常、心肌缺血等,备好急救器材。

(2)控制血压,防止术后吻合口漏,血压的监测以有创动脉压监测为主,术后需分别监测上下肢双路血压,目的是及时发现可能出现的分支血管阻塞及组织灌注不良。

(3)术后保持中心静脉导管通畅,便于快速输液、肠外营养和测定中心静脉压。

(4)监测尿量:以了解循环状况、液体的补充、血管活性药物的反应、肾功能状况、肾灌注情况等。

(5)一般情况和中枢神经系统功能的观察:皮肤色泽与温度、外周动脉搏动情况是反应全身循环灌注的可靠指标。术后瞳孔、四肢与躯干活动、精神状态、定向力等的观察是了解中枢神经系统功能的最基本指标。术中用深低温停循环的患者常苏醒延迟,这时应注意区分是麻醉状态还是昏迷状态。

(6)体温的监测:体温的监测能反应组织灌注状况,特别是比较肛温与末梢温度差别更有意

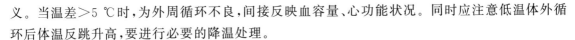

义。当温差＞5 ℃时,为外周循环不良,间接反映血容量、心功能状况。同时应注意低温体外循环后体温反跳升高,要进行必要的降温处理。

(7)观察单位时间内引流液的颜色、性质、量,准确记录。

(8)及时纠正酸中毒和电解质紊乱:术后早期,每 4 小时做 1 次动脉血气分析和血电解质测定。根据血电解质测定和尿量,及时补钾。

七、应急措施

胸主动脉瘤破裂可出现急性胸痛、休克、血胸、心包填塞,患者可能很快死亡。所以重点应在于及时的诊断和治疗,预防胸主动脉瘤破裂的发生。

八、健康教育

(1)注意休息,适量活动,循序渐进地增加活动量,若运动中出现心率明显加快,心前区不适,应立即停止活动,需药物处理,及时与医院联系。

(2)注意保暖,预防感冒,及时发现和控制感染。

(3)出院后按医嘱服用药物,在服用地高辛时要防止中毒。

(4)合理膳食,多食高蛋白、高维生素、营养价值高的食物,如瘦肉、鸡蛋、鱼类等食物,以增加机体营养、提高机体抵抗力,不要暴饮暴食。

(5)遵医嘱定时复查。

(刘 照)

第四节 食 管 癌

一、疾病概述

(一)概念

食管癌是常见的一种消化道癌肿。全世界每年约有 30 万人死于食管癌,我国每年死亡达 15 万余人。食管癌的发病率有明显的地域差异,高发地区发病率可高达 150/10 万以上,低发地区则只在 3/10 万左右。国外以中亚、非洲、法国北部和中南美洲为高发区。我国以太行山地区、秦岭东部地区、大别山区、四川北部地区、闽南和广东潮汕地区、苏北地区为高发区。

(二)相关病理生理

临床上将食管分为颈、胸、腹 3 段。胸段食管又分为上、中、下 3 段。胸中段食管癌较多见,下段次之,上段较少。95％以上的食管癌为鳞状上皮细胞癌,贲门部腺癌可向上延伸累及食管下段。

食管癌起源于食管黏膜上皮。癌细胞逐渐增大侵及肌层,并沿食管向上下、全周及管腔内外方向发展,出现不同程度的食管阻塞。晚期癌肿穿透食管壁、侵入纵隔或心包。食管癌主要经淋巴转移,血行转移发生较晚。

（三）病因与诱因

病因至今尚未明确，可能与下列因素有关。

1.亚硝胺及真菌

亚硝胺是公认的化学致癌物，在高发区的粮食和饮水中，其含量显著增高，且与当地食管癌和食管上皮重度增生的患病率呈正相关。各种霉变食物能产生致癌物质，一些真菌能将硝酸盐还原为亚硝酸盐，促进二级胺的形成，使二级胺比发霉前增高 50～100 倍。少数真菌还能合成亚硝胺。

2.遗传因素和基因

食管癌的发病常表现家族聚集现象，河南林县食管癌有阳性家族史者占 60%。在食管癌高发家族中，染色体数量及结构异常者显著增多。

3.营养不良及微量元素缺乏

饮食缺乏动物蛋白、新鲜蔬菜和水果，摄入的维生素 A、维生素 B_1、维生素 B_2、维生素 C 缺乏，是食管癌的危险因素。食物、饮水和土壤内的微量元素，如钼、铜、锰、铁、锌含量较低，亦与食管癌的发生相关。

4.饮食习惯

嗜好吸烟、长期饮烈性酒者食管癌发生率明显升高。进食粗糙食物，进食过热、过快等因素易致食管上皮损伤，增加了对致癌物的敏感性。

5.其他因素

食管慢性炎症、黏膜损伤及慢性刺激亦与食管癌发病有关，如食管腐蚀伤、食管慢性炎症、贲门失弛缓症及胃食管长期反流引起的 Barrett 食管（食管末端黏膜上皮柱状细胞化）等均有癌变的危险。

（四）临床表现

1.早期

常无明显症状，但在吞咽粗硬食物时可能有不同程度的不适感觉，包括咽下食物有哽噎感，胸骨后烧灼样、针刺样或牵拉摩擦样疼痛。食物通过缓慢，并有停滞感或异物感。可能是局部病灶刺激食管蠕动异常或痉挛，或局部炎症、糜烂、表浅溃疡等所致。哽噎感常通过饮水后缓解消失。症状时轻时重，进展缓慢。

2.中晚期

食管癌典型的症状为进行性吞咽困难。先是难咽干的食物，继而只能进半流质、流质，最后水和唾液也不能咽下。常吐黏液样痰，为下咽的唾液和食管的分泌物。患者逐渐消瘦、脱水、无力。若出现持续胸痛或背部肩胛间区持续性疼痛表示为晚期症状，癌已侵犯食管外组织。当癌肿梗阻所引起的炎症水肿暂时消退，或部分癌肿脱落后，梗阻症状可暂时减轻，常误认为病情好转。若癌肿侵犯喉返神经，可出现声音嘶哑；若压迫颈交感神经节，可产生 Horner 综合征。若侵入气管、支气管，可形成食管、气管或支气管瘘，出现吞咽水或食物时剧烈呛咳，并发生呼吸系统感染。后者有时亦可因食管梗阻致内容物反流入呼吸道而引起。最后出现恶病质。若有肝、脑等脏器转移，可出现黄疸、腹水、昏迷等。

（五）辅助检查

1.食管吞钡造影检查

食管吞钡造影检查是可疑食管癌患者影像学诊断的首选，采用食管吞钡 X 线双重对比造影检查方法。早期可见以下表现。

(1)食管黏膜皱襞紊乱、粗糙或有中断现象。

(2)局限性食管壁僵硬,蠕动中断。

(3)局限性小的充盈缺损。

(4)浅在龛影,晚期多为充盈缺损,管腔狭窄或梗阻。

2.内镜及超声内镜检查(EUS)

食管纤维内镜检查可直视肿块部位、形态,并可钳取活组织做病理学检查;超声内镜检查可用于判断肿瘤侵犯深度、食管周围组织及结构有无受累,有无纵隔淋巴结或腹内脏器转移等。

3.放射性核素检查

利用某些亲肿瘤的核素,如^{32}P、^{131}I等检查,对早期食管癌病变的发现有帮助。

4.纤维支气管镜检查

食管癌外侵常可累及气管、支气管,若肿瘤在隆嵴以上应行气管镜检查。

5.CT、PET/CT 检查

胸、腹 CT 检查能显示食管癌向管腔外扩展的范围及淋巴结转移情况,而 PET/CT 检查则更准确地显示食管癌病变的实际长度,对颈部、上纵隔、腹部淋巴结转移诊断具有较高准确性,在寻找远处转移灶比传统的影像学方法如 CT、EUS 等具有更高的灵敏性。

(六)治疗

以手术为主,辅以放疗、化疗等综合治疗。主要治疗方法有内镜治疗、手术、放疗、化疗、免疫及中医中药治疗等。

1.非手术治疗

(1)内镜治疗:食管原位癌可在内镜下行黏膜切除,术后 5 年生存率可达 86％～100％。

(2)放疗:放疗和手术综合治疗,可增加手术切除率,也能提高远期生存率。术前放疗后间隔 2～3 周再做手术较为合适。对手术中切除不完全的残留癌组织处作金属标记,一般在手术后 3～6 周开始术后放疗。而单纯放疗适用于食管颈段、胸上段食管癌,也可用于有手术禁忌证而病变不长、尚可耐受放疗的患者。

(3)化疗:食管癌对化疗药物敏感性差,与其他方法联合应用,有时可提高疗效。

(4)其他:免疫治疗及中药治疗等亦有一定疗效。

2.手术治疗

手术治疗是治疗食管癌首选方法。对于全身情况和心肺功能良好、无明显远处转移征象者,可采用手术治疗;对估计切除可能性小的较大的鳞癌而全身情况良好的患者,可先做术前放疗,待瘤体缩小后再手术;对晚期食管癌、不能根治或放疗、进食有困难者,可行姑息性减状手术,如食管腔内置管术、食管胃转流吻合术、食管结肠转流吻合术或胃造瘘术等,以达到改善、延长生命的目的。

二、护理评估

(一)一般评估

1.生命体征(T、P、R、BP)

患有食管癌的患者生命体征常无变化。如肿瘤较大压迫气管可引起呼吸急促、心率加快。

2.患者主诉

患者在吞咽食物时,有无哽噎感,胸骨后烧灼样、针刺样或牵拉摩擦样疼痛;有无进行性吞咽困难等症状。

3.相关记录

包括体重、有无消瘦、饮食习惯改变、吸烟、嗜酒、排便异常情况。有无其他伴随疾病,如糖尿病、冠状动脉粥样硬化性心脏病(冠心病)、高血压、慢性支气管炎等记录。

(二)身体评估

1.局部

了解患者有无吞咽困难、呕吐等;有无疼痛,疼痛的部位和性质,是否因疼痛而影响睡眠。

2.全身

评估患者的营养状况,体重有无减轻,有无消瘦、面部颜色(贫血)、脱水或衰弱;了解患者有无锁骨上淋巴结肿大和肝肿块;有无腹水、胸腔积液等。

(三)心理-社会评估

患者对该疾病的认知程度以及主要存在的心理问题,患者家属对患者的关心程度、支持力度、家庭经济承受能力如何等。引导患者正确配合疾病的治疗和护理。

(四)辅助检查阳性结果评估

(1)血液化验检查:食管癌患者若长期进食困难,可引起营养失调低蛋白血症、贫血、维生素、电解质缺乏,但该类患者多有脱水、血液浓缩等现象,血液化验检查常不能正确判断患者的实际营养状况,应注意综合判断、科学分析。

(2)了解食管吞钡造影、内镜及 EUS、CT、PET/CT 等结果,以判断肿瘤的位置、有无扩散或转移。

(五)治疗效果评估

1.非手术治疗评估要点

胸痛、背痛等症状是否改善或加重,吞咽困难是否改善或加重,放、化疗引起的胃纳减退、骨髓造血功能抑制等毒副反应有无好转。

2.手术治疗评估要点

术后患者生命体征是否平稳,有无发热、胸闷、呼吸浅快、发绀及肺部痰鸣音等;伤口是否干燥,有无渗液、渗血;各引流管是否通畅,引流量、颜色与性状等;术后有无大出血、感染、肺不张、乳糜胸、吻合口瘘等并发症的发生;患者术后进食情况,有无食物反流现象。

三、护理诊断(问题)

(一)营养失调

与低于机体需要量与进食量减少或不能进食、消耗增加等有关。

(二)体液不足

与吞咽困难、水分摄入不足有关。

(三)焦虑

与对癌症的恐惧和担心疾病预后等有关。

(四)知识缺乏

与对疾病的认识不足有关。

（五）潜在并发症

1.肺不张、肺炎

与手术损伤及术后切口疼痛、虚弱致咳痰无力等有关。

2.出血

与术中止血不彻底、术后出现活动性出血及患者凝血功能障碍有关。

3.吻合口瘘

与食管的解剖特点及感染、营养不良、贫血、低蛋白血症等有关。

4.乳糜胸

与伤及胸导管有关。

四、护理措施

（一）术前护理

（1）心理护理：患者有进行性吞咽困难，日益消瘦，对手术的耐受能力差，对治疗缺乏信心，同时对手术存在着一定程度的恐惧心理。因此，应针对患者的心理状态进行解释、安慰和鼓励，建立充分信任的护患关系，使患者认识到手术是彻底的治疗方法，使其愿意接受手术。

（2）加强营养：尚能进食者，应给予高热量、高蛋白、高维生素的流质或半流质饮食。不能进食者，应静脉补充水分、电解质及热量。低蛋白血症的患者，应输血或血浆蛋白给予纠正。

（3）呼吸道准备：术前严格戒烟，指导并教会患者深呼吸、有效咳嗽、排痰。

（4）胃肠道准备：①注意口腔卫生。②术前安置胃管和十二指肠滴液管。③术前禁食，有食物潴留者，术前晚用等渗盐水冲洗食管，有利于减轻组织水肿，降低术后感染和吻合口漏的发生率。④拟行结肠代食管者，术前需按结肠手术准备护理。

（5）术前练习：教会患者深呼吸、有效咳嗽、排痰、床上排便等活动。

（二）术后护理

（1）严密观察生命体征的变化。

（2）保持胃肠减压管通畅：术后24～48小时引流出少量血液，应视为正常，如引出大量血液应立即报告医师处理。胃肠减压管应保留3～5天，以减少吻合口张力，以利愈合。注意胃管连接准确，固定牢靠，防止脱出。

（3）密切观察胸腔引流量及性质：胸腔引流液如发现有异常出血、混浊液、食物残渣或乳糜液排出，则提示胸腔内有活动性出血、食管吻合口漏或乳糜胸，应采取相应措施，明确诊断，予以处理。

（4）观察吻合口漏的症状：食管吻合口漏的临床表现为高热、脉快、呼吸困难、胸部剧痛、不能忍受；患侧呼吸音低，叩诊浊音，白细胞升高甚至发生休克。处理原则：①胸膜腔引流，促使肺膨胀。②选择有效的抗生素抗感染。③补充足够的营养和热量。目前多选用完全胃肠内营养（TEN）经胃造口灌食治疗，效果确切、满意。④严密观察病情变化，积极对症处理。⑤需再次手术者，积极完善术前准备。

（三）休息与活动

适当休息，保证充足的睡眠，进行呼吸功能锻炼，对手术后康复有重要的意义，可指导患者进行深呼吸、腹式呼吸、吹气球及呼吸功能训练仪（三球型）的训练，鼓励患者爬楼梯以及进行扩胸运动，以不感到疲劳为宜。

（四）饮食护理

1.术前

大多数食管癌患者因不同程度吞咽困难而出现摄入不足，营养不良，水、电解质失衡，使机体对手术的耐受力下降，故术前应保证患者营养素的摄入。

（1）能进食者，鼓励患者进食高热量、高蛋白、丰富维生素饮食；若患者进食时感食管黏膜有刺痛，可给予清淡无刺激的食物，告知患者不可进食较大、较硬的食物，宜进半流质或水分多的软食。

（2）若患者仅能进食流质而营养状况较差，可给予肠内营养或肠外营养支持。

2.术后饮食

（1）术后早期吻合口处于充血水肿期，需禁饮禁食3～4天，禁食期间持续胃肠减压，注意经静脉补充营养。

（2）停止胃肠减压24小时后，若无呼吸困难、胸内剧痛、患侧呼吸音减弱及高热等吻合口瘘的症状时，可开始进食。先试饮少量水，术后5～6天可进全清流质，每2小时100 mL，每天6次。术后3周患者若无特殊不适可进普食，但仍应注意少食多餐，细嚼慢咽，进食不宜过多、过快，避免进食生、冷、硬食物（包括质硬的药片和带骨刺的鱼肉类、花生、豆类等），以防后期吻合口瘘。

（3）食管癌、贲门癌切除术后，胃液可反流至食管，致反酸、呕吐等症状，平卧时加重，嘱患者进食后2小时内勿平卧，睡眠时将床头抬高。

（4）食管胃吻合术后患者，可由于胃拉入胸腔、肺受压而出现胸闷、进食后呼吸困难，建议患者少食多餐，1～2个月后，症状多可缓解。

（五）用药护理

严格按医嘱要求用药，注意控制输液速度和用量，必要时使用输液泵输注液体。注意观察有无用药不良反应，发现问题及时处理。

（六）心理护理

食管癌患者往往对进行性加重的吞咽困难、日渐减轻的体重感到焦虑不安；对所患疾病有部分认识，求生的欲望十分强烈，迫切希望能早日手术，恢复进食，但对手术能否彻底切除病灶、今后的生活质量、麻醉和手术意外、术后伤口疼痛及可能出现的术后并发症等表现出日益紧张、恐惧，甚至明显的情绪低落、失眠和食欲下降。

（1）加强与患者及家属的沟通，仔细了解患者及家属对疾病和手术的认知程度，了解患者的心理状况，并根据患者的具体情况，实施耐心的心理疏导。讲解手术和各种治疗与护理的意义、方法、大致过程、配合与注意事项。

（2）营造安静舒适的环境，以促进睡眠。必要时使用安眠、镇静、镇痛类药物，以保证患者充分休息。

（3）争取亲属在心理上、经济上的积极支持和配合，解除患者的后顾之忧。

（七）呼吸道管理

食管癌术后患者易发生呼吸困难、缺氧，并发肺不张、肺炎，甚至呼吸衰竭，主要与下列因素有关：年老的食管癌患者常伴有慢性支气管炎、肺气肿、肺功能低下等；开胸手术破坏了胸廓的完整性；肋间肌和膈肌的切开，使肺的通气泵作用严重受损；术中对肺较长时间的挤压牵拉造成一定的损伤；术后迷走神经功能亢进，引起气管、支气管黏膜腺体分泌增多；食管胃吻合术后，胃拉

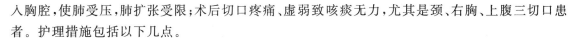

入胸腔,使肺受压,肺扩张受限;术后切口疼痛、虚弱致咳痰无力,尤其是颈、右胸、上腹三切口患者。护理措施包括以下几点。

(1)加强观察:密切观察呼吸形态、频率和节律,听诊双肺呼吸音是否清晰,有无缺氧征兆。

(2)气管插管者,及时吸痰,保持气道通畅。

(3)术后第1天每1～2小时鼓励患者深呼吸、吹气球、使用深呼吸训练器,促使肺膨胀。

(4)痰多、咳痰无力的患者若出现呼吸浅快、发绀、呼吸音减弱等痰阻塞现象时,立即行鼻导管深部吸痰,必要时行纤维支气管镜吸痰或气管切开吸痰,气管切开后按气管切开常规护理。

(八)胃肠道护理

1.胃肠减压的护理

(1)术后3～4天内持续胃肠减压,妥善固定胃管,防止脱出。

(2)加强观察:严密观察引流液的量、性状及颜色并准确记录。术后6～12小时可从胃管内抽吸出少量血性液或咖啡色液,以后引流液颜色逐渐变浅。若引流出大量鲜血或血性液,患者出现烦躁、血压下降、脉搏增快、尿量减少等,应考虑吻合口出血,需立即通知医师并配合处理。

(3)保持通畅:经常挤压胃管,避免管腔堵塞。胃管不通畅者,可用少量生理盐水冲洗并及时回抽,避免胃扩张使吻合口张力增加而并发吻合口瘘。胃管脱出后应严密观察病情,不应盲目再插入,以免戳穿吻合口,造成吻合口瘘。待肛门排气、胃肠减压引流量减少后,拔除胃管。

2.结肠代食管(食管重建)术后护理

(1)保持置于结肠袢内的减压管通畅。

(2)注意观察腹部体征,了解有无发生吻合口瘘、腹腔内出血或感染等,发现异常及时通知医师。

(3)若从减压管内吸出大量血性液或呕吐大量咖啡样液伴全身中毒症状,应考虑代食管的结肠袢坏死,需立即通知医师并配合抢救。

(4)结肠代食管后,因结肠逆蠕动,患者常嗅到粪便气味,需向患者解释原因,并指导其注意口腔卫生,一般此情况于半年后可逐步缓解。

3.胃造瘘术后的护理

(1)观察造瘘管周围有无渗液或胃液漏出。由于胃液对皮肤刺激性较大,应及时更换渗湿的敷料,并在瘘口周围涂氧化锌软膏或置凡士林纱布保护皮肤,防止发生皮炎。

(2)妥善固定用于管饲的暂时性的或永久性造瘘,防止脱出或阻塞。

(九)并发症的预防和护理

1.出血

观察并记录引流液的性状、量。若引流量持续2小时都超过4 mL/(kg·h),伴血压下降、脉搏增快、躁动、出冷汗等低血容量表现,应考虑有活动性出血,及时报告医师,并做好再次开胸的准备。

2.吻合口瘘

吻合口瘘是食管癌手术后极为严重的并发症,多发生在术后5～10天,病死率高达50%。发生吻合口瘘的原因有:食管的解剖特点,无浆膜覆盖、肌纤维呈纵形走向,易发生撕裂;食管血液供应呈节段性,易造成吻合口缺血;吻合口张力太大;感染、营养不良、贫血、低蛋白血症等影响吻合口愈合。应积极预防。术后应密切观察患者有无呼吸困难、胸腔积液和全身中毒症状,如高热、寒战,甚至休克等吻合口瘘的临床表现。一旦出现上述症状,立即通知医师并配合处理。包括:嘱患者立即禁食;协助行胸腔闭式引流并常规护理;遵医嘱予以抗感染治疗及营养支持;严密观察生命体征,若出现休克症状,积极抗休克治疗;再次手术者,积极配合医师完善术前准备。

3.乳糜胸

食管、贲门癌术后并发乳糜胸是比较严重的并发症,多因伤及胸导管所致,多发生在术后2～10天,少数患者可在2～3周后出现。术后早期由于禁食,乳糜液含脂肪甚少,胸腔闭式引流可为淡血性或淡黄色液,但量较多;恢复进食后,乳糜液漏出量增多,大量积聚在胸腔内,可压迫肺及纵隔并使之向健侧移位。由于乳糜液中95％以上是水,并含有大量脂肪、蛋白质、胆固醇、酶、抗体和电解质,若未及时治疗,可在短时期内造成全身消耗、衰竭而死亡,必须积极预防和及时处理。其主要护理措施包括以下几点。

(1)加强观察:注意患者有无胸闷、气急、心悸,甚至血压下降。

(2)协助处理:若诊断成立,迅速处理,即置胸腔闭式引流,及时引流胸腔内乳糜液,使肺膨胀。可用负压持续吸引,以利于胸膜粘连。

(3)给予肠外营养支持。

(十)健康教育

1.疾病预防

避免接触引起癌变的因素,如减少饮用水中亚硝胺及其他有害物质、防霉去毒;应用维 A 酸类化合物及维生素等预防药物;积极治疗食管上皮增生;避免过烫、过硬饮食等。

2.饮食指导

根据不同术式,向患者讲解术后进食时间,指导选择合理的饮食及注意事项,预防并发症的发生。

(1)宜少量多餐,由稀到干,逐渐增加食量,并注意进食后的反应。

(2)避免进食刺激性食物与碳酸饮料,避免进食过快、过量及硬质食物;质硬的药片可碾碎后服用,避免进食花生、豆类等,以免导致吻合口瘘。

(3)患者餐后取半卧位,以防止进食后反流、呕吐,利于肺膨胀和引流。

3.活动与休息

保证充足睡眠,劳逸结合,逐渐增加活动量。术后早期不宜下蹲大小便,以免引起直立性低血压或发生意外。

4.加强自我观察

若术后3～4周再次出现吞咽困难,可能为吻合口狭窄,应及时就诊。定期复查,坚持后续治疗。

五、护理效果评估

通过治疗与护理,患者是否:

(1)营养状况改善,体重增加;贫血状况改善。

(2)水、电解质维持平衡,尿量正常,无脱水或电解质紊乱的表现。

(3)焦虑减轻或缓解,睡眠充足。

(4)患者对疾病有正确的认识,能配合治疗和护理。

(5)无并发症发生或发生后得到及时处理。

(刘　照)

第九章

肛肠科护理

第一节　痔

痔是肛垫的病理性肥大、移位及肛周皮下血管丛血流淤滞形成的团块。痔是一种常见病、多发病,其发病率占肛门直肠疾病的首位,约为80.6%。随着年龄的增长,发病率逐渐增高。任何年龄皆可发病,但以20～40岁为最多。主要表现为便血、肿物脱出及肛缘皮肤突起三大症状。

一、病因与发病机制

痔的确切病因尚不完全明了,可能与以下原因有关。

(一)肛垫下移学说

1975年Thomson提出肛垫病理性肥大和下移是内痔的原因,是目前临床上最为接受的痔的原因学说。肛垫具有协助肛管闭合、节制排便的作用。若肛垫发生松弛,导致肛垫病理性肥大、移位,从而形成痔。

(二)静脉曲张学说

早在18世纪Huter在解剖时发现痔内静脉中呈连续扩张为依据,认为痔静脉扩张是内痔发生的原因。但现代解剖已证实痔静脉丛的扩张属生理性扩张,内痔的好发部位与动脉的分支类型无直接联系。

(三)血管增生学说

认为痔的发生是由于黏膜下层类似勃起的组织化生而成。

(四)慢性感染学说

直肠肛管区的感染易引起静脉炎,使周围的静脉壁和周围组织纤维化、失去弹性、扩张而形成痔。

此外,长期饮酒、嗜食刺激性食物、肛周感染、长期便秘、慢性腹泻、妊娠分娩及低膳食纤维饮食等因素都可诱发痔的发生。

二、临床表现

临床上,痔分为内痔、外痔、混合痔及环形痔 4 种(图 9-1)。

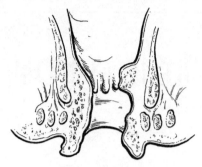

图 9-1　痔的分类

(一)内痔

临床上最多见,占 64.1%。主要临床表现是无痛性便血和肿物脱出。常见于右前、右后和左侧。根据内痔的脱出程度,将内痔分为 4 期。Ⅰ期:便时带血、滴血或喷射状出血,色鲜红,便后自行停止,无肛内肿物脱出。Ⅱ期:常有便血,色鲜红,排便时伴有肿物脱出肛外,便后可自行还纳。Ⅲ期:偶有便血,便后或久站、久行、咳嗽、劳动用力、负重远行增加腹压时肛内肿物脱出,不能自行还纳,需休息或手法还纳。Ⅳ期:痔体增大,肛内肿物脱出肛门外,不能还纳,或还纳后又脱出。

1.便血

其便血特点是无痛性、间歇性便后出鲜血,是内痔及混合痔的早期的常见症状。便血较轻时表现为大便表面附血或手纸上带血,继而滴血,严重时则可出现喷射状出血。长期出血可导致患者发生缺铁性贫血。

2.肿物脱出

常是晚期症状。轻者可自行回纳,重者需手法复位,严重时,因不能还纳,常可发生嵌顿、绞窄。

3.肛门疼痛

单纯性内痔无疼痛,当合并有外痔血栓形成内痔、感染或嵌顿时,可出现肛门剧烈疼痛。

4.肛门瘙痒

痔块外脱时常有黏液或分泌物流出,可刺激肛周皮肤引起肛门瘙痒。

(二)外痔

平时无感觉,仅见肛缘皮肤突起或肛门异物感。当排便用力过猛时,肛周皮下静脉破裂形成血栓或感染,出现剧烈疼痛。

(三)混合痔

内痔和外痔的症状同时存在。

三、辅助检查

(一)直肠指诊

内痔早期无阳性体征,晚期可触到柔软的痔块。其意义在于除外肛管直肠肿瘤性疾病。

（二）肛门镜检查

肛门镜检查是确诊内痔的首选检查方法。不仅可见到痔的情况，还可观察到直肠黏膜有无充血、水肿、溃疡、肿块等，以及排除其他直肠疾病。

（三）直肠镜检查

图文并茂，定位准确，防止医疗纠纷，可准确诊断痔、直肠肿瘤等肛肠疾病。

（四）肠镜检查

对于年龄超过 45 岁便血者，应建议行电子结肠镜检查，除外结直肠肿瘤及炎症性肠病等。

四、治疗要点

痔的治疗遵循 3 个原则：①无症状的痔无需治疗，仅在合并出血、痔块脱出、血栓形成和嵌顿时才需治疗；②有症状的痔重在减轻或消除其主要症状，无需根治；③首选保守治疗，失败或不宜保守治疗时才考虑手术治疗。

（一）非手术治疗

1.一般治疗

适用于痔初期及无症状静止期的痔。

（1）调整饮食：多饮水，多吃蔬菜、水果，如韭菜、菠菜、地瓜、香蕉、苹果等，忌食辣椒、芥末等辛辣刺激性食物。多进食膳食纤维性食物，改变不良的排便习惯。

（2）热水坐浴：改善局部血液循环，有利于消炎及减轻瘙痒症状。便后热水坐浴擦干、便纸宜柔软清洁、肛门要保温、坐垫要柔软。

（3）保持大便通畅：通过食物来调整排便，养成定时排便的习惯，每 1～2 天排出一次软便，防止便秘或腹泻。

（4）调整生活方式，改变不良的排便习惯，保持排便通畅，禁烟酒。

2.药物治疗

药物治疗是治疗内痔首选的方法，能润滑肛管，促进炎症吸收，减轻疼痛，解除或减轻症状。局部用痔疾洗液或硝矾洗剂(张有生方)熏洗坐浴，可改善局部血液循环，有消肿、止痛作用；肛内注入痔疮栓剂(膏)或奥布卡因凝胶，有止血、止痛和收敛作用。

3.注射疗法

较常用，适用于Ⅰ期、Ⅱ期内痔。年老体弱、严重高血压、有心、肝、肾等内痔患者均可适用。常用的硬化剂有聚桂醇注射液、芍倍注射液、消痔灵注射液等。

4.扩肛疗法

适用于内痔、嵌顿或绞窄性内痔剧痛者。

5.胶圈套扎疗法

适用于单发或多发Ⅰ～Ⅲ期内痔的治疗。

6.物理治疗

包括 HCPT 微创技术、激光治疗及铜离子电化学疗法等。

（二）手术治疗

当非手术治疗效果不满意，痔出血、脱出严重时，则有必要采用手术治疗。常用的方法主要有以下 6 种。

1.内痔结扎术

常用于Ⅱ～Ⅲ期内痔。

2.血栓外痔剥离术

适用于血栓较大且与周围粘连者或多个血栓者。

3.外剥内扎术

目前临床上最常用的术式,是在 Milligan-Morgan 外切内扎术和中医内痔结扎术基础上发展演变而成,简称外剥内扎术。适用于混合痔和环状痔。

4.分段结扎术

适于环形内痔、环形外痔、环形混合痔。

5.吻合器痔上黏膜环切术

该方法微创、无痛,是目前国内外首选的治疗方法(图 9-2)。主要适用于Ⅱ～Ⅳ期环形内痔、多发混合痔、以内痔为主的环状混合痔,也适用于直肠前突和直肠内脱垂。由于此手术保留了肛垫,不损伤肛门括约肌,故与传统手术相比具有术后疼痛轻、住院时间短、恢复快、无肛门狭窄及大便失禁、肛门外形美观等优点,临床效果显著。

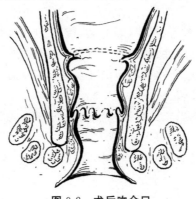

图 9-2　术后吻合口

6.选择性痔上黏膜切除术

选择性痔上黏膜切除术是一种利用开环式微创痔吻合器进行治疗的手术方式。适用于Ⅱ～Ⅳ期内痔、混合痔、环状痔、严重脱垂痔、直肠前突、直肠黏膜脱垂等。可准确定位目标组织,做到针对性切除,并保护非痔脱垂区黏膜组织,该术式更加符合肛管形态和生理,有效预防术后大出血、肛门狭窄等并发症,值得临床推广应用。

五、护理评估

(一)术前评估

1.健康史

(1)了解患者有无长期饮酒的习惯,有无喜食刺激性食物或低纤维素饮食的习惯。

(2)有无长期便秘、腹泻史,长期站立、坐位或腹压增高等因素。或有痔疮药物治疗、手术史;有无糖尿病、血液疾病史。

(3)了解患者有无肛隐窝炎、肛周感染、营养不良等情况促进痔形成的情况。

(4)家族中有无息肉、大肠癌或其他肿瘤患者。

（5）既往是否有溃疡性结肠炎、克罗恩病、腺瘤病史、手术治疗史及用药情况。

2.身体状况

（1）注意观察患者的生命体征、神志、尿量、皮肤弹性等。

（2）排便时有无疼痛及排便困难，大便是否带鲜血或便后滴血、喷血，有无黏液，有无脓血、便血量、发作次数等。

（3）注意患者的营养状况，有无消瘦、头晕、眼花、乏力等贫血的体征。

（4）肛门有无肿块脱出，能否自行回纳或用手推回，有无肿块嵌顿史。

（5）直肠指诊肛门有无疼痛、指套退出有无血迹、直肠内有无肿块等。

3.心理-社会状况

（1）疾病认知：了解患者及家属对疾病相关知识的认知程度，评估患者及家属对所患疾病及站立方法的认识，对手术的接受程度，对痔传统手术或微创手术知识及手术前配合知识的了解和掌握程度。

（2）心理承受程度：患者和家属对接受手术及手术可能导致的并发症带来的自我形象紊乱和生理功能改变的恐惧、焦虑程度和心理承受能力。

（3）经济情况：家庭对患者手术及并发症进一步治疗的经济承受能力。

（二）术后评估

1.手术情况

了解麻醉方式、手术方式，手术过程是否顺利，术中有无出血、出血部位、出血量，有无输血及输血量。

2.病情评估

观察患者神志和生命体征变化，生命体征是否平稳，切口敷料是否渗血，出血量多少，引流是否通畅，引流液的颜色、性质和引流量，切口愈合情况，大便是否通畅，有无便秘或腹泻等情况。

3.切口情况

切口渗出、愈合情况，有无肛缘水肿、切口感染，引流是否通畅，有无假性愈合情况。定期进行血常规、血生化等监测，及时发现出血、切口感染、吻合口出血、吻合口瘘等并发症的发生。

4.评估手术患者的肛门直肠功能

有无肛门狭窄、肛门失禁，包括排便次数、控便能力等。

5.心理-社会状况

患者对手术后康复知识的了解程度。评估患者有无焦虑、失眠，家庭支持系统等。

六、护理诊断

（一）恐惧

与出血量大或反复出血有关。

（二）便秘

与不良饮食、排便习惯及惧怕排便有关。

（三）有受伤的危险

出血与血小板减少、凝血因子缺乏、血管壁异常有关。

（四）潜在并发症

尿潴留、肛门狭窄、排便失禁等。

七、护理措施

(一)非手术治疗护理/术前护理

1.调整饮食

嘱患者多饮水,多进食新鲜蔬菜、水果,多食粗粮,少食辛辣刺激性食物,忌烟酒。养成良好的生活习惯。适当增加运动量,促进肠蠕动,切忌久站、久坐、久蹲。

2.热水坐浴

便后及时清洗,保持局部清洁舒适。必要时用1∶5 000高锰酸钾溶液或复方荆芥熏洗剂熏洗坐浴,控制温度在43~46 ℃,每天2次,每次20~30分钟,可有效改善局部血液循环,减轻出血、疼痛症状。

3.痔块还纳

痔块脱出时应及时还纳,嵌顿性痔应尽早行手法复位,防止水肿、坏死;不能复位并有水肿及感染者用复方荆芥熏洗剂坐浴,局部涂痔疮膏,用手法再将其还纳,嘱其卧床休息。注意动作轻柔,避免损伤。

4.纠正贫血

缓解患者的紧张情绪,指导患者进少渣食物,术前排空大便,必要时灌肠,做好会阴部备皮及药敏试验,贫血患者应及时纠正。贫血体弱者,协助完成术前检查,防止排便或坐浴时晕倒受伤。

5.肠道准备

术前1天予全流质饮食,手术当天禁食,术前晚口服舒泰清4盒,饮水2 500 mL或术晨2小时甘油灌肠剂110 mL灌肠,以清洁肠道。

(二)术后护理

1.饮食护理

术后当天应禁食或给无渣流质,次日半流质,以后逐渐恢复普食。术后6小时内尽量卧床休息,减少活动。6小时后可适当下床活动,入厕排尿、散步等,逐渐延长活动时间,并指导患者进行轻体力活动。

2.疼痛护理

因肛周末梢神经丰富,痛觉十分敏感,或因括约肌痉挛、排便时粪便对创面的刺激、敷料堵塞过多导致大多数肛肠术后患者创面剧烈疼痛。疼痛轻微者可不予处理,但疼痛剧烈者应给予处理。指导患者采取各种有效止痛措施,如分散注意力、听音乐等,必要时遵医嘱予止痛药物治疗。

3.局部坐浴

术后每次排便或换药前均用1∶5 000高锰酸钾溶液或痔疾洗液熏洗坐浴,控制温度在43~46 ℃,每天2次,每次20~30分钟,坐浴后用凡士林油纱覆盖,再用纱垫盖好并固定。

4.保持大便通畅

术后早期患者有肛门下坠感或便意,告知其是敷料压迫刺激所致;术后3天内尽量避免解大便,促进切口愈合,可于术后48小时内口服阿片酊以减少肠蠕动,控制排便。术后第2天应多吃新鲜蔬菜和水果,保持大便通畅。如有便秘,可口服液体石蜡或麻仁软胶囊等润肠通便药物,宜用缓泻剂,忌用峻下剂或灌肠。避免久站、久坐、久蹲。

5.避免剧烈活动

术后7~15天应避免剧烈活动,防止大便干燥,以防痔核或吻合钉脱落而造成继发性大出血。

6.并发症的观察与护理

(1)尿潴留:因手术、麻醉刺激、疼痛等原因造成术后尿潴留。若术后8小时仍未排尿且感下腹胀痛、隆起时,可行诱导、热敷或针刺帮助排尿。对膀胱平滑肌收缩无力者,肌内注射新斯的明1 mg(1支),增强膀胱平滑肌收缩力,促进排尿。必要时导尿。

(2)创面出血:术后7~15天为痔核脱落期,因结扎痔核脱落、吻合钉脱落、切口感染、用力排便等导致创面出血。如患者出现恶心、呕吐、头昏、眼花、心慌、出冷汗、面色苍白等并伴肛门坠胀感和急迫排便感进行性加重,敷料渗血较多,应及时通知医师行相应消除处理。

(3)切口感染:直肠肛管部位由于易受粪便、尿液等的污染,术后易发生切口感染。应注意术前改善全身营养状况;术后2天内控制好排便;保持肛门周围皮肤清洁,便后用1:5 000高锰酸钾液坐浴;切口定时换药,充分引流。

(4)肛门狭窄:术后观察患者有无排便困难及大便变细,以排除肛门狭窄。术后15天左右应行直肠指诊如有肛门狭窄,定期扩肛。

八、护理评价

(1)患者便血、脱出明显减轻或消失。

(2)患者及家属知晓所患疾病名称、手术术式、优缺点及相关知识,能复述并遵从护士指导。

(3)患者是否能正确面对手术,积极参与手术的自我护理并了解手术并发症的预防和处理,如大出血、切口感染、肛门狭窄等。未发生并发症或并发症被及时发现和处理。

(4)患者排便正常、顺畅,无腹泻、便秘或排便困难。肛周皮肤完整清洁无损。

九、健康教育

(1)指导患者合理搭配饮食,多饮水,多食蔬菜,水果以及富含纤维素的食物,少食辛辣等刺激性食物,忌烟酒。

(2)指导患者养成良好的排便习惯,保持排便通畅,避免久蹲、久坐。

(3)便秘时,应增加粗纤维食物,必要时口服适量蜂蜜或润肠通便药物。

(4)出院后近期可坚持熏洗坐浴,保持会阴部卫生清洁,有利于创面愈合。

(5)术后适当活动,切勿剧烈活动。若出现创面出血,随时与医师联系,及早处理。

(6)术后早期做提肛运动,每天2次,每次30分钟,促进局部血液循环。一旦出现排便困难或便条变细情况时,应及时就诊,定期进行肛门扩张。

(户亚兰)

第二节 肛 裂

肛裂是指齿状线以下肛管皮肤全层破裂形成的慢性溃疡,主要表现为便后肛门疼痛、便血、便秘三大症状。其发病率仅次于痔,居第二位,可发生于任何年龄,但多见于青壮年。具有"四最"特点:病变最小、痛苦最大、诊断最易、治法最多。

一、病因与发病机制

（一）解剖因素

肛门外括约肌浅部在肛门后方形成肛尾韧带，较硬，伸缩性差，并且皮肤较固定，肛直角在此部位呈90°，且肛门后方承受压力较大，故后正中处易受损伤。

（二）外伤因素

大便干硬，排便时用力过猛，可损伤肛管皮肤，反复损伤使裂伤深及全层皮肤，形成溃疡。肛门镜等内镜检查或直肠指检方法不当，也容易造成肛管后正中的皮肤损伤，形成肛裂。

（三）感染因素

齿状线附近的慢性炎症，如发生在肛管后正中处的肛窦炎，可向下蔓延而致肛管皮下脓肿，脓肿破溃后形成溃疡，加之肛管后正中的血供较其他部位差，肛管直肠的慢性炎症易引起内括约肌痉挛又加重了缺血，致使溃疡不易愈合。

肛裂与肛管纵轴平行，其溃疡多<1 cm。一般地，将肛管裂口、前哨痔和肛乳头肥大称为肛裂"三联征"（图9-3）。按病程分为：急性（早期）肛裂：可见裂口边缘整齐，底浅，呈红色并有弹性，无瘢痕形成；慢性（陈旧性）肛裂：因反复发作，底深，边缘不整齐、增厚纤维化，肉芽灰白，伴有肛乳头肥大、前哨痔及皮下瘘形成。

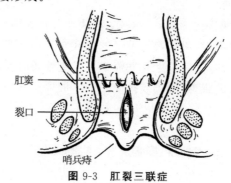

肛窦
裂口
哨兵痔

图9-3　肛裂三联症

二、临床表现

肛裂患者的典型临床表现是疼痛、便秘和便血。

（一）疼痛

肛裂可因排便引起肛门周期性疼痛，这是肛裂的主要症状。排便时，粪块刺激溃疡面的神经末梢，立刻感到肛门灼痛或剧痛，便后数分钟疼痛缓解，此期称疼痛间歇期。

（二）便血

排便时常在粪便表面或便纸上有少量新鲜血迹或滴鲜血。出血的多少与裂口的大小、深浅有关，但很少发生大出血。

（三）便秘

因肛门疼痛不愿排便，久而久之引起便秘，粪便变得更为干硬，排便时会使肛裂进一步加重，形成恶性循环。这种恐惧排便现象可导致大便嵌塞。

三、辅助检查

（1）用手牵开肛周皮肤视诊，可看见裂口或溃疡，此时，应避免强行直肠指诊或肛门镜检查。

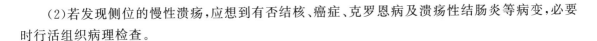

（2）若发现侧位的慢性溃疡,应想到有否结核、癌症、克罗恩病及溃疡性结肠炎等病变,必要时行活组织病理检查。

四、治疗要点

（一）非手术治疗

1.调整饮食

对于急性新鲜肛裂,通过调整饮食、软化大便,可以缓解肛裂症状,促使裂口愈合。增加富含纤维素食物如蔬菜、水果等,增加每天饮水量,纠正便秘。

2.局部坐浴

用温热盐水或中药坐浴,温度 43~46 ℃,每天 2~3 次,每次 20~30 分钟。温水坐浴可松弛肛门括约肌,改善局部血液循环,促进炎症吸收,减轻疼痛,并清洁局部,以利创口愈合。

3.口服药物

口服缓泻剂如福松或液状石蜡油,使大便松软、润滑,以利排便。

4.外用药物

通过局部用药物如太宁栓可缓解内括约肌痉挛以达到手术效果。新近用于临床的奥布卡因凝胶可有效缓解肛管括约肌痉挛性疼痛,改善局部血液循环,促进肛裂愈合,疼痛剧烈者可以选用。必要时局部应用长效麻药封闭治疗,可有效缓解疼痛,部分病例可以使溃疡愈合。

5.扩肛疗法

适用于急性或慢性肛裂不伴有肛乳头肥大及前哨痔者。优点是操作简便,不需要特殊器械,疗效迅速。

（二）手术治疗

对经久不愈、非手术治疗无效的慢性肛裂可采用以下手术方法治疗。目前国内常用的术式有:①肛裂切除术;②肛裂切除术加括约肌切断术;③V-Y 肛门成形术;④肛裂切除纵切横缝术等。实践证明,肛裂切除术加括约肌切断术的效果较好,可作为首选术式。

五、护理评估

（一）术前评估

1.健康史

了解患者疼痛部位多与病灶位置及疾病性质有关。注意询问患者疼痛的部位、持续的时间、急缓、性质及病程长短,有无明确的原因或诱因;了解患者有无长期便秘史,便秘发生的时间、病程长短、有无便意感,起病原因或诱因;排便的次数和量;有无便血、肛门疼痛、腹痛、腹胀、嗳气、食欲减退、肛门坠胀、排便不尽、反复排便等伴随症状,甚至用手挖便的情况;有无用药史,效果如何。有无焦虑、烦躁、失眠、抑郁,乃至性格改变等精神症状。评估患者有无肛窦炎、直肠炎等诱发肛管溃疡的因素。

2.身体评估

（1）便秘的原因很多,有功能性便秘和器质性便秘两种,应加以区分。

（2）有无便后肛周出现烧灼样或刀割样剧烈疼痛,缓解后又再次出现剧痛,持续 30 分钟至数小时不等。

（3）因惧怕肛周疼痛而不敢排便。便后滴新鲜血,或便中带新鲜血。

(4)肛裂便秘,多伴便后手纸染血、肛门剧痛,呈周期性。

(5)了解肛门局部检查结果,有无发现裂口、肛乳头肥大、哨兵痔、肛窦炎、皮下瘘、肛门梳硬结。

3.心理-社会状况

评估患者及家属对肛裂相关知识的了解程度及心理承受能力,以及对治疗、护理等的配合程度。

(二)术后评估

1.手术情况

了解患者术中采取的麻醉方式、手术方式,手术过程是否顺利,术中有无出血及量。

2.康复状况

观察患者生命体征是否平稳,手术切口愈合情况,有无发生出血、肛门狭窄、排便失禁等并发症。

3.心理-社会状况

评估患者有无焦虑、失眠,家庭支持系统等。了解患者及其家属对术后康复知识的掌握程度;是否担心并发症及预后等。

六、护理诊断

(一)排便障碍

与患者惧怕疼痛不愿排便有关。

(二)急性疼痛

与粪便刺激及肛管括约肌痉挛、手术创伤有关。

(三)潜在并发症

增加了结直肠肿瘤发生的风险。

七、护理措施

(一)非手术治疗护理/术前护理

1.心理支持

向患者详细讲解有关肛裂知识,鼓励患者克服因害怕疼痛而不敢排便的情绪,配合治疗。

2.调理饮食

增加膳食中新鲜蔬菜、水果及粗纤维食物的摄入,少食或忌食辛辣和刺激性食物,多饮水,以促进胃肠蠕动,防止便秘。

3.热水坐浴

每次排便后应热水坐浴,清洁溃疡面或创面,减少污染,促进创面愈合,水温 43～46 ℃,每天 2～3 次,每次 20～30 分钟。

4.肠道准备

术前 3 天少渣饮食,术前 1 天流质饮食,术前日晚灌肠,尽量避免术后 3 天内排便,有利于切口愈合。

5.疼痛护理

遵医嘱适当应用镇痛剂,如肌内注射吗啡、消炎栓纳肛等。

（二）术后护理

1.术后观察

有无渗血、出血、血肿、感染和尿潴留并发症发生，如有报告医师，并协助处理。

2.保持大便通畅

鼓励患者多饮水，多进食新鲜蔬菜、水果、粗纤维食物，指导患者养成每天定时排便的习惯，进行适当的户外锻炼，防止便秘。便秘者可服用缓泻剂或液体石蜡等，也可选用蜂蜜、番泻叶等泡茶饮用，以润滑、松软大便利于排便。

3.局部坐浴

术后每次排便或换药前均用 1：5 000 高锰酸钾溶液或痔疾洗液熏洗坐浴，控制温度在 43～46 ℃，每天 2 次，每次 20～30 分钟，坐浴后用凡士林油纱覆盖，再用纱垫盖好并固定。

4.术后常见并发症的预防和护理

（1）切口出血：多发生于术后 7～12 天，常见原因多为术后大便干结、用力排便、换药粗暴等导致创面裂开、出血。预防措施包括：保持大便通畅，防止便秘；避免腹内压增高的因素如剧烈咳嗽、用力排便等；切忌换药动作粗暴，轻轻擦拭。密切观察创面的变化，一旦出现创面大量渗血，紧急压迫止血，并报告医师处理。

（2）肛门狭窄：大便变细或肛门狭窄者，遵医嘱可于术后 10～15 天行扩肛治疗。

（3）排便失禁：多由于术中不慎损伤肛门括约肌所致。询问患者排便前有无便意，每天的排便次数、量及性状。若为肛门括约肌松弛，可于术后 3 天开始指导患者进行提肛运动，每天 2 次，每次 30 分钟；若发现患者会阴部皮肤常有黏液及粪便污染，或无法随意控制排便时，立即报告医师，及时处理。

八、护理评价

（1）患者术后焦虑情绪得到缓解，心态平和，积极配合治疗。

（2）术后患者疼痛、便血得到缓解，自诉伤口疼痛可耐受，疼痛评分 2～3 分。

（3）未发生肛门狭窄、肛门失禁等并发症，或得到及时发现和处理。

九、健康教育

（1）指导患者养成定时排便的习惯，避免排便时间延长。保持排便通畅，鼓励患者有便意时，尽量排便，纠正便秘。

（2）多饮水，多吃蔬菜、水果以及富含纤维素的食物，禁止饮酒及食辛辣等刺激性食物。

（3）出现便秘时，应增加粗纤维食物，必要时口服适量蜂蜜或润肠通便药物。

（4）出院时如创面尚未完全愈合者，便后温水坐浴，保持创面清洁，促进创面早期愈合。

（5）大便变细或肛门狭窄者，遵医嘱可于术后 10～15 天行扩肛治疗。

（6）肛门括约肌松弛者，手术 3 天后做肛门收缩舒张运动，大便失禁者需二次手术。

（卢亚兰）

第三节　肛　周　脓　肿

肛周脓肿是肛门直肠周围脓肿的简称,是由于细菌感染所致的软组织急性化脓性疾病,属肛肠外科最常见的急症。任何年龄均可发病,多见于20~40岁的青壮年,男性多于女性。临床上多数起病急骤,疼痛剧烈,伴有恶寒发热,脓肿破溃或切开引流后易形成肛瘘。

一、病因与发病机制

绝大多数是由肛腺感染所致,常见的致病菌有大肠埃希菌、金黄色葡萄球菌等,其次是肛周皮肤感染、损伤、异物、药物注射和手术后并发感染引起,极少部分可继发于糖尿病、白血病、Crohn病、溃疡性结肠炎等。

肛瘘性脓肿可分4个阶段:①肛窦炎阶段;②肛管直肠周围间隙脓肿阶段;③脓肿破溃阶段;④肛瘘形成阶段。按脓肿部位以肛提肌为界分为低位脓肿和高位脓肿两类(图9-4)。

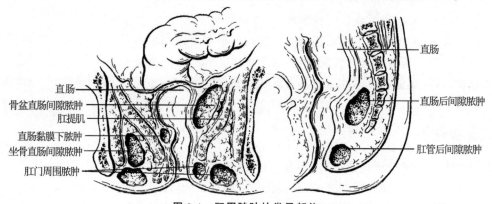

图9-4　肛周脓肿的常见部位

（一）低位脓肿

包括:①肛周皮下脓肿;②坐骨直肠间隙脓肿;③肛管后间隙脓肿;④低位肌间脓肿;⑤低位蹄铁形脓肿。

（二）高位脓肿

包括:①骨盆直肠间隙脓肿;②直肠黏膜下脓肿;③直肠后间隙脓肿;④高位肌间脓肿;⑤高位蹄铁形脓肿。

二、临床表现

主要症状为肛门周围持续性疼痛,活动时加重。因脓肿的部位不同,临床表现也不尽一致。

（一）肛门周围皮下脓肿

最常见,约占80%。部位局限、浅表,局部疼痛明显,而全身症状不明显。病变部明显肿胀,有压痛,可触及明显波动感。

（二）坐骨肛管间隙脓肿

较常见。此处间隙较大,形成的脓肿范围亦较大,容量为60~90 mL。疼痛较剧烈,常可有直肠刺激症状,并伴有明显的全身症状,如发热、头痛、乏力、寒战等。早期体征不明显,随着炎症的加重,脓肿增大时局部大片红肿,明显触痛,排便时剧烈疼痛,有时影响排尿。穿刺时抽出脓液,处理不及时可导致肛瘘。

（三）骨盆直肠间隙脓肿

少见。早期就有全身中毒症状,如高热、寒战、疲倦不适等,严重时出现脓毒血症表现。常伴有排便不畅、排尿困难,但局部表现不明显。位置较深,临床上常常易被误诊。

（四）直肠后间隙脓肿

以全身症状为主,有寒战、发热、疲倦不适等中毒表现,直肠内有明显重坠感,骶尾部有酸痛。直肠内指诊时直肠后壁饱满,有触痛和波动感。

三、辅助检查

（一）直肠指诊

肛周可触及一肿块,压痛(＋),波动感(＋),皮温升高。

（二）局部穿刺抽脓

诊断性穿刺抽得脓液即可诊断。可同时将抽出的脓液做细菌培养及药敏试验。

（三）血常规检查

白细胞计数及中性粒细胞比例增高。

（四）其他

少数深部脓肿需要依靠直肠腔内超声可明确诊断,必要时需做盆腔 CT 和 MRI 检查可协助诊断。

四、护理评估

（一）术前评估

1.健康史

了解患者的一般情况,发病前有无饮食不当、大量饮酒、过度劳累等诱因;了解患者是否存在易引发肛腺感染的因素,如有无长期便秘、腹泻史,或有无外伤、肛裂、痔疮药物治疗史;有无糖尿病、恶性肿瘤史。

2.身体状况

（1）评估患者肛周局部有无红肿、硬结、肿块,皮肤破溃后有无脓液排出的情况。

（2）有无恶寒、高热、乏力、食欲缺乏、恶心等全身症状,有无出现排尿困难或里急后重。

（3）有无持续高热、恶心、头痛等,会阴和直肠坠胀感,排便不尽感,有无二便困难。

（4）是否伴有精神紧张、情绪焦虑等精神症状,除外肛门直肠神经症。

（5）评估患者生命体征变化,有无面色苍白、出冷汗、脉搏细速、血压不稳等休克的早期征象;有无体温升高、脉搏增快等全身中毒症状。

（6）直肠指诊肛周肿胀部位有无压痛、波动感、皮温高,指套退出有无血迹、直肠内有无肿块等。

（7）了解辅助检查情况:红细胞计数、白细胞计数、血红蛋白和血细胞比容等数值的变化;其他辅助检查,如腹腔穿刺/腹腔灌洗、X 线、B 超、CT、MRI 等影像学检查的结果。

（8）了解患者既往有无结核病、糖尿病、高血压等病史;有无酗酒、吸烟和吸毒史;有无腹部手术史及药物过敏史等。

3.心理-社会状况

了解患者及家属对肛周脓肿相关知识的认知程度及心理承受能力。了解有无过度焦虑、恐惧等影响康复的心理反应；了解能否接受制订的治疗护理方案，对治疗是否充满信心等，以及对治疗和护理的期望程度。

（二）术后评估

1.手术情况

了解患者术中采取的麻醉方法、手术方式、病变部位及深浅程度，手术过程是否顺利，术中有无脓汁及量。

2.康复状况

观察患者生命体征是否平稳，手术切口愈合情况，有无发生出血、切口感染、假性愈合等并发症，注意保持伤口引流通畅，防止假性闭合。注意观察挂线橡皮筋松紧度，术后15天定期紧线，使其脱落。评估患者有无发生再次发作、肛瘘、肛门失禁等并发症。

3.心理-社会状况

评估患者有无焦虑、失眠，家庭支持系统等。了解患者及其家属对术后康复知识的掌握程度；是否担心并发症及预后等。

五、治疗要点

早期炎症浸润尚未形脓肿时，可口服或注射广谱抗生素，防止炎症扩散，但有的抗生素不仅不能控制炎症反而会使脓肿向深部蔓延并易导致感染加重。无论何种类型和何种部位的肛周脓肿，一旦确诊，尽早手术。脓肿若治疗不及时或方法不恰当，易自行破溃或切开引流后形成肛瘘。

常用手术方式有以下3种。

（一）切开引流术

适应于坐骨直肠间隙脓肿、骨盆直肠间隙脓肿、蹄铁形脓肿及高位脓肿、无切开挂线条件者，也是各种术式的基础。

（二）切开挂线术

适应于坐骨直肠间隙脓肿、骨盆直肠间隙脓肿、直肠后间隙脓肿、前位脓肿、高位蹄铁形脓肿及婴幼儿脓肿。于脓肿波动明显处先做切开引流，然后，一手示指伸入肛内做引导，另一手持探针从切口插入脓腔，沿脓腔最高处探查内口。将橡皮筋引入内口，再从切口牵出肛外。切开自切口至内口之间的皮肤。内外两端合拢，轻轻拉紧并以丝线结扎（图9-5）。

（三）内口切开术

适应于低位肛瘘性脓肿。

六、护理诊断

（一）急性疼痛

与肛周炎症及手术有关。

（二）便秘

与疼痛恐惧排便有关。

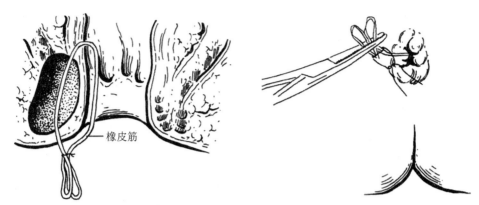

图 9-5 切开挂线术

（三）体温升高

与直肠肛管周围感染和全身感染有关。

（四）皮肤完整性受损

与肛周脓肿破出皮肤、皮肤瘙痒、手术治疗等有关。

（五）潜在并发症

肛瘘和肛门狭窄。

七、护理措施

（一）非手术治疗护理/术前护理

（1）保持大便通畅告知患者多饮水，多进食含膳食纤维丰富的蔬菜、水果和蜂蜜等，忌食辛辣刺激食物，避免饮酒。也可遵医嘱给予麻仁丸或液体石蜡口服。

（2）应用抗生素根据医嘱全身应用抗生素，有条件时穿刺抽取脓液，并根据药敏试验结果合理选择抗生素，控制感染。

（3）热水坐浴局部用 1∶5 000 高锰酸钾溶液 3 000 mL 或痔疾洗液熏洗坐浴，控制温度在43～46 ℃，每天 2 次，每次 20 分钟，可有效改善局部血液循环，减轻出血、疼痛症状。养成定时排便习惯，便后清洗或坐浴。

（4）急性炎症期应卧床休息，协助患者采取舒适体位，避免局部受压加重疼痛。

（5）高热患者给予物理降温或遵医嘱药物降温，嘱患者增加饮水。

（二）术后护理

（1）饮食护理术后 6 小时进流质，术后第一日给半流质饮食，以清淡、易消化食物为主，保持排便通畅。

（2）有脓液形成时，及时切开引流早期分泌物较多，应定时观察敷料有无渗出，一旦渗出应及时更换敷料，可每天更换 2 次，防止切口感染。

（3）脓肿切开引流术的护理对脓肿切开引流者，应密切观察引流液的颜色、量、性状，并记录。定时冲洗脓腔，保持引流通畅。

（4）脓肿切开挂线术的护理。①皮肤护理：保持肛门皮肤清洁，嘱患者局部皮肤瘙痒时不可搔抓，避免皮肤损伤感染；②挂线橡皮筋护理：嘱患者术后 7～15 天至门诊收紧橡皮筋，直到橡皮筋脱落。脱落后局部创面可外敷中药生肌散，以促进创面愈合。

（5）热水坐浴便后局部创面用 1：5 000 高锰酸钾溶液 3 000 mL 或痔疾洗液熏洗坐浴,每天 2 次。既可缓解局部疼痛、清洁肛门周围皮肤,又有利于局部炎症的消散、吸收,促进创面愈合。

（6）后期创面表浅可定时坐浴使其自然愈合。排便后应先坐浴再换药。创面愈合应由内向外,避免皮肤假性愈合形成肛瘘。

（7）指导患者注意个人卫生,勤洗、勤换内裤。

八、护理评价

（1）患者肛周疼痛有无明显减轻或缓解,生命体征是否平稳。

（2）发热症状有无消退,体温是否维持在正常范围。

（3）患者有无发生切口感染、后遗肛瘘、假性愈合等术后并发症,若发生,是否得到及时发现和处理。

九、健康教育

（1）多饮水,多吃蔬菜、水果以及富含纤维素的食物,禁止饮酒及食辛辣等刺激性食物。

（2）嘱患者改变以往不良的饮食习惯,养成良好的饮食、排便及卫生习惯。教会患者坐浴的方法,并嘱其坚持坐浴。

（3）养成定时排便的习惯,避免排便时间延长,避免便秘和腹泻。适当活动,避免久坐、久卧。

（4）提肛运动肛门括约肌松弛者,术后 15 天起可指导患者进行提肛运动,促进局部血液循环,加速愈合。软化瘢痕,预防肛门狭窄。

（户亚兰）

第四节　肛　　瘘

肛瘘是指肛门直肠因肛门周围间隙感染、损伤、异物等病理因素形成的与肛门周围皮肤相通,形成异常通道的一种疾病。肛瘘是常见的直肠肛管疾病之一,发病年龄以 20～40 岁青壮年为主,男性多于女性。

一、病因与发病机制

大多数肛瘘由直肠肛周脓肿发展而来。由内口、瘘管和外口三部分组成。内口即原发感染灶,外口为脓肿破溃处或手术切开引流部位,内外口之间由脓腔周围增生的纤维组织包绕的管道即瘘管,近管腔处有炎性肉芽组织。其内口多在肛窦内及其附近,外口位于肛门周围的皮肤上,内、外口既可为单个,也可以为多个。由于致病菌不断由内口进入,而瘘管迂曲,少数存在分支,常引流不畅,且外口皮肤生长速度较快,常发生假性愈合并形成脓肿。脓肿可从原外口溃破,也可从他处穿出形成新的外口,反复发作,发展为有多个瘘管和外口的复杂性肛瘘。

二、临床表现

肛门周围流脓水、潮湿、瘙痒,甚至出现湿疹。外口处有脓性、血性、黏液性分泌物流出,有时有粪便及气体排出。外口因假性愈合或暂时封闭时,脓液积存,形成脓肿,可出现肛周肿痛、发热、寒战、乏力等症状。脓肿破溃或切开引流后,脓液排出,症状缓解,上述症状反复发作是肛瘘的特点。

三、辅助检查

(一)直肠指诊

在内口处有轻压痛,瘘管位置表浅时可触及硬结内口及条索样肛瘘。

(二)探针检查

探针检查是最常用、最简便、最有效的方法。自外口处进入,沿瘘管轻轻探向肠腔,可找到内口的位置。

(三)染色检查

自外口注入 1‰ 亚甲蓝溶液,检查确定内口位置。

(四)实验室检查

发生肛周脓肿时,血常规中可出现白细胞计数及中性粒细胞比例增高。

(五)X 线造影

碘油造影或 70% 泛影葡胺造影,适用于高位复杂性肛瘘的检查。检查自外口注入造影剂,可判定瘘管的分布、多少、位置、走行和内口的位置。

(六)MRI 检查

可清晰显示瘘管位置及括约肌间的关系,明确肛瘘分型。

另外,特别注意复杂性肛瘘青年患者是否合并炎症性肠病,必要时行肠镜检查。

四、治疗要点

肛瘘一般不能自愈,必须手术治疗。手术成败的关键在于:①准确寻找和处理内口;②切除或清除全部瘘管和无效腔;③合理处理肛门括约肌;④创口引流通畅。

(一)堵塞法

适用于单纯性肛瘘。瘘管用 1% 甲硝唑、生理盐水冲洗后,自外口注入生物蛋白胶。治愈率较低。

(二)手术治疗

1.肛瘘切开术

主要应用于单纯性括约肌间型肛瘘和低位经括约肌间型肛瘘。用探针自外口进入瘘管,沿瘘管到达位于齿状线附近的内口。将探针上方的组织切开,将肉芽组织用刮匙刮除,若存在高位盲道或继发分支,则需彻底清除。

2.肛瘘切除术

在瘘管切开的基础上,将瘘管壁全部切除,直至健康组织,并使创面呈内小外大,以利引流。

3.肛瘘切开挂线术

适用于距肛缘 3~5 cm,有内外口的单纯性肛瘘、高位单纯性肛瘘,或坐位复杂性肛瘘切开、切除的辅助治疗。利用橡皮筋或有腐蚀作用药线的机械性压迫作用,使结扎处组织发生血运障碍而坏死,以缓慢切开肛瘘。

4.经肛直肠黏膜瓣内口修补术

经肛直肠黏膜瓣内口修补术是治疗复杂性肛瘘的一种保护括约肌的技术,切除内口及其周围约1 cm的全厚直肠组织,然后游离其上方的直肠瓣,并下移修复内口处缺损。通过清除感染灶,游离内口上方直肠黏膜肌瓣或内口下方肛管皮瓣覆盖缝合于内口上,阻碍直肠内容物使之不能进入瘘管管道。

五、护理评估

(一)术前护理评估

1.健康史

了解有无肛管直肠周围脓肿自行溃破或切开引流的病史。

2.病情评估

(1)肛门皮肤有无红、肿。

(2)肛周外口有无反复流脓及造成皮肤瘙痒感。

(3)了解直肠指检、内镜及钡灌肠造影等检查结果。

3.心理-社会状况

对肛瘘的认知程度及心理承受能力。

4.其他

自理能力。

(二)术后护理评估

(1)肛门皮肤有无红、肿、疼痛,肛周外口有无反复流脓及造成皮肤瘙痒感。

(2)了解辅助检查结果及手术方式。

(3)患者的饮食及排便情况。

(4)评估患者对术后饮食、活动、疾病预防的认知程度。

六、护理诊断

(一)急性疼痛

与肛周炎症及手术有关。

(二)皮肤完整性受损

与肛周脓肿破溃、皮肤瘙痒、手术治疗等有关。

(三)潜在并发症

肛门狭窄、肛门松弛。

七、护理措施

(一)术前护理措施

(1)观察患者有无肛门周围皮肤红、肿、疼痛,流脓或排便困难。症状明显时,嘱其卧床休息,肛门局部给予热水坐浴,以减轻疼痛,利于大便的排出。

(2)鼓励患者进高蛋白、高热量、高维生素、易消化的少渣饮食,多食新鲜蔬菜、水果及脂肪类食物,保持大便通畅。

(3)急性炎症期,遵医嘱给予抗生素,每次排便后用清水冲洗干净,再用 1∶5 000 高锰酸钾溶液温水坐浴,每次 20 分钟,3 次/天。

(4)术前 1 天半流质饮食,术前晚进食流质,视所采取的麻醉方式决定术前是否禁食禁饮。术前晚按医嘱给予口服泻药,但应具体应用时视患者有无长期便秘史进行调整。若排便不充分时,可考虑配合灌肠法,洗至粪便清水样,肉眼无粪渣为止。

(5)准备手术区域皮肤,保持肛门皮肤清洁,予修剪指甲。

(二)术后护理措施

(1)腰麻、硬膜外麻醉,术后需去枕平卧 6 小时,避免脑脊液从蛛网膜下隙针眼处漏出,致脑脊液压力降低引起头痛。监测脉搏、呼吸、血压 6～8 小时,至生命体征平稳。

(2)加强伤口换药,避免假性闭合。伤口距离肛门近,有肠黏液或粪便污染时,需拆除敷料、温水冲洗、1∶5 000 的高锰酸钾溶液或中药熏洗坐浴,洗净沾在伤口上的粪渣和脓血水;伤口换药要彻底、敷料填塞要达深部,保证有效引流,避免无效腔。如行挂线术的患者创面换药至挂线脱落后 1 周。

(3)做好排便管理术前给予口服泻药或清洁灌肠,术后给予轻泻软便药乳果糖或麻仁丸及纤维增加剂,使粪便松软,易于排出。排便后及时坐浴和换药,以保持伤口和肛门周围皮肤清洁。

(4)肛门括约肌松弛者,术后 3 天可指导患者进行提肛运动。

八、护理评价

(1)能配合坐浴、换药,肛周皮肤清洁,术后伤口未发生二次感染。

(2)能配合术后的饮食、活动及提肛训练技巧。

(3)掌握复诊指征。

九、健康教育

(1)饮食指导:术后 1～2 天少渣半流饮食,之后正常饮食,忌辛辣刺激性食物如辣椒及烈性酒等,多食粗纤维富营养的食物,如新鲜蔬菜、水果等,切忌因惧怕疼痛而少吃饭或不吃饭。鼓励患者多饮水,防止便秘。

(2)肛门伤口的清洁:每天排便后用 1∶5 000 高锰酸钾溶液或痔疮洗液坐浴,坐浴时应将局部创面全部浸入药液中,药液温度适中。平时排便后,可用温水清洗肛门周围,由周边向中间洗净分泌物。

(3)术后活动指导:手术创面较大,而伤口尚未完全愈合期间,应尽量少走路,避免伤口边缘因用力摩擦而形成水肿,延长创面愈合时间。创面愈合后 3 个月左右不要长时间骑自行车,以防愈合的创面因摩擦过多而引起出血。

(4)如发现排便困难或大便失禁,应及时就诊。

(户亚兰)

第五节　肛管直肠狭窄

肛管直肠狭窄是指由于先天缺陷或后天炎症反复刺激、肛门直肠损伤、肿瘤等因素,正常的肠道黏膜被瘢痕组织取代或者肠管被瘢痕组织包绕,直肠、肛管、肛门进而出现管径缩小变窄,患者出现排便困难或排便时间延长,常伴有便时肛门疼痛、便形细窄等症状。

一、病因与发病机制

(一)直肠肛门损伤

直肠肛门在受到外伤、烧伤、烫伤、药物腐蚀、分娩时会阴的裂伤、直肠及肛门部手术后出现瘢痕生长,形成的直肠与肛门狭窄。

(二)慢性炎症或溃疡粘连

如克罗恩病,结肠与肛门瘢痕会形成挛缩,进而造成结肠、肛门狭窄。

(三)直肠肛门肿瘤等因素

因直肠恶性肿瘤、肛门肿瘤、性病、淋巴肉芽肿、平滑肌瘤、畸胎瘤等,也可引起肛门和肛管狭窄。

二、临床表现

(一)排便困难或排便时间延长

排便困难是肛门狭窄最常见的临床表现之一。肛门直肠腔瘢痕导致肛门直肠腔径变小,瘢痕缺乏弹性使较硬或较粗的粪便较难通过,排便的时间延长。

(二)粪便形状改变

由于肛门狭窄、排便困难,服用泻药后,粪便可成扁形或细条状,且自觉排便不净。即使排便次数增加,也多为少量稀便排出。

(三)疼痛

由于粪便通过困难,排粪便时经常导致肛管裂伤,造成持续性钝痛。也可在排粪便后出现持续性剧痛,甚至长达数小时。

(四)出血

肛门弹性差,粪便通过肛门时,使肛管皮肤破裂而导致出血。

(五)肛门瘙痒

肛门狭窄常合并肛门炎症,肛门狭窄也会导致直肠肛管黏膜或肛门皮肤的裂伤,使分泌物明显增加,导致肛门瘙痒和皮炎。

(六)肛门失禁

括约肌损伤导致的纤维化瘢痕形成会使肛门失去良好弹性,一方面表现为肛门狭窄,另一方面表现为肛门收缩能力差,出现肛门失禁,难以控制气体、液体甚至固体的排出。

(七)全身表现

肛门狭窄会造成不同程度的肠道机械性梗阻,故部分患者出现腹痛、腹胀的症状;而且部分患者由于出现肛门狭窄、排便困难、排便疼痛等问题,会伴有不同程度的精神症状,如焦虑、紧张。

三、辅助检查

(一)直肠指检

可判断肛门狭窄及较低位的直肠狭窄或肛管直肠狭窄。狭窄处不能通过指尖,并可扪及程度不同的坚硬瘢痕组织。

(二)气钡双重造影和排粪造影

可明确狭窄位置及诊断直肠狭窄。

四、治疗要点

(一)非手术治疗

通过高纤维膳食、灌肠等疗法缓解患者的排便困难及便时疼痛的症状;渐进式扩肛法,如手指扩张法或扩张器扩张法,使狭窄处扩张来缓解症状;内镜下置入球囊扩张器的方法进行扩肛,可获得较好的疗效。

(二)直肠狭窄治疗

对于较低位的直肠狭窄,可应用超声刀、激光、尿道切开器在狭窄环后方切开狭窄,完成纵切横缝的手术;或者经肛门直肠狭窄环切除术也可达到比较好的疗效。

(三)肛门狭窄的手术治疗

瘢痕松解同时行内括约肌切开手术。中至重度的肛门狭窄,可考虑应用皮瓣转移的肛门成形术。

五、护理评估

(1)既往是否有肠道炎症、结直肠肛门部手术、痔注射治疗及臀部外伤或使用腐蚀性药物史。

(2)排便困难的严重程度,是否可以通过高纤维膳食、灌肠等疗法缓解患者的排便困难及便时疼痛的情况。

(3)了解辅助检查结果及主要治疗方式。

(4)心理状态和认知程度,是否存在紧张、焦虑的心理状态,对术后的扩肛是否配合,对术后的康复是否有信心,对出院后的继续扩肛是否清楚。

六、护理诊断

(一)急性疼痛

与肛门狭窄、排便困难有关。

(二)皮肤完整性受损

与肛周炎症、皮肤瘙痒等有关。

(三)潜在并发症

与出血、肛门狭窄有关。

(四)焦虑

与担心治疗效果有关。

七、护理措施

（一）术前护理措施

（1）观察患者排便情况,有无腹胀、腹痛、排便出血。

（2）有无肛门周围皮肤红、肿、疼痛、流脓、瘙痒,症状明显时,嘱其卧床休息,肛门局部给予热水坐浴,以减轻疼痛。

（3）鼓励患者进食高纤维的蔬菜、水果,如番薯叶、芹菜、韭菜、竹笋、茼蒿及苹果、香蕉,主食以燕麦、麦皮、番薯等为主,以软化大便,缓解患者的排便困难。

（4）术前1天半流质饮食,术前晚进食流质,配合灌肠,以减少术后早期粪便排出。术前视手术和麻醉方式给予禁食禁饮。

（5）准备手术区域皮肤,保持肛门皮肤清洁。

（二）术后护理措施

（1）腰麻、硬膜外麻醉,术后需去枕平卧6小时,避免脑脊液从蛛网膜下隙针眼处漏出,致脑脊液压力降低引起头痛。监测脉搏、呼吸、血压6～8小时,至生命体征平稳。

（2）做好排便管理。术后给予轻泻软便药乳果糖或麻仁丸及纤维增加剂,使粪便松软,易于排出。排便后及时坐浴和换药,以保持肛门周围皮肤清洁。

（3）术后7～10天,指导患者扩肛。术后扩肛治疗必须长期坚持,半年以上的扩肛会减少肛门处手术再次导致肛门狭窄的可能性,可以巩固手术的治疗效果。

八、护理评价

（1）能配合术前的饮食、灌肠,保证粪便的排出。

（2）能配合坐浴、换药,肛周皮肤清洁。

（3）能配合术后的饮食、活动及扩肛训练技巧。

（4）掌握复诊指征。

九、健康教育

（1）饮食指导:术后1～2天少渣半流饮食,之后正常饮食,忌辛辣刺激性食物如辣椒及烈性酒等,进食高纤维的蔬菜、水果,如番薯叶、芹菜、韭菜、竹笋、茼蒿及苹果、香蕉,主食以燕麦、麦皮、番薯等,以软化大便,利于粪便排出。

（2）肛门伤口的清洁:每天排便后用1∶5 000高锰酸钾溶液或温水坐浴,坐浴时应将局部创面全部浸入药液中,药液温度适中。

（3）术后扩肛指导:渐进式扩肛法,用手指扩张或扩张器扩张,通过逐步增加手指数目或扩张器的大小使狭窄处扩张以达到缓解症状的目的。

（4）如发现排便困难或大便变细、变硬,应及时就诊。

（户亚兰）

第六节 直 肠 脱 垂

直肠脱垂可分为直肠外脱垂和直肠内脱垂。脱垂的直肠如果超出了肛缘即直肠外脱垂。直肠内脱垂指直肠黏膜层或全层套入远端直肠腔或肛管内而未脱出肛门的一种疾病。直肠内脱垂又称不完全直肠脱垂、隐性直肠脱垂。由于直肠黏膜松弛脱垂,特别是全层脱垂,可导致直肠容量适应性下降,排便困难、大便失禁和直肠孤立性溃疡等。直肠内脱垂是出口梗阻型便秘的最常见临床类型,31%~40%的排便异常患者排便造影检查可发现直肠内脱垂。

一、病因与发病机制

解剖因素,腹压增高,其他内痔或直肠息肉经常脱出,向下牵拉直肠黏膜,造成直肠黏膜脱垂。影像学及临床观察结果等均表明直肠内脱垂和直肠外脱垂的变化相似,手术所见盆腔组织器官变化基本相似;因此,多数学者认为两者是同一疾病的不同阶段,直肠外脱垂是直肠内脱垂进一步发展的结果。

二、临床表现

排便梗阻感、肛门坠胀、排便次数增多、排便不尽感,排便时直肠由肛门脱出,严重时不仅排便时脱出,在腹压增高时均可脱出,大便失禁、肛门瘙痒。黏液血便、腹痛、腹泻及相应的排尿障碍症状等。

三、辅助检查

(一)肛门直肠指检
指检时可触及直肠壶腹部黏膜折叠堆积、柔软光滑、上下移动,内脱垂的部分与肠壁之间可有环状沟。典型病例在直肠指检时让患者做排便动作,可触及套叠环。

(二)肛门镜检查
了解直肠黏膜是否存在炎症或孤立性溃疡以及痔。

(三)结肠镜及钡餐
排除大肠肿瘤、炎症等其他器质性疾病。

(四)排粪造影
排粪造影是诊断直肠内脱垂的主要手段,可以明确内脱垂的类型是直肠黏膜脱垂还是全层脱垂;明确内脱垂的部位:高位、中位、低位;并可显示黏膜脱垂的深度。排粪造影的典型表现是直肠壁向远侧肠腔脱垂,肠腔变窄,近侧直肠进入远端的直肠和肛管,而鞘部呈杯口状。并常伴有盆底下降、直肠前突和耻骨直肠肌痉挛等。典型的影像学改变:直肠前壁脱垂、直肠全环内脱垂、肛管内直肠脱垂。

(五)盆腔多重造影
能准确全面了解是否伴有复杂性盆底功能障碍以及伴随盆底疝的直肠内脱垂。

（六）肌电图检查

肌电图是通过记录神经肌肉的生物电活动,从电生理角度来判断神经肌肉的功能变化,对判断括约肌、肛提肌的神经电活动情况有重要参考价值。

（七）直肠肛门测压

了解肛管的功能状态。

四、治疗要点

（一）非手术治疗

1.建立良好的排便习惯

让患者了解直肠脱垂发生、发展的原因,认识到过度用力排便会加重直肠脱垂和盆底肌肉神经的损伤。在排便困难时,应避免过度用力,避免排便时间过久。

2.提肛锻炼

直肠内脱垂多伴有盆底肌肉松弛,盆底下降,甚至阴部神经的牵拉损伤。坚持定期进行膝胸位下进行提肛锻炼,可增强盆底肌肉及肛门括约肌的力量。

3.饮食调节

多食富含纤维素的水果、蔬菜,多饮水,每天 2 000 mL 以上;必要时可口服润滑油或缓泻剂,使粪便软化易于排出。

（二）手术治疗

1.直肠黏膜下注射术

治疗部分脱垂的患者,按前后左右四点注射至直肠黏膜下,每点注药 1～2 mL。注射到直肠周围可治疗完全性脱垂,造成无菌炎症,使直肠固定。

2.脱垂黏膜切除术

对部分性黏膜脱垂患者,将脱出黏膜作切除缝合。

3.肛门环缩术

在肛门前后各切一小口,用血管钳在皮下绕肛门潜行分离,使两切口相通,置入金属线(或涤纶带)结成环状,使肛门容一指通过,以制止直肠脱垂。

4.直肠悬吊固定术

对重度的直肠完全性脱垂患者,经腹手术,游离直肠,用两条阔筋膜将直肠悬吊固定在骶骨岬筋膜上,抬高盆底,切除过长的乙状结肠。

5.脱垂肠管切除术

经会阴部切除直肠乙状结肠或经腹部游离直肠后,提高直肠,将直肠侧壁与骶骨骨膜固定,同时切除冗长的乙状结肠。

五、护理评估

（一）术前护理评估

(1)询问患者是否有慢性咳嗽、便秘、排便困难等腹压增高情况,既往是否有内痔或直肠息肉病史。

(2)了解排便情况,有无排便不尽感,排便时是否有肿物脱出,便后能否回纳。

(3)了解辅助检查结果及主要治疗方式。

（4）评估患者对疾病的病因、治疗和预防的认识水平，是否因疾病引起焦虑、不安等情绪。

（二）术后护理评估

（1）了解术中情况，包括手术、麻醉方式、术中用药、输血、出血等情况。

（2）了解患者的生命体征，伤口的渗血、出血情况，及早发现出血；了解术后排尿情况，及时处理尿潴留。

（3）了解血生化、血常规的检验结果。了解患者的饮食及排尿、排便情况。

（4）评估患者对术后饮食、活动、疾病预防的认知程度。

（5）对术后的肛门收缩训练是否配合，对术后的康复是否有信心，对出院后的继续肛门收缩训练是否清楚。

六、护理诊断

（一）急性疼痛

与直肠脱垂、排便梗阻有关。

（二）皮肤完整性受损

与肛周炎症、皮肤瘙痒等有关。

（三）潜在并发症

与出血、直肠脱垂有关。

（四）焦虑

与担心治疗效果有关。

七、护理措施

（一）术前护理措施

（1）观察患者排便情况，有无排便困难、排便不尽感，排便时是否有肿物脱出、便后能否回纳。

（2）是否有出血、肛门周围肿胀、疼痛、黏液、瘙痒，症状明显时，嘱其卧床休息，肛门局部给予热水坐浴，以减轻疼痛。

（3）鼓励患者进食高纤维的蔬菜、水果，如番薯叶、芹菜、韭菜、茼蒿及苹果、香蕉，主食以燕麦、麦皮、番薯等，以软化大便，缓解患者的排便困难。

（4）术前1天半流质饮食，术前晚进食流质，配合灌肠，以减少术后早期粪便排出。术前视手术和麻醉方式给予禁食禁饮。

（5）准备手术区域皮肤，保持肛门皮肤清洁。

（二）术后护理措施

（1）腰麻、硬膜外麻醉，术后需去枕平卧6小时，避免脑脊液从蛛网膜下隙针眼处漏出，致脑脊液压力降低引起头痛。监测脉搏、呼吸、血压6～8小时至生命体征平稳。

（2）做好排便管理：术后给予轻泻软便药乳果糖或麻仁丸及纤维增加剂，使粪便松软，易于排出。排便后及时坐浴和换药，以保持肛门周围皮肤清洁。

（3）术后3～5天，指导患者肛门收缩训练。

八、护理评价

（1）能配合术前的饮食，灌肠，保证粪便的排出。

　　(2)能配合坐浴、换药,肛周皮肤清洁。

　　(3)能配合术后的饮食、盆底肌锻炼及肛门收缩训练技巧。

　　(4)掌握复诊指征。

九、健康教育

　　(1)饮食指导:术后1～2天少渣半流质饮食,之后正常饮食,忌辛辣刺激性食物如辣椒及烈性酒等,进食高纤维的蔬菜、水果,如番薯叶、芹菜、韭菜、茼蒿及苹果、香蕉,主食以燕麦、麦皮、番薯等为主,以软化大便,利于粪便排出。

　　(2)肛门伤口的清洁:每天排便后用1∶5 000高锰酸钾溶液或温水坐浴,坐浴时应将局部创面全部浸入药液中,药液温度适中。

　　(3)改变如厕的不良习惯:如长时间蹲厕或阅读,减少用力排便和增加腹压。

　　(4)肛门收缩训练:具体做法包括以下内容。戴手套,示指涂石蜡油,轻轻插入患者肛内,嘱患者收缩会阴、肛门肌肉,感觉肛门收缩强劲有力为正确有效的收缩,嘱患者每次持续30秒以上。患者掌握正确方法后,嘱每天上午、中午、下午、睡前各锻炼1次,每次连续缩肛100下,每下30秒以上,术后早期锻炼次数依据患者耐受情况而定,要坚持,不可间断,至术后3个月。

　　(5)如发现排便困难、排便有肿物脱出,应及时就诊。

(卢亚兰)

第七节　肛门失禁

　　肛门失禁又称大便失禁,是指因各种原因引起的肛门自制功能紊乱,以致不能随意控制排气和排便,不能辨认直肠内容物的物理性质,不能保持排便能力。它是多种复杂因素参与而引起的一种临床症状。据过外文献报道,大便失禁在老年人中的发生率高达1.5%,女性多于男性。

一、病因与发病机制

(一)先天异常
　　肛门闭锁、直肠发育不全、脊椎裂、脊髓膜突出等先天性疾病均可造成肛门失禁。

(二)解剖异常
　　医源性损伤、产科损伤(阴道分娩)、直肠肛管手术、骨盆骨折、肠道切除手术后、肛门撕裂、直肠脱垂、内痔脱出等。

(三)神经源性
　　各种精神及中枢、外周神经病变和直肠感觉功能改变如痴呆、脑动脉硬化、运动性共济失调、脑萎缩、精神发育迟缓;中风、脑肿瘤、脊柱损伤、多发性硬化、脊髓瘤;马尾损伤,多发性神经炎、肛门、直肠、盆腔及会阴部神经损伤、"延迟感知"综合征等疾病均能导致肛门失禁。

(四)平滑肌功能异常
　　放射性肠炎、炎症性肠病、直肠缺血、粪便嵌顿、糖尿病、儿童肛门失禁。

（五）骨骼肌疾病

重症肌无力、肌营养不良等。

（六）其他

精神疾病、全身营养不良、躯体残疾、肠套叠、肠易激综合征、特发性甲状腺功能减退等。

二、临床表现

（一）症状特点

患者不能随意控制排便和排气。完全失禁时，粪便自然流出，污染内裤，睡眠时粪便排出污染被褥；肛门、会阴部经常潮湿，粪性皮炎、疼痛瘙痒、湿疹样改变。不完全失禁时，粪便干时无失禁，粪便稀时和腹泻时则不能控制。

（二）专科体征

1.视诊

（1）完全性失禁：视诊常见肛门张开呈圆形，或有畸形、缺损、瘢痕、肛门部排出粪便、肠液，肛门部皮肤可有湿疹样改变或粪性皮炎的发生。

（2）不完全失禁：肛门闭合不紧，腹泻时可在肛门部有粪便污染。

2.直肠指诊

肛门松弛，收缩肛管时括约肌及肛管直肠环收缩不明显和完全消失，如损伤引起，则肛门部可扪及瘢痕组织，不完全失禁时指诊可扪及括约肌收缩力减弱。

3.肛门镜检查

可观察肛管部有无畸形，肛管皮肤黏膜状态，肛门闭合情况。

三、辅助检查

（一）肛管直肠测压

可测定内、外括约肌及耻骨直肠肌有无异常。肛门直肠抑制反射，了解其他基础压、收缩压和直肠膨胀耐受容量。失禁患者肛管基础、收缩压降低，内括约肌反射松弛消失，直肠感觉膨胀耐受容量减少。

（二）肌电图测定

可测定括约肌功能范围，确定随意肌、不随意肌及其神经损伤恢复程度。

（三）肛管超声检查

应用肛管超声检查，能清晰显示出肛管直肠黏膜下层、内外括约肌及其周围组织结构，可协助诊断肛门失禁，观察有无括约肌受损。

四、治疗要点

（一）非手术治疗

1.提肛训练

通过提肛训练以改进外括约肌、耻骨直肠肌、肛提肌随意收缩能力，从而锻炼盆底功能。

2.电刺激治疗

常用于神经性肛门失禁。将刺激电极置于内、外括约肌和盆底肌，使之有规律收缩和感觉反馈，提高患者对大便的感受，增加直肠顺应性，调节局部反射，均可改善肛门功能。

3.生物反馈治疗

生物反馈治疗是一种有效的治疗肛门失禁的方法。生物反馈仪监测到肛周肌肉群的生物信号,并将信号以声音传递给患者,患者通过声音和图片高低形式显示进行模拟排便的动作,达到锻炼盆底肌功能的作用。生物反馈的优点是安全无痛,但需要医患双方的耐心和恒心。

(二)手术治疗

由于手术损伤或产后、外力暴力损伤括约肌致局部缺陷。先天性疾病、直肠癌术后肛管括约肌切除等则需要进行手术治疗,手术方式较多,根据情况选用。包括肛管括约肌修补术、括约肌折叠术、肛管成形术等。

五、护理评估

(一)焦虑

与大便不受控制影响生活质量有关。

(二)自我形象紊乱

与大便失禁有关。

(三)粪性皮炎

与大便腐蚀肛周皮肤有关。

(四)睡眠形态紊乱

与大便失禁影响睡眠质量有关。

(五)疼痛

与术后伤口有关。

(六)潜在并发症

尿潴留、出血、伤口感染。

六、护理措施

(一)焦虑护理

(1)术前患者心理护理:与患者及家属进行沟通,向患者及家属讲解所患疾病发生的原因、治疗方法、护理要点、影响手术效果的因素、可能出现的并发症和不适,使其对肛门失禁有正确的认识,积极配合手术治疗,对术后出现的并发症有心理准备。

(2)术后做好家属宣教使其亲人陪护在身边,使患者有安全感。向患者讲解手术的过程顺利使其放心,护士在护理过程中以耐心、细心的优质服务理念贯穿整个护理工作中让患者感到安心。

(二)自我形象紊乱的护理

护士做好患者基础护理,保持肛周及会阴清洁。及时协助患者更换衣裤及病床。护理操作过程中注意保护患者隐私。

(三)粪性皮炎护理

(1)一旦患者发生粪性皮炎护士应指导患者正确清洗肛周的方法。

(2)及时更换被粪便污染的衣裤。

(3)保持肛周、会阴局部清洁干燥。需要在护理粪性皮炎时同压疮做好鉴别。

(四)睡眠紊乱护理

病房保持安静,定时通风,鼓励患者养成良好的睡眠习惯。向患者及家属做好沟通,使其放松心情,评估影响患者睡眠的因素,帮助其排除,并讲解良好的睡眠质量对术后恢复的重要性。

(五)疼痛护理

术后建立疼痛评分表,根据评分值采取相应的护理措施,必要时使用镇痛泵。给予患者心理疗法,使其分散注意力,以缓解疼痛。

(六)并发症的护理

1.尿潴留

嘱患者小便时可听流水声、热敷小腹诱导排尿。

2.出血

严密观察患者伤口敷料是否有渗血渗液;严密观察患者的生命体征、脉搏、心率、呼吸、神志、体温;观察患者排便时有无带血,嘱患者勿用力排便,以免引起伤口出血。如患者伤口敷料有鲜红色血液渗出,应立即通知医师并协助医师进行止血甚至抢救处理。

3.伤口感染

每天给予伤口换药,严密观察患伤口愈合情况及有无发热等症状。

七、护理评价

患者围术期细致的护理不仅是提高患者满意度,也是提高手术成功的重要保障,通过相应的护理措施可促进患者早日康复,在治疗护理过程中,心理护理尤为重要,可帮助患者及家属减轻心理负担,减少和消除患者术后不必要的并发症,提高患者的生活质量,使患者早日回归社会。

八、健康教育

(1)嘱患者清淡饮食避免刺激辛辣等食物。

(2)指导患者正确的提肛运动。

(3)向患者讲解扩肛的目的、方法、注意事项。

(4)以多种形式的健康教育指导患者包括口头讲解、书面法、操作示范等,使患者充分掌握自我观察和自我调护的方法。

(5)对出院患者进行出院指导,并讲解随访时间,定期随访。

(6)告知患者适当活动,不可进行剧烈运动,保持肛周局部清洁干燥。

(户亚兰)

第八节　肛隐窝炎与肛乳头炎

肛隐窝炎与肛乳头炎均为常见病,只是由于其症状较轻而易被忽视。临床上这两种疾病多为伴发而可视为一种疾病。

肛隐窝炎(又称肛窦炎)是指肛隐窝、肛门瓣的急、慢性炎症性疾病。由于炎症的慢性刺激,常可并发肛乳头炎、肛乳头肥大。其临床症状是肛门部不适、潮湿、瘙痒,甚至有分泌物、疼痛等。

通常由于症状较轻,又在肛门内部,易被忽视。有研究表明肛隐窝炎是引起肛肠感染性疾病的主要原因。据统计约有85%的肛门周围脓肿、肛瘘、肛乳头肥大等是由肛窦感染所引起。因此,对本病的早期诊断和治疗,对预防严重的肛管直肠部位感染性疾病有积极的意义。

肛乳头炎是由于排便时创伤或齿状线附近炎症引起的疾病。常与肛窦炎并发,是肛裂、肛瘘等疾病的常见并发症。

一、病因与发病机制

(一)解剖因素

肛隐窝炎的发生与肛门部位的解剖特点有着密切的关联。肛隐窝的结构呈杯状,底在下部,开口朝上,不仅引流差,还使积存的粪渣或误入的外物通过肛管时,引发感染和损伤。

(二)机械因素

干硬粪便通过肛管时,超过了肛管能伸张的限度,造成肛窦及肛门瓣的损伤。

(三)细菌侵入

肛窦中存在大量细菌,当排便时肛窦加深呈漏斗状,造成粪渣积存,肛腺分泌受阻,细菌易繁殖,病原菌从其底部侵入肛腺,引起肛隐窝炎,继而向周围扩散引发其他肛肠疾病。

(四)病理改变

局部水肿、充血、组织增生。

二、临床表现

轻度的肛隐窝炎和肛乳头炎常无明显的症状,病变程度较重时可出现以下表现。

(一)肛隐窝炎的临床表现

1.肛门不适

往往会有排便不尽、肛门坠胀及异物感。

2.疼痛

为常见症状,一般为灼痛或撕裂样痛。撕裂样痛多为肛门瓣损伤或肛管表层下炎症扩散所致,排便时加重。若肛门括约肌受炎性刺激,可引起括约肌轻度或中度痉挛性收缩使疼痛加剧,常有短时间阵发性钝痛,或疼痛持续数小时,严重者疼痛可通过阴部内神经、骶神经、会阴神经出现放射性疼痛。

3.肛门潮湿、瘙痒、分泌物

由于肛隐窝炎和肛门瓣的炎症致使分泌物增加。肛门周围组织炎性水肿可引起肛门闭锁不全性渗出,出现肛门潮湿、瘙痒。

(二)肛乳头炎的临床表现

发生急性炎症时,而引起肛内不适感或隐痛。长时期炎症刺激可引起肛乳头肥大,并随多次排便动作使肥大的乳头逐渐伸长而成为带蒂的白色小肿物,质地较硬,不出血。该肿物起源齿状线,在排便时脱出肛门外,同时加重肛门潮湿和瘙痒症状。

三、辅助检查

直肠指诊和肛门镜是主要的检查手段。明确诊断可以通过上述的临床表现,再结合直肠指诊和肛门镜即可。

（一）直肠指诊

检查时常会感到肛门括约肌较紧张，转动手指时在齿线附近可扪及明显隆起或凹陷，并伴有明显触痛，多在肛管后方中线处。

（二）肛门镜检查

检查时可看见肛窦和肛门瓣充血、水肿，轻压肛窦会有分泌物溢出，肛乳头炎也会肿大、充血。

四、治疗要点

（一）肛隐窝炎

1.非手术治疗

包括中药灌肠，每天2次；栓剂有止痛栓、消炎栓。方法：大便后清洗肛门，坐浴后将栓剂轻轻塞入肛门内，每天2次，每次1～2粒；化腐生肌膏外敷，同时配合坐浴等治疗。

2.手术治疗

对于药物治疗无效者，可行肛窦切开术等。肛窦切开术方法：先用钩形探针钩探加深的肛隐窝，然后沿探针切开肛隐窝到内括约肌，切断部分内括约肌，切除病窦及结节，做梭形切口至皮肤，创面修整，使引流通畅。可在切口上方黏膜缝合1针以止血。注意切除不可过深以防术后出血，本术式可根治肛窦炎。

（二）肛乳头炎

1.非手术治疗

适用于急性肛乳头炎，方法同肛隐窝炎的非手术治疗处理。

2.手术治疗

可行肛乳头切除术。方法：患者侧卧位，在骶麻下用止血钳将肛乳头基底部钳夹，用丝线结扎，然后切除。对术后患者，应每天中药熏洗坐浴，口服润肠通便的药物，防止大便干燥，影响伤口愈合。同时，在3～5天后以手指扩张肛管，以免伤口粘连。

五、护理评估

（一）术前评估

1.健康史

（1）一般情况：包括性别、年龄、婚姻状况。

（2）家族史：了解患者家庭中有无肿瘤等病史。

（3）既往史：了解患者有无习惯性便秘、肠炎等病史。

2.身体情况

（1）主要症状与体征：评估患者大便性质、次数，大便后有无疼痛、坠胀，肛门有无肿物脱出，有无分泌物从肛门流出，肛周皮肤有无瘙痒等情况。

（2）辅助检查：直肠指诊、肛门镜等检查结果异常。

（3）心理-社会状况：了解患者对本病及手术的认知情况、心理承受能力，家庭对患者的支持度，患者承担手术的经济能力等。

（二）术后评估

1.手术情况

了解术后手术、麻醉方式及术中情况。

2.康复情况

了解术后生命体征是否平稳,伤口出血和愈合情况,有无感染并发症发生,肛门功能恢复情况。

3.心理-社会状况

了解患者情绪变化,对术后护理相关知识的知晓及配合程度。

六、护理诊断

(一)疼痛

与排便时肛管扩张,刺激肛管引起括约肌痉挛有关。

(二)便秘

与不良饮食或不良的排便习惯或患者恐惧排便疼痛等因素有关。

(三)潜在并发症

感染,与直肠肛管脓肿、肛门周围脓肿与积存粪渣,细菌繁殖引起局部感染,并向周围组织扩张有关。

七、护理措施

(一)非手术治疗护理

1.缓解疼痛

(1)坐浴:便后用中药熏洗坐浴或温水坐浴,可松弛肛门括约肌,改善局部血液循环,缓解肛门疼痛。坐浴过程中注意观察患者意识、神志、面色等防止虚脱;严格控制水温防止烫伤。

(2)药物:疼痛明显者,可遵医嘱口服止痛药或肛门内塞入止痛或消炎栓,注意观察用药后的反应。

2.肛门护理

每次大便后及时清洗肛门,定期更换内裤,保持局部清洁干燥。肛门局部瘙痒时,勿用手抓挠,以免损伤皮肤。

3.保持大便通畅

(1)饮食上要多饮水,多食含粗纤维多的蔬菜和水果。如笋类纤维素含量达到 $30\%\sim40\%$。此外,还有蕨菜、菜花、菠菜、南瓜、白菜、油菜、菌类等;水果有其红果干、桑葚干、樱桃、酸枣、黑枣、大枣、小枣、石榴、苹果、鸭梨等,其中含量最多的是红果干,纤维素含量接近 50%。少食辛辣刺激的食物,防止大便干燥,引起便秘。

(2)养成良好的排便习惯。每天定时排便,适当增加机体活动量,促进肠蠕动,利于排便。

(3)对于排便困难者,必要时服用缓泻剂或灌肠,以润肠并使大便松软,促进大便的排出。

(二)手术治疗护理

1.术前护理

(1)心理护理:多与患者沟通,讲解疾病的相关知识及术前术后注意事项等,消除患者紧张的心理,积极配合治疗,使其以良好的心态迎接手术。

(2)肠道准备:术前1天晚上7点开始口服润肠药如聚乙二醇电解质散,排便数次。晚10点起禁食水。术日晨首先给肥皂水 500 mL 灌肠,排一次便后,再给予甘油灌肠剂 110 mL 肛注。

2.术后护理

(1)病情观察:观察患者神志、生命体征是否平稳、有无肛门坠胀疼痛、伤口敷料有无渗血等,发现异常,及时报告医师,给予相应处理。

(2)饮食与活动:手术当天给予清淡的半流质饮食,术后第一日开始进普食。可选择高蛋白、高热量、高维生素的饮食。手术当天卧床休息,术后第一日开始下地活动,以后逐渐增加活动量。目的是防止由于过早排便造成伤口出血或感染。

(3)伤口换药:每天伤口换药1～2次,换药时评估伤口创面肉芽生长情况。换药时注意消毒要彻底,动作要轻柔,以免增加患者痛苦。

(4)排便的护理:术后控制大便2天,术后第一日晚上口服润肠药如聚乙二醇电解质散,术后第二日早晨开始排便,以后保持每天排成形软便一次。便后首先用温水冲洗伤口,再用中药熏洗坐浴10分钟。目的是清洁伤口,减轻疼痛,促进创面愈合、预防感染的发生。熏洗坐浴过程中要防止患者虚脱、烫伤等意外发生。

八、护理评价

(1)患者疼痛缓解或消失。

(2)患者排便正常。

(3)并发症能够被有效预防或及时发现并得到相应治疗。

九、健康教育

(1)加强饮食调节,防止大便干燥。多食新鲜的水果和蔬菜,多饮水,禁食辣椒等刺激性食物。

(2)积极锻炼身体,增强体质,增进血液循环,加强局部的抗病能力。

(3)保持肛门清洁,勤换内裤,坚持每天便后清洗肛门,防止感染。

(4)积极防治便秘及腹泻,对预防肛隐窝炎和肛乳头炎的形成有重要意义。

(5)一旦发生肛隐窝炎或肛乳头炎,应早期医治,以防止并发症的发生。

(户亚兰)

第十章

麻醉室护理

第一节　麻醉前准备

麻醉前的准备是保障患者围术期安全的重要环节。通过麻醉前评估和准备工作,对患者的全身情况和重要器官生理功能做出充分的评估,有利于消除或减轻患者的恐惧紧张心理,建立良好的医患关系,减少并发症和加速患者的康复。

一、心理准备

手术前绝大多数患者处于恐惧、焦虑状态。术前访视应正确评估患者的心理状态,并针对其实际情况进行解释、说明和安慰,服务态度应和蔼可亲,以取得患者的信任。并将麻醉和手术中需要注意的问题及可能遇到的不适适当交代,使患者了解麻醉方法及麻醉后的可能反应,以取得合作,消除对麻醉的恐惧与不安心理,必要时可以使用药物解除焦虑,并要耐心回答患者所提出的问题。

二、麻醉前评估内容

通过病史回顾和体格检查,评估患者的麻醉及手术耐受性,以采取有效措施积极预防术后可能的并发症。

（一）病史回顾

详细回顾全部住院记录,着重了解以下方面。

1.个人史

包括患者的劳动能力,能否胜任较重的体力劳动或剧烈活动,是否有心慌气短的症状;有无长期饮酒吸烟史;有无吸服麻醉毒品成瘾史;有无长期服用安眠药史。

2.过去史

了解既往疾病史;如抽搐、癫痫、冠心病、高血压及相应的治疗情况;既往手术麻醉史,做过何手术,麻醉方式,有无不良反应;以往长期用药史,了解药名、剂量。

3.现病史

查看近日化验结果、用药情况及治疗效果。

（二）体格检查

1.全身状况

观察有无发育不良、营养障碍、贫血、脱水、浮肿、发热及意识障碍等,了解近期体重变化。

2.器官功能

（1）呼吸系统:询问有无咳嗽、咳痰,每天痰量及痰的性状,是否咯血及咯血量。观察呼吸频率,呼吸深度及呼吸形式,评估呼吸道的通畅程度,听诊双肺呼吸音是否对称,有无干湿啰音。参阅胸部 X 线和 CT 检查结果。必要时应有肺功能检查结果。

（2）心血管系统:检查血压、脉搏、皮肤黏膜颜色及温度,叩诊心界,听诊心音,有无心脏增大、心律失常以及心衰发作。术前应常规检查心电图。

（3）其他:明确脊柱有无畸形、病变或变形,需做麻醉的局部有无感染;检查四肢浅表静脉,选定输血输液穿刺点,估计有无静脉穿刺困难。

（三）麻醉危险分级

根据麻醉前访视结果,进行综合分析,可对患者全身情况和麻醉耐受力做出评估。美国麻醉医师协会（American Society of Anesthesiologists,ASA）将患者的身体状况进行分级。具体如下:第一级,正常健康患者;第二级,有轻度系统性疾病的患者,但无功能性障碍;第三级,有重度系统性疾病的患者,日常活动受限,但未丧失工作能力;第四级,有重度系统性疾病的患者,威胁生命;第五级,无论是否实施手术,不期望 24 小时内能存活的患者。第一、二级麻醉耐受力一般均良好,麻醉经过平稳。第三级对接受麻醉存在一定风险,麻醉前尽可能做好充分准备,对麻醉中和麻醉后可能发生的并发症采取有效措施,积极预防。第四、五级患者的麻醉风险极大,随时有生命危险。急诊手术患者在评级注明"急"（emergency,E）,常用 E 表示。

三、一般准备

（一）适应手术后需要的训练

大多数患者不习惯床上大小便,术前需进行锻炼。同时还进行膈肌呼吸、有效咳嗽及深呼吸等胸部体疗训练及术后功能锻炼。

（二）胃肠道准备

麻醉前应常规禁食 6～12 个小时,禁饮 4～6 小时,以减少术中术后呕吐物误吸的危险。即使是局部麻醉,除门诊小手术外,防止可能由于麻醉效果差而在术中将局部麻醉改为全身麻醉,也应术前禁食、禁饮。

（三）输液输血准备

所有手术患者,术前需检查血型。尤其是危重及大型手术,术前应配备适量的血液。选定四肢浅表静脉做输血输液穿刺,通常多选在上肢,有利于麻醉医师管理和患者早期下床活动。

（四）其他

嘱患者入手术室前排空膀胱。危重或长时间手术,麻醉后需留置尿管。嘱患者早晚刷牙,入手术室前将活动假牙取下,并将随身物品保管好。

四、麻醉前用药

麻醉前用药主要目的在于解除焦虑、镇静、减少气道分泌物、预防自主神经反射及降低误吸胃内容物的危险。主要使用的药物有抗胆碱药、镇静、镇痛药以及调节胃肠功能的药物。

（一）抗胆碱药

目的在于抑制呼吸道腺体分泌，减少气道分泌物。常用药有东莨菪碱 0.3 mg 或阿托品 0.5 mg术前 30 分钟肌内注射或皮下注射。长托宁 0.5 mg 皮下注射，其作用时间长，减少呼吸道分泌物效果好，特别适用于手术时间长和心血管手术患者。

（二）镇静药

通过使用镇静药解除患者的焦虑状态，使患者充分的安静和顺性遗忘。常用药有地西泮5～10 mg，术前 1～2 小时口服，或咪达唑仑 1～3 mg 术前 30 分钟静脉注射或肌内注射。

（三）镇痛药

使用镇痛药有利于减轻麻醉前各种有创操作所致的疼痛，控制应激反应。吗啡是主要的麻醉性镇痛药，既能镇静又能镇痛，常在进入手术室前 60～90 分钟给予肌内注射 5～10 mg。

（四）H_2 受体拮抗剂

常用于饱胃、孕妇及其他有呕吐误吸危险的人，目的在于减少胃酸分泌，提高胃液 pH，以预防误吸及减轻误吸后危害。常用药有雷尼替丁 50～100 mg 术前静脉注射或肌内注射。

五、麻醉方法的选择

麻醉方法及麻醉药物多种多样，应在综合分析患者的情况、手术的需要、麻醉医师自身的能力及设备条件后做出选择。同时还需要尽可能考虑到手术者对麻醉选择的意见及患者的意愿，做到安全、无痛、肌松、镇静、遗忘，为手术提供方便。

（于　芳）

第二节　常用麻醉方法的护理配合

麻醉科分为全身麻醉、局部麻醉和椎管内麻醉。椎管内麻醉属于局部麻醉的范畴。不同的麻醉方式，各有其优劣，目前依据患者的情况及手术方式，将多种麻醉药物和麻醉方法合并使用，相互配合，取长补短，称为复合麻醉。

一、全身麻醉期间的护理配合

随着我国医疗条件的改善，人民生活水平的提高，全麻的比例逐渐增加，在大型医院可达 70%～90%。手术室护理人员在全麻期间的护理配合成为其工作的重要内容之一。

（一）麻醉前准备期

1.物品准备

麻醉机、心电监护仪、吸引设备、麻醉药物和抢救药物。全套急救设备及全套插管用具，如各种型号气管导管、管芯、牙垫、开口器、插管钳、麻醉喉镜、吸痰管等。

2.患者准备

核对患者，取下患者随身佩戴物品，协助患者移至手术台，摆放体位，确保患者姿势的安全与舒适，防止身体受压，同时固定四肢，做到完全制动。

3.静脉通道

建立静脉通道,常选用留置针,保证静脉通道通畅。

(二)全麻诱导期

(1)关上手术室门,保持室内安静,避免大声喧哗及器械碰撞声。

(2)留在患者身边,提供患者心理支持,协助麻醉医师行全麻诱导及气管插管。

(3)保证患者体位安全、固定、防止患者入睡后坠落损伤。

(4)出现意外情况时积极协助抢救,如:准备抢救药物、提供抢救设备、寻求其他医务人员的帮助及开放多条静脉通道等。

(5)麻醉诱导结束后完成最后的准备,如安置保留导尿、胃管、准备患者的皮肤、摆放手术所需的患者体位。

(三)全麻维持期

全身麻醉维持期间,主要由麻醉医师负责管理患者。麻醉巡回护士应配合麻醉医师完成麻醉患者生命体征、麻醉深度的监控。

(1)密切观察监护仪患者呼吸、血压、心率、心律及病情的改变,有需要时及时报告。

(2)对危重的手术患者,配合输血、输液,临时用药,及时计算出血量、尿量、冲洗量。刷手护士需关注手术进展,及时发现术中意外情况,如出血、脏器损伤、神经牵拉等,给麻醉医师提供信息。

(四)全麻苏醒期

(1)守护在患者旁边,准备好吸引器。

(2)密切观察患者的病情变化,若出现并发症时及时通知医师并协助处理。①防止恶心、呕吐及反流误吸:若患者出现呕吐先兆(频繁吞咽),应立即将其头偏向一侧、降低床头,使呕吐物容易排出,并用干纱布或吸引器清除口鼻腔内食物残渣,必要时行气管插管,反复吸引清除吸入气管内的异物,直至呼吸音恢复正常。②防止舌后坠:当出现鼾声时,用手托起下颌,使下颌切牙收合于上颌切牙之前,鼾声即消失,呼吸道梗阻因之解除。必要时置入口咽或鼻咽通气道。③约束患者:对患者制动,防止躁动患者坠落、撕抓引流管、输液管道、伤口敷料等。④保持引流通畅:检查各类导管的情况,包括胃管、引流管、尿管,检查引流瓶的引流情况。⑤维持体温正常:多数全麻大手术后患者体温过低,应注意保暖,宜给予 50 ℃以下的热水袋,热水袋外用布袋套好,以防烫伤。少数患者,尤其是小儿,全麻后可有高热甚至惊厥,给予吸氧、物理降温。

(3)协助将患者移至推床或病床,与麻醉医师一起护送患者至麻醉后恢复室,并与麻醉后恢复室护理人员进行交接。

二、局部麻醉期间的护理配合

局部麻醉指应用局部麻醉药物后,身体某一区域的神经传导被暂时阻滞的麻醉方法。患者表现为局部的痛觉及感觉的抑制或消失,肌肉运动减弱或完全松弛,意识保持清醒。这种阻滞是暂时的、完全可逆的。其优点在于简便易行、安全性大、并发症少,对患者生理功能干扰小。不仅能有效地阻断痛觉,而且可阻断各种不良神经反射,对预防手术创伤所引起的应激反应有一定的作用。

局部麻醉可单独应用于各种小型手术,以及全身情况差或伴有其他严重病变而不宜采用其他麻醉方法的患者。也可作为全身麻醉的辅助手段,增强麻醉效果,减少全麻药物的使用量,从而减轻麻醉对机体生理功能的干扰。

（一）局部麻醉药

局部麻醉药（简称局麻药）指可逆性地阻滞兴奋或冲动在组织中产生和传播的药物。自1860年从南美洲古柯树叶中分离出可卡因，1884年将可卡因应用于临床以来，人们合成了多种局麻药并应用于临床。

1.分类

局麻药依其分子结构的不同分为酯类局麻药和酰胺类局麻药。

（1）酯类局麻药：包括普鲁卡因、氯普鲁卡因、丁卡因、可卡因。可卡因毒性大，有中枢神经兴奋作用，故目前仅用于表面麻醉。普鲁卡因毒性小，但弥散性差，多用于局部浸润麻醉，不用于表面麻醉，其水溶液不稳定，不宜长期贮存。丁卡因毒性强，很少做局部浸润用，多用于表面麻醉、神经干阻滞、硬膜外麻醉和蛛网膜下腔麻醉。

（2）酰胺类局麻药：包括利多卡因、丁哌卡因、罗哌卡因。利多卡因弥散性能好，性质稳定，毒性小，变态反应少见，可用于各种局麻。丁哌卡因为长效局麻药，无表面麻醉作用，对运动神经阻滞差，起效慢，维持时间长，心脏毒性大。罗哌卡因是近年来合成的一种新的、长效酰胺类局麻药，同丁哌卡因相比具有心血管毒性小的优点。

2.局麻药的不良反应

（1）高敏反应：当用小剂量的局麻药时，患者即发生毒性反应。一旦发生，立即停止给药，进行抢救。

（2）变态反应：其发生率仅占局麻药不良反应的2%，多见于酯类局麻药。临床表现为气道水肿、支气管痉挛、呼吸困难、低血压以及荨麻疹、并伴有瘙痒。

（3）毒性反应：主要包括中枢神经毒性反应和心脏毒性反应。

中枢神经毒性反应：多因药物直接注入静脉或过量使用。临床表现按其轻重程度排序为：舌或唇麻木、头痛头晕、耳鸣、视力模糊、注视困难或眼球震颤、言语不清、肌肉颤搐、语无伦次、意识不清、惊厥、昏迷、呼吸停止等。一旦出现上述表现，应立即停药、给氧。给予地西泮或咪达唑仑抗惊厥治疗。必要时行气管插管应用呼吸机支持呼吸。

心脏毒性反应：心血管系统对局麻药的耐受性较强，多见于使用丁哌卡因过量时。①临床表现为心肌收缩力降低、传导减慢、外周血管张力降低，从而循环虚脱。②处理：给氧，补液，给予血管收缩药支持循环。室性心律失常需进行复律。溴苄胺可用于治疗丁哌卡因引起的室性心律失常。③预防：实施麻醉前用巴比妥类药物、抗组胺类药物、地西泮，可预防或减轻毒性反应。给予局麻药前反复回抽，确认刺入血管内再推药，以防止药物直接进入静脉。局麻药中加入肾上腺素。小量分次给予局麻药完成阻滞。

血管收缩药反应：局麻药中加入肾上腺素可收缩局部血管，缓解局麻药吸收，延长阻滞时间，减少局麻药的毒性反应，消除局麻药引起的血管扩张作用，减少创面渗血。除可卡因本身具有缩血管作用外，其他局麻药中加入肾上腺素，配成1∶200 000～400 000的浓度。肾上腺素一次用量限于0.25 mg。如加入过多误入动脉可引起面色苍白、心动过速、高血压，称为血管收缩药反应。必须与变态反应、毒性反应区分开来。值得注意的是在末梢动脉部位，气管内表面麻醉时，老年患者、高血压、甲状腺功能亢进、糖尿病以及周围血管痉挛性疾病的患者，氟烷全麻时，局麻药液中不应加入肾上腺素。

（二）局部麻醉方法分类

1.表面麻醉

（1）定义：将渗透作用强的局麻与局部皮肤、黏膜接触，使其透过皮肤、黏膜阻滞浅表神经末梢而产生无痛称为表面麻醉。适用于眼、鼻、气道及尿道等部位的浅手术或内镜检查术。

（2）分类：依使用部位不同，可分为眼部、鼻腔、气道及尿道表面麻醉。依方法不同分为滴入法、填敷法、喷雾法。常用的表面麻醉药有可卡因、利多卡因和丁卡因。

2.局部浸润麻醉

（1）定义：沿手术切口线分层注射局麻药，阻滞组织中的神经末梢，称为局部浸润麻醉。

（2）常用局麻药：0.25％～0.5％的利多卡因溶液，作用时间120分钟（加入肾上腺素），一次用量不超过500 mg。

（3）操作方法：取24～25 G皮内注射针，斜形刺入皮内后推注局麻药，局部皮肤出现白色的橘皮样皮丘，然后取22 G长10 cm穿刺针经皮丘刺入，分层注射，若需浸润远方组织，应由上次已经浸润过的部位进针以减少疼痛。注射局麻药时应适当用力加压。

3.神经阻滞

（1）定义：神经阻滞（nerve block）是将局麻药注射到神经干或神经丛旁，暂时阻断神经传导，达到手术无痛。由于外周神经干是混合性神经，不仅感觉神经纤维被阻断，运动神经和交感、副交感神经纤维也同时被不同程度地阻断，所以能产生无痛、肌肉松弛和外周血管扩张，若阻滞成功，其效果优于局部浸润麻醉。随着神经丛刺激器在麻醉领域的应用，神经干及神经丛的阻滞方法在临床麻醉中应用有所上升。

（2）适应证与禁忌证：神经阻滞的适应证主要取决于手术范围、手术时间以及患者的精神状态、合作程度。只要阻滞的区域和时间能满足手术的要求，神经阻滞可单独应用或作为其他麻醉方法的辅助手段。穿刺部位有感染、肿瘤、严重畸形以及对局麻药过敏者应作为神经阻滞的禁忌证。

（3）神经阻滞方法：常用方法有颈神经丛阻滞、臂丛神经阻滞、上肢正中神经阻滞、尺神经阻滞和桡神经阻滞、腕部阻滞、下肢腰神经丛阻滞、坐骨神经阻滞、骶神经丛阻滞、股神经阻滞。其他如颅神经阻滞、肋间神经阻滞、星状神经节阻滞等，在临床麻醉中用的很少，而在慢性疼痛治疗中则较为广泛的应用。

4.静脉局部麻醉

（1）定义：静脉局部麻醉是指在肢体上结扎止血带后，经静脉注入局麻药，使止血带远端肢体得到麻醉。该法操作简单，肌肉松弛良好，可减少手术出血，但作用时间较短，有发生局麻药中毒的危险，且术后无镇痛作用。

（2）适应证：适用于肘关节或膝关节以下部位的手术。手术时间上不可超过90分钟，下肢不可超过2小时。

（3）操作步骤：①在尽量远离手术部位的肢体远端行静脉穿刺，妥善固定。②将患肢抬高数分钟后，在肢体近端、手术部位以上束扎充气止血带。通常上肢充气压力为26.7～33.4 kPa（200～250 mmHg），下肢为53.4～66.7 kPa（400～500 mmHg）。③经静脉穿刺处注入局麻药，成人上肢用利多卡因0.5％溶液40 mL，下肢用量为上肢的1.5～2.0倍，3～10分钟后即可产生麻醉作用。④手术结束，缓慢放松止血带，2～15分钟痛觉即可恢复。

（4）注意事项：为防止出现止血带疼痛，可在肢体上缚两套止血带，先给近端止血带充气，待麻醉作用建立后,再充远端止血带(位于麻醉区),然后放松近端止血带。禁忌骤然放松止血带,否则大量局麻药涌入全身循环,有药物中毒的危险,尤其避免在注射局麻药 15 分钟内放松止血带,放松止血带时应采用间歇放气法。

(三)局麻的并发症

局麻小的暂时的并发症很常见,严重的并发症虽不常见,一旦发生,后果很严重。

1.局部并发症

包括局部水肿、发炎、脓肿、坏死及坏疽、神经损伤等。通常由于无菌操作不严格,不适当的使用血管收缩药,针头机械性损伤引起。预防措施包括严格无菌操作,注药速度也缓慢,末梢部位禁忌使用血管收缩药,针头避免触碰神经等。

2.全身并发症

包括局麻药物不良反应,神经阻滞时操作不当引起的气胸、血胸、喉返神经阻滞、脊髓损伤等。

(四)局麻的护理配合

(1)由于绝大多数的局麻由护理人员或手术医师完成,护理人员在整个过程中负有相当的责任,故应具有相关知识、技术,并会使用监护仪和急救设备。

(2)准备麻醉药品、抢救药品及急救设备且保证功能良好。重复审阅药物标签,对标签已脱落或字迹不清楚者、药物已变色或呈混浊者,必须丢弃不用。皮肤消毒剂不要放在注射盘内,以免混淆为麻醉剂而注射入患者体内。

(3)手术前核对患者,向患者解释手术前及手术中的注意事项。鼓励患者提出问题、说出不舒服、陪伴患者给予心理安慰。

(4)术中持续监测及评估患者,及早确认患者对局麻药的不正常反应,提供护理措施预防并发症的发生。

(5)术中注意保持手术室安静,保护患者隐私。

(6)术中正确摆放患者体位,以保证安全、舒适,避免局部受压为原则,适当约束患者手臂。术中注意患者的保暖。

(7)门诊患者,术后至少每隔 30 分钟观察一次患者直至其离开医院。告知患者可能的不良反应及正确的处理方法。提供患者及家属手术医师和急诊室的电话号码,便于患者及时反映术后情况,以及时给予指导处理。

三、椎管内麻醉

椎管内麻醉指将药物注射至椎管内不同腔隙,暂时阻滞相应部位的脊神经,使其支配的区域产生无痛和运动阻滞称为椎管内麻醉,分为蛛网膜下腔阻滞麻醉(含鞍区麻醉)和硬脊膜外腔麻醉(含骶管阻滞麻醉)。该法所需要设备少,对患者生理功能干扰小,麻醉恢复期短,同时由于患者能保持清醒,保护性反射存在,保证了呼吸道通畅,避免了全麻的并发症,故适合于门诊患者、需要保持清醒的外科手术及有全麻禁忌的患者。

(一)分类

1.蛛网膜下腔阻滞麻醉

(1)定义:蛛网膜下腔阻滞麻醉是将局麻药注入脊髓腰段蛛网膜下腔,使脊神经根、背神经根及脊髓表面部分产生不同程度的阻滞,简称脊麻。若仅骶尾神经被阻滞,称为鞍区麻醉。随着患者自主神经的阻断,其依序消失的感觉及运动神经为:触觉、痛觉、运动觉、压力觉、体位觉;感觉消失的部位从脚趾开始,然后依序为小腿、大腿及腹部。该法肌肉松弛及镇痛效果佳。

(2)适应证及禁忌证:几乎可用于任何横隔以下的各种手术。下肢、会阴、肛门直肠以及泌尿道的手术最为合适。老年人、休克患者、穿刺部位感染及凝血功能障碍为其禁忌证。

(3)并发症:血压下降、呼吸抑制、恶心呕吐、头痛、背痛、尿潴留、下肢麻痹或肌肉无力。

2.硬脊膜外腔阻滞麻醉

(1)定义:将局麻药注入硬脊膜外间隙,阻滞脊神经根,使其支配区域产生麻醉,即硬脊膜外腔阻滞麻醉,简称硬膜外阻滞或硬膜外麻醉。

(2)适应证:应用范围广,腰段硬膜外阻滞可用于横隔以下任何部位的手术,包括肛门直肠、阴道、会阴、产科及腹部和下肢的手术。胸段硬膜外阻滞可复合应用于胸部手术及术后镇痛。由于颈段硬膜外阻滞在穿刺技术、穿刺风险及麻醉管理上难度大已较少采用。禁忌证同蛛网膜下腔阻滞。

(3)并发症:①全脊髓麻醉是最严重的麻醉意外事件,因大量局麻药误入蛛网膜下腔所致。表现为呼吸困难,甚至呼吸停止,血压剧降甚至心跳停止。必须争分夺秒地进行有效人工呼吸,维持循环,大量输液,给予适量升压药,如抢救及时多能缓解。②血压下降:最常见,多发生于老年、体弱、血容量不足等患者行阻滞胸段脊神经根时。处理方法:控制药量,合理使用升压药、给氧和辅助呼吸等。③呼吸抑制:常发生于颈段和上胸段神经根阻滞麻醉。预防措施为严密观察呼吸作好辅助呼吸的准备。

(二)椎管内麻醉的护理配合

(1)术前核对患者,用酯类局麻药前,询问患者有无过敏史,有药物过敏史的患者应在皮试阴性后方能使用。

(2)用药前严格执行差点制度,仔细核对药物名称、剂量、浓度,以防用错或过量。严格掌握局麻药的一次限量,防止局麻药中毒。

(3)准备所需要物质和药品,如消毒的硬膜外包或腰麻包,急救设备及所需要的局麻药和抢救药。

(4)建立静脉输液通道后可开始进行麻醉操作。

(5)协助麻醉师摆好麻醉所需要体位,给予良好的灯光照明。穿刺成功后,密切观察监护仪与患者变化,一旦出现不良反应,立即停药,及时汇报,做好急救准备,护士不得随意离开患者。

(6)麻醉成功后妥善摆放患者手术体位,给予患者安全与舒适的护理。

(7)手术过程中满足患者的需要,陪伴患者给予心理护理。

(8)手术结束后,电话通知麻醉后恢复室护士,患者将要到达及患者的特别情况与所需要准备的设备。协助将患者移至推床或病床,护送入麻醉后恢复室。

(于　芳)

第三节　麻醉安全的护理管理

良好的麻醉不但可消除患者疼痛感、保持安静利于术者顺利操作,还可降低术中应激反应,减轻或消除不良心理体验,提高围术期安全性。随着近代新麻醉药、新型麻醉机的临床应用及电子监护仪的不断更新和完善,临床麻醉进入了一个更安全的境地;但由于医师应用麻醉技术的熟练程度、应急状态判断和处理的方法、患者对麻醉药及手术耐受的个体差异,使既有的"手术风险"依然存在;同时随着手术适应证扩大,高龄、幼儿、复杂、危重和急诊手术的患者日趋增多等因素,新的"手术风险"不断产生。手术室护士与麻醉医师是一个工作整体,手术过程需要相互密切配合。因此,加强手术室护理技术、质量管理,尤其是提高对麻醉实施、病情监护、意外情况救治过程中的护理技术水平,落实麻醉安全所必需的具体护理措施是麻醉安全不可或缺的重要环节。

一、护理技术管理

"质量就是生命"。手术室是外科治疗、抢救的重要场所,人员复杂、工作节奏快,各种意外情况多。其中,麻醉意外常突然发生、病情变化快,抢救不当或不及时将导致严重后果,要求医务人员应急能力强,医护配合好,因此,加强麻醉护理技术的质量管理必不可少。

（一）规范护理工作行为

制度是工作的法规,是处理各项工作的准则,是评价工作的依据,是消灭事故、差错的重要措施。因此,要把建章立制作为确保安全的关键环节来抓。

1.依法从事

临床工作是事关患者健康甚至生命的行为,为保障患者的切身利益和医护人员合法权益,需运用现有法律、法规对医疗过程加以防范。因此,医护人员在执行各项医疗护理技术操作过程中,必须遵守国家制定的各种法律、法规,严格按国家卫健委或军队总后卫健委制定的医疗护理技术操作常规(以下简称"常规")执行。各省、市卫健委以及各医院制订的相关补充规定,也作为其工作依据。科室在制订管理规定、操作标准时必须遵循常规要求,对个别操作项目暂时不能够按照规范要求执行时,必须报告医院职能部门,征求意见和建议,获得技术指导和支持,有利于保护医护人员合法权益。任何人或科室不要私自更改操作方法或标准,以免造成医疗问题。麻醉过程更是高风险、易出意外的医护行为,更需遵守各种医疗法律、法规,严格按麻醉医疗护理技术操作常规进行,并以此制订各种麻醉医疗护理技术操作规范和质量管理措施。

2.制度先行

确保安全的良方在于事前预防,而不是事后检讨。认真执行查对制度、交接班制度和各种操作规程,建立健全各项管理制度。经常将科室的具体工作与医护技术操作常规、各项管理规定、标准流程等进行对照检查,及时纠正存在的问题,以适应情况的不断变化。在不断健全制度的基础上,做到学制度、用制度,以制度或规定规范各项护理行为;此外,定期召开安全分析会,查找工作问题,制订改进措施;利用"质量园地",定期张贴标准流程、隐患告示、防护措施等警示,起到常提醒的作用。对于麻醉过程中的护理、护理配合内容和程序可辅以"麻醉护理安全防护预案",协助进行。

3.有章可循

对各专科具体基础操作、难点环节、质量重点等,制订标准流程、质量标准和检查细则,做到各项管理有章可循,质量评价有量化指标。对一些高危操作、急救技术,在制定标准操作流程、应急处理流程的基础上,应将其置放在机器旁或玻璃下,使每位医护人员都能遵从执行。尤其是对各专科在麻醉、手术过程中所出现常见麻醉和专科意外的应急处理、护理配合更应有明确的标准流程。

（二）强化理论技能培训

手术工作是一项科学性、实践性很强的工作，要高度重视麻醉手术的风险性，严防麻醉意外的发生，要不断进行理论和技能培训，以具备娴熟的技术和丰富的临床经验，治病救人。

1.加强作风养成，确保手术麻醉的质量控制

手术配合与麻醉工作是一个不可分割的整体，而医师实施麻醉与护理配合也是密不可分的。麻醉医师与护士定期开展业务培训、安全质量分析、危重病例讨论等，不断提高诊治能力和救治水平；培养护士能胜任各种手术麻醉配合、熟知药物反应判断和急救器材操作、充分评估术中出血，以及在意外情况发生时护士的应急准备和护理配合；严格麻醉期间的医护管理，密切观察患者病情变化，适时调整麻醉用药，确保各项治疗操作及时、正确、有效。在麻醉或手术操作中发现问题，要及时报告，确保手术麻醉安全或将负面影响降至最低。通过以上医、护人员的互动，养成麻醉过程中医、护间的默契配合的良好作风。

2.拓宽知识结构，注重临床能力的培养

随着医学的发展和技术的不断创新，新医药、新设备不断在临床上的应用，在强化专业理论知识学习和技能培训的同时，加强临床麻醉学、危重医学、现代药理学及法律知识的学习和运用，尤其是监护设备的应用和技术参数的分析等，不断培养护士对手术病情的观察力、判断力和处理问题的能力，做好麻醉医师的参谋和助手，确保手术安全。

（三）提高患者手术麻醉耐受力

1.实施术前访视

手术和麻醉均为有创性治疗，术前常导致患者出现生理和心理的应激反应，表现为对手术和麻醉怀有紧张、恐惧、焦虑等负性心理，并对麻醉用药的药物效应造成直接影响。因此，术前1天应访视患者。术前1天，医护人员应深入病房向患者简单介绍手术环境、麻醉手术经过，耐心解答患者的提问，让其对手术有一个大概了解，尤其是非全麻状态下可能听到电刀切割、心电监护、手术器械操作等发出的各种声音，应做必要的说明，消除恐惧心理，使其处于良好的心理状态接受麻醉和手术；配合护士查看手术病历、明确诊断、手术方式、手术部位、生化检验结果（尤其是生化阳性结果）及药物过敏情况等，以便做好术前各项物品准备；同时，与患者接触时，医、护人员应仪表端庄、态度和蔼、举止稳重，以增加亲近感和信任感，起到安定患者情绪的作用。

2.完善手术工作内容

保持手术间安静，关闭门户，既保障患者隐私，又排除使患者兴奋的因素。患者进入手术间实施麻醉前，护士立即给予问候和自我介绍，利用有限的时间与患者进行简单交流，稳定情绪，安抚其进入陌生环境后的恐惧感；通过术前核对手术资料，了解患者前日的饮食、睡眠、术前医嘱执行等情况；对药物高敏者，应及时报告麻醉医师；对患者提出的某些合理要求，应及时予以帮助、解决，使其体会到医护人员的关心、爱护。

术中非全麻患者，多数意识存在或未完全丧失。因此，手术人员应做到说话、走步和拿放物品轻；各种监护仪器的报警声应调低音量，尽量减少噪声；避免大声谈笑，不谈与手术无关的事情，更不能拿患者的隐私或病情开玩笑。护理操作及配合过程中，动作要轻巧、利索，给患者安全感。遇病情变化或紧急抢救时，应有条不紊，积极配合医师采取有效抢救措施，以免增加患者的恐惧和焦虑。

术后护送患者返回病房，应摆好麻醉后体位，说明麻醉注意事项，主动告知患者或亲属手术顺利，使其放心，并适当给予术后指导。

二、麻醉安全的护理措施

(一)麻醉前配合

麻醉前准备的目的在于消除或减轻患者对麻醉与手术产生的恐惧与紧张心理,以减少麻醉的并发症,利于麻醉的诱导与维持,减少麻醉意外。

1.核对记录手术资料

患者入手术室后,将手术患者与手术通知单、病理进行资料核对,核对患者姓名、性别、住院号、手术名称(何侧)、手术时间,以及术前禁食、禁饮、术前用药等情况,并将相关资料记录于"手术护理记录登记本",防止开错刀。

若患者进食后实施急诊手术,可能会发生呕吐和误吸。巡回护士应将其去枕、头偏向一侧或垂头仰卧,有助于呕吐物排出,防止误吸。

2.建立静脉通道

通常在下肢建立静脉通道,以免影响手术者操作;手术历时短、术后下地活动早的手术患者,可选择上肢静脉穿刺。全麻、大手术,宜选择大号套管针(如 18 号、20 号),连接输液专用三通接头,方便术中加药;输液连接头一定要解除紧密,必要时用胶布加固,防止肢体移动或摆体位时松脱;小儿输液,应选择小儿输液装置,每次液体量100~150 mL,方便麻醉医师临时调整用药。选择近关节部位的静脉穿刺后,应用小夹板或空纸盒跨关节固定,既保证输液通畅,又防止套管针拖出。

静脉穿刺前,应脱下患者衣服,以便手术消毒和麻醉医师观察呼吸、测量血压。

3.麻醉用药护理

严格执行查对制度:术中用药多为口头遗嘱(无医嘱单),护士在给药过程中必须严格执行给药前的二人查对制度及大声重复药名、浓度、剂量、用法,无误后方可执行;若为大制剂(如哈特曼500 mL换瓶),也应先征得医师同意后方可悬挂使用,严防用错。用药毕,及时提醒麻醉医师将用药情况记录在麻醉记录单上,以便核查。克服习惯性思维方式,以免用错药。抽吸药液的注射器,必须贴药品标签纸或用油笔标记,套上原药空安瓿,定位放置;所有使用后的液体瓶或空袋、空安瓿,必须保留,待患者离室后方可处理。

严格执行无菌操作技术:操作前应着装整齐,洗手;抽取麻药前,瓶口应消毒,尤其是腰麻的操作配合,避免污染。

掌握正确用药方法:不同部位黏膜吸收麻药的速度不同,在大片黏膜上应用高浓度及大剂量麻药时,易出现毒性反应。因此,局部浸润麻醉时,应按组织解剖逐层注射、反复抽吸,以免误入血管;感染及癌肿部位不宜做局部浸润麻醉,以防扩散及转移。若麻醉剂量使用较大时,宜采用低浓度麻醉药;采用气管及支气管喷雾法时,局麻药吸收最快,应严格控制剂量。

常用局麻药中加用肾上腺素时,要注意浓度及适应证;浸渍局麻药的棉片,填敷于黏膜表面之前,应先挤去多余的药液,以防黏膜吸入过多药液而引起中毒反应;易引起变态反应的药物,使用前注意应查对药物过敏试验结果,并及时转告医师。

准备急救药品和器材:巡回护士连接吸引器、吸引管,并处于备用状态;协助麻醉医师备好麻醉机、氧气、气管插管、急救药品及复苏器材。

（二）麻醉配合护理要点

1.气管插管全麻的护理配合

气管插管全麻成功的关键在于物品准备充分、体位摆放合适、选择用药合理及医护人员默契配合。

协助医师准备麻醉用品,如吸引器、心电监护仪、抢救药品及宽胶布等;去枕,协助患者头向后仰,肩部抬高。

全麻诱导时,由于患者最后丧失的知觉是听觉,应关闭手术间的门,维持正压,停止谈话,室内保持安静;行气管插管时,患者可能会有咳嗽和"强烈反抗",护士应床旁看护,给予适当约束和精神支持,避免发生意外伤;外科麻醉期,护士应再次检查患者卧位,注意遮挡和保护患者身体暴露部位。

急诊手术患者可能在急性发病前或事故发生前刚进食、进饮,应仔细询问,以供麻醉方式的选择;若必须立即行全麻手术,应先插管将胃内容物排空,此时巡回护士应备好插管用物,协助麻醉医师插管。

若只有一位医师实施全麻操作,巡回护士应协助医师工作,面罩给氧、患者口咽部局麻药喷雾,快速插管时静脉推注肌松剂,插管时协助显露声门、固定导管等。

插管过程中要注意:①保证喉镜片明亮,特别是在快速诱导致呼吸肌松弛,需迅速插入气管导管接通氧气。②固定气管插管时,应先安置牙垫再退出喉镜,防止患者咬瘪导管致通气障碍。③正确判断气管插管位置,护士可在患者胸前按压 $1\sim2$ 下,辅助麻醉医师用面部感触气流或用听诊器试听双肺呼吸音,确保在气管中,避免导管插入过深进入支气管妨碍肺通气。④注入气管导管套囊内空气 $5\sim8$ mL。气压过大,可压迫气管导管使管腔通气变小,也可压迫气管黏膜致坏死。

气管拔管时,麻醉变浅,气管导管机械性刺激,切口疼痛、吸痰操作等,使患者肾上腺素能神经过度兴奋、血管紧张素－醛固酮系统失衡致血浆肾上腺素浓度明显升高。因此,拔管过程中要注意监测血氧饱和度、血压、心率变化,给予相应的拮抗药物;吸痰动作要轻柔,减少刺激,保持患者略带俯倾的侧卧位,易使分泌物排出,防止误吸;苏醒期患者烦躁不安,护士要守在床旁,上好约束带,将患者卧位固定稳妥,防止因烦躁而坠床、输液管道脱出、引流管拔出等意外情况发生。如患者未能彻底清醒,应在复苏室观察,待生命体征平稳后方可送回病房。

护送患者回病房时,仍应交代护士监测呼吸、血压情况,防止由于麻醉药和肌松药的残余作用,熟睡后下颌松弛造成的上呼吸道梗阻或由于腹部手术后切口疼痛、腹部膨胀、腹带过紧造成的呼吸困难或呼吸停止。

若为浅麻醉复合硬膜外阻滞麻醉时,体位变动多,应向患者做必要解释,以取得配合;同时,加强体位护理,防止摔伤。

2.椎管内麻醉的护理配合

（1）协助麻醉医师摆放穿刺体位,即患者背部靠近手术边缘,头下垫枕,尽量前屈;肩部与臀部水平内收,双手或单手抱屈膝,显露脊柱。可利用术前访视的机会指导患者体位摆放要点,说明意义,以便能较好配合。

（2）穿刺前应备好穿刺包及药品,核查患者有无局麻药过敏史,协助麻醉医师抽药;穿刺操作时,护士站在患者腹侧,保持患者身体姿势平稳,不宜摇摆身体或旋转头部,防止躯体移动造成邻近椎体移位致穿透硬膜甚至损伤脊髓神经或导致穿刺针折断等意外发生。

（3）穿刺过程中，护士应注意观察患者面部表情、呼吸、脉搏情况，发现异常及时报告麻醉医师；同时，不时与患者交谈，分散其注意力，减轻紧张心理。

（4）实施腰麻的患者，宜在穿刺前建立静脉通路，以便及时扩容；根据麻醉需要，调节手术床的倾斜度。

（5）固定硬膜外导管时，应先用胶布压住穿刺点，再顺势平推粘附两端，防止导管误拔；在翻身摆放体位和移动患者时，应用手托扶穿刺点进行移位，防止导管脱出。

（6）护送患者返回病房时，向病房护士交代患者术中的情况及注意事项；鼓励患者消除术后切口疼痛心理，指导术后康复锻炼。

3.小儿麻醉的护理配合

（1）一般护理：由于患者对就医持有本能的害怕、恐惧，拒绝接受治疗操作。因此，进入手术间前，可让亲属在等候厅陪护，协助安抚患者情绪，必要时准备玩具，减轻患者焦虑和哭闹，减少胃肠胀气和呼吸道分泌物的增加；一般情况下，术前禁食2岁以上为8小时、1～2岁为6小时、6个月左右为4小时；由于婴幼儿耐受饥饿的能力差，患儿择期手术宜安排在上午第一台为宜。

提前准备好麻醉后体位所需物品，长条形软垫一个置于患者肩背部、四头带4个固定四肢腕踝部、小夹板1块固定静脉穿刺部位。

手术铺巾前，室温宜相对调高（尤其是冬天），防止受凉；选择小号套管针（如24号）、小包装液体，控制滴速；备好吸引器、氧气、4 mm吸氧导管（可用头皮针上的导管代替）、气管插管等急救物品。

连续监测氧分压、呼吸、心率变化，＞2岁则应监测无创血压，严密观察患者辅助呼吸参与的强弱及呼吸节律，皮肤、指甲、口唇色泽，如患者分压下降或呼吸抑制（口唇发绀），应立即托起下颌，面罩吸氧2～3分钟，一般情况下症状可缓解；如患者有痰鸣音，呼吸短促，口中有涎液流出时，应予吸痰，吸痰不超过10秒，动作轻柔，边吸边向上旋转。

（2）全面恢复期护理：苏醒前期，患儿意识尚未恢复，出现幻觉、呼吸不规则、躁动、哭闹，四肢不随意运动，往往容易发生窒息和意外伤。因此，应注意观察患儿意识，年长儿尤应注意其神志变化；加强床旁看护和制动，防止坠床；保持呼吸道通畅，防止窒息。躁动也可由于尿潴留、疼痛引起，应观察膀胱充盈情况，及时对症处理。同时，患者躁动时可能将被子踢开，应随时盖好，注意保暖。及时处理并发症：①呼吸不规则，多由于全麻后分泌物积聚于咽喉及呼吸道、麻醉本身对呼吸抑制以及口腔手术后出血、舌根后坠等引起。应立即吸出呼吸道分泌物；口腔手术的患者取肩部垫高头偏向一侧仰卧位；呼吸有鼾声屏气等症状的患者，应立即托住下颌，双手将下颌向前向上托起至听到呼吸音通畅为止，若效果不佳，可用舌钳拉出舌头或置通气导管。②喉头水肿，可由于插管时动作粗暴或管径较粗、插管时间过长引起。积极协助医师用药处理。③呕吐物误吸造成窒息、肺不张或吸入性肺炎。

（3）用药护理：小儿施行手术和麻醉多不能合作，常选择氯胺酮作为基础麻醉药。患者进入手术间前，应准确测量体重，保证用药剂量的准确；氯胺酮作用快、维持时间短，麻醉诱导后应尽早开始手术，节省手术过程时间，减少氯胺酮用量。

氯胺酮用药后分泌物明显增加，当麻醉浅、手术刺激、缺氧等情况时，均可诱发喉痉挛。因此，术中应将患者头偏向一侧，及时吸出口腔分泌物，给予吸氧，保证呼吸道通畅，备好气管插管用物及抢救药物。

采取深部肌内注射，促进药物洗手、减少麻醉药及组织刺激。由于小儿自制能力差，多不能很好配合肌内注射或静脉穿刺;肌内注射时应固定好针头,防止断针。

防止液体外渗,穿刺部位在足背与手背的患者,穿刺好后常规用一小药盒或夹板,在穿刺部位上下方各用一长胶布固定,注意松紧度以不影响血液回流为宜。穿刺部位在关节处的患者,术后常规用小夹板固定,尽可能使用套管针进行静脉穿刺输液,可避免因患者躁动穿刺针损伤血管而造成液体外渗。

(4)椎管阻滞麻醉的体位配合:小儿腹部、会阴部、下肢手术采用基础麻醉加复合骶管阻滞麻醉,可有效减轻内脏牵拉和神经刺激反应、减少麻醉药使用剂量、术后患者苏醒快的麻醉效果。但临床上常见骶管阻滞不全或出现单侧阻滞现象,若单纯追加麻药用量将使药物中毒概率增加。因此,穿刺时协助麻醉医师让患者取倾侧卧位,暴露骶裂孔,此时应显露患者面部,观察呼吸情况,防止患者口鼻被被褥堵塞;穿刺成功后缓慢注入麻药,并保持手术侧在下 5 分钟,然后再摆放手术体位。同时,基础麻复合骶麻是在患者无知觉下变动体位,容易导致缺氧,故术中应严密监护。

4.局麻的护理配合

(1)局麻下手术的患者更易出现精神紧张、恐惧,手术时肌肉紧张甚至颤抖,严重者出现面色苍白、心悸、出冷汗、恶心、眩晕、脉搏加快、血压升高等。适时与患者进行交流,分散注意力,解释术中可能出现的感觉,必要时为患者按摩一下受压部位,有助于提高麻醉效果,使手术顺利完成。

(2)熟悉所用局麻药的性质、用法及剂量,严格落实用药查对制度。

正确识别局麻后各种不良反应:①中毒反应。轻者出现精神紧张、面部肌肉抽搐、多语不安、判断力一时减退、心悸脉快、呼吸急促、血压升高,重者出现谵望、肌肉抽动、皮肤发绀、血压稍下降、脉率减慢、周围循环迟滞、出冷汗、昏睡及深度昏迷,处理不及时呼吸抑制或停止、循环衰竭及心跳停止。②防治。掌握局麻药的一次性剂量,采用小剂量分次注射的方法;局麻药中加用肾上腺素,减慢吸收;麻醉注药前必须回抽,防止误入血管。出现中毒反应,立即停止局麻药,报告麻醉医师;早期吸氧、补液严密观察病情变化,积极配合麻醉医师,维持呼吸、循环稳定。

(3)巡回护士在手术过程中应坚守岗位,不可离开手术间。

(三)合理摆放手术体位

不同体位对椎管内麻醉效果有影响,根据需要调节有利于麻醉药的扩散、增加麻醉平面。因此,正确摆放体位,可充分显露手术野、让患者舒适、防止意外伤,又可减少药物用量,避免麻药中毒。

1.麻醉侧卧位

侧卧位穿刺插管麻醉时,协助患者摆放体位,尽量显露椎间隙;穿刺过程,护士站在患者腹侧进行床旁照顾,并协助固定穿刺部位,嘱患者若有不适可立即说明但不要移动身体,防止断针;穿刺中,注意观察患者面部表情,必要时与患者交谈,分散其注意力。

2.升腰桥(或折床)侧卧位

据报道,患者行硬膜外阻滞麻醉后丧失知觉,肌肉处于松弛状态,机体的保护性反射及自身调节能力下降,此时给予侧卧位升腰桥,可导致回心血量减少,心排血量下降。体位摆放不适,随着手术时间延长,患者耐受能力下降,出现躁动、不配合等。因此,摆放体位时,动作轻柔,准确迅速,一次到位,减少重复移动。侧卧前,应准备好体位垫、托手板、床沿挡板、肢体约束带等物品;翻身侧卧时,注意头部、肩部、髋部的着力点均匀受力,平移患者身体,避免压迫神经和血管;肾及肾区手术升高腰桥(或折床),应正对肋缘下 3 cm,使患侧腰部皮肤有轻微的张力,髂嵴抬高,腰部平展;腋下、髂嵴前后、双腿之间放置体位垫固定,必要时上骨盆挡板,四肢上约束带,防止术中因患者烦躁发生身体移位,造成意外损伤和增加出血机会。

3.剖宫产仰卧位

硬膜外阻滞麻醉下剖宫产术,由于产妇巨大的子宫压迫下腔静脉,可造成一时性回心血量减少、心排血量下降,出现血压下降;同时,硬膜外阻滞麻醉给药后,阻滞了腰以下的感觉运动及交感神经,腹部及下腔静脉扩张,血管容量增加,血液存留于腹部及下肢,造成血容量相对不足,出现血压下降,常常发生低血压。因此,麻醉后取水平位仰卧时,应将手术床左倾15°～30°,将产妇子宫推向左侧,减少下腔静脉的压迫。同时,选择左上肢静脉穿刺,左侧卧位麻醉穿刺,麻醉后仰卧,适当加快输液速度,积极配合医师进行补液,预防低血压。

(四)注意保暖

手术创面越大、麻醉范围越广、手术时间越长以及输液量越多,患者体温降低的可能性和降温幅度也就越大。环境温度在23 ℃时,冷感受器受到刺激,经体温调节中枢发生肌肉寒战产热,以维持体温;冷的消毒液直接刺激皮肤,引起患者寒战;冷的生理盐水冲洗体腔,吸收机体热量,额外增加机体能量消耗,使体温下降。对手术紧张、害怕引起情绪波动,使周围血管痉挛收缩。硬膜外阻滞麻醉阻断了交感神经,使阻滞区皮肤血管扩张,骨骼肌已丧失收缩产热能力,为保持体温恒定则通过非阻滞区的骨骼肌收缩,即发生寒战。同时,硬膜外阻滞麻药初量用足后,阻滞区血管扩张,有效循环减少,血量下降。此时麻醉医师往往用加快输液速度来纠正,造成单位时间内大量冷液体进入血液,直接刺激体温调节中枢出现寒战。因此,加强术中保暖,对小儿、老人的术后恢复尤为重要(如预热输入的液体、切口冲洗,体弱或手术历时长的手术患者使用变温毯等)。

1.控制手术间温度

接患者前30分钟,将手术间空调调至24～26 ℃,冬季应适当调高至26～27 ℃;等待麻醉期间,应盖好小棉被,注意双肩、双足保暖,在对皮肤进行消毒时,患者穿衣少或不穿衣,注意覆盖非消毒区域躯体部位,必要时暂停冷气输入,待手术铺巾盖好后在降室温;手术过程中,台上应加强术野以外部位的敷料覆盖,台下应注意肢体暴露部位的遮盖保暖,避免不必要的暴露;手术结束前将室温及时调高;对于婴幼儿、老年人、低温麻醉患者,最好使用变温毯,必要时提前预热被褥或暖箱。如果使用热水袋,温度不得超过50 ℃,以免烫伤。

2.加温输液

为防止体温下降过多,术中静脉输注的液体及血液应加温输注为宜。可将液体加温至37 ℃左右、库存血加温至34 ℃左右,必要时使用液体加温器控制;及时处理输液引起的热源反应,此类反应除寒战外,伴有皮疹等临床表现,应认真细致观察并加以区别,及时给予抗过敏处理。

3.温水冲洗体腔

提醒医师尽量缩短皮肤消毒时间,减少体热丢失;术中使用盐水纱布拭血;进行体腔冲洗时,应使用37 ℃左右热盐水冲洗,以免引起体热散失。

4.严格麻醉药品及用量

低体温可引起麻醉加深,出现苏醒延迟,增加呼吸系统的并发症等,如区域麻醉时,阻滞区域的血管不能代偿性收缩,削弱了机体对寒冷的血管收缩防御反应,体热由深部向外传导,使体温下降,甚至刺激机体的温度感受器引起寒战反应;全麻药可抑制体温调节中枢,导致全身皮肤血管扩张,散热增加;肌松药使全身骨骼肌处于松弛状态,消除肌紧张及肌肉运动产热的来源。因此,必须科学、正确、合理地使用麻醉药。

（五）紧急抢救原则

(1)迅速解除呼吸道梗阻,保持呼吸道通畅,给氧、吸痰。

(2)迅速建立静脉输液通道,若穿刺困难,立即协助医师做深静脉穿刺或静脉切开,需要动脉输血者,立即准备输血器材。迅速备齐急救药品和器材,包括盐酸肾上腺素、阿托品、多巴胺、地塞米松、利多卡因、氯化钙、盐酸异丙嗪、肾上腺素、呋塞米、5％碳酸氢钠,以及除颤器、心电图机、心脏监护仪、血液加温仪以及心脏按压包等,除颤器应处于备用状态,并置于手术间便于取用的中心位置上。

(3)严格按医嘱用药,严格执行三查七对制度,及时记录用药、治疗、复苏的全过程;使用中的注射器、液体袋,必须贴有药名、浓度、剂量标志;使用后的药袋或瓶、安瓿,全部保留至抢救结束止。

(4)固定患者,上好约束带,防止坠床,并注意保暖。

(5)保持良好照明,协助安装人工呼吸机、除颤器等。

(6)密切观察体温、脉搏、呼吸及血液变化,并详细记录。

(7)严格执行无菌技术操作规程,及时、准确留取各种标本,随时配合手术、麻醉医师工作。

(8)具有防受伤观念,一切操作应轻、稳,防止粗暴,避免在抢救中并发其他损伤。

(9)抢救完毕,及时清洁、整理、补充急救药品和器材,保持基数齐备,器材性能良。

三、局部麻醉

（一）麻醉度药液的配置和用药

采用复方局部浸润麻醉剂,其中包括盐酸普鲁卡因 3 g,盐酸利多卡因 400 mg,盐酸丁哌卡因200 mg,哌替啶(度冷丁)100 mg,盐酸肾上腺素(1∶1 000)0.5 mL,生理盐水加到 1 000 mL。要求一次性将 1 000 mL 药液配置好备用,不允许随用随配以免在药量比例上发生问题,影响麻醉效果或出现中毒现象。局部浸润麻醉时分次进行皮内、皮下、肌肉或神经根周围注射。成人量500～1 000 mL,8 岁以内的小儿用量减半(250～500 mL)。

（二）术中用药

术中患者如果有难以忍受的疼痛时,还可以在 3～5 小时内再给予二次哌替啶肌内注射,每次 50 mg,8 岁以内的小儿减半量,加上局部麻药液中的哌替啶 100 mg,共计不超过 200 mg。

四、术前护理配合

（一）术前访视

手术患者难免存在种种思想顾虑、恐惧、紧张和焦虑心情。情绪激动和失眠均可导致中枢神经系统和交感神经系统过度活动。这些反应过于强烈,不仅对神经、内分泌及循环系统产生影响,并且会直接干扰麻醉和手术,因而削弱对麻醉和手术的耐受力,引发术中术后的并发症,通过术前访视患者,护士能够全面了解每个患者在身心方面的需求,从关怀、安慰、解释和鼓励着手,酌情将手术目的、麻醉方式、手术体位及麻醉和术中可能出现的不适情况,用通俗、恰当的语言向患者做具体的解释,针对存在的顾虑疑问进行交谈,取得患者的信任和配合,顺利地完成麻醉和手术。

(二)麻醉前用药护理

麻醉前给患者注射苯巴比妥(鲁米那)、阿托品、哌替啶等药物,以达到镇定、止痛、降低基础代谢及神经反射的应激性,减少麻醉药用量,减少术中发生反射性低血压症,预防和对抗某些麻醉药物的不良反应。因此,麻醉前用药后注意观察患者的血压、脉搏和呼吸,并且应用推车将患者送到手术室,以避免因其步行引起的直立性低血压而发生意外。

(三)严格执行查对制度

患者入手术室后,仔细核对患者姓名、性别、床号、住院号、麻醉方式、手术名称、手术部位等,检查麻醉前用药情况,各种皮试反应结果,是否禁饮食等。

(四)建立静脉通道

建立和保持静脉通路通畅,使麻醉及术中给药、补液、输血和患者出现危症时极为重要的一项抢救措施。静脉通路首选上肢静脉,由于循环时间短,药效发生快,便于麻醉管理,较大手术或紧急情况可做锁骨下静脉穿刺,监测中心静脉压,以指导输液。

五、术后护理配合

手术完毕,手术室护士应与麻醉师一同护送患者回病房,并与病房护士详细交换所施手术麻醉方法,手术中用药及术中和麻醉过程中患者的基本情况,麻醉后注意事项等。

(于 芳)

第四节 围麻醉期并发症的护理

围麻醉期导致并发症的3个方面:患者的疾病情况;麻醉医师素质;麻醉药、麻醉器械及相关设备的影响和故障。麻醉期间常见的并发症包括:呼吸道梗阻、呼吸抑制、低血压和高血压、心肌缺血、体温升高或降低、术中知晓和苏醒延迟、咳嗽、呃逆、术后呕吐、术后肺感染、恶性高热等,下面将与患者疾病情况、麻醉操作与不当、麻醉药影响及麻醉器械故障有关的并发症介绍如下。

一、围麻醉期环境

良好的麻醉不但可消除患者痛感、保持安静利于术者顺利操作,还可以降低术中应激反应,减轻或消除不良心理体验,提高围术期安全性。随着近代新麻醉药、新型麻醉机的临床应用及电子监护仪的不断更新和完善,临床麻醉进入了一个更安全的境地;但由于医师应用麻醉技术的熟练程度、应急状态判断和处理方法、患者对麻醉及手术耐受的个体差异,使既有的"手术风险"依然存在;同时随着手术适应证扩大、高龄、幼儿、复杂、危重和急诊手术的患者日趋增多等因素,新的"手术风险"不断产生。手术室护士与麻醉医师是一个工作整体,手术过程需要相互密切配合。因此,加强手术室护理技术、质量管理,尤其是提高对麻醉实施、病情监护、意外情况救治过程中的护理技术水平,落实麻醉安全、具体护理措施是麻醉安全不可或缺的重要环节。

(一)护理技术管理

"质量就是生命"。手术室是外科治疗、抢救的重要场所,人员复杂、工作节奏快,各种意外情况多。其中,麻醉意外常突然发生、病情变化快,抢救不当或不及时将导致严重后果,要求医务人员应急能力强,医护配合好,因此,加强麻醉护理技术的质量管理必不可少。

1.规范护理工作行为

制度是工作的法规,是处理各项工作的准则,是评价工作的依据,是消灭事故、差错的重要措施。因此,要把建章立制作为确保安全的关键环节来抓。

(1)依法从事:临床工作是事关患者健康甚至生命的行为,为保障患者的切身利益和医护人员合法权益,需运用现有法律、法规对医疗过程加以规范。

(2)制度先行:确保安全的方法在于事前预防,而不是事后检讨。认真执行查对制度、交接班制度和各种操作规程,建立健全各项管理制度。

(3)有章可循:对各专科具体基础操作、难点环节、质量重点等,制订标准流程、质量标准和检查细则,做到各项管理有章可循,质量评价有量化指标。

2.强化理论技能培训

手术工作是一项科学性、实践性很强的工作,要高度重视麻醉手术的风险性,严防麻醉意外的发生,要不断进行理论和技能培训,以具备娴熟的技术和丰富的临床经验,治病救人。

(1)加强作风养成,确保手术麻醉的质量控制。

(2)拓宽知识结构,注重临床能力的培养。

3.提高患者手术麻醉耐受力

(1)提高患者手术麻醉耐受力就要实施手术前访视。

(2)提高患者手术麻醉耐受力需要完善手术内容。

(二)麻醉安全的护理措施

1.麻醉前配合

麻醉前准备的目的在于消除或减轻患者对麻醉手术产生的恐惧与紧张心理,以减少麻醉的并发症,利于麻醉的诱导与维持,减少麻醉意外。

(1)核对记录手术资料。

(2)建立静脉通道。

(3)麻醉用药护理:①严格执行查对制度。②严格执行无菌操作技术。③掌握正确用药方法。④准备急救药品和器材。

2.麻醉配合护理要点

(1)气管插管全麻的护理配合:气管插管全麻成功的关键在于物品准备充分、体位摆放合适、选择用药合理以及医护人员默契配合。①协助医师准备麻醉用品,如吸引器、心电监护仪、抢救药品及宽胶布等;去枕,协助患者头向后仰,肩部抬高。②全麻诱导时,由于患者最后丧失的知觉是听觉,所以当开始施行麻醉时,应关闭手术间的门,维持正压,停止谈话,室内保持安静;行气管插管时,患者可能会有咳嗽和"强烈反抗",护士应床旁看护,给予适当约束和精神支持,避免发生意外伤;外科麻醉期,护士应再次检查患者卧位,注意遮挡和保护患者身体暴露部位。③急诊手术患者可能在急性发病前或事故发生前刚进食、进饮,应仔细询问,以供麻醉方式的选择;若必须立即全麻手术,应先插胃管将胃内容物排空,此时巡回护士应备好插管用物,协助麻醉医师插管。④若只有一位医师实施全麻操作,巡回护士应协助医师工作,插管时协助显露声门、固定导管等。⑤插管过程中要注意:保证喉镜片明亮;固定气管插管;正确判断气管插管位置;注入气管导管套囊内空气 5~8 mL。⑥气管拔管时,麻醉变浅,气管导管机械性刺激,切口疼痛、吸痰操作等,使患者肾上腺素神经过度兴奋、血管紧张素失衡致血浆肾上腺素浓度明显升高。因此拔管过程中要注意检测氧饱和度、血压、心率变化,给予相应的抵抗药物;吸痰动作要轻柔,减少刺激;苏醒期患者烦躁不安,护士要守在床旁,上好约束带,将患者卧位固定稳妥,防止因烦躁而坠床、输液管道脱出、引流管拔出等意外情况发生。如有患者未能彻底清醒,应在苏醒室观察,待生命体征平稳后方可送回病房。⑦护送患者回病房时,仍应交代护士检测呼吸、血压情况,防止由于麻醉药和肌松药的残余作用,复醒后下颌松弛造成的上呼吸道梗阻或由于腹部手术后切口疼痛、腹部膨胀、腹带过紧造成的呼吸困难致呼吸停止。⑧若为浅全麻复合硬膜外阻滞麻醉时,体位变动多,应向患者做必要解释,以取得配合;同时,加强体位护理,防止摔伤。

(2)椎管内麻醉的护理配合:①协助麻醉医师摆放穿刺体位,即患者背部靠近手术床边缘,头下垫枕,尽量前屈;肩部与臀部水平内收,双手或单手抱屈膝,显露脊柱。②穿刺前应备好穿刺物品及药品,核查患者有无局麻药过敏史,协助麻醉医师抽药;穿刺操作时,护士站在患者腹侧,保持患者身体姿势平稳,不宜摇摆身体或旋转头部,防止躯体移动造成邻近椎体移位致穿透硬膜甚至损伤脊髓神经或导致穿刺针折断等意外发生。③穿刺过程中,护士应注意观察患者面部表情、呼吸、脉搏情况,发现异常及时报告麻醉医师;同时,不时与患者交谈,分散其注意力,减轻紧张心理。④实施腰麻的患者,宜在穿刺前建立静脉通路,以便及时扩容;根据麻醉需要,调节手术床的倾斜度。⑤固定硬膜外导管时,应先用胶布压住穿刺点,再顺势平推黏附两端,防止导管误拔;在翻身摆放体位和移动患者时,应用手托扶穿刺点进行移位,防止导管脱出。⑥护送患者返回病房时,向病房护士交代患者术中的情况及注意事项;鼓励患者消除术后切口疼痛心理,指导术后康复锻炼。

3.合理摆放手术体位

不同体位对椎管内麻醉效果有影响,根据需要调节体位有利于麻醉的扩散、增加麻醉平面。因此,正确摆放体位,可充分显露手术野、让患者舒适、防止意外伤,又可减少药物用量,避免麻药中毒。

4.注意保暖

手术创面越大、麻醉范围越广、手术时间越长以及输液量越多,患者体温降低的可能性和降温幅度也就越大。环境温度在23℃时,冷感受器受到刺激,经体温调节中枢发生肌肉寒战产热,以维持体温;冷的消毒液直接刺激皮肤,引起患者寒战;冷的生理盐水冲洗体腔,吸收机体热量,额外增加机体能量消耗,使体温下降。对手术紧张、害怕引起情绪波动,使周围血管痉挛收缩。硬膜外阻滞麻醉阻断了交感神经,使阻滞区皮肤血管扩张,骨骼肌已丧失收缩产热能力,为保持体温恒定则通过非阻滞区的骨骼肌收缩,即发生寒战。同时,硬膜外阻滞麻药初量用足后,阻滞区血管扩张,有效循环减少,血压下降。此时,麻醉医师往往用加快输液速度来纠正,造成单位时间内大量冷液体进入血液,直接刺激体温调节中枢出现寒战。因此,加强术中保暖,对小儿、老人的术后恢复尤为重要(如预热输入的液体、切口冲洗液,体弱或手术历时长的手术患者使用变温毯等)。

(1)控制手术间温度:接患者前30分钟,将手术间空调调至24~26℃,冬季适当调高至26~27℃;等待麻醉期间,应盖好小棉被,注意双肩、双足保暖;在对皮肤进行消毒时,患者穿衣少或不穿衣,注意覆盖非消毒区域躯体部位。

(2)加温输液:为防止体温下降过多,术中静脉输注的液体及血液应加温输注为宜。可将液体加温至37℃左右、库存血加温至34℃左右,必要时使用液体加温器控制。

(3)温水冲洗体腔:提醒医师尽量缩短皮肤消毒时间,减少体热丢失;术中使用温盐水纱布拭血;进行体腔冲洗时。应使用 37 ℃左右热盐水冲洗,以免引起体热散失。

(4)严格麻醉药品及用量:低体温可引起麻醉加深,出现苏醒延迟,增加呼吸系统的并发症等,因此,必须科学、正确、合理地使用麻醉药。

5.紧急抢救原则

(1)迅速解除呼吸道梗阻,保持呼吸通畅,给氧、吸痰。

(2)迅速建立静脉输液通道,若穿刺困难,立即协助医师做深静脉穿刺或静脉切开,迅速备齐急救药品和器材,并置于手术间便于取用的中心位置上。

(3)严格按医嘱用药,严格执行三查七对制度,及时记录用药、治疗、苏醒的全过程;使用中的注射器、液体袋,必须贴有药名、浓度、剂量标志;使用后的药袋或瓶、全部保留至抢救结束止。

(4)固定患者,上好约束带,防止坠床,并注意保暖。

(5)保持良好照明,协助安装人工呼吸机、除颤器等。

(6)密切观察体温、脉搏、呼吸及血压变化,并详细记录。

(7)严格执行无菌技术操作规程,及时、准确留取各种标本,随时配合手术、麻醉医师工作。

(8)具有防受伤观念,一切操作应轻、稳,防止粗暴,避免在抢救中并发其他损伤。

(9)抢救完毕。及时清洁、整理、补充急救药品和器材,保持基数齐备,器材性能良好。

二、术后麻醉评估

由于麻醉药物的影响、手术的直接创伤、神经反射的亢进以及患者原有的病理生理的特殊性等,均可导致某些并发症的发生。手术结束后,麻醉作用并未结束。即使患者已经清醒,药效却未必完全消除,保护性反射也未必恢复正常,如意识不清醒,难免发生"意外"。麻醉时如果对发生并发症的可能不予考虑,或是缺乏经验或认识,如此则对并发症毫无防范措施,并发症不仅易于发生,甚至可以酿成事故。

(一)全麻术后护理常规

(1)对于麻醉清醒的患者,去枕仰卧位 6 小时,头偏向一侧,以防唾液或呕吐物吸入呼吸道,引起呼吸道感染或误吸。去枕平卧 6 小时后可改为半卧位。

(2)保持呼吸道通畅,及时清除呼吸道内分泌物,防止舌根下坠或呕吐物堵塞呼吸道。

(3)给予吸氧,一般用低流量吸氧(一般呼吸功能恢复良好的 30% 左右,呼吸差的需要面罩浓度就高了)。

(4)密切观察病情变化,每 30~60 分钟监测血压、脉搏、呼吸 1 次并做好记录。

(5)妥善固定好各类引流管,防止扭曲、折叠和脱落。

(6)一般术后禁食 6 小时,根据医嘱给予饮食。

(二)蛛网膜下腔阻滞麻醉后护理常规

(1)术后去枕平卧或头低位 6~8 小时。麻醉后头痛者平卧 24 小时,必要时取头高足低位。

(2)保持呼吸道通畅,及时清理呼吸道分泌物。术后有呼吸抑制或呼吸困难者,给予吸氧或使用人工呼吸器辅助呼吸。

(3)严密观察病情变化,每 60 分钟监测呼吸、血压、脉搏 1 次至血压平稳,并做好记录。

(4)观察患者有无恶心、呕吐、头痛、尿潴留及神经系统症状,对症处理。避免突然改变体位,引起血压下降。

(5)评估患者下肢活动情况,注意有无局部麻木、刺痛、麻痹、瘫痪等,并及时报告医师处理。

（6）术后 6 小时遵医嘱给予饮食。

（三）硬脊膜外腔阻滞麻醉后护理常规

（1）术后平卧 6 小时，血压平稳后酌情取适当卧位。避免突然改变体位，引起血压下降。

（2）监测患者生命体征变化，做好记录。

（3）麻醉后出现恶心、呕吐、穿刺处疼痛及尿潴留等现象，及时报告医师，查明原因，对症处理。

（4）术后禁食 4～6 小时后，遵医嘱给予饮食。

三、气道完整性

（一）支气管痉挛

在麻醉过程和手术后均可发生急性支气管痉挛，表现为支气管平滑肌痉挛性收缩，气道变窄，气道阻力骤然增加，呼气性呼吸困难，引起严重缺氧和 CO_2 蓄积。若不及时予以解除，患者因不能进行有效通气，不仅发生血流动力学的变化，甚至发生心律失常和心搏骤停。

1.病因

（1）气道高反应性：患有呼吸道疾病的患者如支气管哮喘或慢性炎症，使气道对各种刺激反应较正常人更为敏感。此与兴奋性神经和受体活性增强，而抑制性神经和受体活性的减弱有关。还有炎症细胞致敏、气道上皮损伤以及气道表面液体分子渗透浓度改变等，也都是不容忽视的诱发因素。

（2）与麻醉手术有关的神经反射：如牵拉反射、疼痛反射，乃至咳嗽反射和肺牵张反射都可成为诱发气道收缩的因素。

（3）气管插管等局部刺激是麻醉诱导期间发生气道痉挛最常见的原因。由于气道上皮下富含迷走神经传入纤维，尤其是隆突部位。气管插管过深直接刺激隆突，或浅麻醉下行气管插管、吸痰也都可引起反射性支气管痉挛。一般认为，其反射途径除了经迷走神经中枢反射外，还有轴反射和释放的神经递质如 P 物质、神经激肽 A 和降钙素基因相关肽受体、色胺受体的参与。

（4）应用了具有兴奋性迷走神经、增加气道分泌物促使组胺释放的麻醉药、肌松药或其他药物。如支气管哮喘患者应避免应用兴奋性迷走神经药物如硫喷妥钠、γ－羟丁酸钠，或促进组胺释放的肌松药（筒箭毒碱）。手术后早期的支气管痉挛，多非哮喘所致，常见的原因是由于气管内导管移位或受阻，以致气管发生部分梗阻或受到刺激而引起支气管痉挛。应该指出的是，支气管痉挛可能是急性肺水肿早期唯一的症状，远比啰音或泡沫痰出现得更早。

2.预防

（1）对既往有呼吸道慢性炎症或支气管哮喘史的患者应仔细了解其过去发病的情况，分析可能存在的诱发因素。术前应禁吸烟 2 周以上。若近期有炎症急性发作，则应延缓择期手术 2～3 周。术前患者应行呼吸功能的检查，可请呼吸专科医师会诊，必要时应用激素、支气管扩张药、抗生素等作为手术前准备。

（2）避免应用可诱发支气管痉挛的药物如可用哌替啶或芬太尼来取代吗啡，因前几种药对支气管平滑肌张力影响较弱。若异喹啉类肌松药要比甾类肌松药易引起组胺释放，如泮库溴铵、维库溴铵、哌库溴铵在临床剂量下不至于引起明显的组胺释放。肌松药引起组胺释放是与药量、注药速度有关，减少用药量和注药速度可减少组胺释放量。琥珀胆碱仍可引起少量组胺释放，故文献上既有用来治疗支气管痉挛，也有数例患者引起支气管痉挛的报道。吸入性麻醉药则可选用

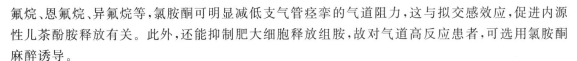

氟烷、恩氟烷、异氟烷等,氯胺酮可明显减低支气管痉挛的气道阻力,这与拟交感效应,促进内源性儿茶酚胺释放有关。此外,还能抑制肥大细胞释放组胺,故对气道高反应患者,可选用氯胺酮麻醉诱导。

(3)阻断气道的反射,选用局麻药进行完善的咽喉部和气管表面的麻醉,可防止因刺激气道而诱发支气管痉挛。

3.处理

(1)明确诱因、消除刺激因素,若与药物有关应立即停用并更换。

(2)如因麻醉过浅所致,则应加深麻醉。

(3)面罩吸氧,必要时施行辅助或控制呼吸。

(4)静脉输注皮质类固醇类药(如氢化可的松和地塞米松)、氨茶碱等,两药同时应用可能吸收效更好。若无心血管方面的禁忌,可用 β 受体激动药如异丙肾上腺素稀释后静脉点滴或雾化吸入。目前,还可采用选择性 β_2 受体激动药如吸入特布他林,尤其适用于心脏病患者。

呼吸系统的并发症仍是全身麻醉后能威胁患者生命安危的主要原因之一,以及拖延术后的康复。除了误吸之外还包括气道阻塞、低氧血症和通气不足(高碳酸血症)等。据报告在接受全身麻醉后转入 PACU 的 24 057 例患者中,发生呼吸系统紧急问题的有 1.3%,其中低氧血症发生率为 0.9%,通气不足发生率为 0.2%,气道阻塞发生率为 0.2%。需要置入口咽或鼻咽气道的为 59.7%,需手法处理气道者占 47.6%。只有 2 例患者(占 0.1%)需要行气管内插管,80 例需行人工通气。

(二)气道阻塞

全麻后气道阻塞最常见的原因是神志未完全恢复舌后坠而发生咽部的阻塞;喉阻塞则可因喉痉挛或气道直接损伤所致。对舌后坠采用最有效的手法是患者头后仰的同时,前提下颌骨,下门齿反咬于上门齿。根据患者不同的体位进行适当的调整,以达到气道完全畅通。如果上述手法处理未能解除阻塞,则应置入鼻咽或口咽气道。但在置入口咽气道时,有可能诱发患者恶心、呕吐甚至喉痉挛,故需密切观察。极少数患者才需重行气管内插管。

(三)低氧血症

低氧血症不仅是全身麻醉后常见的并发症,而且可导致严重的后果。据丹麦文献报道,术后发生一次或一次以上低氧血症($SaO_2 < 90\%$)的患者占 55%,并指出其发生是与全麻时间、麻醉药应用及吸烟史有关。自采用 SpO_2 的监测方法后,能及时地发现低氧血症,且有了较准确的评估标准。

1.易于引起麻醉后低氧血症的因素

(1)患者的年龄>65 岁。

(2)体重超重的患者,如>100 kg。

(3)施行全身麻醉的患者要比区域性麻醉更易于发生。

(4)麻醉时间>4 小时。

(5)施行腹部手术者对呼吸的影响显著于胸部,以肢体手术的影响较为轻微。

(6)麻醉用药:如苯二氮䓬类与阿片类药物并用,用硫喷妥钠诱导麻醉对呼吸的影响要显著于异丙酚。术前应用芬太尼>2.0 $\mu g/(kg \cdot h)$ 或并用其他阿片类药物则影响更为显著。尤其非去极化肌松药的应用剂量、时效和肌松是否已完全反转都是极其重要的因素,例如术中应用阿曲库铵>0.25 mg/(kg · h),则将增加发生低氧血症的危险。至于术前患者一般情况(ASA 分级)

对此的影响无明显的差异。

2.发生低氧血症是主要原因

在全麻后发生低氧血症的原因是多因素的,也较为复杂,主要有以下几点。

(1)由于供氧浓度的低下或因设备的故障引起吸入氧浓度<0.21。尽管发生此意外并不多见,但发生误接电源或混合气体装置的失灵可能性仍然存在,是不能大意的。

(2)通气不足。

(3)术后肺内右至左的分流增加,如术后发生肺不张、急性气胸或急性肺梗死等,使经肺的静脉血得不到充分的氧合,提高了动脉内静脉血的掺杂,造成动脉低氧血症是必然的结果。

(4)肺通气/灌流(V/Q)的失衡,如因麻醉药的影响损害了低氧下肺血管收缩的补偿,V/Q的失衡加重。同时,术后患者的心排血量低下也促进了这种失衡。

(5)采用不正确的吸痰方法,易被忽视的原因。应用过高的吸引负压、过粗的吸痰管和超时限的吸引,可以引起患者 SaO_2 的显著下降,尤其是危重和大手术后患者。

(6)其他:术后患者的寒战可使氧耗量增高 500%,对存在肺内分流患者,通过混合静脉血氧张力,使 PaO_2 下降。

(四)通气不足

通气不足系指因肺泡通气的降低引起 $PaCO_2$ 的增高。手术后通气不足的原因如下。

(1)中枢性呼吸驱动的削弱。

(2)呼吸肌功能恢复的不足。

(3)体内产生 CO_2 增多。

(4)由于呼吸系统急性或慢性疾病所影响。

(五)处理方法

(1)削弱中枢性呼吸驱动:事实上,应用任何麻醉药对呼吸中枢都具有抑制的效应,尤其是麻醉性镇痛药。这种呼吸的抑制,可以通过对 CO_2 曲线的向下、向右的移位来加以证实。又如芬太尼或芬太尼－氟哌利多混合剂的应用,可呈双相性呼吸抑制,在手术终末可用较小剂量的拮抗剂来消除其呼吸抑制。

(2)呼吸肌功能的障碍:包括手术切口部位、疼痛均影响到深呼吸的进行。如上腹部手术后,患者是以胸式呼吸为主,呼吸浅快,肺活量(Vc)和功能余气量(FRC)均呈降低,直至术后第 2～3 天才开始逐渐恢复。Vc 在手术当天可降至术前的 40%～50%,术后第 5～7 天才恢复至术前 60%～70%。Vc 的下降使术后患者有效的咳嗽能力受限,为肺部并发症发生提供有利条件。FRC 的下降,使 FRC 与闭合容量(CC)的比率发生了改变,CC/FRC 相对升高具有重要的临床意义。即小气道易于闭合,局部通气/血灌流比率失调,导致肺泡气体交换障碍,则发生低氧血症和通气不足是必然的结果。

目前认为膈肌功能障碍是造成术后肺功能异常的一个重要原因。用麻醉药、镇静药或疼痛等对膈肌功能虽有一定的影响。但对膈肌功能障碍的原因不能全面加以说明。如今较能为人们所接受的观点:由于手术创伤通过多渠道传入神经途径减弱了中枢神经系统的驱动,对膈神经传出冲动减少,而引起术后膈肌功能障碍。

应用非去极化肌松药的残留效应。长效肌松药应用、拮抗肌松的效应不足和肾功能障碍等均可使肌松药的作用残留,而影响了术后呼吸肌功能的恢复,也是造成术后患者通气不足的常见原因。有报告指出,在术后发生呼吸系统问题的患者中,有 25% 是与肌松药的应用有关,其中

8.3%的患者需要进一步反转肌松药的残留效应。

（3）肥胖患者、胃胀气、胸腹部的敷料包扎过紧也会影响到呼吸肌功能。

（六）监护与预防

临床上不能忽视肉眼的观察，如呼吸的深度、呼吸肌的协调和呼吸模式等，监测方面包括脉搏血氧饱和度的持续、PETCO₂和PaCO₂的监测。

一般认为对如下患者应加强术后的呼吸功能监测和氧的支持：①胸腹部手术后；②显著超重的患者，如BMI>27~35 kg/m²；③用过大剂量阿片类药物；④存在急性或慢性呼吸系统疾病。

以下患者即使其PaO₂处于正常范围，但仍有发生组织低氧或缺氧的可能：①低血容量（低CVP、少尿）；②低血压；③贫血，血红蛋白<70 g/L；④心血管或脑血管缺血患者；⑤氧耗增高，如发热的患者。

一般要求这些患者可以增强氧的支持，至于呼吸空气时的SpO₂>90%或恢复至手术前的水平。对有气道慢性阻塞的患者，其呼吸功能有赖于CO₂或低氧的驱动，所以谨慎调节供氧的浓度，经常进行动脉血气分析是必要的措施。

四、心血管系统稳定性

（一）低血压

以往血压正常者以麻醉中血压<10.7/6.7 kPa（80/50 mmHg）、有高血压史者以血压下降超过术前血压的30%为低血压的标准。麻醉中引起低血压的原因，包括麻醉药引起的血管扩张、术中脏器牵拉所致的迷走反射、大血管破裂引起的大失血，以及术中长时间容量补充不足或不及时等。

（二）高血压

高血压是全身麻醉中最常见的并发症。除原发性高血压外，多与麻醉浅、镇痛药用量不足、未能及时控制手术刺激引起的强烈应激反应有关。故术中应加强观察、记录，当患者血压>18.7/12.0 kPa（140/90 mmHg）时，即应处理；包括加深麻醉，应用降压药和其他心血管药物。

1.原因

（1）疼痛：除了手术切口刺激外，其他造成不适之感还来自胃肠减压管、手术引流和输液的静脉通路等，同时还伴有恐惧、焦虑等精神因素的影响。疼痛的刺激是与麻醉前后和麻醉维持过程处理有关。

（2）低氧血症与高碳酸血症：轻度低氧血症所引起循环系统反应是心率增快与血压升高，以高动力的血流动力学来补偿血氧含量的不足。血内CO₂分压的升高，可直接刺激颈动脉和主动脉化学感受器，以及交感—肾上腺系统反应，则呈现心动过速和血压的升高。

（3）术中补充液体超负荷和升压药用量不当。

（4）吸痰的刺激，吸痰管对口咽、气管隆嵴的刺激，尤其操作粗暴或超时限吸引更易引起患者的呛咳和躁动、挣扎，则使循环系统更趋显著。

（5）其他：如术后寒战，尿潴留膀胱高度膨胀也会引起血压的升高。

对术后持续重度高血压，若不能及时消除其发生原因和必要的处理，则可因心肌氧耗量的增高，而导致左室心力衰竭、心肌梗死或心律失常，高血压危象则可发生急性肺水肿或脑卒中。

2.预防和处理

（1）首先要发现和了解引起高血压的原因，并给予相应的处理，如施行镇痛术，呼吸支持以纠正低氧血症以及计算液体的出入量以减缓输液的速率或输入量。

（2）减少不必要的刺激，使患者处于安静姿态。当患者呼吸功能恢复和血流动力学稳定时，应尽早拔除导管，为了减少拔管时的刺激和心血管不良反应，可在操作前 3～5 分钟给予地西泮 0.1 mg/kg 或美达唑仑 1～2 mg 和 1%利多卡因（1 mg/kg）。有报告在拔管前 20 分钟用 0.02% 硝酸甘油 4 μg/kg。经鼻孔给药，可防止拔管刺激引起高血压。

（3）药物治疗：由于多数患者并无高血压病史，且在术后 4 小时内高血压能缓解，故不必应用长效抗高血压药物。值得选用的药物有：①硝普钠的优点在于发挥药效迅速，且停止用药即可反转。对动脉、静脉壁均有直接的扩张效应。一般多采用持续静脉点滴给药，开始可以 0.5～1.0 μg/(kg·min)给药达到可以接受的血压水平。但应密切监测动脉的动态，适时调整给药速率。②压宁定若在拔管时给予 0.5 mg/kg，可有效预防当时高血压反应和维持循环功能的稳定。③β受体阻滞剂如拉贝洛尔和艾司洛尔，前者兼有α和β受体阻滞的作用，常用来治疗术后高血压。但对β受体阻滞更为突出，由于负性变力效应使血压降低。艾司洛尔为超短效β受体阻滞药，对处理术后高血压和心动过速有效。但因半衰期短应予持续静脉点滴给药，依据血压的反应调节给药速率，相当于 25～300 mg/(kg·min)。④对高龄、体弱或心脏功能差的患者，则可采用硝酸甘油降压。它对心脏无抑制作用，可扩张冠脉血管，改善心肌供血和提高心排血量。停药后血压恢复较缓，且较少发生反跳性血压升高。

（三）急性心肌梗死

麻醉期间和手术后发生急性心肌梗死，多与术前有冠心病，或潜在有冠脉供血不足有关。同时又遭受疾病、疼痛和精神紧张的刺激，以及手术和麻醉等的应激反应，都将进一步累及心肌耗氧和供氧间的平衡，任何导致耗氧量增加或心肌缺氧都可使心肌功能受损，特别是心内膜下区。有资料表明，非心脏手术的手术患者围术期心肌缺血的发生率可高达 24%～39%，冠心病患者中可高达 40%。如果发生心肌梗死的范围较广，势必影响到心肌功能，排血量锐减，终因心泵衰竭而死亡。尤其是新近（6 个月以内）发生过心肌梗死的患者，更易于出现再次心肌梗死。

1.病因

（1）诱发心肌梗死的危险因素：①冠心病患者；②高龄；③有外周血管疾病，如存在外周血管狭窄或粥样硬化，则提示冠脉也有相同的病变；④高血压（收缩压≥21.3 kPa(160 mmHg)，舒张压≥12.4 kPa (95 mmHg)患者，其心肌梗死发生率为正常人的 2 倍；⑤手术期间有较长时间的低血压；⑥据文献报道，手术时间 1 小时的发生率为 1.6%，6 小时以上则可达 16.7%；⑦手术的大小，心血管手术的发生率为 16%，胸部手术的发生率为 13%，上腹部手术的发生率为 8%；⑧手术后贫血。

（2）麻醉期间易于引起心肌氧耗量增加或缺氧的因素：①患者精神紧张、焦虑和疼痛、失眠，均可致体内儿茶酚胺释放和血内水平升高，周围血管阻力增加，从而提高心脏后负荷、心率增速和心肌氧耗量增加。②血压过低或过高均可影响到心肌的供血、供氧。若在麻醉过程中发生低血压，比基础水平低 30%并持续 10 分钟以上者，其心肌梗死发生率，特别是透壁性心肌梗死明显增加。另外，高血压动脉硬化的患者，多伴有心肌肥厚，其发生心内膜下（非 Q 波型）心梗的机会较多，即使未出现过低血压，也可发生心肌缺血性损伤。③麻醉药物对心肌收缩力均有抑制的效应，如氟烷、甲氧氟烷、恩氟烷、异氟烷，且抑制程度随吸入浓度而递增。曾报告当恩氟烷的呼末浓度为 1.4%时，使动脉压降低 50%，11 例中有 4 例呈心肌缺血。同时，还应该注意药物对整个心血管和机体代偿机制的影响。④麻醉期间供氧不足或缺氧，势必使原冠状动脉供血不全的心肌供氧进一步恶化。⑤因麻醉过浅或其他用药引起了心率增快或心律失常。

2.诊断

在全身麻醉药物作用下,掩盖了临床上急性心梗的症状和体征。在全麻期间,如发生心律失常尤其是室性期外收缩,左心室功能衰竭(如急性肺水肿),或不能以低血容量或麻醉来解释的持续性低血压时,都应及时地追查原因。直至排除急性心梗的可能。

心电图的记录仍然是诊断急性心梗的主要依据,尤其是用 12 导联心电图检查,诊断心梗的依据是 Q 波的出现(即所谓透壁性心梗),以及 ST 段和 T 波的异常,非透壁性则可不伴有 Q 波的出现。同时应进行血清酶的检查,如谷草转氨酶(GOT)、乳酸脱氢酶(LDH)和磷酸肌酸激酶(CPK),尤其是 CPK-MM;但酶水平的升高多出现在前 24 小时,对即时的诊断仍帮助不大。近年提出的测定血内心肌肌钙蛋白 T,肌钙蛋白包括 3 个亚单位,即肌钙蛋白 C(TnC)肌钙蛋白 I(TnI)和肌钙蛋白 T(TnT)。当心肌细胞缺血时,细胞内 pH 下降,激活蛋白溶解酶使心肌肌钙蛋白透过细胞膜进入循环。测定 TnT 的优点在于:在心肌梗死 3 小时左右开始升高,12~24 小时呈峰值,可持续 5 天以上;对诊断急性心肌梗死的敏感度高达 98%~100%。

3.预防

对手术患者,特别是有高血压或冠状动脉供血不足的患者,要力求心肌氧供求的平衡,在降低氧耗的同时,还要提高供氧,如减轻心脏做功(高血压的治疗),改善和保持满意的血流动力学效应(如麻醉方法选择,纠正心律失常,洋地黄等);提高供氧如纠正贫血以提高携氧能力,保持满意的冠状动脉灌注压和心舒间期。术前对患有心肌供血不足患者应给予必要药物治疗和镇静药。对心肌梗死患者的择期手术,尽量延迟到 4~6 个月以后再施行,如此可把再梗死的发生率降至 15%,两者相距的时间越短,则再发率越高。再发心肌梗死患者的病死率可高达 50%~70%。

4.处理

(1)麻醉期间或手术后心肌梗死的临床表现很不典型,主要依据心电图的提示和血流动力学的改变,宜及时请心血管专科医师会诊和协同处理。

(2)必不可少的血流动力学监测如平均动脉压、中心静脉压、体温、尿量,以及漂浮导管置入,以便进一步了解肺动脉压(PAP)、肺毛细血管楔压(PCWP)和左室舒张末压(LVEDP)等。

(3)充分供氧,必要时行机械性辅助呼吸。

(4)暂停手术,或尽快结束手术操作。

(5)应用变力性药物,如多巴胺、去甲肾上腺素以保持冠状动脉血液灌注。近年有推荐用多巴酚丁胺具有较强的变力性效应,对变时性和诱发心律失常要比异丙肾上腺素少见。变力性药物可使心肌氧耗量增加,如并用血管扩张药硝酸甘油或硝普钠,不仅可降低心肌氧供量,且将提高心脏指数和降低已升高的 LVEDP。

(6)应用辅助循环装置——主动脉内囊辅助即反搏系统,通过降低收缩压,减少左室做功,使心肌氧耗量随之下降,同时还增加舒张压,有利于冠状动脉血流和心肌供氧。

(7)其他对症治疗,如应用镇静和镇痛药(罂粟碱或吗啡)。

五、胃肠反应

(一)反流、误吸

1.原因

麻醉过程中,易于引起呕吐或胃内容物反流的情况包括以下几种。

(1)麻醉诱导时发生气道梗阻,在用力吸气时使胸内压明显下降;同时受头低位的重力影响。

(2)胃膨胀除了与术前进食有关外,麻醉前用药,麻醉和手术也将削弱胃肠道蠕动,胃内存积大量的空气和胃液或内容物,胃肠道张力下降。

(3)用肌松药后,在气管插管前用面罩正压吹氧,不适当的高压气流不仅使环咽括约肌开放,使胃迅速胀气而促其发生反流;同时喉镜对咽部组织的牵扯,又进一步使环咽括约肌功能丧失。

(4)患者咳嗽或用力挣扎;以及晚期妊娠的孕妇,由于血内高水平的孕酮也影响到括约肌的功能。

(5)胃食管交界处解剖缺陷而影响正常的生理功能,如膈疝患者,置有胃管的患者也易于发生呕吐或反流;带有套囊的气管导管,在套囊的上部蓄积着大量的分泌物也易于引起误吸。

(6)药物对食管括约肌功能的影响,如抗胆碱能药物阿托品、东莨菪碱和格隆溴铵对括约肌的松弛作用,吗啡、哌替啶和地西泮则可降低括约肌的张力。琥珀胆碱因肌颤,使胃内压增高,引起胃内容物反流。易致反流与误吸的危险因素如:①胃内容物增多,增加反流的倾向,喉功能不全;②胃排空延迟,食管下端括约肌,全身麻醉;③张力低下,急症手术;④无经验麻醉医师;⑤胃液分泌增多,胃—食管反流,夜间手术;⑥头部创伤;⑦脑梗死/出血;⑧神经肌肉疾病;⑨过饱,食管狭窄/食管癌,多发性硬化;⑩没有禁食,食管内压性,帕金森病;⑪食管内压性失弛症;⑫肌肉营养不良;⑬大脑性麻痹;⑭高龄患者,颅脑神经病;⑮创伤、灼伤;⑯糖尿病性自主神经病。

口咽部或胃内大量出血,胃食管反流或衰竭的患者都易于发生误吸。临产的孕妇因麻醉发生误吸窒息而致死者,国外报告的较多。国内对孕妇施行剖宫产术或其他手术采用硬膜外阻滞麻醉,保持神志清醒和吞咽、咳嗽反射,是减少误吸发生的重要原因。当然,当孕妇具有施行全身麻醉的适应证,或手术过程中改行全麻,此时更应谨慎保护气道,严密防止误吸的发生。

2.误吸胃内容物的性质

麻醉过程中发生误吸会使患者发生急性肺损伤,而急性肺损伤的严重程度与误吸入胃内容物的理化性质(如 pH、含脂碎块及其大小)、误吸量以及细菌污染程度直接相关。来自 Robert 和 Shirley 的动物实验结果显示,误吸引起急性肺损伤的胃内容物 pH 临界值为 2.5,而误吸量临界值约为 0.4 mL/kg(相当于 25 mL)。Schwartz 等进行的动物实验(实验对象为狗)结果显示,当误吸的内容物 pH 为 5.9、误吸量达到 2 mL/kg 时可引起严重肺内分流和低氧血症,若伴有食物残渣的吸入则可导致高二氧化碳血症、酸中毒以及肺炎的发生,但是在 42 小时内并未引起实验动物死亡。另有实验表明,当对猴子进行气管盐酸滴入时,盐酸容量达到 0.4~0.6 mL/kg 时,仅仅会产生轻度 X 线改变和轻微临床表现,其 LD 50 为 1.0 mL/kg。若以此参数推算成人误吸量的临界值,结果约为 50 mL。

(1)高酸性(pH<2.5)胃液:误吸后,即时(约 3~5 分钟)出现斑状乃至广泛肺不张,肺泡毛细血管破裂,肺泡壁显著充血,还可见到间质水肿和肺泡内积水,但肺组织结构仍比较完整,未见坏死。患者迅速出现低氧血症,这可能与继发的反射机制,肺表面活性物质失活或缺失,以及肺泡水肿、肺不张有关。由于缺氧性血管收缩而出现肺高压症。

(2)低酸性(pH≥2.5)胃液:肺损伤较轻,偶见广泛斑状炎症灶,为多型核白细胞和巨噬细胞所浸润。迅速出现 PaO_2 下降和 Qs/Qt 的增加;除非吸入量较多,此改变一般在 24 小时内可恢复,且对 $PaCO_2$ 和 pH 影响较小。

酸性胃内容物吸入肺内,低 pH 可被迅速中和,但却因导致促炎症细胞因子如 TNF、IL-8 的释放,并将激活中性粒细胞趋集于受损的肺内。隐匿于肺微循环内的中性粒细胞,则与广泛的肺毛细血管内皮和肺泡上皮细胞黏附和移行,引起肺毛细血管壁和上皮细胞通透性改变和损害,以致出现含蛋白质的肺间质水肿。在此过程中,将涉及一系列黏附分子(如选择素、整合素)以及细胞间黏附分子(如 IACM-1)的活化与参与。有理由认为,误吸引起的急性肺损伤过程中,中性粒细胞的趋化、激活和黏附是发挥着重要作用的环节。

(3)非酸性食物碎块:炎症主要反映在细支气管和肺泡管的周围,可呈斑状或融合成片,还可见到肺泡水肿和出血。炎症特点是对异物的反应,以淋巴细胞和巨噬细胞浸润为主,在食物碎屑周围可呈肉芽肿。实际上小气道梗阻,而低氧血症远比酸性胃液的误吸更为严重,且呈升高 $PaCO_2$ 和 pH 下降。多存在肺高压症。

(4)酸性实物碎块:此类食物的误吸,患者的病死率不但高,且早期就可发生死亡。引起肺组织的严重损害,呈广泛的出血性肺水肿和肺泡隔坏死,肺组织结构完全被破坏。患者呈严重的低氧血症、高碳酸血症和酸中毒,多伴有低血压和肺高压症。晚期肺组织仍以异物反应为主,或有肉芽肿和纤维化。

总之,误吸胃内容物引起的肺生理学紊乱、病理生理学改变,早期除了与反射的机制有关外,细胞因子和递质的释放是引起肺急性损伤不可忽视的重要环节。晚期肺组织仍以异物反应为主,出现肉芽肿和纤维化。

3.误吸的临床表现

(1)急性呼吸道梗阻:无论固体或液体的胃内容物,均可引起气道机械性梗阻而造成缺氧和高碳酸血症。如果当时患者的肌肉没有麻痹,则可见到用力的呼吸,尤以呼气时更为明显,随之出现窒息。同时血压骤升、脉速;若仍未能解除梗阻,则两者均呈下降。由于缺氧使心肌收缩减弱、心室扩张,终致室颤。有的患者因吸入物对喉或气管的刺激而出现反射性心脏停搏。

(2)哮喘样综合征:在误吸发生不久或 2~4 小时后出现,患者呈发绀、心动过速、支气管痉挛和呼吸困难。在受累的肺野可听到哮鸣音或啰音。肺组织损害的程度与胃内容物的 pH 直接相关外,还与消化酶活性有关。胸部 X 线的特点是受累的肺野呈不规则、边缘模糊的斑状阴影,一般多在误吸发生后 24 小时才出现。

(3)吸入性肺不张:大量吸入物可使气道在瞬间出现堵塞,而完全无法进行通气,则后果严重。若只堵塞支气管,又由于支气管分泌物的增多,可使不完全性梗阻成为完全性梗阻,远侧肺泡气被吸收后发生肺不张。肺受累面积的大小和部位,取决于发生误吸时患者的体位和吸入物容量,平卧位时最易受累的部位是右下叶的尖段。

(4)吸入性肺炎:气道梗阻和肺不张导致肺内感染。有的气道内异物是可以排出的,但由于全身麻醉导致咳嗽反射的抑制和纤毛运动的障碍,使气道梗阻不能尽快地解除,随着致病菌的感染,势必引起肺炎,甚至发生肺脓肿。

4.预防

主要是针对构成误吸和肺损害的原因采取以下措施。

(1)禁食和胃的排空。对刚进食不久的患者,若病情许可,理应推迟其手术时间。其所需延迟的时间,可依据食物性质、数量、病情、患者情绪和给药的情况等因素综合加以考虑。过去临床上多以手术前天晚餐后开始禁食禁饮或"NPO after midnight"。事实上如此长时间禁食,特别是禁饮会增加患者的水和电解质紊乱。有的患者由于饥饿或口渴难忍而佯装已禁食禁饮,反而增加医疗上困难。对饱胃患者尽可能采用局部麻醉或椎管内阻滞麻醉。若是全身麻醉适应证,又不允许推迟手术时间,则可采取的措施有:①置入硬质的粗胃管(直径为 7 mm),通过吸引以排空胃内容物,细而软的胃管是难以吸出固体食物的碎块。要检查吸引的效果,切不可置而不顾。②采用机械性堵塞呕吐的通道,如带有套囊的 Macintoch 管或 Miller-Abbott 管等,但因食管壁有高度的可扩张性,故对其确切的效果尚有疑问。③过去在临床上曾用不同的药物以求达到如下的目的:抗恶心呕吐、抗酸和抑制胃液量和减少误吸的危险。事实上用药未必都能达到预期的效果,不同药物各有其适应证,而不作为常规的应用。依据 ASA 专家小组提出的建议,可作为参考。用药提高 pH 和减少胃液的分泌,如口服 0.3 M 枸橼酸钠 30 mL 于手术前 15～20 分钟,作用可持续 1～3 小时。近年来主张用组胺 H_2 受体拮抗药,如西咪替丁 300 mg 于术前1 小时口服或肌内注射,儿童的剂量为 7.5 mg/kg,提高 pH＞2.5 的有效率可达 90％,但对胃液容量影响较差。西咪替丁的峰效应在给药后 60～90 分钟,持续 4 小时。雷尼替丁在术前 1 小时静脉注射,不仅可提高 pH,且能降低胃液容量,作用可持续 8 小时左右。若为降低误吸的危险为目的,不推荐应用抗胆碱能药物如阿托品和东莨菪碱,因这两种药物可使下食管括约肌能力降低,有利于胃内容物反流至食管。

(2)麻醉的诱导。麻醉诱导过程更易于发生呕吐和反流,对饱胃患者可采用的方法有:①清醒气管内插管,可用 1％～2％丁卡因或 2％～4％利多卡因溶液进行表面麻醉和经环甲膜气管内注射,一但气管插管成功,即将气管导管的套囊充气,此法较为有效。②处平卧位的患者,在诱导时可把环状软骨向后施压于颈椎体上,为了闭合食管来防止误吸。③采用头高足低进行诱导,当足较平卧位低于 40°时,此时咽的位置较食管贲门交界处高 19 cm。一般认为,即使在胃膨胀情况下,胃内压的增高也不超过 18 cmH_2O,因此可以防止反流。但在此体位下一旦发生胃内容物反流,则发生误吸是难以避免的,特别是心血管功能差的患者,不宜采用此体位。另一体位,是轻度头低足高位。虽然由于胃内压增高而易致反流,但头低位使反流的胃内容物大部滞留于咽部,迅速予以吸引可避免误吸入气管,故临床上可采用此体位。④恰当选用诱导药物,如应用氧化亚氮－氧－氟烷诱导,让患者保持自主呼吸和咽反射,直至麻醉深度足以插管,则发生呕吐和反流的机会较少。至于硫喷妥钠－琥珀胆碱快速诱导插管,因大剂量可迅速抑制呕吐中枢,同时琥珀胆碱对膈肌和腹肌麻痹作用,故在短暂时间内不至于发生呕吐,但要求具有很熟练的插管技巧。无论采用何种方法进行麻醉诱导,都应准备好有效的吸引器具。⑤应完全清醒时才能拔气管内导管。患者作呕、吞咽或咳嗽并非神志完全清醒的标志,所以拔管时患者不仅能睁眼,应具有定向能力、能作出相应表情的应答。否则仍有误吸之可能。

(3)采用附有低压、高容量套囊的气管导管,通过染料进行误吸实验表明,用普通高压低容量套囊的导管,其误吸率可达 56％;若改用前一种导管,则其发生率可降至 20％。

5.处理

处理的关键在于及时发现和采取有效的措施,以免发生气道梗阻窒息和减轻急性肺损伤。

(1)重建通气道:①使患者处于头低足高位,并转为右侧卧位,因受累的多为右侧肺叶,如此则可保持左侧肺有效的通气和引流。②迅速用喉镜检查口腔,以便在明视下进行吸收清除胃内容物。如为固体物可用手法直接清除,咽部异物则宜用 Magil 钳夹取。若气道仅呈部分梗阻,当患者牙关紧闭时,可通过面罩给氧,经鼻腔反复进行吸引,清除反流物。亦可采用开口器打开口腔,或纤维光导支气管镜经鼻腔导入进行吸引。此时不宜应用肌松药,因喉反射的消失有进一步扩大误吸的危险。

(2)支气管冲洗:适用于气管内有黏稠性分泌物,或为特殊物质所堵塞。在气管内插管后用生理盐水 5～10 mL 注入气管内,边注边吸和反复冲洗,或用双腔导管分别冲洗两侧支气管。

（3）纠正低氧血症：大量酸性胃液吸入肺泡，不仅造成肺泡表面活性物质的破坏，而且导致肺泡Ⅱ型细胞的广泛损害和透明膜形成，使肺泡萎陷，并增加肺内分流和静脉血掺杂。用一般方式吸氧，不足以纠正低氧血症和肺泡－动脉血氧分压差的增大，需应用机械性通气以呼气末正压通气 $0.49\sim0.98$ kPa（$5\sim10$ cmH$_2$O），或 CPAP 以恢复 FRC 和肺内分流接近生理学水平，避免或减轻肺损害的严重性。

（4）激素：至今为止，对误吸后患者应用类固醇类药物的认识不一，仍有争议。早期应用激素有可能减轻炎症反应，改善毛细血管通透性和缓解支气管痉挛的作用；虽不能改变其病程，也难以确切的说明激素对预后的最终影响，但在临床上仍多有应用。一般要早期应用并早期停药，如静脉内给予氢化可的松或地塞米松。

（5）气管镜检查：可待病情许可后进行，其目的在于检查并清除支气管内残留的异物，以减少和预防肺不张和感染的发生。

（6）其他支持疗法：如保持水和电解质的平衡，纠正酸中毒。进行血流动力学、呼末 CO$_2$、SpO$_2$ 和动脉血气分析，及心电图的监测，必要时给予变力性药物和利尿药。

（7）抗生素的应用：以治疗肺部继发性感染。

（二）术后恶心与呕吐

术后的恶心与呕吐（postoperation nausea and vomiting，PONV）是全麻后很常见的问题，尽管不是严重的并发症，但仍造成患者的不安不适而影响休息；甚至延迟出院的时间，尤其是非住院者患者的手术。PONV 发生率为 $20\%\sim30\%$。

1.易于发生 PONV 的危险因素

（1）倾向性因素：包括年轻患者，妇女，早期妊娠，月经周期的天数（与排卵和血内黄体酮的水平有关），以及糖尿病和焦虑的患者。

（2）胃容量增加：如肥胖、过度焦虑等。

（3）麻醉用药与方法：全麻远比区域性麻醉或局部麻醉多见；用药以氧化亚氮、乙醚酯和氯胺酮，以及新斯的明为多见。

（4）手术部位与方式：如手术时间、牵拉卵巢和宫颈扩张术，以及腹腔镜手术，斜视纠正术，中耳的手术等为多见。

（5）手术后的因素：如疼痛，应用阿片类药、运动、低血压和大量饮水等。胃肠减压导管刺激也常引起呕吐。

对术前有明显发生 PONV 倾向的患者，才考虑采用药物预防，一般不需预防性用药。

2.治疗

用来预防和治疗恶心、呕吐的药物主要有以下几类。

（1）丁酰苯类：常用的药物为氟哌利多是强效神经安定药。通过对中枢多巴胺受体的拮抗而发挥镇吐效应，又不影响非住院患者的出现时间，当 >20 μg/kg 时将呈明显的镇静作用可延长出院时间。有报告指出，小剂量氟哌利多与甲氧氯普胺并用时，对腹腔镜胆囊切除术的镇吐作用要比恩丹西酮效果好。如剂量过大时则可出现不良反应，包括运动障碍、好动和烦躁不安的反应。

（2）吩噻嗪类：此类药物抗呕吐的作用，可能是通过阻断中枢化学触发带多巴胺受体所致。如多年来应用氯丙嗪和异丙嗪来拮抗阿片类药物引起的恶心、呕吐。但有可能发生低血压、强度镇静而影响出院时间，特别是可能发生椎体系统的症状如烦躁不安和眼球旋动等。

（3）胃动力性药：甲氧氯普胺和多潘立酮均为胃动力性药。以促进胃和小肠运动和提高食管下括约肌的张力。甲氧氯普胺（20 mg 静脉注射或 0.2 mg/kg 静脉注射）可以预防 PONV,由于半衰期短应在即将结束手术前给药,以保证术后早期的药效。

（4）抗胆碱能药：传统的抗胆碱能药物有阿托品、格隆溴铵和东莨菪碱,因它们具有止涎和解迷走神经效应。但由于这些药物不良反应较为突出,如口干、谵妄、瞳孔扩大和眩晕等而限制了应用。

（5）抗组胺药：茶苯醇胺和羟嗪主要作用于呕吐中枢和前庭通路,可用于预防 PONV 的发生。尤其用于治疗运动病和中耳手术后的患者。

（6）5-羟色胺拮抗剂：由于发现 5-羟色胺（5-HT）在细胞毒药物引起呕吐中所发生的病理生理作用,因此启发人们用 5-HT 拮抗剂如恩丹西酮、granisetron、dolasetron 等对 5-HT 受体有高度选择性,能有效预防和治疗 PONV,且无多巴胺受体拮抗剂、毒蕈碱或组胺拮抗剂的不良反应。但偶尔可出现镇静、焦虑、肌张力失常,视力紊乱和尿潴留等不良反应,对呼吸和血流动力学无明显的影响。静脉输注时,可发生无症状性 QRS、PR 间期的延长。预防性用量为 0.05～0.20 mg/kg静脉注射或口服。由于目前此类药物的耗费高昂,所以影响其广泛常规的应用。

六、神经系统问题

近来,全身麻醉逐渐增加,老年患者手术也越来越多,全麻后并发症防治受到重视,以往认为全麻后中枢神经系统的并发症并不常见,但随着临床研究深入和监测技术的发展,麻醉医师知识面的扩展以及患者对医疗要求的提高,对全麻后中枢神经系统并发症更加关注。全麻后中枢神经系统损伤的范畴包括行为和认知功能的变化,也可有严重的甚至是致命的脑损伤,如脑出血和脑梗死。

（一）脑梗死与脑出血

脑梗死与脑出血可由很多原因引起,包括：①患者本身存在的心脑血管疾病。②手术麻醉方法或药物引起的血栓或气栓造成的脑梗死。③围术期血压异常升高而导致脑出血。④长时间低血压引起脑血栓形成,导致脑梗死。在手术结束停止麻醉后,患者苏醒延迟或有异常神经系统表现,如偏瘫、截瘫、单瘫、偏身感觉障碍、偏盲、象限盲、皮质盲等时,应按神经系统体格检查纲要进行检查,同时应及时与神经专科医师联系会诊。

（二）术后谵妄和认知功能障碍

术后谵妄指在术后数天内发生的一种可逆的,波动性的急性精神紊乱综合征,包括注意、定向、感知、精神运动行为以及睡眠等方面的紊乱。根据临床表现,术后精神障碍可分为 3 种类型。①躁狂型：表现为交感神经过度兴奋,对刺激的警觉性增高,以及精神运动极度增强。②抑郁型：表现为对刺激的反应下降和退却行为。③混合型,在躁狂和抑郁状态间摆动。

术后认知功能障碍按照北美精神障碍诊断和统计手册对认知障碍的分类,术后认知功能障碍属于轻度神经认知障碍,其特征是由一般的医疗处理引起而又不属于谵妄、痴呆、遗忘等临床类型,最重要的是其诊断需神经心理学测试。认知功能障碍在临床上较常见,表现为患者在麻醉、手术后出现记忆力,集中力等智力功能的损害,在老年患者易被误诊为痴呆恶化,它可能是某些严重基础疾病（如急性心肌梗死、肺梗死、肺炎、感染等）的最初或唯一表现。

七、体温调节

体温是监测患者状态的重要生命体征之一,麻醉可以打破机体产热散热的平衡,继而会引起体温上升或降低,这种体温变化常可以导致极为有害的后果。

(一)低体温

当中心体温低于 36 ℃时,即为低体温,低体温是麻醉和手术中常见的体温失调。

1.原因

(1)低室温:当室温低于 21 ℃时,皮肤和呼吸道散热明显增多,患者体温易下降,体温下降幅度和手术时间长短、患者体表面积大小与体重有关。经研究证实,手术室温度低于 21 ℃时,一般患者均有体温降低,室温在 21~24 ℃,70%的患者可保持体温正常,若室温在 24~26 ℃,患者均能维持体温稳定。故手术室温度应该控制在 24~26 ℃,相对湿度维持在 40%~50%。

(2)室内通风:对流散热是在空气流动情况下实现的,手术室内使用层流通气设备,可以使对流散热由正常的 12%上升到 61%,而使蒸发散热由正常的 25%下降到 19%。

(3)术中大量输注较冷液体,特别是输入 4 ℃的冷藏库血,可使体温下降 0.5~1 ℃,输血量越大,体温下降明显。为防止体温下降过多,宜将输入的液体或库血用 40 ℃温水加温或输血、输液加温器加温后再输入。

(4)术中内脏暴露时间长及用冷溶液冲洗腹腔或胸腔,可使体温明显降低。

(5)全身麻醉药有抑制体温调节中枢的作用,此种情况下如使用肌松剂,使体热产生减少(肌肉活动是体热产生的来源),致使体温降低。

2.低体温的影响

(1)使麻醉药及辅助麻醉药作用时间延长。

(2)出血时间延长。

(3)使血流黏稠性增高,影响组织灌流。

(4)如有寒战反应,可使组织耗氧量明显增多。

(二)体温升高

当中心体温高于 37.5 ℃即为体温升高,体温升高也称为发热。临床常按发热程度将发热分为:低热、高热、超高热。

1.诱发原因

(1)室温超过 28 ℃,湿度过高。

(2)无菌单覆盖过于严密妨碍散热。

(3)开颅手术在下视丘附近操作。

(4)麻醉前用药阿托品量大,抑制出汗。

(5)输血、输液反应。

(6)采用循环紧闭法麻醉,钠石灰可以产热,通过呼吸道使体温升高。

(7)恶性高热。

2.体温升高的影响

(1)体温升高 1 ℃,基础代谢增加 10%,需氧量也随之增加。

(2)高热时常伴有代谢性酸中毒、高血钾及高血糖。

(3)体温升高 40 ℃以上时,常导致惊厥。

（于　芳）

第五节　麻醉术后监护病房工作常规和离室标准

一、工作常规

麻醉术后患者在麻醉术后监护病房,虽然仅有短暂的停留,但因在此期间对其生命的支持等同于手术中的麻醉管理,所以麻醉后监测治疗室(PACU)是保证麻醉手术后患者的生命安全重要的一个监护治疗环节;在 PACU 期间主要的管理工作是由护理人员完成的。当患者的病情出现变化时护士首先给予初步的处理;当发生严重并发症时,护士会迅速汇报医师进行急救,稍有贻误便可发生不可逆转的后果。患者从手术间至 PACU 及从 PACU 返回病房的二次转运,也都存在着很大的风险,所以必须严格按照统一可行的制度和流程去执行,才能确保 PACU 患者的生命安全。

(一)PACU 医护人员的基本素质和工作要求

(1)PACU 是个相对封闭并与外界隔离的治疗环境,对医护人员基本素质要求更高,医护人员首先具备较高的业务素质,熟练的专业护理技能,同时还必须具备高尚的医德品质、优良的医德修养,更需具备能够处处严于律己、踏实工作、慎独工作的敬业精神;对患者实施人文护理关怀及优质的护理服务。

(2)PACU 医务人员需具备熟练使用苏醒室内的呼吸机、监护仪、除颤器、简易呼吸器、负压吸引器等设备的能力,患者进入前需确保这些设备均处于良好的备用状态(图 10-1、图 10-2)。

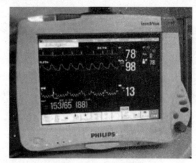

图 10-1　监护仪

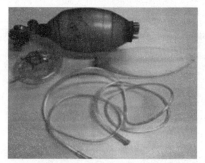

图 10-2　简易呼吸器与加压吸氧面罩

(3)熟知常规必备物品,如喉镜、气管插管、氧气袋、手电、吸痰管、口咽通气管、鼻咽通气管、加压面罩、听诊器、血压计及抢救药品的放置位置,随手便可触及(图 10-3、图 10-4、图 10-5)。

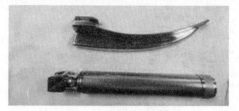

图 10-3　麻醉用喉镜

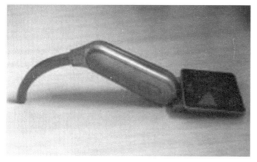

图 10-4　电子喉镜

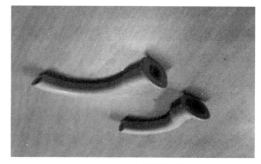

图 10-5　口咽通气道

（4）保证吸痰管、注射器、吸氧管、电极片、消毒剂、洗手液、手消毒液、无菌手套等一次性用品充足供应。

（5）保证供给氧气的准确性，防止吸入混合气体而致意外低氧血症甚至是死亡的情况发生；保障用电不可间断，专人负责管理。

（6）感染控制制度：为预防医院患者间发生交叉感染，入室前需要穿着隔离服，除苏醒室工作人员及相关麻醉及手术医师外，减少其他人员出入；与患者接触的医护人员须佩戴口罩帽子；传染病及感染患者需要专用病室监护，并在其使用呼吸机时配用人工鼻；患者出 PACU 后做空气及用物消毒处理；苏醒室内严格执行无菌技术操作原则及操作前洗手制度，执行物体表面、地面、空气消毒制度，避免医源性感染的发生。

（二）PACU 入室的标准

麻醉术后的患者，都有一个恢复的过程，为确保患者术后安全，避免术后意外情况或并发症的发生，同时减少医疗工作不必要的重复性工作，术后进入 PACU 按如下标准执行。

（1）凡是全麻患者麻醉后清醒不完全，自主呼吸未完全恢复者、肌肉张力差或因某些原因气管导管未拔除者，均应送入恢复室。

（2）各种神经阻滞麻醉术后生命体征不稳定、术中发生意外情况、术中使用大量镇痛镇静药物、有迟发性呼吸抑制危险者。

（3）特殊病情手术后，需要在手术室环境短暂监测、治疗者。

（三）进入 PACU 的交接流程和内容

1.交接流程

负责患者的麻醉医师、巡回护士与恢复室医师护士交接，护士还需在"手术患者签字单"三联单上签字备案。

2.交接内容

（1）麻醉医师与 PACU 医师交接内容。①一般资料：手术名称、时间、麻醉方法。②药物使用：镇痛药、肌松药、心血管活性药等。③特殊情况：失血量、输血量、液体量、尿量、牙齿松动等情况；拔管特殊注意事件、病情特殊注意事项。

（2）手术巡回护士与 PACU 护士交接内容。①核对资料：病历、患者身份（腕带）、物品、记录单、病号服、药品、X 线等各种片子。②输液管路通畅及固定情况、皮肤情况、各种引流管通畅情况、妥善安置固定情况。③安全检查：输液用药性质、血液制品、腕带、病历核对。

（四）患者入苏醒室的转运

麻醉术后患者，多数转运过程都是很常规的工作，但是有部分患者因手术间面临紧急的接台手术,或手术结束过快而麻醉药物还需要时间代谢,或是呼吸功能恢复不完全需要简易呼吸器辅助呼吸,或术后已苏醒出现躁动,甚至还有因血压低用升压药物持续维持等情况出现,所以术后转运过程要根据病情不同而有侧重,存在一定的风险,应该重视并要严格按工作流程执行。

(1)由麻醉医师负责把患者送入PACU,或由PACU护士从手术间接患者至PACU。

(2)将患者从手术台移至苏醒室平车上,给予患者头低脚高位或头低位。

(3)妥善固定好各种管路,维持各管路通畅,生命支持药物正常输入,防治各种管路被刮碰或被患者自行拔除。

(4)转运途中有气道阻塞或呕吐误吸发生的危险,注意让患者保持侧卧位(图10-6)。

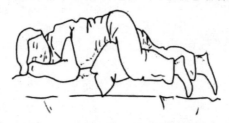

图10-6　拔管后防止误吸的体位

(5)病情重者,途中应不间断给予吸氧或辅助呼吸,以防发生低氧血症;并适当加快转运速度。

(6)转运中负责麻醉医师或苏醒护士,应在患者头部位置严密观察患者面色、呼吸状态等,防止发生病情突变以急救。

(五)PACU评估及监测处理

常规工作是对术后患者进行呼吸功能恢复的正确评估,选择有效的给氧方式,降低低氧血症发生概率;给予术后患者保温,以提高患者舒适度并加快复苏。病情发生变化时,护士首先要快速进行初步处理,有困难时需立即通知医师。

(1)常规监测血氧饱和度、心电及无创血压,评估气道通畅程度;少数患者因病情的需要给予监测$ETCO_2$、有创动脉压力及体温,至少15分钟一次并记录。

(2)实时对患者意识、疼痛、恶心呕吐、手术切口出血等进行评估和初步的处理,必要时按医嘱执行用药并记录。

(3)气管插管者等待呼吸完全恢复,血气分析正常,患者清醒,循环功能基本稳定及无特殊情况即可拔除插管。

(4)全麻后苏醒期间重点注意:①保持呼吸道通畅,插管患者注意保持插管固定的牢靠性,防止脱出。及时负压吸引清除气道内分泌物,保持插管气囊压力在$15\sim25$ cmH$_2$O,检查插管深度并记录,拔管后清醒者去枕平卧,头偏向一侧,有效方式吸氧。加强对呼吸频率、呼吸幅度、皮肤颜色的观察,对缺氧及二氧化碳蓄积应做出确切诊断并汇报医师治疗处理。②保持循环稳定,密切观察血压、脉搏、中心静脉压,如有血压下降、高血压、心律失常,立刻汇报医师查明原因并及时处理。③监测心电,观察尿量、引流情况,若有继发出血立即报告医师,做好二次手术准备。④意识恢复评估:全麻后2小时意识未恢复即认为麻醉苏醒延迟,应考虑麻醉药物的影响,回顾手术麻醉中有无严重低血压与低氧血症;严重贫血、低温、糖代谢紊乱、水电解质失衡及中枢神经系统本身疾病影响,均应及早防治,除加强呼吸循环管理,查明原因对症处理外,必要时遵照医嘱给相应麻醉药拮抗如纳洛酮、毒扁豆碱、氨茶碱、美解眠、哌甲酯(利他林)等药物处理。⑤实时评估患者肢体活动情况,区域麻醉肢体活动及感觉运动功能情况,全麻后四肢能否自主活动及清醒后对握力的评估。

(5)拔管指征的评估及实施拔管。①拔管指征:呼吸空气情况下,血氧饱和度达92%以上;呼吸方式正常,患者自主呼吸不费力,每分钟呼吸频率<30次,潮气量>300 mL;患者意识恢复,可以合作;保护性吞咽、咳嗽反射恢复;肌张力恢复,持续握拳有力,抬头试验阳性(无支撑抬头坚持10秒钟)。②实施拔除插管:患者已经符合拔管指征即拔管,或是病情需要可提前拔管,但拔管后要严密监测血氧情况;拔管前要了解气道情况,充分吸氧,清理气道内、口腔内分泌物;放出气囊气体;加大吸氧流量,监测血氧饱和度达95%以上;嘱患者张嘴,边吸引边将吸痰管连同插管一起拔出,头偏向一侧,继续用面罩给氧,现在也有主张拔管同时不做气道吸痰,气道吸痰负压下有可能导致肺泡塌陷,拔管瞬间导致误吸,可在拔管前先做膨肺吸痰后即刻拔管,气道里即使有分泌物也可被肺内气体吹出;监测血氧饱和度,评估是否存在气道梗阻或通气不足的征象,若发生低氧血症应迅速处理,积极纠正处理诱发因素。

二、离室标准

(一)PACU离室标准

1.全麻患者离室标准

(1)全麻患者需完全清醒,恢复知觉、能正确辨别时间和地点。

(2)呼吸道通畅,呼吸交换满意,无呕吐及误吸危险。

(3)全麻后四肢能自主活动。

(4)循环功能稳定。

2.患者离室的其他标准

(1)中枢神经系统标准:术前神志正常者,神志恢复,有指定性动作;定向能力恢复,能辨认时间和地点;肌张力恢复,平卧抬头能持续10秒钟以上。

(2)呼吸系统标准:能自行保持呼吸道通畅,吞咽及咳嗽反射恢复,通气功能正常,呼吸频率为12~30次/分,能自行咳嗽排除呼吸道分泌物,$PaCO_2$在正常范围,或达到术前水平,呼吸空气条件下5分钟后血氧饱和度仍能高于95%。

(3)循环系统标准:心率血压不超过术前值的20%并稳定30分钟。

(4)椎管内麻醉后,呼吸循环稳定,麻醉平面在T_6以下,最后一次椎管内给予局麻药1小时以后,感觉及运动神经功能已有恢复,交感神经功能已恢复,循环功能稳定不需要升压药。

(5)术后麻醉性镇痛药或镇静药用后观察30分钟无异常反应。凡是术中术后使用了镇静镇痛药物,出室前均由麻醉医师根据Steward评分对患者进行评价。≥4分方可离开恢复室。

(6)没有麻醉或手术并发症,如气胸、活动性出血等。

(7)如果病情危重,需进一步加强监测和治疗患者则直接转入ICU。

(二)PACU转出流程及交接内容

患者达到转出标准,由PACU护士提出,麻醉医师确认签字转送原来病房。

1.转出流程

测定Steward评分在4分以上,特殊患者血气指标正常;由麻醉医师签字;填写记录单小结,通知护工电梯等待;告知患者,患者整理衣物,根据病情,必要时备好氧气袋及急救用品;妥善固定各种管道,摆放合适体位,护送者位于患者头部;一般由护士与护工陪送患者回病房,与病区护士交接签字,患者特殊物品由患者家属同时签字备案。

2.与病房护士交接内容

(1)与病房护士交接病情,监护仪显示患者生命体征正常且平稳,在护理记录单上双方签字。

(2)交接内容包括:简要病史、诊断、麻醉及手术经过,术中用药、生命体征变化、输血输液情况、麻醉药及拮抗剂使用情况,恢复苏醒经过,仍有可能发生的问题、下一步需要注意观察和处理事项,及皮肤完好情况等,并将患者随身携带的病服、活动义齿、药品、各种片子等一并交予护士及家属,签字备案。

(3)转运工作应由 PACU 护士及护工护送;重危患者应由麻醉医师或与手术医师共同护送,转运流程参见患者入苏醒室的转运;并向病房医师详细交接病情,移交病历与治疗记录。

(三)PACU 患者转入 ICU 的流程及交接

凡是需要转入 ICU 的患者,均是因为在 PACU 短时间内其意识不能恢复、需要长时间带气管插管、需长时间循环支持、术中或术后发生过严重并发症等患者,这些患者的转运过程都存在着生命危险,有的需要辅助呼吸,有的需要升压药维持,必须重视转运过程中的安全。

(1)对较为复杂的大手术,评估生理功能在 1～2 天内难以稳定,随时可能出现严重并发症者,手术后直接转至 ICU。

(2)对已经进入恢复室的患者,术后已 2～4 小时以上生理功能不稳定或出现比较严重并发症,由 PACU 室护士提出,麻醉医师下达医嘱,与患者家属沟通后转入 ICU 继续监测治疗。

(3)首先电话联系 ICU 做好准备;呼叫电梯等候,以缩短患者等待时间。

(4)苏醒室进行病情记录小结,对患者现在状态、下一步加强观察护理问题总结并记录。

(5)各种管路妥善放置,需要泵入药物要保证连续不间断;需要使用简易呼吸器辅助呼吸的患者途中不可间断,必要时携带氧气袋等急救物品。

(6)由麻醉医师、苏醒室护士和手术医师同时参加患者 ICU 的转运。外科医师和护士在转运车前方,麻醉医师在转运车后方(患者头部位置处)保证充分通气,必要时简易呼吸器辅助呼吸。

(7)途中密切观察患者的呼吸、血压,心率及面色等,以维持途中的治疗和应对病情突变。

(8)至 ICU 后,与护士交接内容同病房交接并签字。

(于　芳)

第 十一 章

手术室护理

第一节　手术室护理人员的职责

现代科学技术的发展,对护理职业提出了更高的要求。另外创新的许多科学仪器和新设备,扩大了手术配合工作范围,同时也增加工作难度,因此手术室护士必须有热爱本职工作和广泛的知识和技术,才能高标准地完成各科日益复杂的手术配合任务。

一、手术室护士应具备的素质

护理人员在工作中应不断提高个人素质,加强对护理职业重要意义的认识,把护理工作看作是光荣的神圣的职业。因此,要努力做到以下几点。

(一)具有崇高的医德和奉献精神

一名护士的形象,通过它的精神面貌和行动表现出内在的事业品德素质,胜过一个护士的经验和业务水平所起的作用,也可能给患者带来希望、光明和再生。所以,护士要具备高尚的医德和崇高的思想,具有承受压力、吃苦耐劳、献身的精神,并有自尊、自爱、自强的思想品质。为护理科学事业的发展做出自己的贡献,无愧于白衣天使的光荣称号。

(二)树立全心全意为患者服务的高尚品德

手术室的工作和专业技术操作都具有独特性。要求手术室护士必须自觉的忠于职守、任劳任怨,无论工作忙闲、白班夜班都要把准备工作、无菌技术操作、贯彻各种规章制度等认真负责地做好。对患者要亲切、和蔼、诚恳,不怕脏、不怕累、不厌烦,使患者解除各种顾虑,树立信心,主动与医护人员配合,争取早日康复。

(三)要有熟练的技能和知识更新

随着医学科学的发展,特别是外科领域手术学的不断发展,新的仪器设备不断出现,因而护理工作范围也日益扩大,要求也越来越高。护理工作者如无广泛的有关学科的基本知识,对今天护理的工作复杂技能就不能理解和担当。所以今天作为一名有远大眼光的护士,必须熟悉各种有关护理技能的基本知识,才能达到最高的职业效果。护理学亦成为一门专业科学,因此,作为一名手术室护士，除了伦理道德修养外，还应有基础医学、临床医学和医学心理学等新知识。努力学习解剖学、生理学、微生物学、化学、物理学，以及各种疾病的诊断和治疗等知识，特别是外科学更应深入学习。此外，还要了解各种仪器的基本结构、使用方法，熟练掌握操作技能。只有这样，才能高质量完成护理任务。

二、手术室护士长应具备的条件

护理工作范围极广，有些工作简单、容易，有些工作却很复杂，需要有高度的判断力和精细的技术、熟练的技巧。今天的护理工作，一个人已不能独当重任，而需要即分工又协作来共同完成。因此，必须有一名护士长，把每个护理人员的思想和行为统一起来，才能使人的积极性、主动性和创造性得到充分发挥，团结互助，共同完成任务。护士长应具备的条件归纳如下。

（一）有一定的领导能力及管理意识

有一整套工作方法和决策能力。善于出主意想办法，提出方案，做出决定，推动下级共同完成，并具有发现问题、分析问题的能力，了解存在问题的因素，掌握本质，抓住关键，分清轻重缓急，提出中肯意见。出现无法协商的问题时能当机立断，勇于负责。有创新的能力，对新事物敏感，思路开阔，能提出新的设想。要善于做思想工作。能否适时的掌握护士的心理动向，并进行针对性的思想教育，使之正确对待个人利益和整体利益的关系，不断提高思想水平，是提高积极性和加强凝聚力最根本的问题。

（二）有一定组织能力和领导艺术

管理是一门艺术，也是一门科学。首先处理好群体间人际关系。护士长需要具有丰富的才智和领导艺术，才能胜任手术室护士护理管理任务。具体要求如下。

（1）护士长首先应把自己置身于工作人员之中，经常想到自己与护士之间只是分工的不同，而无地位高低之分。要有民主作风，虚心听取护士的意见，甚至批评意见，认真分析，不埋怨、不沮丧，不迁怒于人，有助于建立自己的威信。

（2）护士长首先想到的是人，是护士和工作人员，而不是自己，不管是关心任务完成情况，还要关心她们的生活、健康、思想活动及学习情况等。都使每个护士和工作人员亲身感到群体的温暖，对护士长产生亲切感。

（3）护士长要善于调动护士的积极性，培养集体荣誉感，善于抓典型，树标兵，运用先进榜样推动各项手术室工作，充分调动护士群体的积极性，护士长的领导作用才能得到体现。

（三）有较高的素质修养

手术室护士长应较护士具备更高的觉悟和更多的奉献精神。科里出现的问题应主动承担责任，实事求是向上级反映，不责怪下级。凡要求护士做到的，首先自己要做到，严格要求自己，树立模范行为，才能指挥别人。要注意廉洁，不要利用工作之便谋私，更不能要患者的礼物，注意自身形象。此外，要做到知识不断更新，经常注意护理方面的学术动态，接受新事物，在这方面应较护士略高一筹，使护士感到护士长是名副其实的护理业务带头人。

三、手术室护士的分工和职责

（一）洗手护士职责

（1）洗手护士必须有高度的责任心，对无菌技术有正确的概念。如有违反无菌操作要求者，应及时提出纠正。

（2）术前了解患者病情，具体手术配合，充分估计术中可能发生的意外，术中与术者密切配合，保证手术顺利完成。

（3）洗手护士应提前30分钟洗手，整理无菌器械台上所用的器械、敷料、物品是否完备，并与巡回护士共同准确清点器械、纱布脱脂棉、缝针，核对数字后登记于手术记录单上。

（4）手术开始时，传递器械要主动、敏捷、准确。器械用过后，迅速收回，擦净血迹。保持手术野、器械台的整洁、干燥。器械及用物按次序排列整齐。术中可能有污染的器械和用物，按无菌技术及时更换处理，防止污染扩散。

（5）随时注意手术进行情况，术中若发生大出血、心脏骤停等意外情况，应沉着果断及时和巡回护士联系，尽早备好抢救器械及物品。

（6）切下的病理组织标本防止丢失，术后将标本放在10％甲醛溶液中固定保存。

（7）关闭胸腹腔前，再次与巡回护士共同清点纱布及器械数，防止遗留在体腔中。

（8）手术完毕后协助擦净伤口及引流管周围的血迹，协助包扎伤口。

（二）巡回护士职责

（1）在指定手术间配合手术，对患者的病情和手术名称应事先了解，做到心中有数，有计划的主动配合。

（2）检查手术间各种物品是否齐全，适用。根据当天手术需要落实补充、完善一切物品。

（3）患者接来后，按手术通知单核对姓名、性别、床号、年龄、住院号和所施麻醉等，特别注意对手术部位（左侧或右侧），不发生差错。

（4）安慰患者，解除思想顾虑。检查手术区皮肤准备是否合乎要求，患者的假牙、发卡和贵重物品是否取下，将患者头发包好或戴帽子。

（5）全麻及神志不清的患者或儿童，应适当束缚在手术台上或由专人看护，防止发生坠床。根据手术需要固定好体位，使手术野暴露良好。注意患者舒适，避免受压部位损伤。用电刀时，负极板要放于臀部肌肉丰富的部位，防止灼伤。

（6）帮助手术人员穿好手术衣，安排各类手术人员就位，随时调整灯光，注意患者输液是否通畅。输血和用药时，根据医嘱仔细核对，避免差错。补充室内手术缺少的各种物品。

（7）手术开始前，与洗手护士共同清点器械、纱布、缝针及线卷等，准确地登记于专用登记本上并签名。在关闭体腔或手术结束前和洗手护士共同清点上述登记物品，以防遗留体腔或组织内。

（8）手术中要坚守工作岗位，不可擅自离开手术间，随时供给手术中所需一切物品，经常注意病情变化。重大手术充分估计术中可能发生的意外，做好应急准备工作，及时配合抢救。监督手术人员无菌技术操作，如有违犯，立即纠正。随时注意手术台一切情况，以免污染。保持室内清洁、整齐、安静，注意室温调节。

（9）手术完毕后，协助术者包扎伤口，向护送人员清点患者携带物品。整理清洁手术间，一切物品归还原处，进行空气消毒，切断一切电源。

（10）若遇手术中途调换巡回护士，须做到现场详细交代，交清患者病情，医嘱执行情况，输液是否通畅，查对物品，在登记本上互相签名，必要时通知术者。

（三）夜班护士职责

（1）要独立处理夜间一切患者的抢救手术配合工作，必须沉着、果断、敏捷、细心地配合各种手术。

（2）要坚守工作岗位，负责手术室的安全，不得随意外出和会客。大门随时加锁，出入使用电铃。

（3）白班交接班时，如有手术必须现场交接，如患者手术进行情况和各种急症器械、物品、药品等。认真写好交接班本，当面和白班值班护士互相签名。

（4）接班后认真检查门、窗、水、电、氧气，注意安全。

（5）严格执行急症手术工作人员更衣制度和无菌技术操作规则。

（6）督促夜班工友清洁工作，保持室内清洁整齐，包括手术间、走廊、男女更衣室、值班室和办公室。

（7）凡本班职责范围内的工作一律在本班完成，未完不宜交班，特殊情况例外。

（8）早晨下班前，巡视各手术间、辅助间的清洁、整齐、安全情况。详细写好交接班报告，当面交班后签字方可离去。

（四）器械室护士职责

（1）负责手术科室常规和急症手术器械准备和料理工作，包括每天各科手术通知单上手术的准备供应，准确无误。

（2）保证各种急症抢救手术器械物品的供应。

（3）定期检查各类手术器械的性能是否良好，注意器械的关节是否灵活，有无锈蚀等，随时保养、补充、更新，做好管理工作，保证顺利使用。特殊精密仪器应专人保管，损坏或丢失时，及时督促寻找，并和护士长联系。

（4）严格执行借物制度，特殊精密仪器需取得护士长同意后，两人当面核对并签名后方能外借。

（5）保持室内清洁整齐，包括器械柜内外整齐排列，各科器械柜应贴有明显的标签。定期通风消毒。

（五）敷料室护士职责

（1）制定专人负责管理。严格按高压蒸汽消毒操作规程使用。定期监测灭菌效果。

（2）每天上午检查敷料柜 1 次，补充缺少的各种敷料。

（3）负责一切布类敷料的打包，按要求保证供应。

（六）技师职责

（1）负责对各种仪器使用前检查，使用时巡查，使用后再次检查其运转情况，以保证各种电器、精密仪器的正常运转。

（2）定期检查各种器械台、接送患者平车的零件和车轮是否运转正常，负责各种仪器的修理或送交技工室修理。

（3）坚守工作岗位，手术过程中主动巡视各手术间，了解电器使用情况。有问题时做到随叫随到随维修，协助器械组检查维修各种医疗器械。

（4）帮助护士学习掌握电的基本知识和各种精密仪器基本性能、使用方法与注意事项等。

（王雪琳）

第二节 手术室工作的操作流程

合理、准确、及时的安排并实施手术,直接影响到手术室工作质量、工作效率和手术患者的安全。手术室、麻醉科、手术科室必须共同努力,加强相互之间的有效沟通和协调,确保各个医疗环节正常进行,以达到提高医疗护理质量和工作效率的目的。

一、安排手术与人员

手术室护士长应合理安排择期手术与急诊手术,并保证手术室护士的配置满足手术需要。同时手术室护士每天应对次日行手术的患者进行术前访视。

（一）手术预约

1.择期手术预约

（1）手术预约:所有择期手术由手术科室医师提前向手术室预约,一般在手术前一天上午,按规定时间通过电脑预约程序完成。择期手术预约的具体内容包括:手术患者姓名、病区、床号、住院号、性别、年龄、术前诊断、拟定手术名称、手术切口类型、手术者包括主刀、第一助手、第二助手、第三助手、第四助手、参观人员、麻醉方式、手术特殊体位和用品等。

（2）手术房间安排:手术室护士长根据不同类型的手术,安排不同级别的手术间。安排原则为无菌手术与污染手术分室进行;若无条件时,应先进行无菌手术,后进行污染手术。安排手术时应注意以下事项:①护士长应在手术日前一天的规定时间内完成次日择期手术安排,并电脑确认提交后向全院公布信息,相关手术科室医师可由医院内网查询。②临时增加或更改择期手术顺序,手术科室医师需与手术室护士长和麻醉师协商后,决定手术时间,并及时更换手术通知单。③手术因故取消,手术科室医师应填写停刀通知单,及时与手术室护士长和麻醉师沟通。

2.急诊手术安排

急诊手术由急诊值班医师将急诊手术通知单填写完整(内容同择期手术),送至手术室,由手术室护士长或手术室值班护士根据急诊手术患者病情的轻重缓急、手术的切口分类,与麻醉科进行沟通后予以及时安排。如遇紧急抢救,急诊值班医师可先电话通知手术室,同时填写急诊手术通知单;手术室负责人员接电话后,应优先予以安排并与麻醉科沟通,5分钟内答复急诊手术患者入室时间,做好一切准备工作,以争取抢救时间。

（二）手术人员安排与术前访视

1.手术室护士的配置和调配

为保证医疗活动的正常进行,需根据各医院的实际工作量合理进行人员配置,一般综合性医院手术室护士与手术台比例为(2.5～3.5)：1,同时需遵循以下原则,结合动态调配,将每个人的能力发挥到极致,达到人尽其用,物尽其用。

（1）年龄结构配备:年龄结构合理,老、中、青三结合,根据各年龄的不同特点合理安排,建议采用1：2：1的比例。

（2）职称配备:各级职称结构合理,形成一个不同层次的合理梯队高、中、初级职称的比例为(0～1)：4：8;800张以上床位的医院或教学医院比例可调整为1：3：6。

(3)专业能力配备:专业能力结构合理,根据从事本专业的年限和实际工作能力分高(10年以上)、中(5～10年)、低层次(5年以下)。

2.日间人员安排

手术前一天,在完成手术间安排后,麻醉科、手术室分别进行人员安排,按常规每台手术配备洗手护士和巡回护士各1名,特大手术如心脏手术、移植手术、特殊感染手术等,根据实际情况分别配备洗手护士和巡回护士各2名。根据不同的麻醉方式配备麻醉师1～2名。

3.夜间及节假日人员安排

除正常值班护士外,另设有备班,由第一值班护士根据手术需要进行人员统一调度安排;遇突发紧急事件时,向护士长汇报统一调配。

4.手术前访视

(1)访视目的:通过术前访视,对手术患者进行第一次身份核对和手术核对,同时对手术患者进行术前宣教和整体评估,了解手术患者心理需要,缓解其紧张和恐惧心理。

(2)访视方法及内容:手术前一天,由次日负责相关手术的巡回护士进行术前访视。手术室护士进入病房查看病史,核对术前知情同意书和手术医嘱,核对相关诊断报告和影像学资料,仔细查阅手术患者的一般生命体征、疾病史、手术史、过敏史、特殊化验指标(如乙肝、丙肝、梅毒、艾滋病等)、与输血相关的表单是否齐全等。与病房护士进行交流,了解手术患者的一般情况后与手术患者进行身份核对和术前宣教。与手术患者进行核对,包括:①开放式地询问手术患者姓名、年龄等基本信息;询问手术患者手术部位和手术方式,与病历核对。②核对身份识别腕带。③核对手术标识。为手术患者进行手术前宣教,内容包括手术室及手术流程简介;禁食、禁水情况;术日晨注意事项,包括病服反穿,不能穿内衣裤、去除饰物、假牙、隐形眼镜等,小便排空,如有体温异常、经期情况及时向手术医师说明;入手术室后需知,包括防止坠床的事宜、麻醉配合、可能遇到的护理问题及配合方法指导等;询问手术患者有无特殊需求。最后按术前访视单内容对手术患者进行评估,并正确填写。

5.手术资料汇总

每天实施的所有手术,应以手术科室为单位按手术类别(急诊、择期、日间手术),进行分类详细登记,每月汇总完成月报表交予医务处,同时保存原始资料。

二、转运和交接

(一)转运者及转运车要求

根据手术通知单,手术室工勤人员通过手术推车或平车的方式,前往病房接手术患者,外出接送手术患者时,必须严格按要求穿外出衣、换外出鞋,检查患者推车的完好性,并保持棉被清洁、整齐无破损。

(二)交接内容

到达病房后先核对手术患者的姓名、床号、住院号准确无误后,协助手术患者移动至患者推车上。病区护士应携带病历和手术所需物品护送手术患者至手术室,并与巡回护士在手术室门口半限制区进行交接,具体内容为:①根据病历内手术知情同意书和身份识别带核对手术患者姓名、病床号、住院号、拟手术名称、药物过敏史和血型。②检查手术标识是否准确无误。③确认禁食情况、肠道准备等术前准备均已完成,检查手术患者手术衣是否穿戴正确,是否已取下义齿、饰物等。④评估手术患者神志、皮肤情况、导管情况。⑤核对带入手术室的药物、影像学资料、腹带等特殊物品。交接核对无误后,病区护士与巡回护士一同填写《手术患者转运交接记录单》并签名。

此外,在转运途中,手术室护士应注意保证手术患者安全,推车者需站于手术患者头部,病历由参与护送的手术室护士或手术医师保管,他人不得随意翻阅,手术团队成员应保护手术患者的隐私。

(三)转运注意事项

(1)由病房进入手术室的手术患者须戴好手术帽进入限制区,步行进入手术室的当天手术患者,需在指定区域内更换衣、裤、鞋。

(2)工勤人员和巡回护士共同护送手术患者至指定手术间,分别站于手术室两侧,协助手术患者从患者推车缓慢转移至手术床上,呈仰卧位,垫枕。

(3)予手术患者膝盖处适当的约束保护,防止意外坠床。

(4)注意给予手术患者保暖措施,冬天可以使用保温毯。

(5)为减轻手术患者的紧张情绪,可根据手术患者的不同需求选择适当的音乐放松心情。

三、核对手术患者

为了防止发生手术患者错误、手术部位错误或操作/手术错误,手术团队必须对每一位进行手术的患者,按照美国医疗机构评审联合委员会(Joint Commission Accreditation of Healthcare Organizations,JCAHO)的规范要求进行术前核对。

(一)手术前确认程序

1.身份核对

根据 JCAHO 的标准,术前需要核对手术患者信息,要求至少采用两种以上信息,确保手术患者身份正确、有效,例如姓名、身份证号、住院号、生日和家庭地址,尤其需要注意,手术间号和床位号不能用作确认手术患者身份的信息来源。

确认手术患者身份时,要求有手术患者亲自参与,由手术患者自己说出自己的真实身份。对于可能服用镇静剂、听力障碍、身份无法确认的昏迷手术患者,可以通过核对身份识别腕带上的信息确认,包括姓名、住院号。

2.手术部位标识

手术患者进入手术室之前,必须做好手术相应部位标识。同一家医院须使用统一标识,以方便所有医务人员都能理解并达成共识。通常在手术患者清醒和有意识的状态下,由操作/手术医师亲自在手术患者身体相应手术部位用记号笔标注。

手术部位标识方法当前尚未统一规定,各医疗单位习惯有所不同。画箭头、画勾、画圆圈、画线等方法比较多用。许多医院均采用画箭头的方法,采用手术医师姓氏拼音第一个字母大写,并以箭头指向划刀的部位。通常不建议使用画交叉作为手术标识的方法,防止产生异议。

对有左右侧之分、多重结构(如手指、脚趾、病灶部位)、多平面部位(如脊柱)的手术部位做标识时,只在切口位置或附近做个标记,不要标识非手术部位,以防错误。当手术患者不能言语、昏迷或是儿童时,手术标识的标注需得到授权,派遣对手术患者情况熟悉、能够起到核对作用的家属,共同参与手术部位的核对和标识工作。

(二)"time-out"核对程序的步骤

time-out 意为"暂停",指在接下来的操作/手术之前,手术团队在操作/手术的地方(手术室、治疗室),必须全员参加的术前核对步骤。具体方法为:当主持的医师宣布"time-out"开始时,手术团队中所有成员应停止自己手头的工作,仔细倾听核对,核对完毕,团队每位成员必须分别口头回答"核对正确",当主持的医师宣布"time-out"结束,方可进行下面的工作。无论手术室工作多么繁忙、环境多么嘈杂,"time-out"都应执行得清楚、简单和彻底,不受任何其他事情的干扰,从而澄清事实,避免错误。"time-out"核对程序具体包括以下几个步骤。

1.麻醉实施前"time-out"

麻醉开始前,往往可以是麻醉师或巡回护士主持,手术医师等所有手术团队成员共同完成并记录,主要项目如下:

(1)确认手术患者身份信息及主要病情(必须两种信息以上):核对手术患者姓名、住院号、身份证号;手术知情同意书等所有相关文书、影像学资料正确且齐全;拟手术部位和手术方式、手术标记均正确无误;完成术野皮肤准备确认及全身皮肤评估;备齐手术所需的假体及体内植入物。

(2)确认麻醉相关情况:确认麻醉知情同意书及麻醉相关文书正确并齐全;确认完成麻醉设备术前安全检查;确认完成静脉液体通路;确认患者是否有明确药物过敏史,查看药物皮试结果,确认术前备血情况等。

2.手术实施前"time-out"

手术划皮前,往往为巡回护士主持,手术医师、麻醉师等所有手术团队成员共同完成并记录,主要项目如下:

(1)再次确认手术患者身份信息及主要病情(必须两种信息以上):核对手术患者姓名、住院号、身份证号;核对拟手术部位和手术方式、手术标记、手术体位均正确无误。

(2)手术团队内部沟通:由手术医师提前讲解手术关键步骤及注意事项,预计手术时间、失血量及是否需要特殊器械、仪器设备等;麻醉师讲解手术患者的并存疾病,以及可能导致的危险性增加、麻醉重点方面等;巡回护士向团队说明灭菌物品检查确认,仪器设备、植入物准备完成情况;术前及术中特殊用药情况以及手术医师是否需要相关影像资料等。

3.手术患者离开手术室前实施"time-out"

巡回护士主持,手术医师、麻醉师共同完成手术后确认并记录,具体内容如下:

(1)第三次确认手术患者身份(必须两种信息以上):核对手术患者姓名、住院号、身份证号。

(2)手术确认:确认实际手术实施方式、手术中物品清点、手术用药、正确的输血核查,再一次对皮肤状况进行评估,检查并确认各类管路固定牢固、衔接正确并保持通畅。明确手术患者去向(病房或监护室等)。

四、摆放手术体位

做到正确摆放手术体位,就可以充分暴露手术视野,同时保证能够维持手术患者正常的呼吸、循环功能,有效缩短手术时间,防止和减轻各种相关并发症的发生,是手术成功的基本保障之一,也是手术室护士必须正确掌握的最基本的操作技能之一。

(一)手术体位管理原则

(1)根据手术部位的不同,放置最佳的手术体位,使手术野充分暴露,便于医师的操作。

(2)应确保呼吸、循环功能不受干扰,有利于麻醉师术中观察以及静脉给药。

(3)避免肢体的神经血管受压、肌肉拉伤、皮肤受损等,保证手术患者安全。

(4)在确认手术患者被充分固定和支撑的同时,应尽可能地保持符合手术患者生理功能的舒适体位。

(5)应注意保护患者隐私,避免身体过分暴露。体位放置时各种物品(包括各类防护垫、固定带、护臂套、护脸胶布等)应准备充分。

(二)常见手术体位的应用范围和摆放方法

根据手术部位以及手术入路的需要分为5种常见手术体位,分别为仰卧位、侧卧位、俯卧位、膀胱截石位和坐位。

1.仰卧位

仰卧位适用于头、面、胸、四肢、腹部及下腹部手术,是外科手术中最常用的手术体位。

(1)摆放方法:①放置搁手板,将双臂放于搁手板上,外展<90°,防止臂丛神经受损,手心朝上,远端关节高于近端关节;亦可根据手术需要,使双臂自然放于身体两侧,用事先横放于手术患者背部的小单卷裹固定双手。遇神经外科额、颞、顶及颅前窝等手术,可用小单将身体包裹,并用约束带固定,松紧适宜。②根据手术患者腰前凸深度,放置厚薄合适的软垫,维持腰部正常生理曲线。③膝关节腘窝部垫一软垫,使双腿自然弯曲,以达到放松腹部肌肉,增加手术患者舒适度的目的。④双下肢伸直,使头、颈、躯干、下肢呈一直线摆放,用约束带固定于膝关节上2 cm左右,松紧以平插入一掌为宜。⑤双足跟部放置脚圈,减少局部受压。

(2)注意事项:①注意麻醉头架和器械托盘摆放的位置,避免影响手术患者呼吸、循环功能和麻醉师的观察。②肝、脾手术,如脾切除术、肝右叶切除术等,可根据手术需要在术侧垫一软垫,抬高并暴露术野。③胸部前切口手术,如乳腺癌根治术,将患侧上肢外展置于托手器械台上,外展<90°,调整托手器械台高度与手术床高度一致,并于术侧垫一软垫,充分暴露术野。④前列腺及膀胱手术,可根据手术需要,在手术患者骶尾部垫一软垫,既有利于暴露术野又分散了骶尾部的压力。⑤颅脑手术时,头部必须略高于躯体3~5 cm,有利于静脉回流,避免脑充血导致颅内压增高。

2.侧卧位

侧卧位主要分为90°侧卧位和半侧卧位,90°侧卧位适用于胸外科(如肺、食管)、泌尿外科(肾脏、输尿管等)和脑外科(颞部肿瘤、桥小脑角区肿瘤)手术;半侧卧位适用于胸腹联合切口及前胸部手术。

(1)90°侧卧位摆放方法:①待手术患者麻醉后,将手术患者身体呈一直线从仰卧位转成90°侧位,患侧朝上。②放置头圈于手术患者头下,使眼睛和耳朵处于头圈的空隙中。③90°侧卧位搁手架分为上下两层,患侧上肢放置于上层,健侧上肢放置于下层,并分别予以固定,手指稍露,便于观察末梢血液循环。④于健侧腋下(即胸部下方第4、5肋处)放置胸枕,其厚度以手术患者健侧臂丛神经及血管不受压为宜。⑤下腹部和臀部分别用一个髂托固定。⑥根据手术方式调整双腿伸直弯曲与否,并用约束带固定髋关节或膝关节。双腿间和踝部分别夹一软枕,避免骨隆突处受压。

(2)半侧卧位摆放方法:半侧卧位是指使手术患者侧转成30°~40°体位。首先将手术患者健侧上肢放置于搁手板上,外展<90°。患侧上肢用护臂套保护后屈曲固定于麻醉头架上,高度适宜,避免外展及牵拉过度。患侧肩、胸、腰背部放置适当的软垫或半侧卧位专用斜坡式软垫。健侧腋下平乳头处和(或)髂前上棘处用1~2个髂托固定。双下肢用约束带固定,腘窝部垫一软垫。双足跟部放置脚圈,减少局部受压。

(3)注意事项:①将手术患者从仰卧位翻转成侧卧位的过程中,必须保持手术患者头、颈、躯干呈一直线,呈"滚筒式"翻转。②上肢搁手架应可调节高度和角度,使双上肢外展均不超过90°,并呈抱球状。③开颅手术放置侧卧位时,应使手术患者背侧尽量靠近床的边缘,并向前俯,必须注意身体的背部和四脚固定架之间要加衬垫,防止压伤。④手术患者导尿管及深静脉穿刺管应从空隙中穿出,保证引流通畅;电极板应粘贴于患侧下肢的大腿、小腿或臀部。

3.俯卧位

俯卧位适用于后颅窝、颈椎后路、脊柱后入路、腰背部等手术。

(1)摆放方法:①待手术患者麻醉后,将手术患者呈一直线从仰卧位缓慢转换为俯卧位,转换体位时使双臂紧贴于身体两侧,避免肩肘关节意外扭曲受伤。②将手术患者头部移出手术床,直接放置于头托上或固定于头架上,调整头托或头架位置及高度,保证手术部位突出显露的同时呼吸通畅。③双上肢平放于身体两侧,中单固定,约束带加固,或将双上肢自然弯曲置于头两侧搁手架上。④胸部垫一大软垫,尽量靠上,于髂嵴两侧各垫一小方垫;或将两个中圆枕呈外八字形斜垫于两锁骨至肋下,将一中圆枕横垫于耻骨联合和髂嵴下,呈三角形,使胸腹部呈悬空状,保持呼吸运动不受限和静脉回流通畅。⑤双侧膝盖下各垫一小软圈,两小腿胫前横置一软枕,使手术患者小腿呈自然微曲,增加舒适度。双足背下垫一小方软枕,避免足背过伸引起足背神经损伤。双腿用约束带固定。

(2)注意事项:①头部需妥善固定于头托或头架上,使用头托者必须注意前额、眼睛、耳朵、下颚、颧骨等处的保护,可选择凝胶头托或在放置体位前在前额、颧骨等易受压处给予防压疮透明敷贴,防止压疮发生。②放置俯卧位时应使用适当体位垫,使胸腹部悬空,避免受压,保持呼吸通畅和静脉回流。③男性手术患者注意避免阴茎和阴囊受压,女性手术患者注意避免乳房受压。④肥胖的手术患者,应注意两侧手臂的固定和保护,避免术中手臂意外滑落或由于固定约束过紧造成压伤。

4.膀胱截石位

膀胱截石位适用于会阴部及经腹会阴直肠手术。

(1)摆放方法:①将搁脚架分别置于手术床的两侧,根据手术患者大腿的长度及手术方式调节搁脚架的高度和方向。②手术患者呈仰卧位,待麻醉后,脱去长裤,套上棉质裤套,下移手术患者身体,直至其尾骨略超过手术床背板下沿。③将手术患者屈髋屈膝,大腿外展成60°～90°,分别缓慢置于搁脚架上,根据不同手术方式调节大腿间的角度及前屈角度,并用约束带固定双脚。④卸下或摇下手术床尾部1/3部分,根据手术需要,可于臀部下方置一软垫,减轻局部压迫,便于操作。⑤将一侧上肢置于身体旁,用小单包裹固定,另一侧上肢置于搁手板上,外展＜90°。

(2)注意事项:①大腿前屈的角度应根据手术需要调整,经腹会阴手术,搁脚架与手术台成70°左右,单纯会阴部手术成105°左右,腹腔镜下左半结肠癌、乙状结肠癌和直肠癌根治术,双腿不要过度分开,股髋关节、膝关节屈曲成150°～170°。②两侧搁脚架必须处于同一水平高度。③放置截石位必须注意保护双侧腘窝,在腘窝下应置平整的薄软垫,并且避免其外侧面受硬物挤压,防止腓总神经损伤。④手术结束恢复原体位时候,动作应轻柔,先把一条腿从搁脚架上放下,这样患者循环状态不会有明显改变,避免导致直立性低血压。⑤对于有骨盆、股骨颈骨折史的手术患者,可通过抬高骶尾部使盆腔尽可能得到伸展。在放置和恢复位置时需尽量当心,尽可能让髋关节、膝关节同时移动,使髋关节不出现旋转,特别是外旋及外展。⑥放置截石位过程中,应注意手术患者的保暖,并且注意保护手术患者的隐私。⑦需进行肠道灌洗的直肠手术,应在手术患者臀下铺置防水巾,防止冲洗液浸湿床单,引起压疮发生。

5.坐位

坐位适用于后颅手术。

(1)摆放方法:①双腿选择合适的防栓袜或缠弹力绷带,避免栓塞的形成,防止深静脉血栓,甚至肺栓塞的发生。②双膝下垫一长圆枕,使两腿稍有弯曲,防止下肢过伸。③静脉通路通常建立于手术患者的左上肢,妥善固定,同时需保持静脉通路的通畅,外接延长管,方便于术中加药。④两臂套上护臂套,以防电刀灼伤。让双手指稍露,有利于在术中观察末梢循环。双手下分别放置长圆枕上并予以固定。⑤卸下手术床头板,双手抱住手术患者头部,床背慢慢抬起,直至床背成90°。⑥儿童或坐高较低者,臀下垫软方枕若干,使手术切口及消毒范围高于床背。⑦安置头架,并固定于手术床,调整手术床位置。⑧手术患者前胸与头架之间垫大方枕予以保护,并用约束带固定于床背。

(2)注意事项:①穿防栓袜前,评估手术患者腿的长度和小腿最粗段的周长,选择合适的防栓袜。穿防栓袜前应先抬高双下肢,然后再穿。②为防止直立性低血压,床背抬高速度尽量放慢,在整个过程中,需密切监测各项指标,如有血压下降或心率减慢等,应立即停止体位变动。③体位安放完毕后,再次仔细检查头架的各个关节是否拧紧,检查手术患者身体的各部位是否已妥善固定;检查导尿管和深静脉穿刺管是否通畅,集尿袋可挂于手术患者左侧床边,以便观察术中的尿量。④手术结束后手术患者仍须保持坐位姿势送回病房,为保证安全,须将手术患者头部固定在床头。

五、协助实施麻醉与术中监测

作为手术室中的重要主体,麻醉师和手术室护士两者之间的相互了解和密切配合是确保所有手术患者生命安全、手术成功以及手术室正常运作的前提和保障。因此,一名合格的手术室护士除了掌握常规的手术室护理知识技能外,还应掌握麻醉基础知识和临床麻醉基础技术,能够正确协助麻醉师进行各种麻醉,冷静熟练配合麻醉师处理麻醉过程中的各种突发情况以及正确进行手术患者麻醉的监测。

(一)全身麻醉的方法和配合

1.全身麻醉概念

通过使用全身麻醉药物,经由呼吸道吸入、静脉注射或肌内注射进入机体,导致中枢神经系统受到抑制,使手术患者在失去知觉、反射抑制和一定程度的肌肉松弛的情况下接受手术。

2.全身麻醉的实施

主要分为两大步骤:全身麻醉的诱导、全身麻醉的维持。

(1)全身麻醉的诱导:使用全身麻醉药物后,手术患者由原先清醒状态转为意识消失,从而进入全身麻醉状态,然后实施气管插管的过程。在上述过程中,麻醉护士应配合麻醉师准备好相关器械,包括麻醉机及气管插管器具等,开放静脉和胃肠减压管;巡回护士应准备好负压吸引装置,同时在全身麻醉诱导过程中应密切关注手术患者的血压、心率、心电图和血氧饱和度等基础生命体征,妥善固定手术患者,防止诱导期间手术患者发生意外坠床。

目前临床较常用的全身麻醉诱导方式包括静脉诱导法、面罩吸入诱导法。静脉诱导法是先以面罩吸入纯氧2~3分钟,根据病情选择合适的静脉麻醉药及剂量,从静脉缓慢注入并严密监测手术患者情况。待手术患者神志消失后再注入肌松药,麻醉面罩进行人工呼吸,实施气管内插管。使用面罩吸入实施诱导首先将麻醉面罩扣于手术患者口鼻处,然后启动麻醉蒸发器,逐渐加大吸入药物浓度,一旦手术患者神志消失后,静脉滴注肌松药,行气管内插管。

(2)全身麻醉的维持:全身麻醉的维持主要分为3种,即吸入麻醉维持、静脉麻醉维持和复合全身麻醉维持。①吸入麻醉维持:使气体麻醉药或挥发性麻醉药经呼吸道吸入肺,由肺泡进入血液循环,继而到达中枢神经系统,以维持适当的麻醉深度。②静脉麻醉维持:将麻醉药物通过静脉进入血液循环,继而到达中枢神经系统,以维持适当的麻醉深度。③复合全身麻醉维持:指两种或多种全身麻醉药物或(和)麻醉方法的组合,实现麻醉时间、肌肉松弛的可控性,并可保持麻醉深度的平衡,以维持手术患者理想的麻醉状态。复合全身麻醉目前在临床得到越来越广泛的应用。

3.全身麻醉的监测

对于全身麻醉的手术患者必须实施严密的监测,主要包括以下几个方面。

(1)心电监护:通常作为术中患者心脏功能监护的重要组成,是观察患者生命体征改变极为重要的手段。心电监护时应特别注意观察P波与QRS波群的变化,以便及时发现手术患者心律失常的早期症候群。

(2)血液动力学监测:包括血压、中心静脉压等。血压监测分为袖带式自动间接血压监测和直接血压监测(即动脉内置管进行连续有创的血压监测),代表心肌收缩力和心排血量,是维持脏器正常血液供应的必要条件。中心静脉压监测能够提示有效血容量的情况,以及周围血管收缩或心功能情况,指导术中液体管理。

(3)呼吸力学监测:具体指标包括气道压力、气道阻力、胸肺顺应性及最大吸气负压等,这些参数的变化与通气功能、呼吸做功及机械通气对机体生理的影响有密切关系。

(4)血氧饱和度监测:无创监测氧合功能,可早期发现低氧血症,并在一定程度上反映循环状态,用于整个手术过程中监测患者的供氧情况。

(5)呼气末二氧化碳分压:可监测通气,指导麻醉机和呼吸机的安全使用,确定气管导管位置;还能反映肺血流,监测体内CO_2产量的变化,及时发现病情变化。

(6)血液气体分析:全面精确地判断患者的呼吸功能,包括通气、换气以及组织氧供与氧耗,是麻醉和重症患者诊治中的一项重要监测项目。可根据病情需要,经皮穿刺桡动脉、股动脉或腋动脉抽取血样,也可通过持续留置动脉导管抽取。

4.全麻的护理配合

(1)护理配合方法:麻醉前,应帮助手术患者了解全身麻醉这一麻醉方式,给予心理支持;麻醉前再次核对手术患者是否已去除可以活动的义齿;检查负压吸引装置使其呈完好备用状态,以便吸除呼吸道分泌物;备好急救药品和器材,同时检查手术患者约束保护是否松紧适宜,以免影响肢体血液循环。麻醉诱导时,及时传递必要的用品,协助麻醉师操作;还可用手掌轻按手术患者上腹部,以免面罩供氧时氧气进入胃内,引起胃肠道胀气。

(2)护理配合要点:①麻醉药物注入动脉可引起肢体血管痉挛,剧烈疼痛,甚至发生肢端坏死,因此开放静脉通路时应避免误入动脉,用药前必须进行严格的核对。②手术患者体质各不相同,注射麻醉药物后偶有过敏现象。因此麻醉药物需现配现用,静脉推注时应匀速、缓慢,同时准备好抗过敏药物。③有些麻醉药物(如丙泊酚)注射剂量过大或注射时速度过快,患者可发生一过性呼吸抑制、血压下降,应缓慢推注,必要时需行气管插管。④非气管插管麻醉情况下,必须做好实施气管插管的物品准备。⑤静脉用药时应防止麻醉药渗漏,以免造成组织坏死;如果发生,应马上拔除,再次穿刺静脉,可以选择热敷穿刺部位,也可使用局部封闭方法,通常选择0.25%普鲁卡因。

(二)阻滞麻醉的方法和配合

1.阻滞麻醉的方法

(1)臂丛神经阻滞:将麻醉药物注射至臂丛神经干(丛)旁,阻滞此神经的传导功能,从而达到此神经分布区域手术无痛的方法。

(2)颈丛神经阻滞:将麻醉药物注射至颈丛神经干(丛)旁,阻滞此神经的传导功能,从而达到此神经分布区域手术无痛的方法。

(3)蛛网膜下腔阻滞:将麻醉药物注射至蛛网膜下腔,使脊神经根、背根神经及脊髓表面部分神经的传导功能受阻,从而达到区域手术无痛的方法。

(4)硬膜外腔阻滞:将麻醉药物注射至硬膜外腔,使脊髓神经根的传导功能受阻,从而达到区域手术无痛的方法。

(5)局部浸润麻醉:在手术切口四周的组织中,分层地注入局麻药物,以阻滞神经末梢而起到抑制疼痛的作用。

(6)表面麻醉:在人体器官黏膜表面喷洒渗透性强的局麻药,药物通过黏膜渗透,作用于神经末梢起到抑制疼痛的作用。

2.阻滞麻醉的护理配合

遵医嘱准备麻醉药,并与实施阻滞麻醉的麻醉师进行双人核对,核对无误后方可使用。提醒操作者每次注药前均要回抽,确定不在血管内方可注射,以防局麻药注入血管内。注意麻醉药物用量的计算,防止超量。局麻药物有可能引起变态反应、循环系统抑制、呼吸系统抑制、中枢神经系统抑制及中毒,手术进行过程中必须加强巡视和监测。蛛网膜下腔麻醉的平面可随体位发生变化,所以手术患者应在可调节床面的手术床上实施手术,并注意在麻醉前开放静脉通路,补充容量,维持有效血液循环。硬膜外腔麻醉前应协助麻醉医师放置正确的体位,麻醉过程中协助扶持患者,不要随意离开,防止患者坠床或意外发生;用药前确定置管位置,避免误入蛛网膜下腔,否则可能引起患者全脊髓麻醉。

六、手术前准备

为保证和改善术前准备的质量,每个手术室护士都应加强手术配合的练习,完善专科知识理论。标准化、严格的术前准备是成功手术的基础和保证。手术前准备主要分为三部分,分别是无菌手术器械台的准备、手术人员准备和手术患者准备,其中涵盖了许多手术室基础护理操作技能和手术室护理基本原则。

(一)无菌手术器械台的准备

为保证手术全程所有手术物品的无菌状态,防止再污染,在手术开始前,洗手护士必须先建立无菌器械台,形成无菌区域。

1.无菌手术器械台准备的基本原则

(1)在洁净、宽敞的环境中开启无菌器械包和敷料包,操作者穿着整洁,符合要求。

(2)建立和整理无菌器械台过程中以及洗手护士和巡回护士交接一次性无菌物品时,均不可跨越已建无菌区。

(3)无菌器械包和敷料包应在手术体位放置完成后打开。

(4)无菌器械台应保持干燥,一旦敷料潮湿必须更换或重新覆盖无菌巾。

(5)无菌手术器械台应为现用现备,若特殊情况下不能立即使用,则必须使用无菌巾覆盖,有效期为 4 小时。

2.铺无菌器械台的步骤

(1)无菌包开启前检查:①包外化学指示胶带变色情况;②包上灭菌有效期;③外包装是否破损、潮湿或污秽;④是否为所需的器械包或敷料包。

(2)开启无菌包顺序:徒手打开无菌器械包或敷料包的最外层,注意手与未灭菌物品不能触及外层包布内面;内层包布应使用无菌镊子或无菌钳打开,注意顺序为先对侧,再左右两侧,最后近侧;或由洗手护士完成外科洗手,并戴上无菌手套后再打开。

(3)建立无菌器械台:①直接利用无菌器械包或敷料包的包布打开后铺置于器械台上,建立无菌器械台。②利用无菌敷料包内的无菌敷料先建立无菌台面,然后打开无菌器械包将无菌器械移至无菌台面上。③铺无菌器械台时,台面敷料铺置至少应达到 4 层,台面要求平整,四周边缘下垂不少于 30 cm。④手术托盘一般摆放正在使用或即将使用的器械和物品,可在铺置无菌巾的过程中使用无菌双层中单和大孔巾直接铺置其上,建立无菌手术托盘,也可用双层无菌托盘套铺置。

(4)整理无菌器械台:洗手护士按照相同的既定顺序整理常规手术敷料和器械。特殊手术器械及物品,可按术中使用顺序、频率分类放置,以方便洗手护士在手术配合中及时拿取所需器械及物品。

(5)清点器械及物品:手术开始前洗手护士与巡回护士必须完成所有手术纱布、器械及物品的清点,巡回护士逐项记录。

(二)手术人员准备

手术前,每一名手术团队成员必须严格按规范进行手术前自身准备,包括外科手消毒、穿无菌手术衣和戴无菌手套,通过规范、严格的手术前手术人员自身准备,建立无菌屏障,预防手术部位感染。

1.外科手消毒

指外科手术前医务人员用皂液和流动水洗手,再用手外科消毒剂清除或者杀灭手部暂居菌并减少常居菌的过程。应选择具有持续抗菌活性的手消毒剂。

(1)外科手消毒与手卫生定义:洗手、卫生手消毒以及外科手消毒统称为手卫生。其中洗手仅指用皂液和流动水洗手,去除手部皮肤污垢以及部分致病菌的过程。而卫生手消毒是指医务人员使用速干手消毒剂揉搓双手,减少手部暂住菌的过程。注意三者定义各有不同。

(2)外科手消毒的设施准备:洗水池应设置在手术间附近,高矮合适,防溅喷,洗水池面应光滑无死角,每天清洁。水龙头应为非手接触式,数量不少于手术间数。应在指定器皿放置清洁指甲用品,需要每天清洁消毒。手刷等搓刷用品应一人一用一灭菌或一次性无菌使用,同样定点放置。必须使用满足国家行业规定的外科手消毒剂,非手接触式出液器目前普遍使用,推荐一次性包装的使用,容器如果必须重复使用,用完后常规每次均清洁、消毒。

(3)外科手消毒原则:消毒之前必须洗手;接触不同手术患者、手套破损或者手被污染等情况,需要再次进行外科手消毒;外科手消毒全程均应始保证双手位于胸前,低于肩高于腰,这样水始终从手指远端自然流向肘关节。

(4)洗手方法与要求:①洗手之前正确佩戴帽子、口罩及防护眼罩,去除戒指、人工指甲等饰品,仔细修理指甲,长度规定不应超过指尖。②清洗范围包括双手、前臂和上臂下 1/3,适量清洗剂即可,揉搓要细致。手部清洗的时候,可使用手刷等清洁甲下污垢,皮肤皱褶处也应重点清洗。③使用流动水清洗双手、前臂、上臂下 1/3 处。④需用干手物品擦干双手、前臂、上臂下 1/3 处。

(5)外科手消毒法步骤。①冲洗手消毒法:将双手的每个部位、前臂、上臂下 1/3 处用适量外科手消毒剂均匀涂抹,仔细揉搓 2~6 分钟,采用流动水彻底冲净以上部位,使用无菌毛巾或一次性无菌纸巾认真擦干。②免冲洗手消毒法:将双手的每个部位、前臂、上臂下 1/3 处用适量免冲洗手消毒剂均匀涂抹,仔细揉搓,直到消毒剂在皮肤表面干燥。具体消毒剂用法用量应按照外科手消毒剂产品包装使用说明来进行。

国家卫健委关于手卫生的规范中明确规定了外科手消毒中手部揉搓的步骤,包括:①掌心相对揉搓。②手指交叉,掌心对手背揉搓。③手指交叉,掌心相对揉搓。④弯曲手指关节在掌心揉搓。⑤拇指在掌心揉搓。⑥指尖在掌心揉搓。

(6)注意事项:冲洗手消毒法中,用无菌毛巾、一次性无菌纸巾彻底擦干皮肤是指按顺序擦干手、前臂和肘部,两只手首先擦干,接着把无菌毛巾或一次性无菌纸巾叠成三角形状,光边向心,顺搭在一侧前臂之上,无菌巾两个角用另一侧手捏住,开始从手部向肘部逐渐移动,这样可以把水迹擦干,但注意一定不能回擦;最后把无菌巾翻转擦干对侧皮肤,方法同前。

2.无菌手术衣穿着

国内医院经常使用的主要有两种样式:第一种为背部对开式手术衣,第二种是背部全遮式手术衣。

(1)对开式无菌手术衣的穿着方法:①洗手后,将无菌手术衣衣领提起缓缓抖开,接着把手术衣轻掷向上,第一时间内将双手和前臂伸入衣袖内,再向前平行伸展开来。②然后需要洗手护士协助,在其身后帮助向后拉衣。③洗手护士交叉双手,腰带不交叉向后传递。④巡回护士在身后系带。⑤手术衣无菌区域为:肩以下、腰以上、腋前线的胸前及双手。

(2)全遮式无菌手术衣的穿着方法:①洗手后,将无菌手术衣衣领提起缓缓抖开。②接着把无菌手术衣轻掷向上,第一时间顺势将双手和前臂伸入衣袖,再向前方平行伸展开来,然后需要巡回护士协助,应在其身后将手伸至手术衣内侧,一起向后拉衣,手不得碰触手术衣外侧。③穿衣者戴无菌手套后将前襟的腰带递给已完成外科手消毒并戴好无菌手套的洗手护士。④洗手护士拉住腰带后嘱穿衣者原地缓慢转动一周,再将腰带还与穿衣者。⑤穿衣者将腰带系于胸前。⑥肩以下、腰以上的胸前、双手臂及侧胸、后背为无菌区域。

(3)注意事项:①一定要在手术间穿手术衣,周围空间应该足够大,必须面向无菌区。在穿衣的时候,无菌手术衣不可触及任何非无菌物品,一旦有所触及,需马上更换手术衣。②如有必要巡回护士向后拉衣领及衣袖时候,手术衣外表面一定不能被触及。③穿全遮式手术衣时,手套一定要先戴好,然后才能够接取腰带。④如果已经完成穿戴手术衣、手套,在手术开始之前的等待时间内,需将双手放在手术衣胸前的衣服夹层内,也可将双手互握放在胸前。不应将双手举过肩膀或交叉在腋下,亦不可将双手垂放于腰部以下。

(4)连台手术时更换无菌手术衣的方法:需要接台连续进行手术时,连台的手术人员应该把手套上的血迹首先洗干净,然后由巡回护士协助松解背部系带脱手术衣,接着去手套,注意整个过程中双手不能被污染,一旦污染则重新进行外科手消毒。

常用的两种脱手术衣的方法。①他人协助脱衣法:双手向前微微屈肘,巡回护士面向脱衣者,握住衣领向肘部及手的方向顺势翻转脱下手术衣,使得手套的腕部恰好翻转于手上。②个人脱衣法:脱衣者左手抓住右肩手术衣外面,从上拉下,使手术衣的衣袖由里向外翻转;同样方法拉下左肩,脱下手术衣,手臂及洗手衣裤要避免接触手术衣的外面,防止被污染的情况发生。

3.戴无菌手套

因为只有皮肤表面的暂居菌通过外科手消毒能去除及杀灭,皮肤深部常驻菌对此并无明显效果。手术进行过程中,手术者的汗液能够把皮肤深部的细菌带到手的表面。所以,戴无菌手套对手术人员来说是必不可少的。尤其要说明的是,外科手消毒并不能被戴无菌手套所替代。

(1)开放式戴无菌手套方法:①穿好手术衣,右手提起手套反折部,将拇指相对。②通常先戴左手,手套反折部用右手持住,左手对准手套五指插入。再戴右手:左手指插入右手手套的反折部内面同时托住手套,右手插入手套。③翻上反折部分并包住手术衣袖口。

(2)密闭式戴无菌手套方法:该方法与开放式戴手套法的区别是手术者的双手不直接暴露于无菌界面中,而是藏于无菌手术衣袖中,完成无菌手套的佩戴。

(3)协助术者戴无菌手套方法:①洗手护士用双手除拇指外手指插入手套反折口内面的两侧,手套拇指朝外上,小指朝内下,呈外八字形,四指稍用力向外拉开,手套入口得以扩大,对术者戴手套有帮助。②术者左手掌心朝向自己,应该五指向下对准手套,洗手护士协助上提,戴右手采用同样方法。③术者自己把手套反折翻转包住手术衣的袖口。

(4)注意事项:①持手套时,手稍向前伸,不要紧贴手术衣。②戴开放式手套时,未戴手套的手不可触及手套外面,戴手套的手不可接触手套的内面。③戴好手套之后,需把手套的反折处翻转过来包住手术衣袖口,腕部不能暴露;戴手套的手指在翻转的时候不能触碰皮肤。④戴有粉手套时,应用等渗盐水把手套上的滑石粉冲洗干净,然后再参与手术。⑤当洗手护士在协助术者戴手套时,戴好手套的手不能接触术者的皮肤。

(5)连台手术的脱无菌手套法:①首先依照连台手术脱手术衣法将手术衣脱去,反折手套边缘。②戴手套的右手应插入左手手套外部的反折处脱去手套,接着左拇指伸入右手手套内面的鱼际肌之间,最后向下脱去右手的手套。③双手一定不能被戴手套的手接触,一旦脱去手套,双手不能再触及手套外面,这样可以避免手被外界细菌污染。④如果需要继续参加下一台手术,双手必须在脱下手套后再次进行外科手消毒。

(三)手术患者准备

手术患者的皮肤表面存在大量微生物,包括暂住菌和常居菌,手术团队成员通过对手术患者进行清洁皮肤、有效备皮和消毒皮肤等术前准备工作,暂居菌被杀灭,最大程度地杀灭或减少常居菌,使得手术部位避免出现感染。

1.手术患者皮肤清洁

手术患者皮肤清洁的目的是清除患者皮肤残留污垢,根据患者的情况不同可采用以下方法。

(1)活动自如的手术患者:术前一天用含抑菌成分(氯己定、醇类)的沐浴露进行淋浴,嘱手术患者清洗手术切口四周皮肤,清理皮肤皱褶内的污垢。

(2)活动受限的手术患者:术前用含抑菌成分(洗必泰、醇类)的沐浴露进行床上沐浴,条件许可的话床上沐浴最好两次以上(视患者身体状况和皮肤实际洁净度而定)。

2.手术患者术前备皮

许多微生物存在于人体皮肤表面,分为暂居菌群和常居菌群,术前备皮时一旦皮肤损伤时,暂居菌可以轻易的寄居从而繁殖,可以造成手术部位的感染。

(1)备皮方法:应尽可能使用电动毛发去除器。应谨慎使用脱毛膏,使用前应严格按照生产商的说明进行操作,以及对手术患者进行相关的过敏试验;应尽量避免使用剃毛刀,防止手术患者手术区域毛囊受损,继发术后感染;如需使用,应在备皮前用温和型肥皂水对皮肤和毛发进行湿润。对于毛发稀疏的患者,不主张术前备皮,但必须做皮肤清洁。

(2)备皮时间:手术当天,越接近手术时间越好。

(3)备皮地点:建议在手术室的术前准备室内进行;不具备此条件的医院也可在病区治疗室内进行。

3.手术患者皮肤消毒

手术前采用皮肤消毒剂将手术区域皮肤上的暂居菌杀灭,常驻菌得以最大程度地杀灭或减少,是减少手术部位感染的有效方法,所以为了减少手术部位的感染,必须严格地进行手术区皮肤消毒。

(1)常用皮肤消毒剂:手术患者皮肤消毒常用的药品、用途和特点见表11-1。

(2)注意事项:①采用碘伏皮肤消毒,应涂擦2遍,作用时间3分钟。②脐、腋下、会阴等皮肤皱褶处的消毒应注意加强。③在消毒过程中,操作者双手不可触碰手术区或其他物品。④遇术前有结肠造瘘口的手术患者,皮肤消毒前应先将造瘘部位用无菌纱布覆盖,使之与手术切口及周围区域相隔离,再进行常规皮肤消毒。⑤遇烧伤、腐蚀或皮肤受创伤的手术患者,应使用0.9%的生理盐水进行术前皮肤冲洗准备。⑥皮肤消毒后,应使消毒剂与皮肤有充分时间接触后,再铺无菌巾,以使消毒剂发挥最大消毒的作用。⑦进行头面部、颈后入路手术的时候,要考虑对眼睛的保护,可以在皮肤消毒前使用防水眼贴(或眼保护垫),避免消毒液进入眼内,对角膜造成损害。⑧皮肤消毒时,避免消毒液流入手术患者身下、止血袖带下或电极板下,防止发生化学性烧伤或诱发压疮。消毒过程中一旦弄湿床单,应及时更换,避免患者的皮肤在手术过程中长时间接触浸有消毒液的床单,导致皮肤灼伤(特别在婴幼儿手术中尤其注意)。⑨遇糖尿病或有皮肤溃疡的手术患者,手术医师进行皮肤消毒时,动作应尽可能轻柔。⑩用于皮肤消毒的海绵钳使用后不可再放回无菌器械台。

表 11-1 手术患者皮肤消毒常用的药品、用途和特点

药品	主要用途	特点
2%～3%碘酊	皮肤的消毒(需乙醇脱碘) 临床上使用很少	杀菌谱广、作用力强、能杀灭芽胞
0.2%～0.5%碘伏	皮肤、黏膜的消毒	杀菌力较碘酊弱,不能杀灭芽胞,无须脱碘
0.02%～0.05%碘伏	黏膜、伤口的冲洗	杀菌力较弱,腐蚀性小
75%乙醇	颜面部、取皮区皮肤的消毒 使用碘酊后脱碘	杀灭细菌、病毒、真菌,对芽胞无效,对乙肝等病毒无效
0.1%～0.5%氯己定	皮肤消毒	杀灭细菌,对结核分枝杆菌、芽胞有抑制作用

(3)皮肤消毒的方法和范围:以目前临床上使用较多的0.2%～0.5%碘伏为例,介绍手术区域皮肤消毒的范围如下。①头部手术:头部及前额。②口、颊面部手术:面、唇及颈部。③耳部手术:术侧头、面颊及颈部。④颈部手术:颈前部手术,上至下唇,下至乳头,两侧至斜方肌前缘;颈椎手术,上至颅顶,下至两腋窝连线。⑤锁骨部手术:上至颈部上缘,下至上臂上1/3处和乳头上缘,两侧过腋中线。⑥胸部手术:侧卧位,前后过腋中线,上至肩及上臂上1/3,下过肋缘,包括同侧腋窝;仰卧位,前后过腋中线,上至锁骨及上臂,下过脐平行线。⑦乳癌根治手术:前至对侧锁骨中线,后至腋后线,上过锁骨及上臂,下过脐平行线。⑧腹部手术:上腹部手术,上至乳头,下至

耻骨联合,两侧至腋中线;下腹部手术,上至剑突,下至大腿上 1/3,两侧至腋中线。⑨脊柱手术:胸椎手术,上至肩,下至髂嵴连线,两侧至腋中线;腰椎手术,上至两腋窝连线,下过臀部,两侧至腋中线。⑩肾脏手术:前后过腋中线,上至腋窝,下至腹股沟。⑪会阴部手术:耻骨联合、肛门周围及臀,大腿上 1/3 内侧。⑫髋部手术:前后过正中线,上至剑突,下过膝关节。⑬四肢手术:手术野周围消毒,上下各超过一个关节。

4.铺无菌巾

铺无菌巾,即在手术切口周围按照规定铺盖无菌敷料,以建立无菌手术区域,同时保证暴露充分的手术区域。

(1)铺无菌巾原则:①洗手护士应穿戴手术衣、手套后协助手术医师完成铺无菌巾。②手术医师未穿手术衣、未戴手套,直接铺第 1 层切口单;双手臂重新消毒,再穿手术衣、戴手套,铺余下的无菌巾单。③铺无菌巾至少 4 层,且距离切口 2～3 cm,悬垂至床缘下 30 cm,无菌巾一旦放下,不得移动。必须移动时,只能由内向外,不得由外向内。④铺无菌巾的顺序为先下后上,先对侧后同侧(未穿手术衣);先同侧后对侧(已穿手术衣)。

(2)常见手术铺无菌巾方法。

腹部手术:①洗手护士递第 1～3 块治疗巾,折边开口向医师,铺切口的下方、对方、上方,第 4 块治疗巾,折边开口对向自己,铺切口同侧,布巾钳固定。②铺大单 2 块,分别遮盖上身及头架、遮盖下身及托盘,铺单时翻转保护双手不被污染。③铺大洞巾 1 块遮盖全身,对折中单铺托盘。④若肝、脾、胰、髂窝、肾移植等手术时,宜先在术侧身体下方铺对折中单 1 块。

甲状腺手术:①对折中单铺于头、肩下方,巡回护士协助患者抬头,上托盘架。②中单 1 块横铺于胸前。③将治疗巾 2 块揉成团形,填塞颈部两侧空隙。④切口四周铺巾方法同腹部手术。

胸部(侧卧位)、脊椎(胸段以上)、腰部手术:①对折 2 块中单,分别铺盖切口两侧身体的下方。②切口铺巾,同腹部手术。

乳腺癌根治手术:①对折中单 4 层铺于胸壁下方及肩下。②中单 1 块包裹前臂,绷带包扎固定。③治疗巾 5 块,交叉铺盖切口周围,巾钳固定。④1 块大单铺于腋下及上肢;另一块铺身体上部、头架。⑤铺大洞巾覆盖全身。⑥中单横铺于术侧头架一方,巾钳固定于头架或输液架上,形成无菌障帘。

会阴部手术:①中单 4 层铺于臀下,巡回护士协助抬高患者臀部。②治疗巾 4 块铺切口周围,大单铺上身至耻骨联合。③双腿套上腿套,注意不能触及脚套内层。

四肢手术:①大单 4 层铺于术侧肢体下方。②对折治疗巾 1 块,由下至上围绕上臂或大腿根部及止血带,巾钳固定。③中单包术侧肢体末端,无菌绷带包扎,用大单铺身体及头架。④术侧肢体从大洞巾孔中穿出。

髋关节手术:①对折中单铺于术侧髋部下方。②大单铺于术侧肢体下方。③治疗巾,第 1 块铺于患者会阴部,第 2～5 块铺于切口四周用布巾钳固定。④中单对折包裹术侧肢体末端,铺大单于上身及头架。⑤铺大洞巾方法同"四肢手术"。

七、手术中护理配合

(一)洗手护士配合

1.洗手护士工作流程

洗手护士工作流程主要包括:①准备术中所需物品;②外科手消毒;③准备无菌器械台;④清

点物品;⑤协助铺手术巾;⑥传递器械物品配合手术;⑦清点物品;⑧关闭伤口;⑨清点物品;⑩手术结束器械送消毒供应中心处理。

2.洗手护士职责

(1)手术前准备职责:洗手护士应工作严谨、责任心强,严格落实查对制度和无菌技术操作规程;术前了解配合要点、手术主要步骤、特殊准备,能够熟练地进行手术配合;按不同手术准备术中所需的相关器械,力求齐全。

(2)手术中配合职责:洗手护士应提前15分钟洗手,进行准备。具体工作分为器械准备、术中无菌管理和物品清点。

器械准备:①整理器械台,按要求放置物品。②查看手术器械零件有无缺损,关节是不是处于良好状态。③正确无误、主动地传递术中需要的器械及物品。④已经使用过的器械随时回收,注意擦净血迹,保持器械干净。

术中无菌管理:①协助医师铺无菌巾;②术中严格遵守无菌操作原则,应保证无菌器械台及手术区始终整洁及干燥状态,如无菌巾潮湿,要第一时间更换,也可以再加盖新的无菌巾。

物品清点:①与巡回护士清点术中所需所有物品,术后确认并在物品清点单上签名。②术中病理标本要及时交予巡回护士管理,防止遗失。③关闭切口前与巡回护士共同核对术中所用的所有物品,正确无误后,告知主刀医师,才能缝合切口,关闭切口及缝合皮肤后再次清点所有物品。

(3)手术后处置职责:术后擦净手术患者身上的血迹,协助包扎伤口;术后器械确认数量无误后,用多酶溶液浸泡15分钟,初步处理后送消毒供应中心按器械处理原则集中处理,不能正常使用的器械做好标识并通知及时更换。

(二)巡回护士配合

1.巡回护士工作流程

巡回护士工作流程主要包括:①术前访视手术患者;②核对(患者身份、所带物品、手术部位);③检查(设备仪器、器械物品);④麻醉前实施安全核查(time-Out);⑤放置体位;⑥开启无菌包,清点物品;⑦协助术者上台;⑧配合使用设备仪器,供应术中物品,加强术中巡视观察;⑨手术结束前清点物品,保管标本;⑩手术结束后与病房交接。

2.巡回护士工作职责

(1)术前准备:①术前访视应在术前进行,以更好掌握患者病情、身体及心理状况,还需要了解静脉充盈情况,如有需要也可简单向患者介绍手术流程,做好心理疏导;掌握手术名称、手术部位、术中要求及有无特殊要求等方面。②术前了解器械、物品的要求并准备齐全;检查所需设备及手术室环境,处于备用状态。③认真核对患者姓名、床号、住院号、手术名称、手术部位、血型、皮试、皮肤准备情况;按物品交接单核对所带物品;用药时认真做到三查七对。④根据不同手术和医师要求放置体位,手术野暴露良好,使患者安全舒适。

(2)术中配合职责:①与洗手护士共同清点所有物品,及时准确地填写物品清点单,并签全名。②协助手术者上台,术中严格执行无菌操作,督查手术人员的无菌操作。③严密观察病情变化,重大手术做好应急准备。④严格执行清点查对制度,包括各种手术物品、输血和标本等,及时增添所需各种用物。⑤保持手术间安静、有序。

(3)手术后处置职责:①手术结束,协助医师包扎伤口。②注意保暖,保护患者隐私。③患者需带回病房的物品应详细登记,并与工勤人员共同清点。④整理手术室内一切物品,物归原处,并保证所有仪器设备完好,呈备用状态。⑤若为特殊感染手术,按有关要求处理。

（三）预防术中低体温

低体温是手术过程中最常见的一种并发症,60%～90%的手术患者可发生术中低体温,而术中低体温可导致诸多并发症,可导致住院天数、诊疗措施增加,医疗经费也会因此增加支出。因此手术室护士应采取有效的护理措施来维持手术患者的正常体温,预防低体温的发生。

1.低体温的定义和特点

通常当手术患者的核心体温低于36℃时,将其定义为低体温。在手术过程中发生的低体温呈现出三个与麻醉时间相关的变化阶段,即重新分布期、直线下降期和体温平台期。重新分布期,指发生在麻醉诱导后的1小时内,核心温度迅速向周围散布,可导致核心温度下降大约1.6℃;直线下降期,指发生在麻醉后的数个小时内,在这一时期,手术患者热量的流失超过新陈代谢所产热量。在这一时期给予患者升温能有效限制热量的流失;体温平台期,指在之后一段手术期间内,手术患者体温维持不变。

2.与低体温相关的不良后果和并发症

手术过程中出现的低体温,除了给手术患者带来不适、寒冷的感觉外,在术中及术后可能导致一系列不良后果和并发症,包括术中出血增加,导致外源性输血、术后伤口感染率增加、术后复苏时间延长、麻醉复苏时颤抖、心肌缺血、心血管并发症、药物代谢功能受损、凝血功能障碍、创伤手术患者的死亡率增加、免疫功能受损、深静脉血栓发生率增加。

3.与低体温发生相关的风险因素

（1）新生儿和婴幼儿:由于新生儿和婴幼儿体积较小,体表面积相对较大,从而导致热量快速地通过皮肤流失;同时新生儿和婴幼儿的体温中枢不完善且体温调节能力较弱,容易受环境温度的影响,当手术房间室温过低时,其体温会急剧下降。

（2）外伤性或创伤性手术患者:由于失血、休克、快速低温补液、急救被脱去衣服等多因素导致外伤性或创伤性手术患者极易在手术过程中发生低体温,而且研究显示术中低体温会增加创伤性手术患者的死亡。

（3）烧伤手术患者:被烧伤的组织引起的热辐射、暴露的组织与空气进行对流传导以及皮肤保护功能的损伤,都使烧伤手术患者成为发生低体温的高危人群。

（4）麻醉:全麻和半身麻醉（包括硬膜外麻醉和脊髓麻醉）过程中使用的麻醉药物尤其是抑制血管收缩类药物,使手术患者血管扩张,导致核心温度向患者体表散布。因此当麻醉过程长于1小时,患者发生低体温的风险增加。

（5）年龄:老年手术患者在生理上不可避免地出现生命器官功能减退,如脂肪肌肉组织的减少、新陈代谢率降低、对温度敏感性减弱等,以及对麻醉和手术的耐受性和代偿功能明显下降,因此更容易导致低体温。

（6）其他与低体温发生相关的因素:包括体重（消瘦患者）、代谢障碍（甲状腺功能减退、垂体功能减退）、抗精神病和抗抑郁症药物治疗的慢性疾病、使用电动空气止血仪、手术室室温过低、低温补液及血液制品输注、手术过程中开放的腔隙等。

4.围术期体温监测

（1）围术期体温监测的重要性:围术期常规监测体温,能够为手术室护士制订护理计划提供建议;将体温监测结果与风险因素的评估结合,有助于采取有效措施,预防和处理低体温。

（2）体温监测方式:能准确监测核心体温的4种体温监测方式是鼓膜监测法、食管末梢监测法、鼻咽监测法和肺动脉监测法，其中尤以前3种在围术期可行性较高。此外常用的体温监测部位还包括肛门、腋窝、膀胱、口腔和体表等。

5.围术期预防低体温的护理干预措施

（1）术前预热手术患者：手术患者需采取至少15分钟的预热在麻醉诱导之前，这样能显著降低患者核心、体表温度梯度，且麻醉药物引起的扩张血管的不良反应也能有效降低，从而预防低体温的发生，特别是能减少第一阶段出现的核心温度降低。

（2）使用主动升温装置：①热空气加温保暖装置：临床循证学已证明热空气动力加温保暖装置能安全有效预防术中低体温，对新生儿、婴幼儿、病态肥胖患者均有效。②循环水毯：将循环水毯铺于手术患者身下能有效将热量通过接触传导传递给患者，维持正常体温。

（3）加温术中输液或输血：术中当手术患者需要大量输液或输血时，尤其当成年手术患者每小时的输液量＞2 L时，应该考虑使用加温器将补液或血液加温至37 ℃，防止因过量低温补液输入引起的低体温。同时有研究表明热空气动力加温保暖装置与术中静脉补液加温一起应用，可以取得更好地预防低体温的作用。

（4）加温术中灌洗液：当开放性手术实施的过程中，需要进行腹腔、胸腔、盆腔灌洗时，手术室护士可加温灌洗液至37 ℃左右或用事先放于恒温箱中的灌洗液进行术中灌洗。

（5）控制手术房间温度：巡回护士应有效控制手术间温度，避免室温过低。在手术患者进手术间前15分钟开启空调，使手术间的室温在手术患者到达时已达到22～24 ℃。

（6）减少手术患者暴露：将大小适宜的棉上衣盖在非手术部位，保证非手术区域的四肢与肩部不暴露，达到保暖效果。术后转运至复苏室或病房的途中，应根据环境温度选择相应厚薄的被子，使手术患者肢体不致裸露在外。

（7）维持手术患者皮肤干燥：当手术前实施皮肤消毒的时候，消毒液的量应严加控制，一定不要让手术患者身下流入剩余的消毒液；洗手护士在术中需随时协助手术医师保证手术区域干燥，将血体液、冲洗液用吸引器及时吸尽。一旦手术结束，及时把皮肤擦净擦干，更换干净床单维持干燥。

（8）湿化加温麻醉气体：对吸入麻醉气体给予湿化加温，这种措施针对新生儿和儿童低体温的预防效果特别好。

（四）外科冲洗和术中用血、用药

1.外科冲洗

即在外科手术过程中采用无菌液体或药液冲洗手术切口、腔隙及相关手术区域，达到减少感染、辅助治疗的目的。常用于以下两种情况。

（1）肿瘤手术患者：常采用42 ℃低渗灭菌水1 000～1 500 mL冲洗腹腔，或化疗药物稀释液冲洗手术区域，并保留3～5分钟，可以有效防止肿瘤脱落细胞的种植。

（2）感染手术患者：常采用0.9％生理盐水2 000～3 000 mL冲洗，或低浓度消毒液体冲洗感染区域，尤其对于消化道穿孔的手术患者可以有效降低术后感染率。

2.术中用血

（1）术中用血的方式：根据患者的病情，可采用以下几种方式。①静脉输血：经外周静脉、颈内静脉、锁骨下静脉进行输血。②动脉输血：经左手桡动脉穿刺或切开置入导管，是抢救严重出血性休克的有效措施之一，该法不常用，可迅速补充血容量，并使输入的血液首先注入心脏冠状动脉，保证大脑和心脏的供血。③自体血回输：使用自体血回输装置，将术中患者流出的血进行回收,经抗凝、过滤、离心后,将分离沉淀所得的红细胞加晶体液即可回输给患者。

(2)术中用血的注意事项:手术中用血具有一定的特殊性,应注意以下几方面。①巡回护士应将领血单、领取血量、手术房间号等交接清楚;输血前巡回护士应与麻醉医师实施双人核对;核对无误,双方签名后方可使用,以防输错血。②避免快速、大量地输入温度过低的血液,以防患者体温过低而加重休克症状。③输血过程中应做好记录,及时计算出血量和输血量,结合生命体征,为手术医师提供信息以准确判断病情。④手术结束而输血没有结束,血制品必须与病房护士当面交班,以防出错。⑤谨防输血并发症及变态反应,特别是在全麻状态下,许多症状可能不典型,必须严密观察。

3.术中用药

手术室的药品除了常规管理外,还必须注意以下几点。

(1)手术室应严格区分静脉用药与外用药品,统一贴上醒目标签,以防紧急情况下拿错。

(2)麻醉药必须专柜上锁管理,对人体有损害的药品应妥善保管;建立严格的领取制度,使用须凭专用处方领取。

(3)生物制品、血制品、需低温储存的药品应保存于冰箱内,按时查点。

(五)手术物品清点

手术过程中物品的清点和记录非常重要,应遵循以下原则。

(1)清点遵循"2 人 4 遍清点法"原则,即洗手护士和巡回护士两人,在手术开始前、关闭腔隙前、关闭腔隙后、缝合皮肤后分别进行清点。

(2)在清点过程中,洗手护士必须说出物品的名称、数量和总数,清点后由巡回护士唱读并记录。

(3)清点过程必须"清点一项、记录一项"。

(4)如果在清点手术用物时,发现清点有误,巡回护士必须立即通知手术医师,停止关闭腔隙或缝合皮肤,共同寻找物品去向,直至物品清点无误后再继续操作。物品清点单作为病史的组成部分具有法律效应,不可随意涂改。

(六)手术室护理文书记录

护理文书是护理工作中需要书面记录、保存的档案,也是医疗机构中医疗文件的重要组成,它与医疗记录均为具有同等法律效力的证明文件。规范的手术室文书记录对提高手术室护理质量、保证手术安全、改善患者就医体验起到了重要的辅助作用。

1.手术室护理文书记录的意义

手术护理文书指手术室护士记录手术患者接受专科护理治疗的情况,能客观反映事实。部分手术护理文书需保存在病历内,并且具有法律效力。特别是《医疗事故处理条例》引入了"举证责任倒置"这一处理原则,护理文书书写的规范及质量显得更为重要。手术室护士,应本着对手术患者负责、对自己负责的认真态度,根据卫健委 2010 年 3 月 1 日印发的《病历书写规范》要求及手术室护理相关规范制度,如实、准确地书写各类护理文书。

2.手术室护理文书记录的主要内容

手术室护理文书一般包含四大部分:手术患者交接、手术安全核查、术中护理及手术患者情况和手术物品清点情况。

(1)手术患者交接记录:记录的护理表单是《手术患者转运交接记录单》。手术患者入手术室后,巡回护士与病区护士进行交接,对手术患者的神志、皮肤情况、导管情况、带入手术室药物及其他物品等内容交接记录并签名;手术结束后,巡回护士对手术患者的神志、皮肤情况、导管情况、带回病区或监护室药物及其他物品等内容进行记录并签名。

(2)手术安全核查:记录的护理表单是《手术安全核查表》。在麻醉实施前、手术划皮前、患者离开手术室前手术室巡回护士均应与手术医师、麻醉师一起进行手术安全核查,核查步骤必须按照手术安全核查制度的内容和流程进行,每核对一项内容,并确保正确无误后,巡回护士依次在《手术安全核查表》相应核对内容前打钩表示核对通过。核对完毕无误后,三方在《手术安全核查表》上签名确认。巡回护士应负责督查手术团队成员正确执行手术安全核查制度和签名确认,不得提前填写《手术安全核查表》或提前签名。

(3)术中护理及患者情况:记录的护理表单是《手术室护理记录单》。护理记录内容主要包括手术体位放置、消毒液使用、电外科设备及负压吸引使用、手术标本管理、术前及术中用药、术中止血带使用和植入物管理等内容。

(4)物品清点情况:主要是对手术中所用的器械、纱布、缝针等用品进行逐个清点,记录的护理表单是《手术器械清点单》。手术室护士应记录手术中所使用的器械、纱布、缝针等手术用品名称和数目,确保所有物品不遗落在手术患者体腔或切口内。手术过程中如需增加用物,应及时清点并添加记录。手术结束,巡回护士与洗手护士应确认物品清点情况后,签名确认。

3.手术室护理文书的书写要求

根据《病历书写基本规范》,填写手术护理记录单时,应符合以下的要求。

(1)使用蓝黑墨水或碳素墨水填写各种记录单,要求各栏目齐全、卷面整洁,符合要求,并使用中文和医学术语,时间应具体到分钟,采用24小时制计时。

(2)文书书写应当文字清晰、字迹工整、表达准确、语句通顺、标点正确。出现书写错误时,需在原错字上加上双划线,利用刮、粘、涂等方法去除或遮掩原始笔迹做法均是被禁止的。

(3)内容应客观、真实、准确、及时、完整,重点突出,简明扼要,并由注册护理人员签名;实习及试用期医务人员不具备单独书写病例的资质,其所写的病历均应当经过本医疗机构合法执业的医务人员审阅、修改并签名。

(4)护士长、高年资护士有审查修改下级护士书写的护理文件的责任。改正的时候,应当使用同色笔,修改日期要注明,并签名,原记录必须保持清晰易辨。

(5)抢救患者必须在抢救结束后6小时内据实补记,并加以注明。

(七)手术标本处理

1.标本处理流程

(1)病理标本:由手术医师在术中取下标本交给洗手护士,再转交巡回护士;巡回护士将标本放入容器,并贴上标签,写明标本名称;术后与医师核对后,加入标本固定液,登记签名,交给专职人员送病理科,并由接受方核对签收。

(2)术中冰冻标本:由手术医师在术中取下标本,交给洗手护士,由洗手护士交给巡回护士;巡回护士将标本放入容器,并贴上标签,写明标本名称,立即与手术医师核对,无误后登记签名,交给专职人员送病理科,并由接受方核对签收;病理科完成检查后电话通知手术室护士,同时传真书面报告;巡回护士接到检查结果后立即通知手术医师。

2.注意事项

(1)术中取下的标本应及时交予巡回护士,装入标本容器,及时贴上标签,分类存放。

(2)术中标本应集中存放在醒目且不易触及的场所仔细保管;用密闭容器传送,以确保标本不易打翻。

(3)术后手术医师与巡回护士一起核对,确定正确后加入标本固定液,登记签名之后再将标本放于指定的标本室的摆放处。

(4)专职工勤人员清点标本数目,确认正确后送病理室,病理室核对无误后签收。

八、手术后处置

(一)保温、转运和交接患者

1.手术患者离开手术室的保温与转运

(1)转运前准备:确认患者生命体征平稳,适合转运;各管路的通畅和妥善固定;麻醉师、手术医师、护士以及工勤人员准备妥善;确认转运车处于功能状态。

(2)转运中护理:在搬运患者时,应确认转运床位处于固定状态。在转运中,应注意以下几个问题。①手术患者的保温:麻醉后中枢体温调节功能出现下降,全麻、区域阻滞麻醉下,抑制了患者的肌肉震颤,导致正常产热受影响。同时,因为挥发性麻醉剂产生舒张血管作用,导致血管正常收缩反应受抑制,从而体热丢失,导致体温下降。同时周围环境温度,尤其是冬天,可能会加剧这种低温状态。②手术患者的呼吸:麻醉师陪同转运,注意观察呼吸的频率和深度,必要时携带监护仪器。转运过程中注意氧气供给,并保证手术患者转运过程中头部位置在没有特殊禁忌下偏向一侧。若置有气道导管的手术患者,确保气囊充盈,防止麻醉后反应以及搬运引起的恶心呕吐,造成误吸。③手术患者的意识改变:评估患者的意识,如出现苏醒恢复期的躁动,可以遵医嘱适当使用镇静药物;如患者意识清醒但不能配合各项治疗措施,可以遵医嘱给予保护性约束,但要注意观察使用约束带处皮肤的情况;同时做好各类导管的固定,并尽量固定在患者不能接触的范围内;正确使用固定床栏。

2.麻醉复苏室中手术患者的交接

麻醉复苏室亦称麻醉后监测治疗室(post-anesthetic care unit,PACU),用于为所有麻醉和镇静患者的苏醒提供密切的监测和良好的处理。人员配备包括麻醉医师和护士,物品配备除了常规处理装置(氧气、吸引装置、监测系统等)外,还需要高级生命支持设备(呼吸机、压力换能器、输液泵、心肺复苏抢救车等)以及各种药物(血管活性药、呼吸兴奋药、各种麻醉药和肌松药的拮抗药、抗心律失常药、强心药等)。PACU应有层流系统,环境安静、清洁、光线充足,温度保持在20~25 ℃,湿度为50%~60%。复苏室的床位数与手术台数的比有医院采用约为1:(1.5~2);护士与一般复苏患者之比约为1:3,高危患者为1:1。复苏室应紧邻手术室或手术室管辖区域,以便麻醉医师了解病情、处理患者,或患者出现紧急情况时能及时送回手术室进一步处理。手术结束后,患者需要转入PACU,手术巡回护士应当先电话与PACU护士联系,告知患者到达的时间和所需准备的设备。当手术患者进入PACU后,手术医师、麻醉医师和手术护士应分别与PACU医师和护士进行交接班。

(1)手术室护士交接的内容:手术患者姓名,性别,年龄,术前术后的诊断,手术方式,术后是否有引流管,引流管是否通畅,手术过程中是否存在植入物放置,手术中的体位和患者皮肤受压的情况等。

(2)麻醉医师应交接的内容:麻醉方式,麻醉药的剂量,术前术中抗生素的使用,出入量,引流量等。

(3)手术医师应交接的内容:术后立即执行的医嘱与特别体位,伤口处理情况等。

（二）麻醉复苏患者的评估

当手术患者进入 PACU 后应立即吸氧或辅助呼吸，以对抗可能发生的通气不足、弥散性缺氧和缺氧性通气驱动降低，并同时监测和记录生命体征。麻醉医师应向 PACU 工作人员提供完整的记录单，并等到 PACU 工作人员完全接管患者后才能离开。

1.基本评估

（1）手术患者一般资料：姓名、性别、诊断、母语和生理缺陷（如聋、盲）。

（2）手术：包括手术方式、手术者和手术可能的并发症。

（3）麻醉：包括麻醉方法、麻醉药、剂量、药物拮抗、并发症、估计意识恢复的时间或者区域麻醉恢复的时间。

（4）相关病史：包括术前和术中的特殊治疗、当前维持治疗药物，药物过敏史、过去疾病和住院史。

（5）生命体征及其他：包括基本的生命体征，以及液体的平衡（输液量和种类、尿量和失血量）、电解质和酸碱平衡情况等。

2.评估工具

评估工具详见表 11-2、表 11-3。这两个表格不仅可帮助 PACU 护士了解手术患者当前的整体状况，还可以为 PACU 护士正确观察手术患者和及时处理各种异常情况提供指导。表 11-4 是麻醉后恢复评分标准，以判断手术患者是否允许进一步转运。

表 11-2　进入 PACU 基本情况

生命体征：	体温_____	血压_____	脉率_____	呼吸_____
麻　　醉：	区域麻醉_____	全身麻醉_____	阻滞麻醉_____	其他_____
	区域麻醉：止痛平面_____			
	全身麻醉：无反应_____	嗜睡_____	苏醒_____	
气　　道：	口_____	鼻_____	气管_____	肺_____
	气管插管_____	气管切开_____		

表 11-3　PACU 常规医嘱

1.给氧：面罩_____　　鼻导管_____　　流量（L/min）_____

2.监测：血压_____　　脉率_____　　呼吸_____　　体温_____　　心电图_____　　尿量_____

3.气管导管护理

①无菌吸引：痰色_____　　黏稠_____

②给氧方式：机械通气_____　　T 形导管法_____　　氧浓度_____

③拔除气管导管：按常规拔管指征

④定时放松套囊

4.继续手术室的静脉输液（药），直到手术者开出新的医嘱为止

5.心脏监测：ECG_____　　CVP_____　　PA_____　　PCWP_____

6.脉搏血氧饱和度（SPO_2），血气分析（每小时一次）

7.用药

①如果心率少于__次/分，给阿托品 0.5 mg 静脉推注

②如果出现每分钟6次以上室性期前收缩(早搏),或者二联时,利多卡因50 mg静脉推注,同时呼叫麻醉专家会诊

③_____静脉给药,以缓解疼痛

④必要时:_____静脉_____μg/(kg·min);_____静脉 μg/(kg·min)

8.下述情况发生时,请通知麻醉专家

血压_____或_____ 神志不清超过_____小时

呼吸_____或_____ 肢体活动障碍超过_____小时

心律(率)_____或_____

9.下述情况发生时,请通知手术医师

切口:渗血

引流管:引流管出血_____mL/h以上

瞳孔:散大_____mm,左右不等大

表 11-4 麻醉后恢复评分标准

1.活动度	
·所有肢体能随意活动	2
·两个肢体能随意活动	1
·完全不能活动	0
2.呼吸	
·能做深呼吸和咳嗽	2
·呼吸困难,通气不足	1
·呼吸暂停(无自主呼吸)	0
3.循环	
·血压波动为麻醉前的±20%	2
·血压波动为麻醉前的±20%~50%	1
·血压波动为麻醉前的±50%	0
4.意识	
·完全清醒	2
·能唤醒	1
·无任何反应	0
5.皮肤颜色	
·粉红	2
·苍白、皮肤斑点	1
·发绀	0

3.监测内容

手术患者进入PACU后,应常规每隔至少5分钟监测一次生命体征,包括血压、脉搏、呼吸频率等,持续15分钟或至患者情况稳定;此后每隔15分钟监测一次。全身麻醉的患者应持续监

测 ECG 和脉搏氧饱和度直至患者意识恢复,监测尿量及尿液的性状,水、电解质平衡情况等。还应监测患者体温情况,及时保暖,有助于患者尽快复苏。

对于神经系统和意识的监测是麻醉复苏室的特殊监测项目,可应用神经刺激器监测肌肉功能的逆转情况;以及采用新一代的麻醉深度监测仪(双频谱指数,BIS),直接测定麻醉药和镇静药对脑部的影响,该仪器可提供一个从 0(无脑皮质活动)到 100(患者完全清醒)的可读指数,能客观地描述镇静、意识丧失和恢复的程度,对术后患者意识水平恢复的评估有参考价值。

除了以上标准监测内容,对于一些循环尚未稳定、应用血管活性药物和必须反复采取血样标本的患者,防治动脉导管是必要的,也便于监测有创血压,如有必要也可以放置中心静脉导管及 Swan-Gans 导管监测 CVP 和 PCWP。如果需要加强监测和处理,应送至 ICU 继续治疗。

(三)麻醉后并发症的护理

手术麻醉结束以后,绝大多数患者都会经历麻醉苏醒期,往往在麻醉复苏室处于相对平稳的状态,但是在手术后 1 天之内,术后并发症、甚至是可危及生命的严重并发症仍然随时有可能出现。麻醉以后发生循环、呼吸系统的并发症是极为常见的。如手术后患者能得到适当的观察和监测,可以有效预防大多数手术后患者的死亡。

1.循环系统并发症

手术后早期,最常见的并发症包括低血压、心肌缺血及心律失常。

(1)低血压:术后手术创面出血、渗透性利尿、液体量不足、体液转移至第三间隙等造成患者血容量绝对或相对不足,以上往往是麻醉后血压下降最多见因素,其他还包括静脉回流受阻、心功能不全引起的心排血量下降、椎管内麻醉以及残留的麻醉药物等都可导致低血压的发生。临床处理及护理措施包括准确评估患者术中及术后出血情况,监测出入量,积极采用对症治疗措施,给予吸氧,如患者需使用血管收缩药物,应严密监测血流动力学改变。

(2)高血压:患者术后血压较术前增高大约 20%~30%。多见于术前即有高血压,并且又没有正规服药治疗的患者,此类患者术后高血压概率较正常者明显增加。另外包括颈内动脉及胸腔内手术也是常见诱发因素。术后伤口疼痛及使用血管收缩剂同样可以诱发血压升高。临床处理及护理措施包括止痛,给予吸氧,给予抗高血压药物,必要时可给予血管扩张剂。

(3 心律失常和心肌缺血:诱发因素多见比如低氧血症、电解质代谢紊乱、交感神经兴奋性增高、发生于术中及术后低体温、某些特殊药物应用(一些麻醉药如阿片类药物和抗胆碱酯酶药)和恶性高热等,术前基础患有心血管疾病的患者,手术后诱发心肌缺血、心律失常的概率也较正常人为高。对于患者出现的循环系统并发症,一定要在手术后密切观察病情,记录生命体征变化,按病因进行诊断和处理。

2.呼吸系统并发症

PACU 患者中呼吸系统并发症出现的概率约为 2.2%,主要有通气量减少、低氧血症,另外也可以出现喉痉挛、上呼吸道梗阻、呕吐物误吸等情况。

(1)低氧血症:肺不张、肺水肿、肺栓塞、误吸、支气管痉挛等因素是引起术后低氧血症的最多见原因。往往临床表现为呼吸困难、呼吸急促、口唇紫绀、昏迷、躁动、心动过速及心律失常等。

(2)通气量减少:因为麻醉镇痛剂的应用、肌松剂的残留作用、术后创面疼痛、胸腹部手术术后加压包扎、气胸以及呼吸系统基础疾病等均为术后导致通气量减少的常见原因。

(3)上呼吸道梗阻:常见有舌后坠、喉痉挛、手术切口血肿、声带麻痹、气道水肿等原因。临床可表现为鼾声呼吸、吸气性呼吸困难,严重可见三凹征,患者一般仍然保持深睡状,监测指脉氧下降显著。

术后出现上述并发症时,都应首先给予面罩吸氧,人工辅助通气,必要时可置入喉罩或重新气管内插管,根据病因对症处理。

3.神经系统并发症

常见为苏醒延迟、谵妄,中枢神经系统及外周神经的损害。麻醉药物残留作用往往导致苏醒延迟;老年患者谵妄发生率相对较高,许多药物均能诱发谵妄,围术期用药需考虑上述情况。颅内手术、颈动脉内膜切除术和多发性外伤可能导致神经系统的损伤;而外周神经的损伤多和手术直接损伤和术中体位安置不当有关;最常见的损伤位置是腓外侧神经、肘部(尺神经)、腕部(正中神经和尺神经)、臂内侧(桡神经)、腋窝(臂丛)。因此,手术中应仔细操作,避免误伤;同时维持患者合理正确的体位并加强巡查。

4.疼痛

由于外科手术直接可以损伤机体组织,或多或少会产生术后疼痛,导致机体出现一系列的复杂的生理病理反应。患者自身的感觉及情绪上的体验往往是不好的。BCS舒适评分最常用于临床评估。方法具体是:持续疼痛0分;安静时无痛,深呼吸或咳嗽时疼痛严重为1分;平卧安静时无痛,深呼吸或咳嗽时轻微疼痛为2分;深呼吸时无痛3分;咳嗽时无痛4分。

镇痛药物:术后止痛的药物主要是阿片类;自控镇痛(patient controlled analgesia,PCA)得到了患者的满意以及认可,目前临床应用较广。手术患者可以自己调节PCA镇痛泵,术后患者感觉到疼痛时,自己通过控制器把镇痛药注入体内,实现止痛的效果。医护人员可以依据手术患者的可能疼痛程度及身体基础情况,编定镇痛泵工作程序,将镇痛药物和剂量提前设置好,这样就可以达到个性化给药。对于术后疼痛来说PCA的安全性也很高,镇痛药物的最小给药间隔以及单位时间内最大剂量可以由医务人员提前设定好,用药过量情况完全可以避免。另外,非甾体类药物、区域神经阻滞、局部镇痛临床也很常用,非药物性措施。具体包括:舒适的体位、冷热刺激、按摩、经皮神经电刺激、放松技术、想象等,但非药物治疗只能作为药物治疗的辅助,而不能替代药物有效镇痛。

5.肾脏并发症

通常局麻药以及阿片类药物会产生一些不良反应,患者括约肌松弛、尿潴留。少尿、多尿以及相应的水电紊乱是术后比较常见的并发症。术后应注意维持导尿管通畅;至少每个小时正确测量及记录尿量1次,能够为临床提供有价值的病情参考;注意监测血电解质,如果发现血电解质紊乱应及时纠正。

6.术后恶心、呕吐

通常术后恶心、呕吐发生率波动在$14\%\sim82\%$范围,小儿的发生率较高,往往达到成人两倍,女性发生率比男性更高,肥胖者也有更高的发生率。手术和麻醉本身可以直接引起恶心呕吐,麻醉性镇痛药、氯胺酮等药物也被认为能够使术后恶心呕吐的发生率增高。对应方法有,对恶心呕吐原因进行认真评估,对症处理是很有必要的,避免呕吐物误吸导致吸入性肺炎。部分患者术后更容易发生恶心呕吐,预防性处理很有必要,术前或术中可以分别应用抗呕吐药物。

7.体温变化

由于麻醉药物的影响,麻醉状态下患者体温调节中枢功能受到干扰,伴随着环境温度的下降,内脏、直肠、食管等处的核心温度往往可以下降6℃或更多,对于小儿患者更加明显。低体温能够导致机体出现一系列的继发性损害,比如心肌缺血、心肌抑制、心律失常、心排血量下降等,导致组织低灌注状态。预防低体温发生非常重要,护理工作与此密切相关。常用方法有:术中将环境温度适度提高,用棉垫覆盖暴露的体腔;加热毯应用,用温热仪对静脉输注液体适当加温。常规测量术后患者体温,如有必要及时使用保温复温措施。术后高温往往和感染、输液反应以及恶性高热等因素有关,药物及降温毯是常用的处理方法。

（四）医疗废弃物的处置

1.手术室医疗废弃物的分类(表 11-5)

（1）医疗废弃物概念:医疗卫生机构在医疗、预防、保健,以及其他与之相关的活动中产生的具有直接或者间接感染性、毒性以及其他危害性的废物。

（2）医疗废弃物的分类:医疗废弃物可以分为感染性废物、病理性废物、损伤性废物、药物性废物和化学性废物,共五类。

表 11-5　手术室医疗废弃物分类目录

类别	特征	常见组分或者废物名称
感染性废弃物	携带病原微生物,具有引发感染性疾病传播危险的医疗废弃物	1.被患者血液、体液、排泄物污染的物品,包括:①棉球、棉签、纱布及其他各种敷料;②一次性使用医疗用品及一次性医疗器械;③其他被患者血液、体液、排泄物污染的物品 2.废弃的血液、血清 3.使用后的一次性使用医疗用品及一次性医疗器械
病理性废弃物	手术过程中产生的人体废弃物	手术过程中产生的废弃的人体组织、器官等
损伤性废弃物	能够刺伤或者割伤人体的废弃的手术用锐器	1.手术用注射器针头、缝合针 2.各类手术用锐利器械,包括:手术刀片、取皮刀片、手术锯、克氏针等 3.玻璃安瓿、外用生理盐水瓶等
药物性废弃物	过期、淘汰、变质或者被污染的废弃药品	1.废弃的一般性药品,如:抗生素等 2.废弃的麻醉药品,如:利多卡因等 3.废弃的血液制品
化学性废弃物	具有毒性、腐蚀性的废弃化学物品	1.废弃的过氧乙酸、戊二醛等化学消毒剂 2.废弃的用于癌症患者伤口冲洗的化学制剂

2.医疗废弃物管理的基本原则

在 2003 年 6 月 4 日国务院总理温家宝亲自签署了《医疗废弃物管理条例》,从 2003 年 6 月 16 日起执行。基本原则:为了维护人的健康和安全,保护环境和自然资源对医疗废弃物管理实行全程控制。

3.医疗废弃物收集包装袋及锐器容器警示标识和警示说明

按 2003 年 10 月 15 日开始施行的卫健委第 36 号令《医疗卫生机构医疗废物管理办法》,医疗废物应放于专用的黄色医疗废弃物包装袋(以下简称包装袋)及锐器容器内,其外包装上应有明显的警示标识和警示说明。

4.手术室医疗废弃物处理的安全管理措施

手术室是医疗废弃物处置的特殊场所,必须做好以下几个方面的工作。

（1）不得将医疗废弃物混入生活垃圾中;应根据《医疗废物分类目录》五类要求,对医疗废弃物实施分类收集。

（2）医疗废物收集后，应当放置于有明显警示标识和警示说明的黄色袋内，损伤性废弃物放入专用锐器容器内；放入专用黄色袋内或者锐气容器内的废弃物不得取出；病理性废弃物由专职人员送医院规定的地方焚烧。

（3）盛装医疗废弃物的包装袋及专用锐器容器应密闭，无破损、渗漏及其他缺陷；盛装的废弃物不得超过整个容积的 3/4；使用后贴上标签，注明医疗废弃物产生的科室、日期、类别及特殊说明。专人定时回收，注意在手术室存放时间不得超过 24 小时。

（4）特殊感染（如气性坏疽、朊毒体、突发原因不明的传染性疾病）患者产生的医疗废弃物应使用双层包装袋并及时封口，尽量缩短在科室内存放时间。

（5）废弃物运输车及存放场所应按照规定用 2 000 mg/L 含氯消毒剂擦拭、喷洒消毒。

5.一次性物品的使用和管理

一次性物品可以分为一次性使用卫生用品、一次性使用医疗用品、一次性医疗器械共 3 类。本节涉及的一次性物品指的是一次性使用医疗用品和一次性器械。一次性物品处置的原则为，先毁形，再处理。所有使用后的一次性使用医疗用品及一次性医疗器械视为感染性废弃物，必须应先毁形，后按手术室医疗废弃物处理的安全管理措施处置。

（五）术后手术环境的处理

1.各类物品的处理

洗手护士收回手术台上各类物品，初步整理后，放在包布内或密闭容器内。其中污染的布类敷料放入污敷料车内，送洗衣房消毒处理后清洗；一次性辅料装入黄色垃圾袋作医疗垃圾处理，封口扎紧，并在外包装作明显标记；金属手术器械密封后，送消毒供应中心清洗灭菌；术中切取下的病理标本，按照病理标本处理原则和流程处理。

2.环境的处理

用 500 mg/L 的有效氯消毒液擦拭手术室物品表面，如有血渍污渍的地方用 2 000 mg/L 的有效氯消毒液擦拭；更换吸引装置、污物桶、并用 2 000 mg/L 的有效氯消毒液擦拭地面；及时更换手术床面敷料，为接台手术做准备；整理室内一切物品，物归原处；开启手术室层流或空气洁净设备，关闭手术室，以达到空气自净目的，并为下一台手术做好准备。

（王雪琳）

第三节　手术室常用物品管理

随着外科手术技术的发展，越来越多的手术器械运用于手术过程中，不仅使用数量大幅上升，其精密度和技术含量也不断提高，因此如何正确操作使用，如何正确进行保养以及作为手术室护理人员，如何对手术室常用物品进行管理，成为现代手术室护士所面临的挑战。

一、手术室常用器械及操作技术

手术室器械是保证手术顺利进行的关键条件之一，也是手术室的重要组成部分，正确掌握器械的用途和传递方法，是手术室护士必备的基础技能之一。下面简单介绍一些常用器械的种类及传递方法。

（一）常用器械种类

1.手术刀

手术刀由刀柄和刀片组装而成,一般用持针器协助安装刀片于刀柄上。刀片为一次性使用,型号有11#尖刀、15#小圆刀、20#中圆刀、22#大圆刀等,刀柄的型号有3#、4#、7#（图11-1）。具体分类及用途如下。

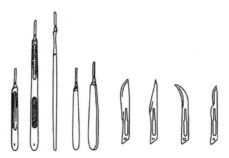

图11-1　各类刀柄和刀片

（1）中圆刀、大圆刀:用于切口皮肤、皮下、肌肉、骨膜等组织。

（2）小圆刀:用于深部组织及眼科、冠状动脉搭桥等组织切割。

（3）尖刀:用于切开血管、神经、胃肠及心脏组织。

2.手术剪

手术剪分为组织剪（弯型）、线剪（直型）、骨剪和钢丝剪四大类,有长、短和大小之分以及头部的尖、钝之分;根据其形状、用途不同又有不同命名,如梅氏剪（又称解剖剪）、血管剪、眼科剪、子宫剪等。一般情况下,分离、剪开深部组织用长、薄刃、尖弯剪;游离剪开浅部组织用短、厚刃、钝弯剪;剪线、修剪引流管和敷料用直剪;剪断骨性组织用骨剪;剪截钢丝、克氏针等用钢丝剪。组织剪和线剪都用钝头剪,以免尖头剪操作时刺伤深部或邻近重要组织,细小尖头剪一般仅用于眼科或静脉切开等精细手术。一般不宜用除线剪之外的剪刀进行剪线或其他物品,以免刃面变钝（图11-2）。

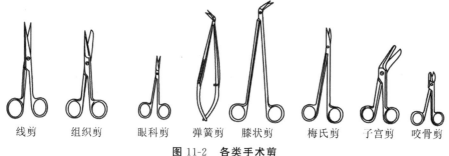

线剪　组织剪　眼科剪　弹簧剪　膝状剪　梅氏剪　子宫剪　咬骨剪

图11-2　各类手术剪

3.手术镊

手术镊主要用于夹持或提起组织,以便于剥离、剪开或缝合。手术镊分为有齿和无齿两种,并有长短等不同类型。根据形状、用途不同有不同命名,如有齿镊、无齿镊、眼科镊、血管镊、动脉瘤镊等。有齿镊用于夹持坚韧的组织,如皮肤、筋膜、肌腱和瘢痕组织,夹持较牢固;无齿镊用于夹持较脆弱的组织,如腹膜、胃肠道壁黏膜等,损伤性较小;尖头镊富有弹性,用于夹持细小而脆弱的神经、血管等组织;无损伤的精细镊用于显微手术血管的缝合（图11-3）。

4.血管钳

血管钳用于钳夹血管或出血点,以达到止血的目的,也用于分离组织,牵引缝线和把持或拔出缝针等。血管钳有直、弯两种,并有多种长短大小不同型号。根据手术部位的深浅,分离和钳夹血管的大小,以及解剖的精细程度而选择应用。直型血管钳夹持力强、对组织损伤大,用于夹持较厚的坚韧组织或离断。较深部手术,选用不同长度的弯型血管钳,以利于操作方便和视野的清晰,中弯血管钳应用最广,蚊式钳用于脏器、血管成形等精细手术(图 11-4)。

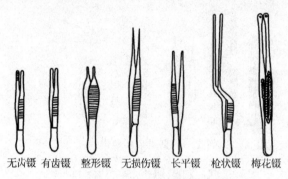

无齿镊　有齿镊　整形镊　无损伤镊　长平镊　枪状镊　梅花镊

图 11-3　各类手术镊

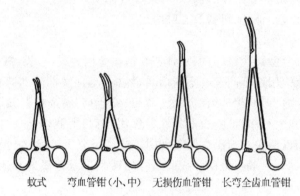

蚊式　　弯血管钳(小、中)　无损伤血管钳　长弯全齿血管钳

图 11-4　各类血管钳

5.持针器

持针器用于夹持缝针,协助缝线打结,有各种长度、粗细和大小型号,供不同手术深度和缝针大小选用,粗头持针器持力大,固定缝针稳,术中比较常用;细头持针器持力相对小,缝合操作范围小,多用于夹持小缝针或缝合深部组织(图 11-5)。夹针时应用持针器尖端,并夹在针的中、后1/3 交界处。

6.组织钳

组织钳弹性较好,头端有一排细齿,用于钳夹组织、皮瓣和肿瘤包膜,作为牵引,协助剥离时提夹组织。有不同长度,粗细之分。

7.阑尾钳

阑尾钳又称"爪形钳""灯笼钳",阑尾钳轻巧而富有弹性,头端有较大的环口,钳夹后不致损伤组织。适用于夹持较脆弱的脏器和组织,如小肠、阑尾系膜、胃等。

8.有齿血管钳

有齿血管钳较粗壮,钳夹力大,头端有齿,可防止钳夹的组织滑脱,常用于控制胃、肠切除的断端和肌肉切断等较厚、韧组织内的出血。

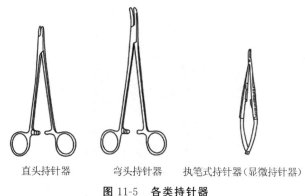

直头持针器　　弯头持针器　　执笔式持针器(显微持针器)

图 11-5　各类持针器

9.直角钳

直角钳用于游离和绕过重要的血管、神经、胆管等组织的后壁,有时用于较大面积渗血时止血。

10.肠钳

肠钳有弯、直两种,用于夹持肠管,齿槽薄细,对组织压榨作用小,用于暂时阻断胃肠道。

11.海绵钳

海绵钳头部呈卵圆状,所以又称卵圆钳,分有齿和无齿两种,弹性较好,有齿海绵钳主要用以夹持敷料、物品;无齿海绵钳可用于提持脆弱组织如肠管、肺叶或夹持子宫等。

12.布巾钳

布巾钳头端较锐利,铺巾时用于固定敷料或某些手术过程中用于牵拉皮瓣(图 11-6)。

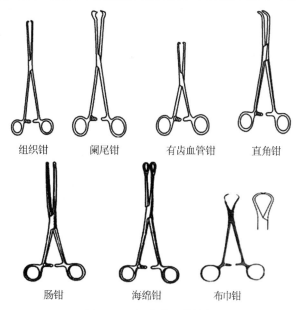

组织钳　　　阑尾钳　　　有齿血管钳　　　直角钳

肠钳　　　　海绵钳　　　布巾钳

图 11-6　各类特殊器械钳

13.拉钩

拉钩又称牵开器,用于牵开不同层次和深度的组织,显露手术野。拉钩种类繁多,术中可根据手术部位及方式进行选择(图11-7)。

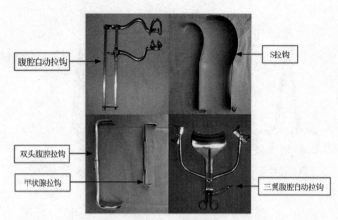

图11-7　各类拉钩

甲状腺拉钩用于浅部切口的牵开显露;双头腹腔拉钩用于牵开腹壁;S拉钩用于深部切口的牵开显露;压肠板用于牵开肠段,暴露目标脏器;腹腔自动拉钩用于长时间牵开并固定腹腔或盆腔,并可分为二翼和三翼两种自动拉钩;胸腔自动拉钩用于胸腔、腰部切口的牵开显露;悬吊拉钩用于牵开上腹壁,主要用于胃、肝胆胰手术;后颅窝牵开器用于后颅窝、脊柱的牵开显露;脑压板用于牵压、保护脑组织;乳突牵开器用于撑开显露乳突、牵开头皮、牵开显露位于四肢的小切口。

传递拉钩前应先用生理盐水浸湿,使用时用湿纱布将拉钩与组织间隔开,防止组织损伤。

14.吸引器

吸引器用于吸去手术野内血液以及脑、胸、腹腔内液体,使手术野清晰显露;也用于吸除空腔脏器内容物、囊性包块内液体以及脓肿内脓液,减少手术区域污染;也可用于组织的钝性分离。常用的吸引器有单管吸引头、侧孔单管吸引头和套管吸引头。侧孔单管吸引头可通过手术医师指腹按压侧孔,调节负压吸引力大小;套管吸引头可通过单孔吸引管配多侧孔外套,避免大网膜、肠壁等组织被吸附引起损伤或堵塞吸引口。

(二)各类器械传递方法

1.手术刀装卸及传递方法

(1)洗手护士安装刀片时,用持针器夹持刀片前段背侧,轻轻用力将刀片与刀柄槽相对和;取刀片时,用持针器夹住刀片的尾端背侧,向上轻抬,推出刀柄。

(2)传递手术刀时,洗手护士应手持刀背,握住刀柄和刀片衔接处,将刀柄尾端交给手术者,不可刀刃朝向手术者,以免割伤手术者。洗手护士亦可将手术刀放于弯盘内进行传递。手术刀用完后,应及时收回并放在适当位置,以免滑落台下,造成手术者损伤。

2.手术剪及各类血管钳传递方法

洗手护士右手拇指握于剪刀凸侧的上1/3处,四指握住凹侧中部,通过腕部的力量将器械的柄环打在手术者的掌心。

3.手术镊传递方法

洗手护士手握镊尖端闭合开口,直立式传递。

4.持针器传递方法

(1)持针器夹针穿线方法:洗手护士右手拿持针器,用持针器开口处的前 1/3 夹住缝针的后 1/3;然后将持针器交于左手握住,右手拇指与中指捏住缝线前端,将缝线穿入针孔;右手拇指顶住针孔,示指顺势将线头拉出针孔 1/3 后,并反折合并缝线卡入持针器的头部。

(2)传递持针器的方法:洗手护士右手捏住持针器的中部,针尖向外侧,利用手腕部运动,用适当的力气将柄环部拍打在术者掌心。或者将持针器放于弯盘内进行传递。

二、手术室常用缝线和缝针管理

缝线和缝针作为手术中重要的缝合止血、维持组织愈合张力的材料,其品种式样繁多。随着近几十年加工技术和工艺的革新,缝线和缝针在材质上有了突飞猛进的发展。手术室护士应掌握常用缝线和缝针的特点,根据其特点和具体手术操作,正确合理地配合传递缝线和缝针。

(一)常用外科缝线

外科缝线又称缝合线,用于各种组织和血管的缝扎、结扎、止血、牵引、对合以及关闭腔隙、管道固定等。

1.良好的缝线应具备的条件

应具备的条件包括:①无菌性;②缝线于缝合打结后不易自行滑脱;③对组织伤口反应轻微,不利于细菌生长;④直径小、拉力大、能对抗组织内的收缩;⑤缝线种类齐全,以适合不同手术使用和不同组织缝合。

2.缝线直径与型号的判断

所有缝线的直径粗细规格都有一定标准,通常以缝线的某一型号来表示该缝线的直径。缝线的型号以数字表示。

(1)传统丝线以单个数字表示型号,如"1""4""7"等,数字越大,代表该缝线越粗,如传统"4"号丝线比传统"1"号丝线粗,直径大。

(2)人工合成缝线或羊肠线以"数字-0"表示型号,如"1-0""2-0""3-0"等,"0"之前的数字越大,代表该缝线越细,如"2-0"的缝线比"1-0"的缝线细,直径小。

3.缝线的分类

根据缝线的组织特性可将其分为可吸收缝线和不可吸收缝线;根据缝线的材料构造分为单纤维缝线(单股缝线)和多股纤维缝线;也可根据缝线是否带针,分为带针缝线和不带针缝线。

(1)可吸收缝线:是指缝线植入组织后,通过机体组织酶分解吸收或水解过程吸收,随着时间的推移,缝线材料逐渐消失。目前临床常用可吸收缝线主要包括肠线、铬肠线和人工合成可吸收缝线,其中人工合成可吸收缝线与前两者比较有诸多优点:①强度高;②可于较长时间内维持缝线强度;③在一定时间内(60～90 天)完全吸收,稳定并可预测,无患者个体差异;④组织反应较轻。常见的人工合成可吸收缝线有 Dexon、Vicryl、PDS、Maxon、Monocryl 等。可吸收缝线可用于胃肠道、胆道、子宫、膀胱、尿道等黏膜、肌层的缝合以及皮内缝合。

(2)不可吸收缝线:是指缝线在人体内不受酶的消化,同时不被水解吸收。常用不可吸收缝线的类型、特性和适用范围见表 11-6。

表 11-6　常用不可吸收缝线的类型、特性和适用范围

类型	特性	适用范围
有机不可吸收材料（医用丝线）	抗张力强度较高,柔韧性好,打结不易滑脱,价廉;组织反应大。常见的为慕丝医用丝线	用于除胆道、泌尿道以外,大部分组织的缝合
合成不可吸收材料（聚酯缝线、聚丙烯缝线、涤纶线）	强度高,具有良好的组织相容性,组织反应极低,维持时间长,不被吸收;打结易滑脱,价格较贵。常见的为 prolene、Surgipro 等	适用于心血管、神经、心脏瓣膜、眼睛和整形手术等
金属丝线（钢丝）	强度高,拉力大,组织反应最小;不易打结,容易损伤软组织,包埋于组织中可能引起手术患者术后不适	适用于骨折、筋膜和肌腱接合,带针钢丝用于胸骨的固定;也适用于感染伤口、伤口裂开或加强缝合

（二）常用外科缝针

缝针的目的是引导缝线穿过组织或血管,以完成缝合过程。大多数缝针有 3 个基本结构:针眼（或称锻模）、针体和针尖。

1.针眼

缝针按针眼可分为封闭眼、裂缝眼（又称法国眼）和无针眼缝针。封闭眼缝针在末端有缝线穿过的封闭针眼,常见的有圆形和方形针眼;裂缝眼缝针,缝线可直接由裂缝嵌入（图 11-8）;无针眼缝针又称连线针,是用激光在缝针末端纵向打孔,在显微镜下将缝线与缝针末端孔隙以机械性方式附着在一起,提供牢固平滑的结合点。无针眼缝针对组织牵拉小,对组织损伤小,有效避免了针孔漏血隐患。无针眼缝针多为一次性使用,有效防止交叉感染,目前被临床广泛使用。

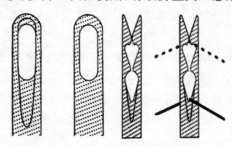

图 11-8　封闭眼和裂缝眼缝针

2.针体

针体指持针器夹持的部分,按形态可分为直针和弯针。直针多用于缝合皮肤、肌腱和胃肠道。弯针是临床最常用的缝针,按照其不同弧度,可分为 1/4、3/8、1/2、5/8 等,通常浅表组织可选用小弧度大弯针缝合,深部组织可选用大弧度小弯针缝合。1/4 弧度弯针常用于眼科和显微外科手术,1/2 弧度弯针常用于胃肠、肌肉、心肺血管手术,5/8 弧度弯针常用于泌尿生殖科及盆腔手术（图 11-9）。

3.针尖

针尖是指从缝针尖端直至针体最大横截面之间的部分。按针尖形态可分为圆针、角针、圆钝针、铲针等。

（1）圆针:除尖端尖锐外,其余呈现圆滑针体,能轻易穿透组织,但无切割作用,常用于皮下组织、腹膜、脏器、血管和神经鞘等的缝合以及胃肠道吻合（图 11-10）。

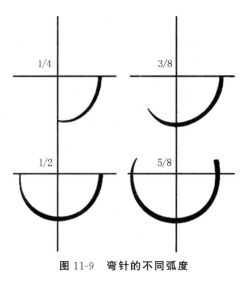

图 11-9　弯针的不同弧度

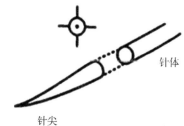

图 11-10　圆针

（2）角针：针尖和针体截面均呈三角形，具有锐利的边缘，易于穿透坚韧、难以穿刺的组织，常用于皮肤、韧带、肌腱、骨膜、瘢痕组织的缝合及管道的固定。角针缝合后，有较大的针孔道，且易破坏周围的组织和血管，损伤性较大（图 11-11）。

（3）圆钝针：圆针的尖端不尖而是圆钝，无锋利的刃，组织损伤较小，常用于易碎脆性组织、高度血管化组织，如肝、肾、脾（图 11-12）。

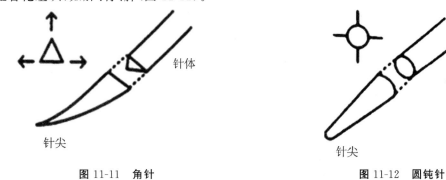

图 11-11　角针　　　　　　　　　　　　　　　图 11-12　圆钝针

（4）铲针：针尖极薄，针体扁平，常用于眼科显微手术，提供缝合时的高度平稳性。

4.连线针外包装标识解读

连线针外包装标识解读见图 11-13。

309

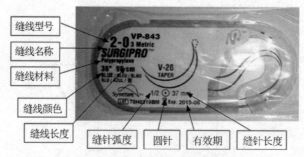

图 11-13   连线针外包装解读

三、手术室腔镜器械管理

近年来腔镜技术在众多外科领域应用广泛,对腔镜器械有效的管理是成功开展腔镜手术的基本条件。因此术中如何正确操作腔镜器械,术后如何正确地清洗、灭菌和保养,成为每一名手术室护士所必须掌握的知识与技能。

（一）常用腔镜器械

手术室常用腔镜器械包括气腹针、金属穿刺器或一次性穿刺套装(包括穿刺鞘和穿刺器内芯,常用 5 mm 或 10 mm)、腹腔镜镜头、分离钳、直角形分离钳、齿状抓钳、微型剪、持针器、钛夹钳、扇形压板、冲洗吸引器、电凝钩、双极电凝抓钳以及腔镜下吻合器等。

气腹针是通过前端一可弹性压入的钝头,建立气腹,防止建立气腹时意外损伤腹腔内脏器;穿刺器由穿刺器针芯、外套管和尾端防漏气的阀门组成,手术医师在穿刺完毕后拔取穿刺器针芯,由外套管作为通道将腔镜器械引入腹腔或胸外内进行操作;扇形压板常用于腹腔镜下胃肠手术,用于牵开腹腔内器官或组织;电凝钩用于分离疏松组织或烧灼胆囊床渗血面等。

（二）腔镜器械的术中正确操作

1.术前检查

洗手护士仔细检查器械的完整性,发现密封帽、螺丝等配件缺少或器械绝缘部分损坏应及时更换;由于腔镜手术对器械要求极高,因此洗手护士应仔细检查器械的功能,尤其是操作钳的旋转功能、闭合功能以及带锁器械的开、解锁功能,发现器械功能不佳应及时更换。

2.术中管理

洗手护士应妥善固定连接摄像头及操作器械的连接线及各种管道。术中根据手术进展和手术医师需要及时正确传递腔镜器械,并且及时收回,避免腔镜器械或腹腔镜镜头意外掉落。及时擦净器械头端的血渍及污物。由于腔镜器械普遍较长,在传递过程中洗手护士应确保无菌操作,避免在传递过程中将器械的两端污染。

（三）腔镜器械的正确清洗与保养

1.腔镜器械的正确清洗

彻底清洗是保证腔镜器械灭菌成功的关键。腔镜器械比普通器械的结构复杂,并附有管腔和大小不一的配件,极易残留血渍和有机物碎片,既影响灭菌效果又影响腔镜器械的使用寿命。因此腔镜器械的正确清洗应按以下步骤进行。

（1）拆卸:将腔镜器械彻底拆卸至最小化。

（2）初步清洗:用流动水冲洗腔镜器械表面明显的血渍和污渍。

（3）浸泡：将初步清洗过的器械放多酶洗液内浸泡 5 分钟，多酶洗液浸泡可以快速分解其器械上的蛋白及残留血渍、脂肪等有机物碎片。

（4）冲洗和刷洗：用清水冲洗器械，将表面残留的多酶洗液冲净，使用高压水枪彻底冲洗腔镜管腔及各部件；同时器械的轴节部、弯曲部、管腔内用软毛刷上下抽动 3 次达到彻底清洗。

（5）超声清洗：用自动超声清洗器清洗 5～10 分钟。

（6）水洗：再次将器械用流动水彻底清洗。

（7）干燥。①吹干：清洗结束后用气枪吹干。②烘干：采用烘干设备将器械进行烘干，适用于待用的器械，既可以在短时间内使器械各关节、管腔干燥，又可以保证低温灭菌的效果。

（8）腔镜镜头禁止用自动超声清洗器清洗，防止损坏。

2.腔镜器械的保养

（1）腔镜镜头的保养：手术结束后使用蘸有多酶洗液或清水的湿纱布对镜头表面的血渍和污渍进行擦拭，镜面之外部分使用吸水较强的软布擦干，镜面用脱脂棉球或专用拭镜纸顺时针方向进行擦拭，避免用粗糙布巾擦拭，造成镜面损坏。

（2）日常维护及保养：器械护士应在每次腔镜器械使用后，仔细检查器械配件是否齐全，螺丝是否松动、腔镜镜头是否完好、器械是否闭合完全、器械绝缘部分有无损坏、穿刺器密封圈是否老化等，如有问题应及时维修或更换，以保证器械的正常使用。

（四）腔镜器械的灭菌与存放

1.腔镜器械的灭菌

分离钳、冲洗吸引器、电凝钩、气腹针、金属穿刺器等常用腔镜操作器械通常使用压力蒸汽灭菌法。腹腔镜镜头等精密器械以及特殊不耐高压器械应使用环氧乙烷气体密闭灭菌法或过氧化氢低温等离子灭菌法。

2.腔镜器械的存放

腔镜器械必须定点存放于专用橱柜内，不与普通器械混合放置。腔镜镜头一定要放置在原装盒内，不能重压。气腹针与一些可拆分的小零件要放在小盒内，以免折断和丢失。

四、外来手术器械管理

外来器械是指由医疗器械生产厂家、公司租借或免费提供给医院，可重复使用的医疗器械。它作为市场经济的新产物，是器械供应商在取得医院认可、主刀医师认定送到手术室临时使用的器械。这类器械节约了医院的开支，减低了医疗成本，减少了资源浪费，有手术针对性强、质量优异等特点，因此在骨科、五官科、脑外及胸外科内固定等领域得到广泛使用。

（一）外来器械的使用流程

1.外来器械准入流程

外来器械必须是经过医院严格监控，器械科或采购中心应查看有关资料，符合《医疗器械监督管理条例》第 26 条规定：医疗器械经营企业和医疗机构从取得《医疗器械生产许可证》的生产企业或取得《医疗器械经营许可证》的经营企业购进合格的医疗器械，并验明产品合格证、进口注册证、准销证等卫生权威机构的认可证明，不得使用未经注册、过期失效或淘汰的医疗器械。

2.外来器械接受流程

手术医师在预约手术时在手术申请单上备注外来器械的厂家、名称及数量等信息，以便手术室及供应室能及时知晓，同时通知器械供应商及时配备器械。器械供应商在规定时间内将器械送至供应室器械接收点,并提供植入物合格证及器械清单一式两份。经审核合格后交接签名。

3.外来器械的清洗、包装、灭菌流程

彻底清洁是保证灭菌成功的关键,外来器械送至供应室前仅经过预清洗,因此外来器械送达后供应室器械护士必须按照消毒规范流程进行严格的器械清洗。清洗结束后再次进行清点核对,确认无误后再规范包装。包装标签上除常规的信息之外还应写上器械名称、公司名称、主刀医师姓名、患者信息等。最后按照规范进行灭菌,灭菌后进行生物监测,监测合格后给予发放。

4.手术室护士核对与使用流程

器械送至手术室后,由手术室护士与供应室器械护士按照手术通知单,逐项核对相关内容,确认无误后接收器械,存入专用无菌储物架上。相关手术间护士凭手术通知单领取外科手术器械。手术开始前由洗手护士、巡回护士按器械包内清单共同核对,并经术者确认无误后方可开始手术。手术结束时,由洗手护士、巡回护士与术者共同核对所使用的内植入物名称、规格、数量等,及时填写器械清单及手术室器械交接本,同时将术中使用的外来器械信息存档保存。

5.外来器械取回流程

使用后的器械经清洗处理,由器械供应商凭有效证件从手术室污物通道领取,并在器械清单和手术室器械交接本签名确认。因故暂停手术的器械,为减少资源浪费,可与器械供应商约定,在有效期内暂存于手术室,用于同类手术。器械过期或因其他原因需取回时,应在手术室器械交接本上签字。

(二)外来器械使用注意事项

1.规范流程

建立规范的操作流程,建立质量控制和追溯机制,发现问题立即启动追溯系统。

2.定期培训

定期由专业人员对手术医师、手术室护士进行外来手术器械使用的专业培训,以掌握器械的基本性能和操作方法。

五、手术植入物管理

随着社会的进步,医学的发展,新技术的应用,各类性能优异、造价不菲的植入物越来越多地应用到手术患者身上,通过手术将植入物种植、埋藏、固定于机体受损或病变部位,可达到支持、修复、替代其功能的作用。手术室应严格管理手术植入物,防止对患者造成意外不良后果。

(一)植入物的准入

1.公开招标

医院通过定期举行的公开招标方式,择优录用质量性能可靠、价格适宜的产品作为本院常用产品。

2.未中标植入物准入流程

未中标植入物若具有适合某些手术的特殊性能,手术医师可向医院提出临时申请,经审核、特殊批准后方可使用。

3.厂家提供材料备案

生产厂家必须提供产品的所有信息,供使用方备案,以便日常监管以及发生问题后进行及时追溯。

（二）植入物在手术室使用的管理

手术植入物使用前手术医师应向手术室预约，手术室工作人员经核查后领取；所有手术植入物必须经过严格的清洗、包装、灭菌后，经生物监测，判定合格后方能使用。手术中使用植入物前，必须严格核对植入物型号规格、有效期及外包装完整性，避免错用、误用，造成不必要的浪费。使用后，手术室护士需填写所用植入物产品信息及数量，并附产品条形码，保存在病历中存档。未用完或废弃的一次性植入物需毁形，并交医院管理部门统一处理，以免造成不良后果。

六、手术室常用药品管理

手术室内常用药品，无论数量和种类都很多，主要以静脉用药和外用消毒药为主。手术室应制订严格的药品管理制度，对所有药品定点放置，专人管理，每一名手术室护士都应严格遵守药物使用制度，掌握常用药品性能，安全用药。

（一）手术室常用药品种类及管理要求

1.手术室常用药品种类

手术室常用药品包括具有镇静镇痛和催眠作用的麻醉类药物，糖类、盐类、酸碱平衡调节药物，心血管系统药物，中枢兴奋及呼吸系统药物，子宫兴奋类药物，利尿药，止血药和抗凝血药，各类抗生素激素类药物，生物制品剂和消毒防腐药物等。

2.管理要求

（1）定点放置，专人管理：手术室应设立药物室、药品柜及抢救药车，并指定一名护士专门负责药品管理。

（2）分类放置：静脉用药应与外用消毒防腐药分开放置，并贴上标签，标签纸颜色有所区别。易燃易爆药品、对人体有损害的药品应妥善保管，远离火源或人群，并写有明显警句提示他人。生物制品及需要低温储存的药品应置于冰箱内保存，每周定期派人清理一次，保持冰箱内整洁。

（3）药品使用制度：手术室所有药品均有明确的出入库记录，每类药品均设有使用登记本，手术室护士如有领用均需在登记本上进行信息记录，由指定护士进行清点并补充。麻醉药、剧毒药和贵重药必须上锁，应班班清点，发现数量不符及时汇报并查明原因。

（4）领药周期：手术室药品基数不应太多，以免过期。一般常用药品每周领取一次，不常用药品每月领取一次，麻醉药、贵重药则根据每天使用情况领取。

（二）手术室药品的使用注意事项

1.严格执行查对制度

定期检查药品柜的存药，发现过期、变色、浑浊或标签模糊不清的药品不得使用。术前访视及进行手术安全核查时，必须核对手术患者药物过敏史，并及时记录。术中使用药物时，配制、抽取药物必须两人核对，并保留原始药瓶，手术台上传递药物之前，洗手护士必须与手术医师口头进行核对；若术中须执行口头医嘱，巡回护士应将口头医嘱复述一遍，由手术医师确认后执行，术毕督促手术医师及时补全医嘱。

2.熟练掌握药品性能

手术室用药要求快速、及时、准确，抢救患者时更是分秒必争，护士应熟悉抢救药品的药理作用与用途、剂量与用法、不良反应和配伍禁忌等，以利于抢救配合。手术室护士应熟悉常用抗生素的商品名、通用名、分类及常见过敏症状。此外，手术室外用消毒药较多，手术室护士必须了解每种消毒药的用法、有效浓度及浓度监测标准、达到消毒效果的时间以及对人体和物品有无损害等特点,同时指导其他有关人员正确使用。

(王雪琳)

第四节　手术室应急情况处理

一、心搏骤停

心搏骤停是指各种原因(如急性心肌缺血、电击、急性中毒等)所致的心脏突然停止搏动,有效泵血功能消失造成全身循环中断、呼吸停止和意识丧失引起全身严重缺血、缺氧。一旦发生手术患者心搏骤停,手术团队成员应第一时间进行快速判断,并实施心肺复苏术。

(一)术中发生心搏骤停的原因

1.各种心脏病

各种心脏病,如心肌梗死、心肌病、心肌炎、严重心律失常、严重瓣膜疾病。

2.麻醉意外

术中麻醉过深,或大量应用肌松剂,或气管插管引起迷走神经兴奋性增高,使原来有病变的心脏突然停跳。

3.药物中毒或过敏

常见的如局麻药(普鲁卡因胺)中毒、抗生素过敏、术中血液制品过敏等。

4.心脏压塞

心脏外科手术,如术中止血未完全或术中出血未及时引流出心包,易形成血块导致心脏压塞。

5.血压骤降

血压骤降,如快速大量失血、失液,或术中过量使用扩血管药物(如硝普钠),可使手术患者血压骤降至零,心搏骤停。

(二)心肺复苏术的实施

心肺复苏术(CPR)是针对呼吸心跳停止的急症危重患者所采取的抢救关键措施,即胸外按压形成暂时的人工循环并恢复自主搏动,采用人工呼吸代替自主呼吸,快速电除颤转复心室颤动,以及尽早使用血管活性药物重新恢复自主循环的急救技术。若手术患者因心脏压塞引起心脏、呼吸骤停应当马上实行手术,清除心包血块。心跳、呼吸骤停急救有效的指标:触及大动脉搏动,收缩压 8.0 kPa(60 mmHg)以上;皮肤、口唇、甲床颜色由紫转红;瞳孔缩小,对光反射恢复,睫毛反射恢复;自主呼吸恢复;心电图表现室颤波由细变粗。

1.迅速评估

如果为术中已实施麻醉监护的手术患者,可以通过监护仪实时监测数据和触摸颈动脉搏动,判断脉搏和呼吸;但不可反复观察心电示波,丧失抢救时机;如果为术中未实施麻醉监护的手术患者,则手术室护士或手术医师应迅速判断其意识反应、脉搏和呼吸情况,若手术患者意识丧失,深昏迷,呼之不应,医护人员用 2 个或 3 个手指触摸患者喉结再滑向一侧,于此平面的胸锁乳突肌前缘的凹陷处,触摸颈动脉搏动,检查至少5秒,但不要超过10秒,如果10秒内没有明确地感受到脉搏,应启动心肺复苏应急预案。

2.启动心肺复苏应急预案

如果麻醉师在场,手术室护士应配合麻醉师和手术医师一同进行心肺复苏术;如果为局麻手术患者,手术室巡回护士应当立刻呼叫麻醉师帮助,同时协助手术医师开始心肺复苏术。

3.胸外按压及呼吸复苏

(1)胸部按压:抢救者站于手术患者的一侧,使手术患者仰卧在坚固平坦的手术床上,如果手术患者为特殊体位如俯卧位、侧卧位,手术团队应将其翻转为仰卧位,翻转时应尽量使其头部、颈部和躯干保持在一条直线上。抢救者一手的掌根放在手术患者胸部中央,另一手的掌根置于第一只手上,伸直双臂,使双肩位于双手的正上方。按压时要求用力快速按压,胸骨下陷至少5 cm,按压频率至少100次/分,每次按压后让胸壁完全回弹,尽量减少按压中断。

(2)开放气道,进行呼吸支持:如果手术患者已置气管插管,则应使用呼吸机或简易人工呼吸器进行呼吸支持。如果手术患者未置气管插管,则手术室护士应协助麻醉师或手术医师用仰头提颏法和推举下颌法两种方法开放气道,同时给予简易人工呼吸面罩呼吸支持,同时应尽快实施气管内插管,连接呼吸器或麻醉机。

仰头提颏法是指抢救者一手置于手术患者的前额,用手掌推动,使其头部后仰,另一只手的手指置颏附近的下颌下方,提起下颌,使颏上抬。推举下颌法是指抢救者同时托起手术患者左右下颌,无须仰头,当手术患者存在脊柱损伤可能时,应选择推举下颌法开放气道。

(3)胸内心脏按压:在胸外心脏按压无效的情况下,可实施胸内心脏按压。应用无菌器械,局部消毒,左第4肋间前外侧切口进胸,膈神经前纵形剪开心包,正确地施行单手或双手心脏按压术。一般用单手按压时,拇指和大鱼际紧贴右心室的表面,其余4指紧贴左心室后面,均匀用力,有节奏地进行按压和放松,60~80次/分;双手胸内心脏按压,用于心脏扩大、心室肥厚者,术者左手放在右室面,右手放在左室面,双手掌向心脏做对合按压,余同单手法。切勿用手指尖按压心脏,以防止心肌和冠状血管损伤。术后彻底止血,置胸腔引流管。

(三)电除颤

部分循环骤停的手术患者实际上是心室颤动,在心脏按压过程中,出现心室颤动者随时进行电击除颤才能恢复窦性节律。

1.胸外除颤

将除颤电极包上盐水纱布或涂上导电膏,一电极放在患者胸部右上方(锁骨正下方),另一电极放在左乳头下(心尖部),成人一般选用200~400 J,儿童选用50~200 J,第一次除颤无效时,可酌情加大能量再次除颤。

2.胸内除颤

术中或开胸抢救时使用胸内除颤电极板,电极板蘸以生理盐水,左右两侧夹紧心脏,成人用10~30 J,放电后立即观察心电监护波形,了解除颤效果。

二、外科休克

休克是一急性的综合征,是指各种强烈致病因素作用于机体,使循环功能急剧减退,组织器官微循环灌流严重不足,导致细胞缺氧和功能障碍,以至重要生命器官功能、代谢严重障碍的全身危重病理过程。休克分为低血容量性、感染性、心源性、神经性和过敏性休克5类。其中低血容量休克是手术患者最常见的休克类型,由于体内或血管内血液、血浆或体液等大量丢失,引起有效血容量急剧减少所致的血压降低和微循环障碍,如肝或脾破裂出血、宫外孕出血、四肢外伤、术中大出血等均可造成低血容量性休克。

（一）低血容量性休克的临床表现

早期患者出现精神紧张或烦躁,面色苍白,出冷汗,肢端湿冷,心跳加快,血压稍高,晚期患者出现血压下降,收缩压＜10.7 kPa(80 mmHg),脉压＜2.7 kPa(20 mmHg),心率增快,脉搏细速,烦躁不安或表情淡漠,严重者出现昏迷;呼吸急促,发绀;尿少,甚至无尿。

（二）低血容量性休克的急救措施

休克的预后取决于病情的轻重程度、抢救是否及时、抢救措施是否得力。所以一旦手术患者发生低血容量性休克,手术室护士应采取以下护理措施,协助手术医师、麻醉师,共同对手术患者进行急救。

1.一般护理措施

休克的手术患者送入手术室后,首先应维持手术患者呼吸道通畅,同时使其仰卧于手术床并给予吸氧;选择留置针,迅速建立静脉通路,保证补液速度;调高手术间温度,为手术患者盖棉被,同时可使用变温毯等主动升温装置,维持手术患者正常体温。

2.补充血容量

低血容量休克治疗的首要措施是迅速补充血容量,短期内快速输入生理盐水、右旋糖酐、全血或血浆、清蛋白以维持有效回心血量。同时正确地评估失液量,失液量的评估可以凭借临床症状、中心静脉压、尿量和术中出血量等进行判断。因此休克患者术前必须常规留置导尿管,以备记录尿量;术中出血量包括引流瓶内血量及血纱布血量的总和,巡回护士应正确评估、计算后告知手术医师;在快速补液时,手术室护士应密切观察手术患者的心肺功能,防止急性心力衰竭;在给手术患者输注库血前,要适当加温库血,预防术中低体温的发生。

3.积极处理原发病

（1）术前大量出血引起休克:如术前因肝脾破裂出血、宫外孕出血而引起休克的患者,进入手术室后所有手术团队成员应分秒必争,立即实施手术进行止血。

（2）四肢外伤引起休克:手术室护士事先准备止血带,并协助手术医师及时环扎止血带,并记录使用的起止时间。

（3）术中大出血:洗手护士在无菌区内做好应急配合,密切关注手术野,协助手术医师采取各种止血措施,传递器械、缝针时应确保动作迅速、准确。巡回护士应及时向洗手护士提供各类止血物品和缝针,与麻醉师共同准备并核对血液制品。

（4）剖宫产术中发生大出血:手术医师可以通过按摩子宫、使用缩宫素、缝扎等方式进行止血,巡回护士应及时准备缩宫素等增强子宫收缩的药物。如遇胎盘滞留或胎盘胎膜残留情况,洗手护士应配合手术医师尽快徒手剥离胎盘控制出血,若出血未能有效控制,在输血、抗休克的同时,行子宫次全切除术或全子宫切除术,巡回护士应及时提供洗手护士手术器械、敷料及特殊用物,并准确进行添加器械和纱布的清点记录。

4.及时执行医嘱

在抢救手术患者的紧急情况下,巡回护士可以执行手术医师的口头医嘱,执行前必须复述,得到确认后方可执行。

5.做好病情观察及记录

注意观察手术患者的生命体征,包括出入量(输血、输液量、尿量、出血量、引流量等);记录各类抢救措施、术中用药及病情变化。

三、输血反应

输血是临床抢救患者,治疗疾病的有效措施,在外科手术领域应用较广。一般情况下输血是安全的,但仍有部分患者在输血或输入某些血液制品后出现各种反应,可能由供、受者间血细胞表面同种异型抗原型别不同所致,常见的输血反应为红细胞 ABO 血型不符导致的溶血反应。除了溶血反应还有非溶血性反应即发热反应、变态反应。

(一)溶血反应

溶血反应是最严重的输血反应,死亡率高达 70% 以上。发生溶血反应的患者,临床表现与发病时间、输血量、输血速度、血型、溶血程度密切相关且差异性大。术中全麻患者最早出现的征象是手术野出血、渗血和不明原因的低血压、无尿。

(二)发热反应

发热是最常见的非溶血性输血反应,发生率可达 40% 以上。通常在输血后 1.5~2 小时内发生,症状可持续 0.5~2 小时,其主要表现为输血过程中手术患者出现发热、寒战。如遇发生发热反应的手术患者,立即终止输血,用解热镇痛药或糖皮质激素处理。造成该不良反应的原因有:①血液或血制品中有致热原;②受血者多次受血后产生同种白细胞或(和)血小板抗体。

(三)变态反应

变态反应是输血常见的并发症之一,发生在输血过程中或输血后数分钟,临床表现为受血者出现荨麻疹、血管神经性水肿,重者为全身皮疹、喉头水肿、支气管痉挛、血压下降等。造成该不良反应的原因有:①所输血液或血制品含变应原;②受血者本身为高过敏体质或因多次受血而致敏。

(四)输血反应急救措施

一旦发生输血反应,应立即停止输血,更换全部输液管路。遵医嘱进行抗过敏等治疗,紧急情况下,口头医嘱必须完整复述得到确认后方可执行。将未输完的血液制品及管道妥善保存送输血科。

四、火灾

手术室发生火灾虽然罕见,但如果手术室工作人员忽视防火安全管理,操作不规范,仍然可能发生。因此手术室人员要充分认识到火灾的危险性,提高手术室火灾防范意识,防止发生火灾,并制订火灾应急预案,一旦发生火灾将损失降至最低。

(一)手术室发生火灾的危险因素

1.火源

(1)手术室内各种仪器设备:如电刀、激光、光纤灯源、无影灯、电脑、消毒器等,当设备及线路老化、破损发生漏电、短路,接头接触不良,使用后忘记关闭电源等情况,均是手术室发生火灾的导火索。

(2)手术室相对封闭的空间:如果通风不良、湿度过低,特别是在秋冬季,物体间相互摩擦极易产生静电,遇可燃物或助燃剂即可导致火灾。

(3)高危设备的使用不当：如高频电刀在使用时会产生很高的局部温度，输出功率越高，产生温度也越高，遇到高浓度氧和酒精时就会诱发燃烧。

2.氧气

氧气是最常见的助燃剂，患者在手术过程中一般都需持续供养，故可造成手术室中局部高氧环境，特别在患者头部。而当术中面罩吸氧时，由于密闭不严造成无菌巾下腔隙中的氧达到较高的浓度，可燃物在此环境中很容易燃烧。

3.可燃物

手术室内可燃物种类很多，如酒精、碘酊、无菌巾、纱布、棉球、胶布等，尤以酒精燃烧最常见，特别是酒精挥发和氧气浓度增大可造成一种极易燃烧的混合物，一旦有火源就能燃烧，严重者可引起爆炸。

(二)手术室火灾预防措施

1.加强手术室管理

改进手术室的通风设备，防止氧气和酒精在空气中积聚浓度过高；定期对仪器设备、线路进行维护和检修；氧气瓶口、压力表上应防油、防火，不可缠绕胶布或存放在高温处，使用完毕立即关好阀门；制订手术室防火安全制度及火灾应急预案，手术室内放置灭火器材，保证消防通道通畅。

2.加强术中管理

使用电刀时严格控制输出功率，严禁超出电刀使用的安全值范围；使用酒精或碘酊消毒时，不可过湿擦拭，待其挥发完全后再开始使用电刀；使用任何带电的仪器设备前，必须确定不处在高氧环境中，使用完毕后及时关闭电源；对需要面罩吸氧的手术患者，应尽量给予低流量吸氧。

3.加强手术室人员的消防安全意识

树立防患于未然的观念，杜绝火灾隐患，防止发生火灾。组织全体医务人员学习一些基本的防火灭火安全知识，掌握灭火器材的使用方法。灭火器材有干粉、泡沫、二氧化碳，手术室配备的灭火器主要是二氧化碳灭火器，适合扑灭易燃液体、可燃气体、带电物质引起的火灾。

(三)手术室火灾应急预案及处理

1.原则

早发现、早报警、早扑救，及时疏散人员，抢救物资，各方合作，迅速扑灭火灾。

2.现场人员应对火灾四步骤(按照国际通用的灭火程序"RACE")

(1)救援(rescue)：组织患者及工作人员及时离开火灾现场；对于不能行走的患者，采用抬、背、抱等方式转移。

(2)报警(alarm)：利用就近电话迅速向医院火灾应急部门及"119"报警，有条件者按响消防报警按钮，迅速向火灾监控中心报警；在向"119"报警时讲清单位、楼层/部门、起火部位、火势大小、燃烧物质和报警人姓名，并通知邻近部门关上门窗、熟悉灭火计划和随时准备接收患者；与此同时，即刻向保卫科、院办、主管副院长汇报，并派人在医院门口接应和引导消防车进入火灾现场。

(3)限制(confine)：关上火灾区域的门窗、分区防火门，防止火势蔓延。

(4)灭火或疏散(extinguish or evacuate)：如果火势不大，用灭火器材灭火；如果火势过猛，按疏散计划，及时组织患者和其他人员撤离现场。

3.救助人员灭火、疏散步骤

救助人员接到报警到达后,立即采取以下步骤展开灭火和疏散。

(1)报警通报:立即通知所有相关领导、部门以及可能殃及的区域,要求相关人员到位,启动相应流程,做好灭火和疏散准备。

(2)灭火:①明确火场状况,要做到"三查三看"。一查火场有没有人员被困火场,二查具体是什么物质在燃烧,三查通达火场最近的路径;一看火烟,定风向、定火势、定性质,二看建筑,定结构,定通路,三看环境,定重点、定人力、定路线。②扑救过程中,最高负责人总负责,所有参加人员必须严格服从现场,冷静、机智、正确使用灭火器材,应首先控制火情、然后扑灭。③一定要抓住起初灭火有利的时机,集中使用灭火器对存放精密仪器、昂贵物资的部位进行扑灭,力争在初起阶段就将火灾扑灭。④在燃烧过程中部分物品可产生有害有毒气体,应在扑救过程中采取防毒措施,如使用氧气呼吸面罩,用湿毛巾、口罩捂住口鼻等。

(3)疏散:积极抢救受火灾威胁的人员,应根据救人任务的大小和现有的灭火力量,首先组织人员救人,同时部署一定力量扑救火灾,在力量不足的情况下,应将主要力量投入救人工作。

4.疏散的原则和方法

(1)火场疏散先从着火房间开始,再从着火层以上各层开始疏散救人;本着患者优先的原则,医院员工有责任引导患者向安全的地方疏散。即先近后远,先上后下。要做好安抚工作,不要惊慌、随处乱跑,要服从指挥;对于被火围困的人员,应通过内线电话或手机等通讯工具,告知其自救办法,引导他们自救脱险。

(2)当烟雾阻塞疏散通道的时候,可以利用湿毛巾、口罩捂住口鼻,尽可能身体贴近地面,匍匐前行,通过消防楼梯实现转移,尽快脱离火场;火灾中如果出现受伤人员,可以利用担架、轮椅,将伤员尽快地撤离出危险区域。

(3)电梯严禁使用,因为如果突然停电可导致人员被困电梯。指示方向的哨位必须设立在各个疏散通道口,确保通道畅通。人员必须尽快分流,如果大量人员涌向同一个出口会导致出现拥挤踩踏等造成伤亡。

(4)疏散与保护物资:必须根据现场的具体状况来判断对受火灾威胁物资的处置,尽快决定进行疏散或者就地保护,以使财产的损失降低到最低限度。通常做法是先疏散和保护贵重的、有爆炸和有毒害危险的以及处于下风方向的物资。不能让疏散出来的物资把通路堵塞,妥善放置在安全地点,由专人看护,避免丢失及毁坏。

五、停电

手术室停电通常可分为由人为原因造成的停电和意外情况引起的停电。如维修线路、错峰用电、拉闸限电或打雷时保护性的关闭电源等人为原因导致的停电,应事先告知手术室,做好停电准备,保证手术安全。若由恶劣天气、火灾、电路短路等意外情况引起的手术室停电,虽无法事先预料,但要提高警惕,完善应急工作。

(一)手术室停电预防措施

1.按手术室建筑标准做好配电规划

医院及手术室系统应建立两套供电系统,当其中一路发生故障时,自动切换至备用系统,保障手术室及其他重要部门的供电。同时,医院及手术室还应备有应急自供电源系统,当两套外供系统全部出现故障时,可紧急启动,维持短时间供电,为抢修赢得时间,为患者的安全提供保障。

2.加强手术室管理

每个手术间配备有足够的电插座,术中用电尽量使用吊塔与墙上的电源插座,少用接线板,避免地面拉线太多;电插座应加盖密封,防止进水,避免电路发生故障;每个手术间有独立的配电箱及带保险管的电源插座,以防一个手术间故障影响整个手术室运作。设备科相关人员必须定期对手术室的电器设备进行检测和维护;手术室严禁私自乱拉乱接电线;如发生断电应马上通知相关人员查明原因,防止再次发生。

3.加强手术室人员的用电安全意识

制订防止术中意外停电制度、停电应急预案,组织学习安全用电知识,术中合理使用电器设备,防止仪器短路。

(二)手术室停电应急预案及处理

1.手术间突发停电

(1)手术室人员立即报告科主任、护士长,电话报告医院相关部门。

(2)巡回护士使用应急灯照明,保证手术进行,清醒的患者做好安抚工作。

(3)断电后麻醉呼吸机、监护仪、微量输液泵等用电设备均停止工作,尽量使用手动装置替代动力装置,如呼吸机改手控呼吸,监护仪蓄电池失灵无法正常工作,应手动测量血压、脉搏和呼吸,以及时判断患者的生命体征,保证手术患者呼吸循环支持。

(4)防止手术野的出血,维持手术患者生命体征稳定,如为单间手术间停电可以先将电刀、超声刀等仪器接手术间外电源;如为整个手术室的停电应立即启动应急电源。

(5)关闭所有用电设备开关(除接房外电源的仪器),由专业人员查明断电原因,排除后恢复供电。

(6)做好停电记录包括时间及过程。

2.手术室内计划停电

(1)医院相关部门提前通知手术室停电时间,做好停电前准备。

(2)停电前相关部门再次与手术科室人员确认,以保证手术的安全。

(3)问题解除后及时恢复供电。

(王雪琳)

参 考 文 献

[1] 郭胜利.外科护理实训[M].郑州:郑州大学出版社,2019.

[2] 胡斌春,金静芬,宋剑平.内外科护理分册[M].北京:人民卫生出版社,2019.

[3] 狄树亭,董晓,李文利.外科护理实训与学习指导[M].北京:中国协和医科大学出版社,2019.

[4] 谢卫国.烧伤外科临床指南[M].武汉:武汉大学出版社,2020.

[5] 张清.内外科护理学[M].北京:清华大学出版社,2020.

[6] 李永娟.外科常见病护理临床实践[M].汕头:汕头大学出版社,2019.

[7] 宋丙跃.新编外科常见疾病治疗与护理[M].郑州:郑州大学出版社,2019.

[8] 邹静,翟义,吕明欣.现代外科常见病护理新进展[M].汕头:汕头大学出版社,2019.

[9] 李远珍,姚珺.外科护理学[M].北京:人民卫生出版社,2020.

[10] 安利杰.外科护理查房案例分析[M].北京:中国医药科技出版社,2019.

[11] 郭秀兰.新编实用临床外科护理知识[M].长春:吉林科学技术出版社,2019.

[12] 赵霞.临床外科护理实践[M].武汉:湖北科学技术出版社,2018.

[13] 叶志香,吴文君,邵广宇.外科护理[M].武汉:华中科技大学出版社,2018.

[14] 吴胜梅.神经外科护理与风险管理[M].昆明:云南科技出版社,2018.

[15] 石会乔,魏静.外科疾病观察与护理技能[M].北京:中国医药科技出版社,2019.

[16] 陈敏.外科护理[M].南京:江苏凤凰教育出版社,2019.

[17] 徐德保,唐云红.神经外科护理查房[M].北京:化学工业出版社,2020.

[18] 夏岚,李国芳.外科护理[M].北京:高等教育出版社,2018.

[19] 李卡,金静芬,马玉芬.加速康复外科护理实践专家共识[M].北京:人民卫生出版社,2019.

[20] 张淑彩,李素敏,郭敏楠.实用耳鼻喉头颈外科护理手册[M].北京:化学工业出版社,2019.

[21] 毕小琴,龚彩霞.口腔颌面外科护理基础[M].北京:人民卫生出版社,2019.

[22] 章佩,潘翠,唐英姿.外科护理[M].上海:同济大学出版社,2018.

[23] 李勇,郑思琳.外科护理[M].北京:人民卫生出版社,2019.

[24] 田姣,李哲.实用普外科护理手册[M].北京:化学工业出版社,2017.

[25] 邢秀红.新编普外科疾病诊疗及护理[M].天津:天津科学技术出版社,2016.

[26] 狄树亭,董晓,李文利.外科护理[M].北京:中国协和医科大学出版社,2019.

[27] 郭书芹,方志美,潘君君.外科护理[M].北京:高等教育出版社,2019.

[28] 鲁昌盛.外科护理[M].长沙:中南大学出版社,2019.

[29] 刘毅.外科护理技术指导[M].北京/西安:世界图书出版公司,2019.

[30] 郭娜.外科护理教程[M].北京:中华医学电子音像出版社,2019.

[31] 刘海霞.外科护理[M].北京:科学出版社,2019.

[32] 刘英男.现代骨外科显微外科学[M].开封:河南大学出版社,2020.

[33] 赵洁.临床护理新进展[M].昆明:云南科技出版社,2020.

[34] 苗蓓蓓,胡波.实用临床外科诊疗及护理[M].汕头:汕头大学出版社,2019.

[35] 徐延德.实用外科疾病诊疗与护理[M].北京:中国纺织出版社,2019.

[36] 朱文华.优质护理服务在神经外科护理中的应用[J].医药界,2020,(10):59-60.

[37] 贾丽祖.开展优质护理服务对普外科护理质量的影响[J].医学食疗与健康,2020,18(10):140-140.

[38] 李春艳.护理标识应用于泌尿外科护理安全管理中的效果[J].中国卫生产业,2020,17(9):108-109.

[39] 栾维荣.外科护理风险因素分析与管理对策[J].医药界,2020,(6):88.

[40] 林曼蕾.神经外科护理敏感指标体系的构建[J].护理实践与研究,2020,17(1):138-140.